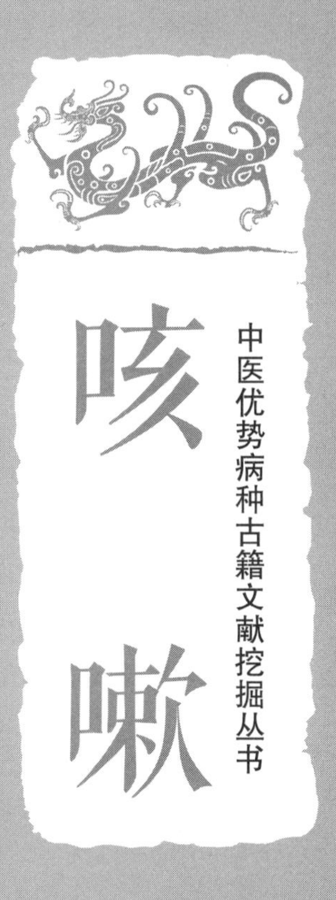

中医优势病种古籍文献挖掘丛书

咳嗽

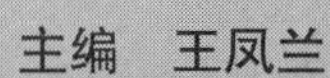

主编　王凤兰

全国百佳图书出版单位
中国中医药出版社
·北　京·

图书在版编目（CIP）数据

咳嗽 / 王凤兰主编 . -- 北京：中国中医药出版社，2024. 10. --（中医优势病种古籍文献挖掘丛书）.

ISBN 978-7-5132-8975-7

Ⅰ. R256.11

中国国家版本馆 CIP 数据核字第 202444A6L5 号

中国中医药出版社出版

北京经济技术开发区科创十三街 31 号院二区 8 号楼

邮政编码　100176

传真　010－64405721

河北品睿印刷有限公司印刷

各地新华书店经销

开本 787×1092　1/16　印张 24　字数 544 千字

2024 年 10 月第 1 版　2024 年 10 月第 1 次印刷

书号　ISBN 978－7－5132－8975－7

定价　98.00 元

网址　www.cptcm.com

服 务 热 线　010-64405510

购 书 热 线　010-89535836

维 权 打 假　010-64405753

微信服务号　zgzyycbs

微商城网址　https://kdt.im/LIdUGr

官 方 微 博　http://e.weibo.com/cptcm

天猫旗舰店网址　https://zgzyycbs.tmall.com

如有印装质量问题请与本社出版部联系（010－64405510）

《咳嗽》编委会

前　言

中医药古籍承载着数千年来积累的理论知识和临床经验，赓续着中医药学的血脉，是中医药传承创新发展的源头活水。加强中医药古籍保护、研究与利用，对于传承学术精华、促进原始创新、弘扬中华优秀传统文化具有重要意义。

党和国家高度重视中医药事业发展，大力支持开展中医药古籍普查、整理和研究。习近平总书记强调，要加强古典医籍精华的梳理和挖掘。国家中医药管理局深入学习贯彻习近平总书记有关重要指示精神，将中医药古籍工作摆在中医药传承创新发展的重要位置，系统谋划和实施了一系列中医药古籍抢救保护、整理研究和出版利用重大项目。2010 年，启动“中医药古籍保护与利用能力建设项目”，历时八载，整理出版中医药古籍 417 种，编纂集成《中国古医籍整理丛书》。2018 年，会同文化和旅游部组织实施《中华医藏》编纂项目，保存、传承、整理和利用 2289 种传世医籍，为中医药事业踵事增华。

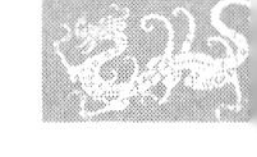

开展面向中医药优势病种的中医药古籍文献专题挖掘、整理和出版，是中医药事业发展和中医临床诊疗水平提升的重大需求。2020 年，国家中医药管理局设立中医药古籍文献传承专项，以国家重大疾病防治需求为出发点，结合已开展的中医临床研究成果，选择 40 个中医优势病种作为研究对象，建立中医药古籍文献专家与重点病种临床专家双牵头的工作机制，进行系统的专题挖掘整理，结集为《中医优势病种古籍文献挖掘丛书》出版。

此次整理出版以疾病为中心，从中医药古籍入手，在全面搜集整理与归类总结的基础上，撷取精华，条分缕析，列为病名源流、病因病机、证治条辨、治则治法、方药纵横、外治集萃、预防调护、医案医话等篇章。通过全面系统的文献爬梳、归纳总结和学术研究，探究不同地域、不同时期疾病名称的演变过程及差异，审视古代医家对该病病因的认识及病机理论的发展，拓展某一疾病的中医证型辨证要点和治疗方法，探讨古代医家的治疗原则和具体治法的应用要点，梳理历代医家治疗该病的常用方剂和药物，总结归纳辨证与治疗的规律性认识，为深入理解疾病本质提供更多视角，为中医临床诊疗提供文献支持。另外，还收集了与此疾病相关的针灸、推拿、贴敷、膏摩等外治方法，以及预防措施和调养经验，丰富了疾病治疗手段，为治未病提供参考。

本丛书是对 40 个中医优势病种古籍文献的全面梳理和系统结集，也是中医药学术史和与疾病斗争史的一次系统回顾。通过对某一病种的中医药古籍文本从源到流进行系统梳理，不仅可以溯源疾病认知，明晰疾病的学术流变，也可以为中医临床提供优势病种全面、完整的古代文献资料，开拓临证治疗思路，提高临床疗效。同时，在全面总结历代医家理论和经验的基础上，深入探索证治规律、用药思辨，为创立新说提供有力支持与佐证，进而推动中医理论的进步与发展，促进中医药学术传承精华、守正创新。

中医药古籍文献传承工作项目管理办公室

二〇二四年七月

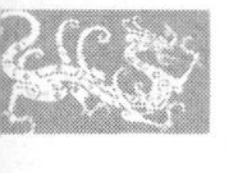

编写说明

咳嗽，是指肺失宣降，肺气上逆，以发出咳声、咳吐痰液为主要表现的一类肺系病证。本书中所涉及的书目是笔者通过查阅历代中医典籍，在从源到流对咳嗽理、法、方、药进行梳理和挖掘的基础上，结合临床实践遴选而成，共计古籍 189 种，其特点是实用性强，可为当代临床咳嗽诊疗提供理论与文献证据。

按照“辨章学术，考镜源流”的传统文献研究方法，本著作中关于咳嗽的原文选录原则上以最早典籍记载为依据，对后代抄录再论无创新发展者则不予收编。

本书按照丛书的整体要求，分为病名源流、病因病机、证治条辨、治则治法、方药纵横、外治集萃、预防调护、医案医话及其他杂录栏目 9 个类目。每一类目内容既有原文记载，也有作者对该部分内容的评述。

在以上分类基础上，具体小节分类参阅了咳嗽的相关中医指南、专家共识，兼顾咳嗽病证学术发展历史，采取指南与学术兼顾的混合分类法，既体现了病证核心内容，又兼顾了临床需求。

“病名源流”主要收录了历代文献中有关咳嗽名称的论述，包括主病名、混合病名、主症名及兼症名，力求系统梳理病名源流及演变，反映历代医家对该病名认识的历史轨迹。

“病因病机”收集历代古籍对咳嗽有关病因论述，包括外感病因、内伤病因、病理产物等各种致病原因；同时梳理历代古籍对咳嗽产生、发展、变化机理论述。

“证治条辨”总结历代文献中有关咳嗽的四诊、辨证要点、证候特点、论治分型、鉴别诊断等内容。

“治则治法”收录历代古籍中有关咳嗽的治疗原则、治疗大法、分型论治、治疗禁忌等内容。

“方药纵横”分为药物和方剂两部分。药物部分主要选择历代文献有关治疗咳嗽的药物，按功效进行分类，以药名首字笔画为序排列，同时注明出处。方剂部分以病类方，选择历代文献有关治疗咳嗽的内服有名方为主，原则上不收无名方，单方除外，在证型分类基础上，按方源的时间先后顺序编排。

“外治集萃”介绍历代文献中有关治疗咳嗽的药物、手法或器械施于体表皮肤或从体外进行治疗的论述，分为药物疗法和非药物疗法之针法、灸法、推拿等。

“预防调护”收录历代文献中有关咳嗽预防、药食调护、运动调护及愈后调护等论述，图文并茂，实践性强。

“医案医话”主要以医案为主，医话为辅，在历代文献中有关咳嗽医案医话中选择学术价值较高的案例，包括验案和失治误治案等。在证型分类基础上，以引用文献的成书时间先后为序。

“其他杂录”主要将有关咳嗽学术价值较高的古籍论述内容不能归于上述类目者置于此，以五运六气内容居多，以引用文献的成书时间先后为序。

本著作编撰遵循“古为今用、推陈出新”之旨，继承和发挥兼顾，既真实反映古籍原文原貌，又密切联系临床实际，较为系统全面地整理研究了咳嗽理法方药；希冀为中高级中医药临床、科研、教学工作者提供集全面性、学术性、实用性于一体的参考读物。

谨向参与本著作大量资料收集，文献筛选等工作的博士后范天田，博士吕赢、牛茹、康晓婕表示谢忱。

王凤兰

癸卯年国庆于中国中医科学院中国医史文献研究所

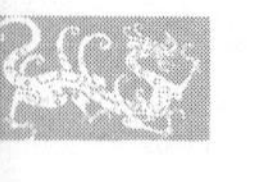

目录

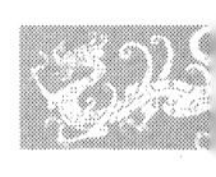

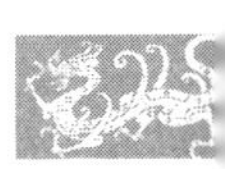

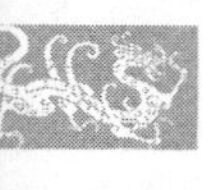

第一章
病名源流

第一节
传世文献

一、主病名

（一）正名

《中藏经·卷上·论诊杂病必死候第四十八》：病咳嗽，脉数，身瘦者死。

病咳，形肥，脉急甚者死。

《儒门事亲·卷三·嗽分六气毋拘以寒述二十五》：嗽与咳，一证也。后人或以嗽为阳，咳为阴，亦无考据。且《内经·咳论》一篇，纯说嗽也，其中无“咳”字。由是言之，咳即嗽也，嗽即咳也……余所以苦论此者，孔子曰：必也正名乎。

《景岳全书·贯集·卷之三十·杂证谟·血证·咳血论治》：咳而少痰者，水竭于下，液涸于上也，亦名干嗽。

《丹台玉案·卷之四·咳嗽门》：有声无痰之谓咳，有痰无声之谓嗽，有声有痰者名曰咳嗽。然谓无声者，非全无声也，咳而易出，声之不甚响也；谓无痰者，非果无痰也，嗽而费力，痰之不易出也。

（二）病因病机咳

《素问·卷第二·阴阳应象大论篇第五》：秋伤于湿，冬生咳嗽。

《素问·卷第十·咳论篇第三十八》：黄帝问曰：肺之令人咳何也？岐伯对曰：五脏六腑皆令人咳，非独肺也。

《金匮要略·卷中·痰饮咳嗽病脉证并治第十二》：留饮者，胁下痛引缺盆，咳嗽则辄已（一作转甚）。

《中藏经·卷上·论肺脏虚实寒热生死逆顺脉证之法第二十八》：肺气通于鼻，和则能知香臭矣。有寒则善咳（一本作有病则喜咳），实则鼻流清涕。

凡虚实寒热，则皆使人喘嗽。

《三因极一病证方论·卷十二·外因咳嗽证》：伤风咳者，憎寒壮热，自汗恶风，口干烦躁；伤寒咳者，憎寒发热，无汗恶寒，烦躁不渴；伤暑咳者，烦热引饮，口燥，或吐涎沫，声嘶咯血；伤湿咳者，骨节烦疼，四肢重着，洒洒淅淅，并属外所因。

《三因极一病证方论·卷十二·内因咳嗽证》：喜伤心者，咳而喉中介介如肿状，甚则咽肿喉痹，名为心咳，不已，则小肠受之，小肠咳状，与气俱失；怒伤肝者，咳而两胁下痛，甚则不可以转，转则两胠下满，名为肝咳，不已，则胆受之，胆咳之状，咳呕胆汁；思伤脾者，咳而右胁下痛，阴阴引肩背，甚则不可以动，名为脾咳；不已则胃受之，胃咳之状，咳而呕，呕则长虫出；忧伤肺者，咳而喘息有声，甚则唾血，名为肺咳，不已，则大肠受之，大肠咳状，咳而遗屎；恐伤肾者，咳而腰背相引痛，甚则咳涎，名为肾咳，不已，则膀胱受之，膀胱咳状，咳而遗溺，久咳不已，则三焦受之，三焦咳状，咳而腹满，不欲食，此等皆聚于胃，关于肺，肺与肺俞最近，故内因多先有所感，世人并名肺咳嗽也，并属内所因。

《丹溪心法·卷二·咳嗽十六》：咳嗽有风寒、痰饮、火郁、劳嗽、肺胀。

《六因条辨·卷中·伏暑辨论》：尝观医书林立，并无伏暑之名。惟《己任编》有秋时晚发，以感证之法治之一语，因著伏暑之称。盖人于盛暑之际，汗泄气疏，百节弛张，设或有隙，邪乘虚入，《内经》所谓至虚之处，便是容邪之处也……秋伤于燥，冬生咳嗽……可知四时伏气，皆能为病。即伏寒、伏风、伏燥，皆可与伏暑立名主病……咳嗽为秋天之伏燥，以类而推。

《时病论·卷之七·秋伤于湿冬生咳嗽大意》：湿土之气，内应乎脾，脾土受湿，不司运化，内湿酿成痰饮，上袭于肺，遂为咳嗽病矣。夫六气之邪，皆能令人咳嗽，又不独乎湿也。斯言湿者，是为伏气咳嗽……窃谓秋初伤湿不即发者，湿气内酿成痰，痰袭于肺而作嗽，名曰痰嗽，治宜理脾为主，渗湿为佐。如秋末伤燥，不即发者，燥气内侵乎肺，肺失清降而作咳，名曰干咳，治宜理肺为主，润燥为佐。

《血证论·卷二·咳血》：肺主气，咳者气病也，故咳血属之于肺。肺之气，外合于皮毛，而开窍于鼻。外证鼻塞，皮毛固闭，则其气反而内壅，呛出喉间，发为咳嗽，此外因之咳也。肺之气下输膀胱，转运大肠，通调津液，而主制节。制节下行，则气顺而息安。若制节不行，则气逆而咳，此内因之咳也……实咳：外感风寒，先见头痛、恶寒发热等证……虚咳：肺为娇脏，无论外感内伤，但一伤其津液，则阴虚火动，肺中被刑，金失清肃下降之令，其气上逆，嗽痰咳血，变为肺痿重病……痰咳：肺中痰饮实热，气逆而咳血者……气咳：无痰无血，但是气呛作咳……骨蒸咳：失血证久咳不止，发热盗汗，世谓之骨蒸劳咳……痨虫咳：心中郁郁微烦，面色乍赤乍白，喉中痒不可耐，咳嗽不止……又有食积之火，冲肺作咳，其火多在五更流入肺中而咳。此病不关血分，然虚人往往有之……其余杂血咳嗽，不关血证者，自有方书可查，兹不具论。

《血证论·卷六·咳嗽》：肺脏津虚，火气乘之，致成燥咳……夫虚痨咳嗽，原于火克金，水乘肺，而切究其故，则病皆在于胃。胃为水谷之海，化生津血，血不足则火旺，津不生则肺燥，水气不化，则饮邪上干……又有痰血作咳，其证咳逆倚息而不能卧，与水饮冲肺之证相似……又有冲气咳逆者，以冲脉起于血海，循行而上丽于阳明。血海受伤，则冲脉气逆，上合阳明，而为火逆燥咳之证。

（三）病候名

《诸病源候论·卷之十·温病诸候（凡三十四论）》：十四、温病嗽候　邪热客于胸腑，上焦有热，其人必饮水，水停心下，则上乘于肺，故令嗽。

《诸病源候论·卷之十四·咳嗽病诸候（凡十五论）》：一、咳嗽候　咳嗽者，肺感于寒，微者则成咳嗽也……又有十种咳。一曰风咳，欲语因咳，言不得竟是也。二曰寒咳，饮冷食，寒入注胃，从肺脉上气，内外合，因之而咳是也。三曰支咳，心下坚满，咳则引痛，其脉反迟是也。四曰肝咳，咳而引胁下痛是也。五曰心咳，咳而唾血，引手少阴是也。六曰脾咳，咳而涎出，续续不止，引少腹是也。七曰肺咳，咳而引颈项，而唾涎沫是也。八曰肾咳，咳则耳聋无所闻，引腰、脐中是也。九曰胆咳，咳而引头痛口苦是也。十曰厥阴咳，咳而引舌本是也。

二、久咳嗽候　肺感于寒，微者即成咳嗽。久咳嗽，是连滞岁月，经久不瘥者也。凡五脏俱有咳嗽。不已，则各传其腑。诸久嗽不已，三焦受之。其状，咳而腹满，不欲食饮。寒气聚于胃而关于肺，使人多涕唾而变面浮肿，气逆故也。

三、咳嗽短气候　肺主气，候皮毛。气虚为微寒客皮毛，入伤于肺，则不足，成咳嗽。夫气得温则宣和，得寒则否涩。虚则气不足，而为寒所迫，并聚上肺间，不得宣发，故令咳而短气也。

四、咳嗽上气候　夫咳嗽上气者，肺气有余也。肺感于寒，微者则成咳嗽。肺主气，气有余则喘咳上气。此为邪搏于气，气壅不得宣发，是为有余，故咳嗽而上气也。

五、久咳嗽上气候　久咳嗽上气者，是肺气虚极，气邪停滞，故其病积月累年。久不瘥，则胸背痛，面肿，甚则唾脓血。

六、咳嗽脓血候　咳嗽脓血者，损肺损心故也。肺主气，心主血。肺感于寒，微者则成咳嗽。嗽伤于阳脉，则有血。血与气相随而行。咳嗽极甚，伤血动气，俱乘于肺。肺与津液相搏，蕴结成脓，故咳嗽而脓血也。

七、久咳嗽脓血候　肺感于寒，微者则成咳嗽。咳嗽极甚，伤于经络。血液蕴结，故有脓血。气血俱伤，故连滞积久。其血黯瘀，与脓相杂而出。

八、呷嗽候　呷嗽者，犹是咳嗽也。其胸膈痰饮多者，嗽则气动于痰，上搏喉咽之间，痰气相击，随嗽动息，呼呷有声，谓之呷嗽。

九、暴气嗽候　肺主于气，候皮毛。人有运动劳役，其气外泄，腠理则开，因乘风取凉，冷气卒伤于肺，即发成嗽，故为暴气嗽。

十、咳逆候　咳逆者，是咳嗽而气逆上也。气为阳，流行腑脏，宣发腠理，而气，肺之所主也。咳病由肺虚感微寒所成，寒搏于气，气不得宣，胃逆聚还肺，肺则胀满，气遂不下，故为咳逆。

十一、久咳逆候　肺感于寒，微者则成咳嗽。久咳嗽者，是肺极虚故也。肺既极虚，气还乘之，故连年积月久不瘥。夫气久逆不下，则变身面皆肿满。表里虚，气往来乘之故也。

十二、咳逆上气候　肺虚，感微寒而成咳。咳而气还聚于肺，肺则胀，是为咳逆也。邪气与正气相搏，正气不得宣通，但逆上喉咽之间。邪伏则气静，邪动则气奔上，烦闷欲绝，故谓之咳逆上气也。

十三、久咳逆上气候　肺感于寒，微者则成咳嗽。久咳逆气，虚则邪乘于气，逆奔上也。肺气虚极，邪则停心，时动时作，故发则气奔逆乘心，烦闷欲绝，少时乃定，定后复发，连滞经久也。

十四、咳逆上气呕吐候　五脏皆禀气于肺，肺感微寒则咳嗽也。寒搏于气，气聚还肺，而邪有动息。邪动则气奔逆上，气上则五脏伤动……又有季夏脾王之时，而脾气虚不能王，有寒气伤之而咳嗽，谓之脾咳。

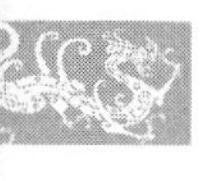

十五、咳逆短气候　肺虚为微寒所伤，则咳嗽。嗽则气还于肺间，则肺胀，肺胀则气逆。而肺本虚，气为不足，复为邪所乘，壅痞不能宣畅，故咳逆短气也。

《诸病源候论·卷之三十九·妇人杂病诸候三（凡四十论）》：六十五、嗽候　嗽者，肺伤微寒故也。寒之伤人，先伤肺者，肺主气，候皮毛，故寒客皮毛，先伤肺也。其或寒微者，则咳嗽也。

《诸病源候论·卷之四十二·妇人妊娠诸候下（凡四十一论）》：三十六、妊娠咳嗽候　肺感于微寒，寒伤于肺，则成咳嗽……妊娠而病之者，久不已，伤于胎也。

《诸病源候论·卷之四十五·小儿杂病诸候一（凡二十九论）》：二十一、伤寒后嗽候　伤寒，是寒气客于皮肤，搏于血气，使腠理闭密，气不宣泄，蕴积生热，故头痛、壮热，体疼也。瘥后而犹嗽者，是邪气犹停在肺未尽也。寒之伤人，先客皮毛。皮毛肺之候，肺主气，寒搏肺气，入五脏六腑，故表里俱热。热退之后，肺尚未和，邪犹未尽，邪随气入肺，与肺气相搏，故伤寒后犹病嗽也。

（四）脏腑咳

《备急千金要方·卷第十八大肠腑·咳嗽第五》：肺咳经久不已，传入大肠，其状咳则遗粪。肾咳者，其状引腰背痛，甚则咳涎；肾咳经久不已，传入膀胱，其状咳则遗尿。肝咳者，其状左胁痛，甚者不得转侧；肝咳经久不已，传入胆，其状咳则清苦汁出。心咳者，其状引心痛，喉中介介如梗，甚者喉痹咽肿；心咳经久不已，传入小肠，其状咳则矢气。脾咳者，其状右胁痛，阴阴引肩背，甚者不得动，动则咳剧；经久不已，传入胃，其状咳而呕，呕则长虫出。久咳不已，三焦受之，三焦咳之状，咳而腹满，不能食饮，此皆聚于胃，关于肺，使人多涕唾而面浮肿，气逆也。

《丹台玉案·卷之四·咳嗽门》：又有嗽而两胁痛者，名曰肝咳；有嗽而腰软痛者，名曰肾咳；有嗽而中脘作痛者，名曰脾咳；有嗽而鼻流清涕者，名曰肺咳；有嗽而口苦舌干者，名曰心咳。又有嗽而遗尿者，气虚也；又有嗽而五心烦热者，血虚也。凡治病者，当精详而审之。

《症因脉治·卷二·咳嗽总论·内伤咳嗽·肺经咳嗽》：肺经咳嗽之症　气急喘咳，痛引缺盆，右胁下洒淅恶寒；或右臂筋吊痛，痰咯难出；或吐白涎，口燥声嘶，此肺咳之症也。肺咳不已，大肠受之，大肠咳状，则遗矢粪水也。

《症因脉治·卷二·咳嗽总论·内伤咳嗽·脾经咳嗽》：脾经咳嗽之症　咳而右肋下隐隐作痛，痛引心脾；神衰嗜卧，面色萎黄，腹胀黄肿，身重不可以动，动则咳剧，此脾经咳嗽之症。脾咳不已，则胃受之，胃咳之状，咳而呕，甚则长虫出。

《症因脉治·卷二·咳嗽总论·内伤咳嗽·心经咳嗽》：心经咳嗽之症　咳则心痛，喉中介介如梗状，甚则舌肿咽痛，此心咳之症也。心咳不已，则小肠受之，小肠咳状，咳而失气，气与咳俱失。

《症因脉治·卷二·咳嗽总论·内伤咳嗽·肝经咳嗽》：肝经咳嗽之症　咳则两胁下痛，痛引小腹，或寒热往来，面青色筋急，此肝经咳嗽。肝咳不已，则胆受之，胆咳之状，咳呕胆汁，而口为之苦。

《症因脉治·卷二·咳嗽总论·内伤咳嗽·肾经咳嗽》：肾经咳嗽之症　咳则腰痛，五心烦热，涌泉热，阴火上炎，时见干咳，痰味带咸，此肾经咳嗽也。肾咳不已，则膀胱受之，膀胱咳状，咳则遗溺。

（五）三焦咳

《医贯·卷之三·绛雪丹书·论血症》：上焦咳嗽气喘，恶热面红，呕吐痰涎，出血。

（六）病程咳[①]

《中藏经·卷上·论诊杂病必死候第四十八》：暴咳嗽，脉散者死。

（七）病时咳[②]

《血证论·卷六·咳嗽》：黄昏咳嗽，为火浮于肺，加五倍子、五味子以敛之。五更咳嗽，为食积之火。至寅时流入肺经，加莱菔子。

（八）体质咳

《备急千金要方·卷第五少小婴孺方·咳嗽第六》：治小儿咳逆，喘息如水鸡声方。

---

① 病程咳指咳嗽发生发展的某个时间段。

② 病时咳指咳嗽发病的某一时间点。

治少小十日以上至五十日，卒得謦咳，吐乳，呕逆，暴嗽，昼夜不得息，桂枝汤方。

《儒门事亲·卷四·咳逆三十二》：夫男子妇人咳逆，俗呼曰呃忒，乃阴阳不和也。

二、混合病名

（一）咳嗽上气

《素问·卷第三·五脏生成篇第十》：咳嗽上气，厥在胸中，过在手阳明、太阴。

（二）咳血

《中藏经·卷上·论肺脏虚实寒热生死逆顺脉证之法第二十八》：又，久咳而见血，身热而短气，脉当涩，今反浮大；色当白，今反赤者，火克金，十死不治也。

（三）咳、喘、嗽

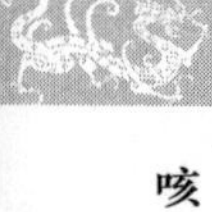

《难经·十六难》：假令得肺脉。其外证：面白，善嚏，悲愁不乐，欲哭。其内证：脐右有动气，按之牢若痛。其病：喘咳，洒淅寒热。有是者肺也，无是者非也。

《中藏经·卷上·论诊杂病必死候第四十八》：病嗽而呕，便滑不禁，脉弦欲绝者死。

（四）十种咳

《备急千金要方·卷第十八大肠腑·咳嗽第五》：问曰：咳病有十，何谓也？师曰：有风咳，有寒咳，有支咳，有肝咳，有心咳，有脾咳，有肺咳，有肾咳，有胆咳，有厥阴咳。问曰：十咳之证，以何为异？师曰：欲语因咳，言不得竟，谓之风咳。饮冷食寒因之而咳，谓之寒咳。心下坚满，咳则支痛，其脉反迟，谓之支咳。咳则引胁下痛，谓之肝咳。咳而唾血，引手少阴，谓之心咳。咳而涎出，续续不止，引少腹，谓之脾咳。咳引颈项而唾涎沫，谓之肺咳。咳则耳无所闻，引腰并脐中，谓之肾咳。咳而引头痛，口苦，谓之胆咳。咳而引舌本，谓之厥阴咳。

《太平圣惠方·卷第四十六·咳嗽论》：又有十种嗽，一曰风嗽，因语便嗽，语不得终，是也。二曰寒嗽，因饮冷食，寒注入于胃，从肺脉上气，内外合之而嗽，是也。三曰支嗽，心下硬满，嗽则引痛，其脉来迟是也。四曰肝嗽，嗽而引胁下痛是也。五曰心嗽，嗽而唾血，引手太阳是也。六曰脾嗽，嗽而涎出，续续不止，引于腹胃是也。七曰肺嗽，嗽引颈项而唾涎沫是也。八曰肾嗽，嗽则耳聋无所闻，引腰脐中是也。九曰胆嗽，嗽而引头痛口苦是也。十曰肺痿嗽，嗽而唾脓血是也。诊其右手寸口脉浮，则为阳，阳实者，病则腹满，喜气喘嗽，脉微大为肝痹，嗽引小腹也。咳嗽脉浮大者生，沉小伏匿者死。

（五）五嗽

《外台秘要·第九卷（咳嗽二十三门）·五嗽方四首》：《古今录验》四满丸，疗五嗽，一为气嗽，二为痹嗽，三为燥嗽，四为邪嗽，五为冷嗽，悉疗之方。

三、主症名

《难经·五十六难》：肝之积名曰肥气，在左胁下，如覆杯，有头足，久不愈，令人发咳逆，痎疟，连岁不已。

《伤寒论·卷第六·辨少阴病脉证并治》：少阴病，咳而下利。谵语者，被火气劫故也。小便必难，以强责少阴汗也。

少阴病，下利六七日，咳而呕渴，心烦，不得眠者，猪苓汤主之。

《金匮要略·卷上·肺痿肺痈咳嗽上气病脉证治第七》：问曰：热在上焦者，因咳为肺痿。肺痿之病何从得之？师曰：或从汗出，或从呕吐，或从消渴，小便利数，或从便难，又被快药下利，重亡津液，故得之。曰：寸口脉数，其人咳，口中反有浊唾涎沫者何？师曰：为肺痿之病。若口中辟辟燥，咳即胸中隐隐痛，脉反滑数，此为肺痈，咳唾脓血。脉数虚者为肺痿，数实者为肺痈。

《肘后备急方·卷三·治卒上气咳嗽方第二十三》：治肺痿咳嗽，吐涎沫，心中温温，咽燥而不渴者。

《辅行诀脏腑用药法要·辨肺脏病证候文并方》：肺虚则鼻息不利；实则喘咳，凭胸仰息。

肺病者，必咳喘逆气，肩息，背痛，汗出憎风。虚则胸中痛，少气，不能报息，耳聋，咽干。

邪在肺，则皮肤痛，发寒热，上气喘，汗出，咳动肩背。

《血证论·卷二·咳血》：又有肺痈咳嗽，吐脓血者，另详吐脓门。

四、兼症名

（一）次要症名

《素问·卷第二·阴阳别论篇第七》：一阳发病，少气，善咳善泄；其传为心掣，其传为隔。

《素问·卷第二十·气交变大论篇第六十九》：岁金太过，燥气流行，肝木受邪。民病两胁下，少腹痛，目赤痛，眦疡，耳无所闻。肃杀而甚，则体重烦冤，胸痛引背，两胁满且痛引少腹，上应太白星。甚则喘咳逆气，肩背痛，尻、阴、股、膝、髀、腨、胻、足皆病，上应荧惑星。收气峻，生气下，草木敛，苍干雕陨，病反暴痛，胠胁不可反侧，咳逆，甚而血溢，太冲绝者死不治，上应太白星。

《伤寒论·卷第三·辨太阳病脉证并治中》：伤寒表不解，心下有水气，干呕，发热而咳，或渴，或利，或噎，或小便不利、少腹满，或喘者，小青龙汤主之。

《伤寒论·卷第五·辨阳明病脉证并治》：阳明病，反无汗而小便利，二三日呕而咳，手足厥者，必苦头痛。若不咳不呕，手足不厥者，头不痛。

阳明病，但头眩，不恶寒，故能食而咳，其人咽必痛。若不咳者，咽不痛。

《中藏经·卷上·论肺脏虚实寒热生死逆顺脉证之法第二十八》：又，肺病实则上气，喘急咳嗽，身热脉大也。虚则力乏喘促，右胁胀，语言气短（一作促）者是也。

《太平圣惠方·卷第六·肺脏论》：肺为脏主里。肺气盛为有余，则喘嗽上气，肩背痛，汗出，阴、股、膝、胫皆痛，是谓肺气之实也，则宜泻之。

（二）或见症名

《伤寒论·卷第六·辨少阴病脉证并治》：少阴病，四逆，其人或咳，或悸，或小便不利，或腹中痛，或泄利下重者，四逆散主之。

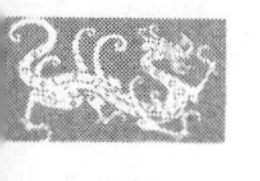

第二节
散佚文献

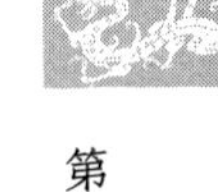

一、主病名

《小品方·卷第一·治咳嗽上气诸方》：治咳嗽，紫菀七味汤方……治咳，生姜五味子汤方……治咳逆，喉中如水鸡声，贝母汤方。

《集验方·卷第四·治咳喘上气方》：治忽暴气嗽，奔喘，坐卧不得，并喉里哭恶声，气欲绝方。

治患气嗽，并下焦冷结方。

按：《外台秘要》引《古今录验方》"疗患气嗽，并下焦冷结方"后注云："后四方同疗。姚大夫《别录要方》。"

《深师方·治咳嗽上气肺痿肺痈诸病方·五嗽方》：疗五嗽，一曰上气嗽，二曰饮嗽，三曰燥嗽，四曰冷嗽，五曰邪嗽，四满丸方。

《深师方·治咳嗽上气肺痿肺痈诸病方·新久咳方》：又疗新久咳嗽，前胡丸方。

《深师方·治咳嗽上气肺痿肺痈诸病方·卒咳嗽方》：疗卒咳逆，上气肩息，昼夜不止欲绝，麻黄汤方。

《深师方·治咳嗽上气肺痿肺痈诸病方·冷咳方》：《僧深方》云：热咳，唾黏而如饴；冷咳，唾清澄如水。

《深师》疗冷咳逆气，干姜汤方。

《深师方·治咳嗽上气肺痿肺痈诸病方·积年久咳方》：疗五脏咳积年，剧则上气不得卧，喉中如有物，医所不疗，五愈丸方。

《深师方·治咳嗽上气肺痿肺痈诸病方·卒上气方》：疗卒上气，胸心满塞，半夏苏子汤方。

二、混合病名

《深师方·治咳嗽上气肺痿肺痈诸病方·咳嗽短气方》：疗伤中咳嗽短气，肠中痛，流饮厥逆，宿食不消化，寒热邪癖，五内不调，肉苁蓉汤方。

《深师方·治咳嗽上气肺痿肺痈诸病方·咳逆及厥逆饮咳方》：疗咳嗽短气不得息，发热，胸苦满，不得饮食，五味子汤方。

《深师方·治咳嗽上气肺痿肺痈诸病方·久咳嗽上气唾脓血及浊涎方》：疗肺气不足，咳逆唾脓血，咽喉闷塞，胸满上气，不能饮食，卧则短气，补肺汤方。

《深师方·治咳嗽上气肺痿肺痈诸病方·杂疗咳嗽方》：又疗咳嗽上气，时时呕白唾沫数十岁者方。

《深师方·治咳嗽上气肺痿肺痈诸病方·久咳嗽上气方》：疗久上气咳，麻黄散方。

《深师方·治咳嗽上气肺痿肺痈诸病方·咳逆上气方》：疗咳逆上气，支满息欲绝，气结于胸中，心烦躁不安，一合汤方。

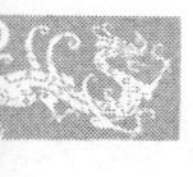

三、主症名

《小品方·卷第一·治上气诸方》：治咳而上气，咽中如水鸡声，射干麻黄汤方。

治咳嗽上气，呼吸攀绳，肩息欲死，覆杯汤方。

《集验方·卷第二·治天行诸病方》：治天行病，上气咳嗽，多唾黏涎，日夜不定，生姜煎方。

《集验方·卷第四·治肺痿肺痈及肠痈方》：治肺痿咳嗽，鬼气疰病方。

《深师方·治咳嗽上气肺痿肺痈诸病方·肺胀上气方》：仲景《伤寒论》，肺胀者，咳而上气，烦躁而喘，脉浮者，以心下有水，宜服小青龙汤加石膏主之方。

《深师方·治咳嗽上气肺痿肺痈诸病方·肺痿方》：温脾汤，疗肺痿，咳嗽涎沫，心中温温，咽燥而渴方（一云不渴）。

四、兼症名

《深师方·治咳嗽上气肺痿肺痈诸病方·上气方》：疗上气兼咳，二物散。

【评述】

咳嗽，是指肺失宣降，肺气上逆，发出咳声，咳吐痰液的一种肺系病证，既是独立疾病，又可作为其他疾病的兼症，属于中西医常见病与多发病之一。西医学治疗咳嗽主要采取对症治疗，而中医学充分发挥生命观、疾病观、诊疗观于一体的整体观念，在诊疗咳嗽等肺系病证中具有显著优势。

一、秦汉时期——咳嗽病名确立

秦汉时期，咳嗽作为一种疾病被医家认识。该时期，咳嗽称谓比较混乱，或称为“咳嗽”，或以“咳”论，或以“嗽”言。在该阶段，咳嗽是一种常见病与多发病。《黄帝内经》（以下简称《内经》）是古代医家认识咳嗽的源头，明确提出了“咳嗽”名称。《素问·卷第二·阴阳应象大论篇第五》载“秋伤于湿，冬生咳嗽”，将咳嗽作为一种独立疾病。同时，《内经》亦将咳嗽作为其他疾病的症状之一加以阐述，如《素问·卷第七·脏气法时论篇第二十二》载：“肺病者，喘咳逆气，肩背痛，汗出……”针对发病部分，《素问·卷第十·咳论篇第三十八》所提出的“五脏六腑皆令人咳，非独肺也”，为后世咳嗽病因病机的阐述及分类奠定了理论基础。

《黄帝八十一难经》（以下简称《难经》），主要在《难经·十六难》和《难经·五十六难》中涉及咳嗽相关内容。《难经·十六难》主要谈脉：“脉有三部九候，有阴阳，有轻重……”并列举五脏脉，如载：“假令得肺脉，其外证，面白，善嚏，悲愁不乐，欲哭。其内证，脐右有动气，按之牢若痛。其病，喘咳，洒淅寒热。有是者肺也，无是者非也。”其诊脉结合内、外证候，形成“以脉统病”模式，明确提出肺脉者所得病为“喘咳”。而《难经·五十六难》则去《难经·十六难》中所言喘咳外证，仅将其内证命名为“肺之积”，且肺之积久不愈者，可发展为喘咳，甚则肺痈，表明肺积、喘咳、肺痈等病证之间存在联系。由此可见，《难经》论述咳嗽与《内经》有异。

《伤寒论》和《金匮要略》是存世的早期临床文献。对咳嗽病名的称谓，其基于《内经》形成了以临床诊疗为特色的病名称谓特点，具有鲜明的实践特色。《伤寒论》重“咳”，涉及论述有“咳而微喘”“或咳者”“能食而咳”等，且将“咳”作为判断疾病走向及与其他疾病鉴别诊断的一种症状加以展现。《金匮要略》则将咳嗽固化为“痰饮咳嗽”与“肺痿肺痈咳嗽”等专有名称，明确了咳嗽作为一种独立疾病，从临床病因辨证角度进一步细化咳嗽概念，且有相应的治疗大法与原则，具有审因论治特色。

二、魏晋南北朝时期——关于咳嗽名称的散佚文献

魏晋南北朝时期，大量临床文献产生。其中存世的涉及咳嗽名称的代表性古籍，首为葛洪所著《肘后备急方》。其“卷三·治卒上气咳嗽方第二十三”有“久嗽”“暴嗽”“劳嗽”等记载，葛洪将咳嗽与嗽统论，尤其突出嗽。其咳嗽分类与西医学急性咳嗽与慢性咳嗽的分类相似。葛洪对咳嗽的病名称谓及分类多从临床角度出发，便于医生在诊疗中制剂、处方、用药。

同时，此阶段关于咳嗽的记载更多见于散佚类文献中。其中，《深师方》便记载了大量关于咳嗽的内容，如对热咳与冷咳进行了概念区分：“热咳，唾黏而如饴；冷咳，唾清澄如水。”同时，该书记载了五嗽：“一曰上气嗽，二曰饮嗽，三曰燥嗽，四曰冷嗽，五曰邪嗽……”嗽与上气、饮、燥、冷、邪有关，与《华佗神方》中的华佗治五嗽神方内容颇为一致，且有治疗用方。由此可见，该时期已将咳与嗽区别认识，医家已能够进一步细化咳嗽的分类和诊疗，并认识到咳与嗽

发病及诊疗的差异性。

《华佗观形察色并三部脉经》《内照法》《华佗药方》《删繁方》等散佚古籍，对咳嗽病名的阐述较少，侧重于对肺病咳嗽的症状、诊断、用药、服用方法及脏腑之间传变等的记载。《华佗观形察色并三部脉经·察声色要诀》载："肺病颊赤目肿，心之日丙丁死。"这是对肺病所见症状及预后的判断，属于望诊。《内照法》介绍了五脏之间的疾病传变关系。《内照法·五脏之病第二·从肺起》曰："其声哭，肺气成上气噎。肺气寸紧数，肺气上喘气膈。"《内照法·五脏相入第三·肺病入心》言："肺风入心，咳嗽唾血，身体战掉，飒飒不安，皮肤搔痒，疮疥。"又言："肺热入心，嗽逆吐血，皮肤生疮，喘息粗短，面赤。"侧重于五脏之间的疾病传变描述。《内照法·明脏腑应五脏药名第五》介绍了五脏用药，其中针对肺脏用药分别有"肺风宜服疏冷药""肺气宜服疏药""肺冷宜服平药""肺虚宜服温冷药"的论述。《内照法·脏腑成败第六》主要对肺病的预后进行了判断，载："肺绝三日死，何以知之？但口张气出而短，鼻色黑。"《华佗药方》记载了"五嗽丸"的组成与用法，曰："华佗五嗽丸：炙皂荚、干姜、桂等分。捣，蜜丸如桐子。服三丸，日三。"还记载了"肺热咯血青饼子"，曰："肺热咯血，青饼子：用青黛一两，杏仁（以牡蛎粉炒过）一两。研匀，黄蜡化和，作三十饼子。每服一饼，以干柿半个夹定，湿纸裹，煨香，嚼食，粥饮送下，日三服。"

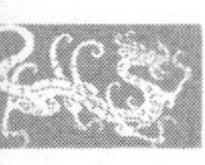

而与此类文献关系密切的《中藏经》，则对咳嗽病名的描述独具一格。《中藏经》上卷为"论"，下卷为"方"。上卷记载与咳嗽相关内容的有《中藏经·卷上·论肺脏虚实寒热生死逆顺脉证之法第二十八》《中藏经·卷上·论大肠虚实寒热生死逆顺脉证之法第二十九》等。《中藏经·卷上·论肺脏虚实寒热生死逆顺脉证之法第二十八》中提及"善咳""喘嗽""咳息""喘呼而咳""久咳见血""喘咳""喘而目直视""言音喘急""胀满喘急""多惊咳喘""喘急咳嗽"等。《中藏经·卷上·诊杂病必死候第四十八》首先提出"暴咳嗽"名称。这些咳嗽病证名称往往与病机、体质或预后有关，与临床实际颇为吻合。由此可知，其对咳嗽病的病机阐述及诊治体系有别于《内经》。

《小品方》是散佚古籍的另一类文献，曾被作为唐代医生的教科书，具备不同古籍文献的学术及临床特点，中正而实用。《小品方·卷第一》中记载有"治咳嗽诸方"与"治上气诸方"。其中，"治咳嗽诸方"载方三首，病名为"咳嗽""咳""咳逆"；"治上气诸方"亦有三方，病名为"咳而上气""咳嗽上气""上气不得息卧"。由此可见，《小品方》对咳嗽的阐述方式为以方统病。这种行文方式有利于学术传承与临床学习。

《删繁方》全文涉及肺病咳嗽的内容有《删繁方·卷第二》的"肺痈方""肺痿方""大肠论方"；《删繁方·卷第三》的"皮虚实论方"。《删繁方》认为咳嗽的主要病位在肺、肠及皮部，辨证以"虚实""寒热"统之。涉及咳嗽相关病名称谓的主要有"肺痈喘""虚寒喘鸣""虚寒肺痿喘气""大肠热咳喘""喘鸣心烦""咳气短""肺病热气"等。由此可见，《删繁方》咳嗽名称多呈现出与病机或其他症状相组合的主要特点。此外，《辅行诀脏腑用药法要》中载有"辨肺脏病证文并方"条文，涉及"喘咳""咳喘逆气"等有关咳嗽的病证名称。

三、隋唐时期——咳嗽病名分类细化

隋唐时期，有关咳嗽病名的内容更加细化，分类明晰，表述方式新颖。《诸病源候论》首次明确“以证论咳”，将咳嗽作为一组症状群加以阐释。其曰：“咳嗽者，肺感于寒，微者则成咳嗽也。”具体表现在三个方面。

其一，有明确的定义及定义方式。书中采用“……者……也”或“……也”等方式，分别定义了“久咳嗽候”“咳嗽脓血候”“呷嗽候”“咳逆候”“久咳逆候”等；采取“其状”的表述形式用以描述不同咳嗽候的症状，以示区别。如对“咳嗽上气候”的描述，其曰：“其状，喘咳上气，多涕唾，而面目胕肿，气逆也。”对“暴气嗽候”的阐发，则曰：“其状，嗽甚而少涎沫。”

其二，针对诸候之间进行鉴别。如《诸病源候论·咳嗽病诸候》曰：“呷嗽者，犹是咳嗽也。其胸膈痰饮多者，嗽则气动于痰，上搏喉咽之间，痰气相击，随嗽动息，呼呷有声，谓之呷嗽。其与咳嗽大体虽同，至于投药，则应加消痰破饮之物，以此为异耳。”巢元方根据症状群的差异，将咳嗽细化为不同候的咳嗽，但其本质未变，仍属于咳嗽范畴。

其三，《诸病源候论》中的咳嗽分类涉及内伤杂病、外感病、妇科及儿科，有一个比较系统全面的咳嗽分类系统。内伤咳嗽有两种分类方法，一种是“咳嗽候”之“十咳”。其中“寒咳”源于《素问·卷第十·咳论篇第三十八》，是根据病因对咳嗽的细化，与《内经》相似，亦体现了五脏六腑之咳，即肝咳、心咳、脾咳、肺咳、肾咳、胆咳、厥阴咳。较《内经》而言，此时的咳嗽概念已经发生变化，典型变化即将咳嗽“唾血”症状从肺归属于心，增加厥阴咳；且除胆咳外，未见其他六腑咳；首次提出“支咳”与“风咳”。另一种分类方式依据咳嗽程度、病程长短、发病速度、伴随症状等因素总结了十五种咳嗽病候，包括咳嗽候、久咳嗽候、咳嗽短气候、咳嗽上气候、久咳嗽上气候、咳嗽脓血候、久咳嗽脓血候、呷嗽候、暴气咳嗽候、咳逆候、久咳逆候、咳逆上气候、久咳逆上气候、咳逆上气呕吐候、咳逆短气候。此外，外感咳嗽中提到“温病嗽”，儿科疾病中提及“伤寒后咳嗽”，妇科杂病中涉及“嗽病”和“妊娠咳嗽”等。

综上所述，《诸病源候论》是继秦汉魏晋南北朝之后对咳嗽的进一步解析与细化，从针对病、症的单一描述，发展到对证的论述，为咳嗽脏腑辨证论治的发展奠定了扎实基础，后世关于疾病的证候分类鲜有出其右者。

《备急千金要方》将咳嗽进行了系统的病证分类，内容丰富。首先，该书承袭《内经》的“五脏六腑咳”，但心咳、脾咳、肾咳、六腑咳的症状描述在《内经》基础上又有新变化，将肝咳的胁痛限定于左侧，与脾脏的右侧相对应；将肺咳症状进一步描述为“寒热上气喘，汗出，咳动肩背，喉鸣，甚则唾血”。其次，该书承袭《诸病源候论》“十咳”内容，与“五脏六腑咳”的病名有重复之处，但症状表现有异。《备急千金要方》并未对其进行整合，而是对两种命名系统分别改动。如《备急千金要方》所载五脏咳，其“唾血”仍归属于肺咳，未见于心咳；然“十咳”中的“心咳”却有“唾血”之症。盖以心咳“引手少阴”为线索，形成对心、肺咳唾血的鉴别。同时，又见咳嗽病别名，如謦咳。此外，该书演化出与其他症状相兼的复合称谓方式，如喘咳、呕咳、胀咳、久咳；或依据咳嗽的状态、程度、病程而有不同名称，如咳满、肺胀咳、咳逆上气、上气咳嗽、诸嗽不得气息、酒客咳、咳唾、久咳、积年咳嗽等。

《外台秘要·第九卷·五嗽方四首》中转引：“《深师》疗五嗽，一曰上气嗽，二曰饮嗽，三曰燥嗽，四曰冷嗽，五曰邪嗽，四满丸方。”而“《古今录验》四满丸疗五嗽，一为气嗽，二为痹嗽，三为燥嗽，四为邪嗽，五为冷嗽”。二者皆言“五嗽”，但区别在于《深师方》为“饮嗽”，《古今录验》载“痹嗽”。《外台秘要·第十卷·上气咳嗽多唾方三首》转引《广济方》疗上气，其中明确提到“肺热咳嗽”病名。

四、宋金元时期——咳嗽病名多见于方书

《太平圣惠方》是一部将咳嗽病与证高度汇总的古籍。咳嗽散见于不同卷中，如卷第一、卷第六、卷第七、卷第十二、卷第十五、卷第十七、卷第二十七、卷第二十八、卷第三十一、卷第四十六、卷第七十四及卷第八十三等。对咳嗽病名的表述，原文有肺之虚实证常见咳嗽，此时将咳嗽作为症状描述。有直接以咳嗽病证统方者，如“伤寒咳嗽诸方”“时气咳嗽方”“妇人咳嗽诸方”“产后咳嗽诸方”“小儿咳嗽诸方”等。尤其是《太平圣惠方·卷第九十六》列有“食治咳嗽诸方”，增加了食疗治疗咳嗽的内容。该书分析所载咳嗽病证称谓，层次分明，有基于病因角度阐述者，如“伤冷咳嗽”“恶寒咳嗽”；有从望诊角度记载者，如“咳逆面虚”“咳嗽面目浮肿”；有从兼症出发论述者，如“咳嗽短气”“咳嗽喘促”；有从病程时间角度记录者，如“卒咳嗽”“积年咳嗽”；亦有从体质、年龄角度阐述者，如“妇人咳嗽”“小儿咳嗽”等；还有从脏腑角度分述咳嗽，如“五脏嗽”“六腑嗽”“十种嗽”等。

《儒门事亲》对咳与嗽进行鉴别，谓：“嗽与咳，一证也。后人或以嗽为阳，咳为阴，亦无考据。且《内经·咳论》一篇，纯说嗽也，其中无咳字。由是言之，咳即嗽也，嗽即咳也。”该书进一步论证咳嗽病因为六气，而不仅限于寒邪。

五、明清时期——咳嗽病名多样丰富

《医贯·卷之三·绛雪丹书·论血症》之“上焦咳嗽气喘，恶热面红，呕吐痰涎，出血”，是继《圣济总录》之后，将“三焦咳”细化到了上焦咳嗽。

《景岳全书·明集·卷之十九·杂证谟》论咳嗽，曰：“咳嗽一证，窃见诸家立论太繁，皆不得其要，多致后人临证莫知所从，所以治难得效。以余观之，则咳嗽之要，止惟二证。何为二证，一曰外感，一曰内伤而尽之矣。夫外感之咳……内伤之嗽……总之，咳证虽多，无非肺病，而肺之为病，亦无非此二者而已，但于二者之中，当辨阴阳，当分虚实耳。盖外感之咳……故治宜辛温，邪得温而自散也。内伤之咳……故治宜甘平养阴，阴气复而嗽自愈也。然外感之邪多有余，若实中有虚，则宜兼补以散之。内伤之病多不足，若虚中夹实，亦当兼清以润之。大都咳嗽之因，无出于此，于此求之，自得其本，得其本则治之无不应手。”这是对咳嗽病的一次辨析，得其本而治之无不应手。张景岳又批评“何有巢氏之十咳证，陈氏之三因证，徒致乱人心目而不

得其际也，留心者其熟味此意”。

《丹台玉案·卷之六·咳嗽门》着力于咳嗽病因论述，曰：“有声有痰者，名曰咳嗽。究病之所由成，皆由火之所致，然未始不由于外感也。是故或伤于风，或伤于寒热，种种不同，内外夹攻，其所由来者渐也。”同时，该书对成人咳嗽与小儿咳嗽进行区分，曰：“症虽与大人无异，而所感略有不同，大人兼七情所伤，或任劳嗜酒，而小儿无是，是以不能无少异耳，药剂以轻清为佳，而服药亦不宜太骤，当逐时进之，不必尽剂。”

《症因脉治》对咳嗽分类颇为细致，更加适应现代临床，包括伤风咳嗽、伤寒咳嗽、伤湿咳嗽、伤暑咳嗽、伤燥咳嗽、伤热咳嗽、肺经咳嗽、脾经咳嗽、脾经咳嗽、心经咳嗽、肝经咳嗽、肾经咳嗽、气虚咳嗽、食积咳嗽、积热咳嗽等名称。

温病古籍论述咳嗽病名，以《温病条辨》为代表。《温病条辨·卷六·解儿难》言：“风温咳嗽致痉者，用桑菊饮、银翘散辛凉例，与风寒咳嗽迥别，断不可一概用杏苏辛温也。”该书纠时弊曰：“今世咸用杏苏散通治四时咳嗽，不知杏苏散辛温，只宜风寒，不宜风温，且有不分表里之弊……风温咳嗽，虽系小病，常见误用辛温重剂，销烁肺液，致久嗽成劳者，不一而足。圣人不忽于细，必谨于微，医者于此等处，尤当加意也。”此处所谈“风温咳嗽”者，概为对《内经》“风温咳”的传承与创新，因此，该书是提出风温咳嗽治疗处方的第一部古籍。

《时病论·卷之七》提出“伏气咳嗽”概念，曰：“考六气之中，湿气在乎秋令。故《内经》谓‘秋伤于湿’。湿土之气，内应乎脾，脾土受湿，不司运化，内湿酿成痰饮，上袭于肺，遂为咳嗽病矣。夫六气之邪，皆能令人咳嗽，又不独乎湿也。斯言湿者，是为伏气咳嗽。”该书接着指出痰嗽名称：“有西昌喻嘉言先生疑‘湿’字之讹，改作秋伤于燥，发明秋燥之论，虽有悖经之罪，然亦因乎六气起见也。盖《内经》论湿，殆在乎立秋、处暑、白露湿土主气之时；喻氏论燥，殆在乎秋分、寒露、霜降燥金主气之候。据愚意更有界限分焉：窃谓秋初伤湿不即发者，湿气内酿成痰，痰袭于肺而作嗽，名曰痰嗽，治宜理脾为主，渗湿为佐。如秋末伤燥，不即发者，燥气内侵乎肺，肺失清降而作咳，名曰干咳，治宜理肺为主，润燥为佐。总之不越两太阴之治也。斯言伤湿伤燥而咳嗽者，皆由秋令之伏气而发于冬。其即发者，仍归伤湿秋燥门中治之。”

《温疫论》涉及咳嗽的原文较为分散。如《温疫论·上卷·解后宜养阴忌投参术》曰：“或劳嗽涌痰。”《温疫论·上卷·脉证不应》有“伤风咳嗽”“嗽止脉调”。《温疫论·下卷·知一》有“嗽血”。《温疫论·上卷·主客交》言：“若素燥嗽者。”《温疫论·上卷·伤寒例正误》有“痰嗽喘急”。

《六因条辨》主要探讨春温，表现为咳嗽或者咳嗽胁痛。《六因条辨·卷中·伏暑辨论》曰：“咳嗽为秋天之伏燥。”是对《内经》“秋伤于燥，冬生咳嗽”的进一步解释。冬温的临床表现有“咳嗽口渴舌燥”“而犹口渴舌燥咳嗽”“口渴咳嗽”“咳嗽斑疹”。“伤风条辨第二”则提及“咳嗽多痰”。“斑疹条辨第一”中提到“咳嗽嚏涕”“咳嗽声低”等。

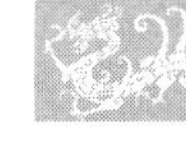

六、小结

综上，通过对咳嗽病名进行梳理，我们不但能从文献角度厘清其概念，而且能明辨其所蕴含的学术背景与思想内涵，以及领悟其对后世医家临床的指导意义。著名中医学家秦伯未、余瀛鳌等在以病证为纲目对咳嗽进行整理时，皆将“咳”“嗽”或“咳嗽”归属于“咳嗽”病种，并加以深入探讨，重点阐述了《素问》关于咳嗽的病因病机，涉及不正之气如“岁金太过”“岁火太过”及肺之本脏虚弱而致伤湿咳嗽。同时，其认为五脏六腑咳以“皆聚于胃，关于肺”为核心病机，体现了中医整体观念下的疾病观。

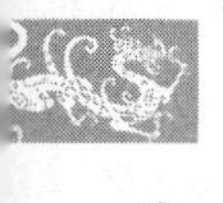

第二章
病因病机

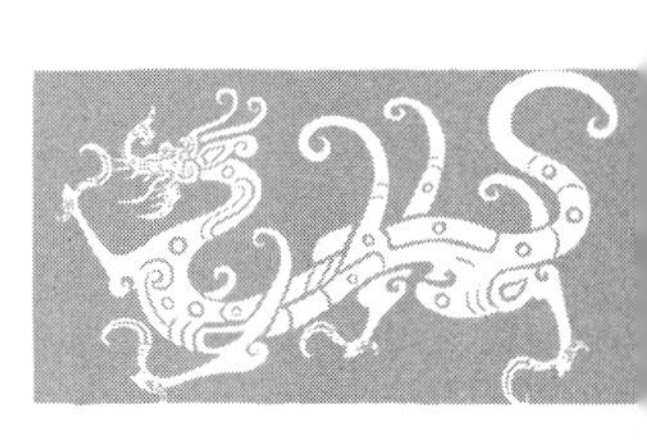

第一节
外感病因病机

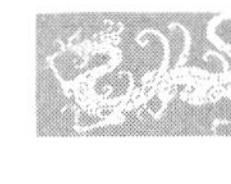

一、外感风邪

《素问·卷第十二·风论篇第四十二》：黄帝问曰：风之伤人也，或为寒热，或为热中，或为寒中，或为疠风，或为偏枯，或为风也，其病各异，其名不同，或内至五脏六腑，不知其解，愿闻其说。

肺风之状……时咳短气……其色白。

《中藏经·卷上·论肺脏虚实寒热生死逆顺脉证之法第二十八》：中风则口燥而喘……其脉按之虚弱如葱叶，下无根者，死。

饮酒当风，中于肺则咳嗽喘闷，见血者不可治；无血者可治；面黄目白者可治。

《诸病源候论·卷之二·风病诸候下（凡三十论）》：三十七、风热候　风热病者，风热之气先从皮毛入于肺也。肺为五脏上盖，候身之皮毛。若肤腠虚，则风热之气先伤皮毛，乃入肺也……若不出，则伤肺，变咳嗽唾脓血也。

《诸病源候论·卷之十三·气病诸候（凡二十五论）》：二、卒上气候　肺主于气。若肺气虚实不调，或暴为风邪所乘，则腑脏不利。经络否涩，气不宣和，则卒上气也。又因有所怒，则气卒逆上，甚则变呕血，气血俱伤。

《太平圣惠方·卷第四十六·治咳嗽喘急诸方》：夫五脏皆禀气于肺，若肺气虚，为风冷所乘，使经络痞涩，气不宣通，则肺壅胀，胀则气逆，则心胸满塞，故令咳嗽喘急也。

《太平圣惠方·卷第四十六·治久咳嗽上气诸方》：夫久咳嗽上气者，由肺气虚极，风邪停滞，故其病积月累季，久不得瘥……唾脓血也。

《太平圣惠方·卷第四十六·治咳嗽面目浮肿诸方》：夫肺主于气，候之皮毛，而气之行，循环脏腑，流注经络。若肺气虚弱，风邪所乘，则肌肤痞塞，使气内壅，与津液相并，不得宣泄，攻溢皮肤，故令咳嗽，面目浮肿也。

《太平圣惠方·卷第四十六·治咳嗽失声诸方》：夫咳嗽失声者，由风冷伤于肺之所为也。肺主气，五脏同受气于肺，而五脏有五声，皆禀气而通之，气为阳，若温暖则阳气和宣，其声通畅，风冷为阴，阴邪搏于阳气，使气不通流，所以失声也。

《太平圣惠方·卷第四十六·治咳嗽不得睡卧诸方》：夫肺气不足，为风冷所伤，则咳嗽，而气还聚于肺，则肺胀。邪气与正气相搏，不得宣通，胸中痞塞，痰饮留滞，喘息短气，昼夜常嗽，故不得睡卧也。

《普济方·卷一百五十八·咳嗽门·伤风咳嗽（附论）》：夫咳嗽之证，大概风冷热损劳，风者感外，风寒入肺经……但暴得之，便觉痰壅，咳嗽不止，脉虽浮盛，此则是感风……出汗乃止。

《普济方·卷一百六十一·喘嗽门·咳嗽失声（附论）》：夫中气风冷声嘶者，其声嘶嗄不通畅也，盖肺象金，金主声，人五脏有五声，皆禀肺气而通之，今风冷乘于肺经，则气道不调，故声音不出而嘶嗄也。

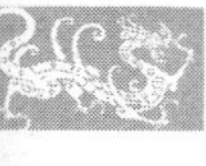

《症因脉治·卷二·咳嗽总论·外感咳嗽·伤风咳嗽》：伤风咳嗽之因　肺家伏热，外冒风邪，束于肌表，肺热不得发泄，则肺风痰嗽之症作矣。

《六因条辨·卷下·伤风条辨七条·伤风条辨第五》：伤风咳不止，肋痛痰血，鼻息欠利，此热逼动络。

风寒入肺，久必化热；肺气不清，则鼻息欠利；热逼肺络，则咳痰带血。

《六因条辨·卷下·伤风条辨七条·伤风条辨第六》：伤风咳剧欲呕，鼻不闻臭，此肺邪传胃。

伤风虽解，遗邪未尽，必传于胃，故咳而欲呕，《内经》所谓胃咳也。且鼻不闻臭，肺犹未清。

《六因条辨·卷下·伤风条辨七条·伤风条辨第七》：伤风头痛，发热恶寒，咳痰带血，而忽加喘促汗淋，脉虚如数者，其人肾阴素亏，而正不胜邪也。

二、外感寒邪

《素问·卷第六·玉机真脏论篇第十九》：今风寒客于人……弗治，病入舍于肺，名曰肺痹，发咳上气。

《伤寒论·卷第三·辨太阳病脉证并治中》：伤寒，心下有水气，咳而微喘，发热不渴。服汤已渴者，此寒去欲解也。小青龙汤主之。

《诸病源候论·卷之八·伤寒病诸候下》：四十五、伤寒上气候　此由寒毒气伤于太阴经也。太阴者肺也。肺主气，肺虚为邪热所客，客则胀，胀则上气也。

《外台秘要·第九卷·许仁则疗咳嗽方一十二首》：冷嗽者，年衰力弱，体气虚微，如复寝食伤冷，故成冷嗽，此亦但将息以温，兼进温药，则当平复。

《太平圣惠方·卷第四十二·治上气咳逆诸方》：夫上气咳逆者，由肺脏虚弱，感于风寒，而成咳逆也。咳则气聚于肺，则令肺胀，心胸烦闷，是为咳逆也，此皆邪气与正气相搏，正气不得宣通，但逆行于咽喉之间，邪气动作，则气逆不顺，奔上胸膈，故谓之上气咳逆也。

《太平圣惠方·卷第四十六·治久咳嗽诸方》：夫久咳嗽者，由肺虚极故也，肺气既虚，为风寒所搏，连滞岁月而嗽也，此皆阴阳不调，气血虚弱，风冷之气搏于经络，留积于内，邪正相并，气道壅涩，则咳嗽而经久不瘥也。

《太平圣惠方·卷第四十六·治积年咳嗽诸方》：夫肺感于寒，即成咳嗽，或脏腑气虚，形寒饮冷，而伤于肺，肺气不足，为邪所乘，连滞岁月，传于五脏六腑，嗽而不已，则积年不瘥也。其候，嗽而腹满，不欲饮食，寒气聚于内，而攻于肺，胸中满急，气逆不顺，故令咳嗽不止也。

《太平圣惠方·卷第四十六·治卒咳嗽诸方》：夫肺主于气，通于皮毛，若人气血不足，腠理开疏，或触冒风寒，为邪所中，或运动劳役，汗出伤风，邪冷之气，忽搏于肺，故令卒咳嗽也。

《太平圣惠方·卷第四十六·治气嗽诸方》：夫肺主于气，若肺虚，则风寒入于经络，而成咳嗽也。此皆由脏腑不调，阴阳痞塞，阳气外虚，阴气内积，邪冷之气，上攻于肺，肺气不足，为邪所搏，则嗽而多气，故曰气嗽。

《太平圣惠方·卷第四十六·治咳嗽短气诸方》：夫肺主于气，候于皮毛，气虚，为寒客于皮毛，入伤于经络，肺气不足，则成咳嗽，天气温，则宣和，得寒则痞涩，虚则气不足，而为寒所迫，聚于肺间，不得宣发，故令咳嗽而短气也。

《太平圣惠方·卷第四十六·治咳嗽上气诸方》：夫咳嗽上气者，为肺气有余也，肺感于寒，甚者则成咳嗽。肺主气，气有余，则喘咳上气，此为邪搏于气，气壅滞不得宣发，是为有余，故咳嗽而上气也。

《太平圣惠方·卷第四十六·治咳嗽呕吐诸方》：夫五脏皆禀气于肺，肺感于寒，则咳嗽也，寒搏于气，气聚还肺，而邪有动息……是肺嗽连滞气动于胃，而呕吐者也。又有季夏脾王之时，而脾气虚，不能王，有寒气伤之而咳嗽，谓之脾嗽。

《太平圣惠方·卷第四十六·治咳嗽唾脓血诸方》：夫咳嗽唾脓血者，由损肺伤心故也，脉主气，心主血，肺感于寒者，则成咳嗽，嗽伤于阳脉则有血，血与气相随而行，咳嗽极，其血动气俱乘于肺，血与津液相搏，蕴结成脓，故咳嗽而唾脓血也。

《太平圣惠方·卷第四十七·治咳癔诸方》：夫咳癔者，是肺气逆行也，气则为阳，流行腑脏，宣发腠理。而气者，肺之所主也，肺为五脏上盖，主通行腑脏之气也，今肺虚，为微寒所伤，寒搏于气，气不得宣畅，则肺壅而气逆不止，肺虚，微寒之气，复搏于胃，胃口气弱，脾中伏冷，客邪之气，冲于胃管，胃气不摄，使阴阳气相击，所以咳癔也。

《圣济总录·卷第六十五·咳嗽门·咳嗽》：论曰：肺主皮毛，皮毛先受寒邪，乃为咳嗽。五脏六腑又皆禀气于肺，故各以其时感寒而受病，亦能为嗽。

《圣济总录·卷第六十五·咳嗽门·暴嗽》：论曰：肺感于寒，微者即成咳嗽。盖肺主皮毛，寒伤肤腠则肺先受之。其状咳嗽，语声嘶破，咽喉不利也。

《圣济总录·卷第六十五·咳嗽门·久嗽》：论曰：肺主皮毛，皮毛易感于寒邪，寒邪伤于肺则为咳嗽。五脏各以其时受之，为五脏之咳。久不已，传于六腑；六腑不已，三焦受之，是为久咳。其人咳而腹满不欲食，多唾而肿，气逆，乃其证也。

《圣济总录·卷第六十六·咳嗽门·咳嗽上气》：论曰：诸气皆属于肺，肺气和平，则升降自若。若为寒邪所伤，则肺气壅涩，不得宣通，故咳嗽而上气。

《圣济总录·卷第六十六·咳嗽门·咳逆短气》：论曰：气之在人，得温则舒，遇寒则涩。肺主气者也，若为寒邪所伤，则涩而不通，故气逆上行，发为咳嗽，肺乃虚弱，呼吸之间，不能报息，故谓之咳逆短气。

《圣济总录·卷第六十六·咳嗽门·咳嗽失声》：论曰：咳嗽失声者，盖肺气上通于喉咙。喉咙者，肺之系。肺感寒，微者成咳嗽，咳嗽不已，其气奔迫，窒塞喉中，故因而失声也。

《妇人大全良方·卷十三·妊娠咳嗽方论第七》：夫肺感于寒，寒伤于肺，则成咳嗽也。所以然者，肺主气而外合皮毛，毛窍不密，则寒邪乘虚而入，故肺受之也。五脏六腑俱受气于肺，以其时感于寒而为嗽也。秋则肺受之，冬则肾受之，春则肝受之，夏则心受之。其诸脏嗽不已，则传于腑。

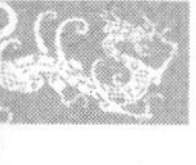

《普济方·卷一百六十二·喘嗽门·咳嗽上气唾脓血（附论）》：久咳嗽唾脓血者，肺感于寒，微则成咳嗽，极甚伤于经络，血液蕴结，故有脓血，气血俱伤，故连滞积久，其血黯瘀，与脓相杂而出也。

《症因脉治·卷二·咳嗽总论·外感咳嗽·伤寒咳嗽》：伤寒咳嗽之因　时令寒邪，外袭皮毛，内入于肺，不得外伸，郁而发热，则肺内生痰，恶寒无汗，头痛喘咳，而为伤寒咳嗽之症矣。

三、外感温热燥邪

《素问·卷第九·刺热篇第三十二》：肺热病者，先淅然厥，起毫毛，恶风寒，舌上黄，身热。热争则喘咳……刺手太阴阳明，出血如大豆，立已。

《诸病源候论·卷之九·热病诸候（凡二十八论）》：一、热病候　热病者，伤寒之类也。冬伤于寒，至春变为温病。夏变为暑病。暑病者，热重于温也……热争则喘咳……汗出而寒。

《诸病源候论·卷之十·温病诸候（凡三十四论）》：十四、温病嗽候　邪热客于胸腑，上焦有热，其人必饮水，水停心下，则上乘于肺，故令嗽。

《外台秘要·第九卷·许仁则疗咳嗽方一十二首》：热嗽者，年少力壮，体气充满，将息伤热，积热所成，故致热嗽，此但食饮取冷，兼以药压之，自歇。

《太平圣惠方·卷第十八·治热病咳嗽诸方》：夫热病邪热客于肺……肺主于嗽，水气乘之，故咳嗽也。

《太平圣惠方·卷第三十一·治骨蒸劳咳嗽诸方》：夫骨蒸咳嗽者，是脏腑气衰，热伤于肺故也。久不已，令人胸背彻痛，或惊悸烦满，或喘息上气，或咳逆唾血，然肺主气，气之通行，荣于腑脏，今肺气壅滞，为热毒所乘，故令咳嗽也。

《太平圣惠方·卷第四十六·治暴热咳嗽诸方》：夫肺主于气，气为阳，阳盛则生热也，此皆脏腑不调，经络痞涩，邪热客于上焦，气道不利，痰实积聚，胸中烦闷，故令咳嗽也。

《太平圣惠方·卷第四十六·治咳嗽痰唾稠黏诸方》：夫肺气壅实，上焦有热，饮水停留在于胸腑，与热相搏，积滞而成痰也。肺主于气，令邪热搏于气，气道痞涩，不得宣通，但心胸烦闷，痰滞不利，故令咳嗽痰唾稠黏也。

《圣济总录·卷第六十五·咳嗽门·热嗽》：论曰：热嗽之状，嗽而少涎。由邪热熏于上焦，客于肺经，使津液内燥，搏于咽嗌，喉咙不利，随其呼吸而咳嗽也。

《症因脉治·卷二·咳嗽总论·外感咳嗽·伤暑咳嗽》：伤暑咳嗽之因　时值夏秋，或气虚身弱，触冒暑湿；或热甚于中，偶感时行，内外夹攻，蒸酿胸胃之间，上熏于肺，则暑湿咳嗽作矣。

《症因脉治·卷二·咳嗽总论·外感咳嗽·伤燥咳嗽》：伤燥咳嗽之因　天行燥烈，燥从火化，肺被燥伤，则必咳嗽。

《症因脉治·卷二·咳嗽总论·外感咳嗽·伤热咳嗽》：伤热咳嗽之因　湿热行令，热伤肺气，或时令应寒而反温，应凉而反热，皆能令人咳嗽也。

《六因条辨·卷中·冬温条辨十条·冬温条辨第二》：冬温汗出，头虽不痛，热仍未解，而咳嗽口渴舌燥，此邪不汗解，渐传气分。

《六因条辨·卷中·冬温条辨十条·冬温条辨第五》：冬温烦热神昏，舌赤苔黄，口渴咳嗽，斑疹脉数，此邪在肺胃。

热渐传营，神昏口渴，咳嗽斑疹，是邪在肺胃之间，非从气分清解，则斑疹难透。

四、外感时气

《素问·卷第一·阴阳应象大论篇第五》：天有四时五行，以生长收藏，以生寒暑燥湿风。人有五脏，化五气，以生喜怒悲忧恐。故喜怒伤气，寒暑伤形。暴怒伤阴，暴喜伤阳。厥气上行，满脉去形。喜怒不节，寒暑过度，生乃不固。故重阴必阳，重阳必阴。故曰：冬伤于寒，春必温病……秋伤于湿，冬生咳嗽。

《灵枢·卷之十一·论疾诊尺第七十四》：四时之变，寒暑之胜，重阴必阳，重阳必阴，故阴主寒，阳主热，故寒甚则热，热甚则寒。故曰：寒生热，热生寒，此阴阳之变也。故曰：冬伤于寒，春生瘅热……秋伤于湿，冬生咳嗽。是谓四时之序也。

《症因脉治·卷二·咳嗽总论·外感咳嗽·伤湿咳嗽》：伤湿咳嗽之因　或时行雨湿，或坐卧湿所，或湿衣所侵，肺主皮毛，皮毛受湿，则身重鼻塞之症作矣。

《杂症会心录·上卷·时气咳嗽》：今夫天之杂气有各种，人之感受有重轻，其来也无时，其著也无方。有触之者，各随其气而为诸病焉。如秋冬之交，咳嗽一症，偏于四方，延门合户，众人相同者，此皆时行之气，即杂气为病也。

五、外感疫邪

《温疫论·“伤寒例”正误》：又春夏秋三时，偶有暴寒所着，与冬时感冒相同，治法无二，但可名感冒，不当另立寒疫之名。

《松峰说疫·卷之二·论治·瘟疫杂症简方·寒疫》：世之言疫者，将瘟疫二字读滑，随曰：疫止有瘟而无寒也。岂知疫有三而瘟其一焉。尚有寒疫、杂疫二者，而人自不体认耳。兹专说寒疫，吴又可言：春夏秋三时，偶感暴寒，但可谓感冒，不当另立寒疫之名固已，但感训触，冒训犯，系人不慎风寒自取之。至于当天气方温热之时，而凄风苦雨骤至，毛窍正开，为寒气所束，众人同病，乃天实为之，故亦得以疫名也。

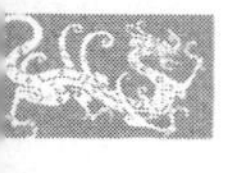

第二节
内伤病因病机

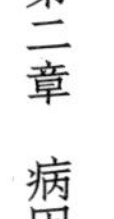

一、内伤七情

《诸病源候论·卷之三十七·妇人杂病诸候一（凡三十二论）》：十四、气候　气病，是肺虚所为。肺主气，五脏六腑皆禀气于肺。忧思恐怒，居处饮食不节，伤动肺气者，并成病。其气之病，有虚有实。其肺气实，谓之有余，则喘逆上气。

《三因极一病证方论·卷十二·咳嗽叙论》：喜则气散，怒则气激，忧则气聚，思则气结，悲则气紧，恐则气却，惊则气乱，皆能发咳，即内所因。

《寿世保元·卷一·血气论》：人生之初，具此阴阳，则亦具其血气，所以得全性命者，气与血也。血气者，乃人身之根本乎。气取诸阳，血取诸阴。血为营，营行脉中，滋荣之义也。气为卫，卫行脉外，护卫之义也。人受谷气于胃，胃为水谷之海，灌溉经络，长养百骸，而五脏六腑，皆取其气，故清气为营，浊气为卫。营卫二气，周流不息，一日一夜，脉行五十度，平旦复会于气口。阴阳相贯，血营气卫，常相流通，何病之有？一窒碍焉，则百病由此而生。且气之为病，发为寒热……或喘促，或咳嗜……凡此诸疾，气使然也。

《症因脉治·卷二·痰症论·内伤痰症·燥痰》：燥痰之因　五志之火，时动于中，或色欲过度，真水涸竭，或膏粱积热，肠胃煎熬，熏蒸于肺，煅炼为痰，则燥痰之症作也。

二、内伤虚劳

《诸病源候论·卷之三·虚劳病诸候上（凡三十九论）》：一、虚劳候　七伤者……四曰形寒，寒饮伤肺。肺伤，少气，咳嗽鼻鸣。

十二、虚劳上气候　肺主于气。气为阳，气有余则喘满逆上。虚劳之病，或阴阳俱伤，或血气偏损。今是阴不足，阳有余，故上气也。

三十六、虚劳咳嗽候　虚劳而咳嗽者，腑脏气衰，邪伤于肺故也。久不已，令人胸背微痛，或惊悸烦满，或喘息上气，或咳逆唾血，此皆脏腑之咳也。然肺主于气。气之所行，通荣脏腑，故咳嗽俱入肺也。

《太平圣惠方·卷第三十一·治骨蒸肺痿诸方》：夫肺者为五脏之华盖，盖诸脏腑通于声，主于气，若人劳伤不已，邪气干于肺，则壅生热，故吐血，胸短气，咳嗽不止，痰甚多唾……乃成肺痿之病也。

《万病回春·卷之四·虚劳》：虚怯症者，皆因元气不足，心肾有亏，或劳伤气血，或酒色过度，渐至真阴亏损，相火随旺。火旺则消灼真阴，而为嗽、为喘、为痰、为热，为吐血衄血，为盗汗遗精，为上盛下虚。

《寿世保元·卷四·劳瘵》：夫阴虚火动，劳瘵之疾，盖由相火上乘肺金而成之也。伤其精则阴虚而火动，耗其血则火亢而金亏。人身之血犹水也，血之英华最厚者，精也，不谨者，纵其欲而快其心，则精血渗涸，故脏腑津液渐燥，则火动熏肺而生痰。因其燥则痰结肺管，不利于出，故咳而声干。原乎精乏则阴虚，阴虚则相火行于胃，而变为涎也。二火熏膈，则痰涎逆上，胃脘不利，则多嗽声。盖痰因火动，嗽因痰起……熏克肺金，肺受火邪所克。

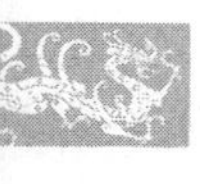

《痰火点雪·卷之一·痰火证治》：人之一身，金水二脏，不可暂伤。盖金为生化之源，水为生生之本，真阴既亏，则火自偏胜，火既偏胜，则上炎烁金，金母既伤，则生化之源已息，而水子何以借其胎养乎？夫一水既亏，则五火相煽，火迫肺而为咳，痰壅喉而为嗽，所以咳嗽一症，为亡津液之肇耶？以其伤于生化，母子俱病，真水日涸，益为致火之胎。于是阴愈消而阳愈亢，燔烁蒸炎，迫血上行，越出诸窍，而为咳唾吐衄等候。

《理虚元鉴·卷上·虚症有六因》：因外感者，俗语云：伤风不醒结成痨……若其人或酒色无度，或心血过伤，或肝火易动，阴血素亏，肺有伏火，一伤于风，火因风动，则痨嗽之症作矣。盖肺主皮毛，风邪一感于皮毛，肺气便逆而作嗽。似乎伤风咳嗽，殊不经意，岂知咳久不已，提起伏火，上乘于金，则水精不布，肾源以绝。且久嗽失气，不能下接沉涵，水子不能救金母，则痨嗽成矣。

《理虚元鉴·卷上·心肾不交与劳嗽总论》：若夫阴剧阳亢，木火乘时，心火肆炎上之令，相火举燎原之焰，肺失降下之权，肾鲜长流之用，以致肺有伏逆之火，膈有胶固之痰，背畏非时之感，胸多壅塞之邪，气高而喘，咳嗽频仍，天突火燃，喉中作痒，咯咽不能，嗽久失气，气不纳于丹田，真水无以制火，于是湿夹热而痰滞中焦，火载血而厥逆清窍，伏火射其肺系，则能坐而不能卧，膈痰滞乎胃络，则能左而不能右。

《理虚元鉴·卷上·劳嗽症论》：余于劳嗽症，尝列四候以为准。夫四候者，肺有伏逆之火，膈有胶固之痰，背畏非时之感，胸多壅塞之气。然此四候，以肺火伏逆为主，余三候则相因而至。盖肺为五脏之天，司治节之令，秉肃清之化，外输精于皮毛，内通调乎四渎，故饮食水谷之精微由脾气蒸发以后，悉从肺为主，上荣七窍，下封骨髓，中和血脉，油然沛然，施于周身，而何痰涎之可成哉！惟肺为火薄，则治节无权，而精微不布于上下，留连膈膜之间，滞而为痰，痰老则胶固而不可解，气无以宣之也。又肺主皮毛，外行卫气，气薄而无以卫外，则六气所感，怯弱难御，动辄受损，则本病而复标邪乘之。或本火标风，则风助火势，而清火易滞其气，驱风必燥其营；本火标寒，则寒火结聚，而散寒则火煽，降火必寒收；本火标暑，则暑火同气；本火标湿，则湿火交煎。虚劳一遇此等标邪触发，或兼伤寒，或兼疟痢，必至轻者重而重者危。故于时已至而气未至，时未至而气先至，或至而太过，至而不及等，皆属虚风贼邪，所急宜防之也。胸者，心肺交加之部，火炎攻肺，而气不得以下输，则气多壅塞，尤不当以宽胸理气之剂开之。总之，肺气一伤，百病蜂起，风则喘，痰则嗽，火则咳，血则咯，以清虚之脏，纤芥不容，难护易伤故也。故于心肾不交之初，火虽乘金，水能救母，金未大伤者，预当防维清肃之令，以杜其渐，而况劳嗽已成，可不以保肺为治哉！

《理虚元鉴·卷上·干咳嗽论》：干咳者，有声无痰，病因精血不足，水不济火，火气炎上，真阴燔灼，肺脏燥涩而咳也。

《症因脉治·卷二·咳嗽总论·内伤咳嗽·血虚咳嗽》：血虚咳嗽之因　形役阳亢，阴血亏损，血虚则内热，煎熬真阴，阴火日旺，肺金被克。

《症因脉治·卷二·咳嗽总论·内伤咳嗽·气虚咳嗽》：气虚咳嗽之因　或劳役过度，肺气有伤；或饮食劳倦，中气有损，脾伤则土不生金，肺伤则气怯喘嗽，此子母俱病，而成气虚咳嗽之症也。

《血证论·卷六·咳嗽》：杂病咳嗽，另有方书可查，未及备论。兹所论者，虚痨失血之咳嗽也。失血家十有九咳，所以然者，肺为华盖，肺中常有津液，则肺叶腴润，覆垂向下，将气敛抑，使其气下行。气下则津液随之而降，是以水津四布，水道通调，肝气不逆，肾气不浮，自无咳嗽之病矣。血者火化之阴汁，津者气化之水液，二者本相济相养，水不济火则血伤，血不养气则水竭。水竭则津不润，肺血伤则火来克金，金被火克，不能行其制节，于是在下之气，始得逆上。气既逆上，则水津不能随气下布，凝结为痰，在下之水邪，又得随气而升泛为水饮，皆致咳嗽。

三、内伤饮食

《外台秘要·第九卷·许仁则疗咳嗽方一十二首》：饮气嗽者，由所饮之物，停澄在胸，水气上冲，冲入于肺，肺得此气，便成嗽，久而不除，渐成水气。若作此病，亦难疗之。

《三因极一病证方论·卷十二·咳嗽叙论》：其如饮食生冷，房劳作役，致嗽尤多，皆不内外因。

《症因脉治·卷二·咳嗽总论·内伤咳嗽·食积咳嗽》：食积咳嗽之因　食滞中焦，不能运化，成痰成饮，每至五更，痰火上升，则咳嗽之症作矣。

《症因脉治·卷二·咳嗽总论·内伤咳嗽·积热咳嗽》：积热咳嗽之因　膏粱积热，酒客浩饮，热气聚于中焦，阳明受热，肺被火刑，则积热咳嗽作矣。

四、体质因素

《太平圣惠方·卷第七十·治妇人咳嗽诸方》：夫妇人咳嗽者，由肌体虚，外受于寒所得也。

肺为四脏之华盖，内主诸脏之精气，外合于皮毛，若为风寒所伤，邪气客于皮毛，而入于肺，中外皆伤，两寒相感，故令咳嗽也。

《太平圣惠方·卷第七十四·治妊娠咳嗽诸方》：夫肺感于后寒，寒伤于肺，则成于咳嗽也。所以然者，肺主气而合皮毛，寒之伤人，则先客于皮毛，故肺受之也……其诸脏嗽不已，则各传于腑，妊娠而病者若久不已，伤于胎也。

《太平圣惠方·卷第七十八·治产后咳嗽诸方》：夫肺感微寒，则成咳嗽。而肺正气，因产后气虚，风冷伤于肺，故咳嗽也。

《太平圣惠方·卷第七十八·治产后咳癔诸方》：夫肺主于气，五脏六腑，但药于气，产后则气血俱伤，脏腑皆损，而风冷搏于气，气则逆上，而又脾虚聚冷，胃中伏寒，因食热物，冷热气相冲，使气厥而不顺，则咳癔也，脾者主中焦，为三焦之间，五脏之仓，贮积水谷，若阴阳气虚，使荣卫气厥逆，则致生斯疾也。

《太平圣惠方·卷第八十·治产后蓐劳诸方》：夫产后蓐劳者，此盖缘生产日浅，血气虚弱，饮食未平复，不满日月，气血虚羸，将养失所，而风冷客之，风冷搏于气血，则不能温于肌肤，使人虚乏劳瘵[①]，乍卧乍起，颜容憔悴，食饮不消，风冷邪气而感于肺，肺感微寒，故令咳嗽口干……则蓐劳之候也。

《妇人大全良方·卷二十二·产后咳嗽方论第三》：夫肺者主气，因产后血虚，肺经一感微邪便成咳嗽，或风、或热、或寒、或湿，皆令人咳嗽也。

《普济方·卷三百五十五·产后诸疾门·咳嗽（附论）》：《内经》谓五气所病在肺为咳嗽，产后脏腑俱弱，风寒乘虚而客于肺，肺为华盖，位处于上，其俞在背，外合皮毛，寒气客之，则先乘于肺，肺感之，故为咳嗽。

《寿世保元·卷四·老人·衰老论》：一论年高之人，阴虚，筋骨柔弱无力，面无光泽，或暗淡，食少痰多，或喘，或咳……多因肾气久虚，憔悴盗汗，发热作渴，并皆治之。

《不居集·下集·卷之十五·赌劳·咳嗽失血》：好赌之人，多易咳嗽。形寒饮冷，甘受饥寒，内易动火，故多见咳嗽也。

《血证论·卷五·胎气》：子呛者何也，胎中之水火，上干于肺故也。养胎全赖水与血二者，若水不足以濡血，则血燥；血不足以济水，则气热。燥热相合，是为胎火。胎火循冲脉而上，干犯肺金，则咳喘交作，两颊发赤，咽喉不利，气呛咳嗽，故名子呛。

五、内外合邪

《素问·卷第十·咳论篇第三十八》：岐伯曰：皮毛者，肺之合也，皮毛先受邪气，邪气以从其合也。其寒饮食入胃，从肺脉上至于肺则肺寒，肺寒则外内合邪因而客之，则为肺咳。

《诸病源候论·卷之十四·咳嗽病诸候（凡十五论）》：一、咳嗽候　又有十种咳……二曰寒

---

① 《太平圣惠方》为“瘵”，存疑，据文义疑为“瘵”。

咳，饮冷食，寒入注胃，从肺脉上气，内外合，因之而咳是也。

《圣济总录·卷第六十五·咳嗽门·冷嗽》：论曰：形寒饮冷，内外合邪，因而客之，则为肺咳。盖肺主气，外合皮毛，其经还循胃口，故内外得寒，皆能伤之而为冷嗽。其候呼吸气寒，口如饮冰雪，呕唾冷沫，胸中急痛，昼静夜甚，得温则止，遇寒即发是也。

《普济方·卷一百二十七·伤寒门·辨太阳病脉证并治法中第六》：伤寒表不解，心下有水饮，则水寒相搏，肺寒气逆，故干呕发热而咳。《针经》曰：形寒饮冷，则伤肺，以其两寒相感，中外皆伤，故气逆而上行，此之谓也。与小青龙汤发汗散水，水气内渍，则所传不一，故有或为之证，随证增损，以解化之。

咳而微喘者，水寒射肺也，发热不渴者，表证未罢也，与小青龙汤发表散水，服汤已渴者，里气温，水气散，为欲解也。

《脉因证治·卷二·二十六、逆痰嗽》：因证　因风、寒、火（附腹满）、劳、痰。风寒为病主乎肺，以肺主皮毛而司于外。伤之，腠理不疏，风寒内郁于肺，清肃之气不利而生痰动嗽。又寒饮食入胃，从脾脉上至于肺则肺寒，肺寒则内外合邪，因之而咳。火之嗽，病因火盛生痰、铄肺金也，遂成郁遏胀满。甚则干嗽无痰，或唾血痰。劳而咳嗽，皆好色肾虚，则子能令母虚，气血俱虚，阴虚则生火，肺金耗败，而津液、气血皆化为痰矣。痰者碍清气升降，滞气而不行，遂成诸咳嗽之证。

《症因脉治·卷二·咳嗽总论·外感咳嗽·伤暑咳嗽》：伤暑咳嗽之因　时值夏秋，或气虚身弱，触冒暑湿；或热甚于中，偶感时行，内外夹攻，蒸酿胸胃之间，上熏于肺，则暑湿咳嗽作矣。

《血证论·卷六·时复》：秋乃金令，肺气主之。凡失血家至秋时皮毛收敛，未能秘密，往往外合风气，内壅热邪，发咳动血，尤为容易。

第三节
他病引发

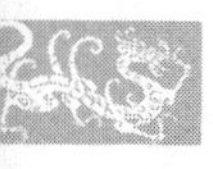

一、肺痿肺痈

《金匮要略·卷上·肺痿肺痈咳嗽上气病脉证治第七》：问曰：热在上焦者，因咳为肺痿。肺痿之病，何从得之？师曰：或从汗出，或从呕吐，或从消渴，小便利数，或从便难，又被快药下利，重亡津液，故得之。曰：寸口脉数，其人咳，口中反有浊唾涎沫者何？师曰：为肺痿之病。若口中辟辟燥，咳即胸中隐隐痛，脉反滑数，此为肺痈，咳唾脓血。脉数虚者为肺痿，数实者为肺痈。

问曰：病咳逆，脉之，何以知此为肺痈？当有脓血，吐之则死，其脉何类？师曰：寸口脉微而数，微则为风，数则为热；微则汗出，数则恶寒。风中于卫，呼气不入；热过于荣，吸而不出。风伤皮毛，热伤血脉。风舍于肺，其人则咳，口干喘满，咽燥不渴，时唾浊沫，时时振寒。热之所过，血为之凝滞，蓄结痈脓，吐如米粥。始萌可救，脓成则死。

《金匮要略·卷中·五脏风寒积聚病脉证并治第十一》：师曰：热在上焦者，因咳为肺痿；热在中焦者，则为坚；热在下焦者，则尿血，亦令淋秘不通。

《诸病源候论·卷之二十一·脾胃病诸候（凡五论）》：五、肺痿候　肺主气，为五脏上盖。气主皮毛，故易伤于风邪。风邪伤于腑脏，而血气虚弱；又因劳役，大汗之后，或经大下，而亡津液，津液竭绝，肺气壅塞，不能宣通诸脏之气，因成肺痿也。其病咳唾而呕逆涎沫，小便数是也。

《诸病源候论·卷之三十三·痈疽病诸候下（凡二十九论）》：四十三、肺痈候　肺痈者，由风寒伤于肺，其气结聚所成也。肺主气，候皮毛。劳伤血气，腠理则开，而受风寒。其气虚者，寒乘虚伤肺，塞搏于血，蕴结成痈；热又加之，积热不散，血败为脓。

《备急千金要方·卷第十七肺脏·肺痿第六》：论曰：寸口脉数，其人病咳，口中反有浊唾涎沫出，何也？师曰：此为肺痿之病。何从得之？师曰：病热在上焦，因咳为肺痿，或从汗出，或从呕吐，或从消渴，小便利数，或从便难，数被驶药下，重亡津液，故得肺痿。又寸口脉不出而反发汗，阳脉早索，阴脉不涩，三焦踟蹰，入而不出。阴脉不涩，身体反冷，其内反烦，多唾唇燥，小便反难，此为肺痿。伤于津液，便如烂瓜，下如豚脑，但坐发汗故也。其病欲咳不得咳，咳出干沫，久久小便不利，其脉平弱。肺痿吐涎沫而不咳者，其人不渴，必遗溺，小便数，所以然者，上虚不能制下故也，此为肺中冷，必眩。师曰：肺痿咳唾，咽燥，欲者自愈。自张口者，短气也。

《备急千金要方·卷第十七肺脏·肺痈第七》：论曰：病咳唾脓血，其脉数，实者属肺痈，虚者属肺痿。咳而口中自有津液，舌上苔滑，此为浮寒，非肺痿。若口中辟辟燥，咳即胸中隐隐痛，脉反滑数，此为肺痈也。问曰：病者咳逆，师脉之，何以知为肺痈？当有脓血，吐之则死，后竟吐脓死。其脉何类？何以别之？师曰：寸口脉微而数，微则为风，数则为热，微则汗出，数则恶寒，风中于卫，呼气不入，热过于营，吸而不出，风伤皮毛，热伤血脉。风舍于肺，其人则咳，口干喘满，咽燥不渴，多唾浊沫，时时振寒。热之所过，血为凝滞，蓄结痈脓，吐如米粥。始萌可救，脓已成，则难治。寸口脉数，趺阳脉紧，寒热相搏，故振寒而咳。趺阳脉浮缓，胃气如经，此为肺痈。师曰：振寒发热，寸口脉滑而数，其人饮食起居如故，此为痈肿病，医反不知，而以伤寒治之，不应愈也。何以知有脓，脓之所在，何以别知其处？师曰：假令脓在胸中者，为肺痈，其脉数，咳唾有脓血。设脓未成，其脉自紧数，紧去但数，脓为已成也。

《备急千金要方·卷第十八大肠腑·咳嗽第五》：右顺时有风寒冷，人触冒解脱，伤皮毛间，入腑脏为咳上气，如此也。有非时忽然暴寒，伤皮肤中与肺合，则咳嗽上气，或胸胁叉痛，咳唾有血者，是其热得非时之寒暴薄之，不得渐散，伏结深，喜肺痈也。因咳，服温药，咳尤剧及壮热，吐脓血，汗出，恶寒是也。天有非时寒者，急看四时方也。

《外台秘要·第九卷·许仁则疗咳嗽方一十二首》：肺气嗽者，不限老少，宿多上热，后因饮食将息伤热，则常嗽不断，积年累岁，肺气衰便成气嗽，此嗽不早疗，遂成肺痿。若此将成，多不救矣。

《金匮要略广注·卷中·肺痿肺痈咳嗽上气病脉证治第七》：肺位上焦，故脉应上部寸口。微则为风，外邪至而正气虚也；数则为热者，火势张而性速疾也……是以风伤皮毛，邪气舍其所合（舍，居也，肺合皮毛），则肺气壅逆……夫始因中风，其既也，风悉化而为热，则不觉其有风，但见其有热，故热之所过，血为凝滞，而蓄脓致吐。脓成则死，以脏真不可伤也。

《血证论·卷二·咳血》：肺主气，咳者气病也，故咳血属之于肺。肺之气，外合于皮毛，而开窍于鼻。外证鼻塞，皮毛固闭，则其气反而内壅，呛出喉间，发为咳嗽，此外因之咳也。肺之气下输膀胱，转运大肠，通调津液，而主制节。制节下行，则气顺而息安。若制节不行，则气逆而咳，此内因之咳也。夫外因之咳，不过其窍闭塞，肺气不得达于肤表，于是内奔喉间而为咳，其于肺之本体，固未常受伤也。至于内因之咳，则由于制节不行之故。盖肺为金体，其质轻清，肺中常有阴液，充养其体，故肺叶下垂，如天道下际，其气泽之下降，亦如雨露之下滋，因之膀胱通，大便调，五脏六腑之气，皆润利而不壅遏，肺气通调之益也。设肺中阴液不足，被火克刑，则为肺痿。肺叶焦举不能下垂，由是阴液不能垂之下注，肺中之气，乃上逆而为咳，此内因之咳，难治之证也。以上二者，乃肺之本病，自致咳嗽者也。又有为他脏所干，而亦咳嗽者，则以肺为华盖，诸脏皆居其下，故他脏痰饮火气，皆能上熏冲射，使肺逆咳。

二、大肠虚实

《中藏经·卷上·论大肠虚实寒热生死逆顺脉证之法第二十九》：大肠者，肺之腑也，为传送之司，号监仓之官。肺病久不已，则传入大肠。

虚则喜满，喘咳，而喉咽中如核妨矣。

《备急千金要方·卷第十八大肠腑·大肠虚实第二》：大肠实热。右手寸口气口以前脉阳实者，手阳明经也。病苦肠满，善喘咳，面赤身热，喉咽中如核状，名曰大肠实热也。

《华佗神方·卷一华佗论病理神方·二九论大肠虚实寒热生死逆顺脉证之法》：大肠者，肺之腑也，为传送之司，号监仓之官。肺病久则传入大肠，手阳明是其经也。寒则泄，热则结，绝则利下不止而死。热极则便血。又风中大肠则下血。又实热则胀满，大便不通。虚寒则滑泄不定。大肠乍虚乍实，乍来乍去，寒则溏，热则垢，有积物则发热慄而寒，其发渴如疟状，积冷痹痛，不能久立，痛已则泄，积物是也。虚则喜满咳喘，咽中如核妨矣。

《严氏济生方·五脏门·肺大肠虚实论治》：夫肺者，手太阴之经，位居西方，属乎庚辛金，为五脏之华盖，其气象天，其候胸中之气，布清气于皮肤，其政凉，其令肃，其主魄，是肺之司化也，与手阳明大肠之经相为表里。贵无偏胜之患，或因叫呼，或过食煎煿，或饮酒过度，或饥饱失宜，因其虚实，由是寒热见焉。方其虚也，虚则生寒，寒则声嘶，语言用力，颤掉缓弱，少气不足，咽中干无津液，虚寒乏气，恐怖不乐，咳嗽及喘，鼻有清涕，皮毛焦枯，诊其脉沉缓者，是肺虚之候也；及其实也，实则生热，热则胸膈满，鼻赤口张，饮水无度，上气咳逆，咽中不利，肩背生疮，尻、阴、股、膝、髀、腨、肘、足皆痛。脉来浮涩而短者，是不病之脉也，脉来不上不下，如循鸡羽曰病，按之消索如风吹毛，曰死。

三、皮虚实

《删繁方·卷第三·皮虚实论方》：夫五脏六腑者，内应骨髓，外合皮毛肤肉。若病从外生，则皮毛肤肉关格强急；若病从内发，则骨髓疼痛。然阴阳表里，外皮内髓，其病源不可不详之也。皮虚者寒，皮实者热。凡皮虚实之应，主于肺、大肠。其病发于皮毛，热即应脏，寒即应腑。

皮虚实之应，主于肺、大肠。其病发于皮毛，热则应脏，寒则应腑。凡皮虚者寒，皮实者热。

四、气极

《备急千金要方·卷第十七肺脏·气极第四》：论曰：凡气极者，主肺也。肺应气，气与肺合。又曰：以秋遇病为皮痹，皮痹不已，复感于邪，内舍于肺，则寒湿之气客于六腑也。若肺有病，则先发气，气上冲胸，常欲自恚。以秋庚辛日伤风邪之气，为肺风，肺风之状，多汗。若阴伤则寒，寒则虚，虚则气逆咳，咳则短气，暮则甚，阴气至，湿气生，故甚。阴畏阳气，昼日则瘥。若阳伤则热，热则实，实则气喘息上，胸臆，甚则唾血也。然阳病治阴，阴是其里。阴病治阳，阳是其表。是以阴阳表里衰王之源。故知以阳调阴，以阴调阳。阳气实则决，阴气虚则引。善治病者，初入皮毛、肌肤、筋脉则治之，若至六腑五脏，半死矣。

《圣济总录·卷第九十二·虚劳门·气极》：论曰：气极之病，本于肺。肺主气，以应皮毛。若肺有病，则发于气，故气为之极。所谓气极者，五脏内虚，邪气多，正气少，不欲言是也。然气有极实热，有极虚寒，皆因肺受邪气。阴伤则虚寒，虚寒故咳逆短气，昼瘥暮甚；阳伤则实热，实热故气喘胸满不得息，甚则唾血。

五、五脏六腑病咳

《素问·卷第七·脏气法时论篇第二十二》：肺病者，喘咳逆气……取其经，太阴足太阳之外厥阴内血者。

肾病者，腹大胫肿，喘咳身重……取其经，少阴太阳血者。

《素问·卷第十·咳论篇第三十八》：岐伯曰：肺咳之状，咳而喘息有音，甚则唾血。心咳之状，咳则心痛，喉中介介如梗状，甚则咽肿喉痹。肝咳之状，咳则两胁下痛，甚则不可以转，转则两胠下满。脾咳之状，咳则右胁下痛，阴阴引肩背，甚则不可以动，动则咳剧。肾咳之状，咳则腰背相引而痛，甚则咳涎。帝曰：六腑之咳奈何？安所受病？岐伯曰：五脏之久咳，乃移于六腑。脾咳不已，则胃受之，胃咳之状，咳而呕，呕甚则长虫出。肝咳不已，则胆受之，胆咳之状，咳呕胆汁。肺咳不已，则大肠受之，大肠咳状，咳而遗矢。心咳不已，则小肠受之，小肠咳状，咳而失气，气与咳俱失。肾咳不已，则膀胱受之，膀胱咳状，咳而遗溺。久咳不已，则三焦受之，三焦咳状，咳而腹满，不欲食饮，此皆聚于胃，关于肺，使人多涕唾而面浮肿气逆也。

《素问·卷第十二·痹论篇第四十三》：脾痹者，四肢解惰，发咳呕汁，上为大塞。

《素问·卷第二十三·示从容论篇第七十六》：咳嗽烦冤者，是肾气之逆也。

《难经·五十六难》：肝之积名曰肥气，在左胁下，如覆杯，有头足，久不愈，令人发咳逆，痎疟，连岁不已。

《中藏经·卷上·论心脏虚实寒热生死逆顺脉证之法第二十四》：心者，五脏之尊，号帝王之称也。与小肠为表里，神之所舍。又主于血，属于火，王于夏。手少阴是其经也。

凡夏脉钩，来盛去衰，故曰钩。反此者病，来盛去亦盛，此为太过。病在外，来衰去盛，此为不及；病在内太过，则令人身热而骨痛，口疮舌焦。引水不及，则令人烦躁（一作心），上为咳唾，下为气泄。

《中藏经·卷上·论小肠虚实寒热生死逆顺脉证之法第二十五》：小肠者，受盛之腑也，与心为表里，手太阳是其经也。心与（一本无此二字）小肠绝者，六日死，经则发直如麻，汗出不

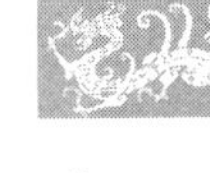

已，不得屈伸者是也。又，心咳（一本作病）久不已（一本无此二字），则传小肠，小肠咳则气咳俱出也。

《中藏经·卷上·论肾脏虚实寒热生死逆顺脉证之法第三十》：肾者，精神之舍，性命之根，外通于耳。

实则烦闷，脐下重；热则口舌干焦，而小便涩黄；寒则阴中与腰脊俱疼，面黑耳干，哕而不食，或呕血者是也。

又，喉中鸣，坐而喘咳，唾血出，亦为肾虚寒，气欲绝也。

《中藏经·卷上·论膀胱虚实寒热生死逆顺脉证之法第三十一》：又，膀胱咳久不已，则传入三焦，肠满而不欲饮食也。然上焦主心肺之病，人有热，则食不入，胃寒则精神不守，泄利不止，语声不出也。实则上绝于心，气不行也。虚则引起气之于肺也。其三焦之气和，则五脏六腑皆和，逆，则皆逆。

《中藏经·卷上·论三焦虚实寒热生死逆顺脉证之法第三十二》：中焦实热，则上下不通，腹胀而喘咳，下气不上，上气不下，关格而不通也。寒则不痢不止，食饮不消而中满也。虚则肠鸣鼓胀也。

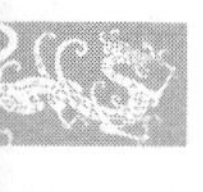

《内照法·五脏相入第三·肺病入心》：肺风入心，咳嗽唾血，身体战掉，飒飒不安，皮肤搔痒，疮疥。肺热入心，嗽逆吐血，皮肤生疮，喘息粗短，面赤。

《删繁方·卷第二·大肠论方·大肠论》：肺前受病，移于大肠，肺咳不已，则大肠受之，大肠咳则遗失便利。肺应皮，皮厚即大肠厚，皮薄即大肠薄，皮缓腹里大者大肠缓而长，皮急者，大肠急而短，皮滑者大肠直，皮肉不相离者大肠结。

《备急千金要方·卷第十一肝脏·肝脏脉论第一》：肝脉急甚为恶言（一作亡言），微急为肥气在胁下，如覆杯；缓甚为呕，微缓为水瘕痹；大甚为内痈，善呕衄，微大为肝痹缩，咳引少腹；小甚为多饮，微小为消瘅；滑甚为㿉疝，微滑为遗溺；涩甚为淡饮，微涩为瘛疭筋挛。

肝中寒者，其人两臂不举，舌本（又作大）燥，善太息，胸中痛，不得转侧，时盗汗、咳，食已吐其汁。

肝之积名曰肥气，在左胁下，如覆杯，有头足，如龟鳖状。久久不愈，发咳逆，痎疟，连岁月不已。以季夏戊己日得之何也？肺病传肝，肝当传脾，脾适以季夏王，王者不受邪，肝复欲还肺，肺不肯受，因留结为积，故知肥气以季夏得之。

《备急千金要方·卷第十二胆腑·胆腑脉论第一》：肝前受病移于胆，肝咳不已，则呕胆汁。

《备急千金要方·卷第十四小肠腑·小肠腑脉论第一》：心前受病移于小肠，心咳不已，则气与咳俱出。

《备急千金要方·卷第十六胃腑·胃腑脉论第一》：胃中有癖食冷物者，痛不能食，食热则能食。脾前受病移于胃，脾咳不已，呕吐长虫。

《太平圣惠方·卷第六·治肺脏伤风冷多涕诸方》：夫脏腑虚弱，气血不足，则风冷之气伤于肺也。肺主气，气之所行，循环经络。若气虚则外邪所侵，真气与邪气相搏，故令咳逆恶寒，语声散失，目眩头旋，鼻多涕也。

《景岳全书·入集·卷之一·传忠录上·虚实篇（六）》：肺实者，多上焦气逆，或为咳喘。

《景岳全书·入集·卷之一·传忠录上·十问篇（九）·一问寒热》：凡内证发热者，多属阴虚，或因积热，然必有内证相应，而其来也渐。盖阴虚者必伤精，伤精者必连脏。故其在上而连肺者，必喘急咳嗽……是皆阴虚证也。

《景岳全书·理集·卷之十六·杂证谟·虚损·论治（共七条）》：虚损咳嗽，虽五脏皆有所病，然专主则在肺肾。盖肺为金脏，金之所畏者，火也，金之化邪者，燥也，燥则必痒，痒则必嗽……故为咳嗽、喘促、咽痛、喉疮、声哑等证。

《丹台玉案·卷之四·咳嗽门》：分而言之，咳为在肺，嗽为在脾；合而言之，肺与脾迭相为用，而又互相为害者也。使肺不受热，则化气自清，亦可以利脾，而何至于生痰？脾不受热，则游溢精气，自足以滋肺，而何以至于成嗽？此肺与脾之互相为害也。

《症因脉治·卷二·咳嗽总论·内伤咳嗽·肺经咳嗽》：肺经咳嗽之因　或真阴不足，劳伤火动；或肺脾素燥，不慎辛热炙煿；或恼怒、思虑、忧愁动火，三者皆能伤其肺金，乃成肺经咳嗽也。

《症因脉治·卷二·咳嗽总论·内伤咳嗽·脾经咳嗽》：脾经咳嗽之因　或膏粱积热，湿热蒸酿，脾胃之火，上熏于肺；或土不生金，母虚子病，则为脾虚脾损。二者乃脾经咳嗽之因也。

《症因脉治·卷二·咳嗽总论·内伤咳嗽·心经咳嗽》：心经咳嗽之因　焦心劳思，心火妄动，金被火囚，肺叶焦满，为喘为咳；或心血不足，心气亏损，心神不安，上为喘咳。二者乃心经咳嗽也。

《症因脉治·卷二·咳嗽总论·内伤咳嗽·肝经咳嗽》：肝经咳嗽之因　木气怫郁，肝火时动，火盛刑金，则为喘咳；或肝经少血，肝气亏损，则木燥火生，亦为喘咳。二者肝经咳嗽之因也。

《症因脉治·卷二·咳嗽总论·内伤咳嗽·肾经咳嗽》：肾经咳嗽之因　有劳伤肺气，则金不生水，有色欲过度，则真阴涸竭，水虚火旺，肾火刑金；有真阳不足，水泛为痰，则肾经咳嗽之症作矣。

《杂病源流犀烛·卷九·诸厥源流》：手太阴厥逆，虚满而咳，善呕沫。盖以肺为元气之主，虚则不能治节而气上逆，故咳；虚满者，上焦之满虚而无实也，满则咳矣。

六、其他

《中藏经·卷上·传尸论第二十》：传尸者，非一门相染而成也。人之血气衰弱，脏腑虚羸，中于鬼气，因感其邪，遂成其疾也。其候或咳嗽不已……或因酒食而遇，或因风雨而来；或问病吊丧而得，或朝走暮游而逢；或因气聚，或因血行；或露卧于田野，或偶会于园林，钟此病死之气，染而为疾，故曰传尸也。

《诸病源候论·卷之十八·九虫病诸候（凡五论）》：一、九虫候　五曰肺虫，状如蚕……肺虫，令人咳嗽。

《诸病源候论·卷之二十一·水肿病诸候（凡二十二论）》：四、十水候　十水者，青水、赤水、黄水、白水、黑水、悬水、风水、石水、暴水、气水也……白水者，先从脚肿，上气而咳，其根在肺……皆由荣卫痞涩，三焦不调，腑脏虚弱所生。虽名证不同，并令身体虚肿，喘息上气，小便黄涩也。

《诸病源候论·卷之三十二·痈疽病诸候上（凡一十六论）》：八、发痈咳嗽候　夫肺主气，候于皮毛。气虚腠理受寒，寒客经络，则血痞涩。热气乘之，则结成痈也。肺气虚寒，寒复乘肺，肺感于寒则成咳嗽，故发痈而嗽也。

《医学心悟·卷二·伤寒兼症·咳嗽》：又问曰：俗称热伤风咳嗽者，何也？答曰：热伤风者，如冬温之候，天应寒而反温，自人受之，则为头痛喉肿，咽干咳嗽之属，与正风寒之咳稍异。又或其人素有郁热，而外为风寒束之，热在内而寒在外，谚云“寒包火”是也。

《医学心悟·卷二·伤寒兼症·咳嗽》：又问曰：咳嗽有不兼风寒，而专属火者，何也？答曰：此杂证嗽也。或夏令暑热之火，或饮食辛辣之火，或脾肺气虚之火，或龙雷僭上之火，皆令咳嗽，各有兼证，与伤寒鼻塞声重、头痛、发热恶寒之状自是不同，并与热伤风之咳迥别。宜于本门求之，不得与伤寒同日语矣。

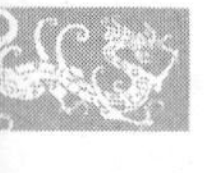

第四节
误治所致

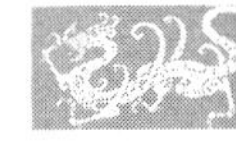

一、误汗

《伤寒论·卷第六·辨少阴病脉证并治》：少阴病，咳而下利谵语者，被火气劫故也，小便必难，以强责少阴汗也。

《普济方·卷一百二十八·伤寒门·辨少阴病脉证并治第十一》：咳而下利，里寒而亡津液也，反以火劫，强责少阴汗者，津液内竭，加火气烦之，故谵语，小便难也。

二、误下

《伤寒兼证析义·虚劳兼伤寒论》：问：医药伤者，伤在何经？治用何药？更加伤寒，尚可挽回否？曰：此皆表邪发散不清，病留肺络而咳嗽缠绵。医者不察，误认阴虚肺热，而与寒凉清肺降火滋阴，其邪从皮毛入肺而及心胃，为从上而下，亦有因寒凉伤胃，胃输寒气于肺，咸必先嗽而后寒热也。

三、误刺

《素问·卷第四·诊要经终论篇第十六》：春刺秋分，筋挛，逆气，环为咳嗽，病不愈，令人时惊，又且哭。

《素问·卷第十四·刺禁论篇第五十二》：刺中肺，三日死，其动为咳。

刺缺盆中内陷，气泄，令人喘咳逆。

刺腋下胁间内陷，令人咳。

四、其他

《伤寒论·卷第七·辨不可发汗病脉证并治第十五》：伤寒头痛，翕翕发热……灸则发咳唾。

《温疫论·上卷·解后宜养阴忌投参术》：夫疫乃热病也，邪气内郁，阳气不得宣布，积阳为火，阴血每为热搏。暴解之后，余焰尚在，阴血未复，大忌参、芪、白术。得之反助其壅郁，余邪留伏，不惟目下淹缠，日后必变生异证……或劳嗽涌痰……皆骤补之为害也。

【评述】

《黄帝内经》认为，五脏六腑受邪，皆可发为咳嗽，故咳嗽以肝、心、脾、肺、肾五脏阴阳失调为本，在此之上易受外邪侵犯导致发病，即“邪之所凑，其气必虚”。《景岳全书》将咳嗽分类与临床深度融合，将该病分为外感六淫和脏腑内伤两类。外感咳嗽，多为外邪侵袭机体，致使肺气不利，上而为咳；内伤咳嗽，常为肺脏之外的脏腑虚损，累及肺脏，表现为咳嗽的同时还有他脏相应症状。西医学则认为，咳嗽发生的原因多与感冒、支气管炎、变应性咳嗽等有关，但仍有部分患者病因不明。

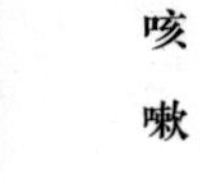

一、秦汉时期——《内经》奠定了咳嗽病因病机的理论基础

病因方面，涉及湿气、风寒之邪对肺的侵袭。《素问·卷第二·阴阳应象大论篇第五》曰：“天有四时五行，以生长收藏，以生寒暑燥湿风……故曰：秋伤于湿，冬生咳嗽。”认识到秋季时分，人体易被湿气所伤，湿邪侵袭，秋不发病，内伏于肺，至冬则发，此乃《内经》对咳嗽病因的首论。《素问·卷第一·生气通天论篇第三》曰：“秋伤于湿，上逆而咳。”指出肺气上逆为湿邪咳嗽的基本病机。《素问·卷第六·玉机真脏论篇第十九》表明感受风寒之邪致咳，邪舍于肺而作咳的病因病机特点，载：“今风寒客于人……弗治，病入舍于肺，名曰肺痹，发咳上气。”虽病名为肺痹，但主症为“咳上气”。同时，《素问·卷第十七·调经论篇第六十二》从气之有余与不足论咳嗽发病，曰：“气有余则喘咳上气，不足则息利少气。”此外，亦有误治致咳的原因。《素问·卷第四·诊要经终论篇第十六》针对错失治疗时机引发的逆气咳嗽，曰：“春刺秋分，筋挛，逆气，环为咳嗽。”亦属于误治引发逆气而致咳嗽。《素问·卷第十四·刺禁论篇第五十二》载有针刺操作手法有误引发咳嗽：“刺中肺，三日死，其动为咳。”“刺缺盆中内陷，气泄，令人喘咳逆。”“刺腋下胁间内陷，令人咳。”

咳嗽的基本病机乃肺气上逆。《素问·卷第十三·脉解篇第四十九》曰：“所谓呕咳上气喘者，阴气在下，阳气在上，诸阳气浮，无所依从，故呕咳上气喘也。”并进一步基于阴阳失和观念阐发病机，载：“所谓咳则有血者，阳脉伤也，阳气未盛于上而脉满，满则咳，故血见于鼻也。”咳嗽的发病机制在于阴阳不交，阴气在下，阳气在上；咳而鼻见血者，乃阳脉所伤之故。《素问·卷第十·咳论篇第三十八》是《内经》论述咳嗽病的专篇，具有学术代表性，基于藏象学说提出“五脏六腑皆令人咳，非独肺也”，成为指导历代咳嗽理论与临床的核心病机。其“皆聚于胃，关于肺”的论述，是对咳嗽病理机制的总概括，涉及解剖、经络、五行、气机、津液、气血等方面的理论基础。显然，咳嗽病位在肺，又关乎五脏六腑及手阳明与手太阴经。相关论证如《素问·卷第二十·气交变大论篇第六十九》载："岁火太过，炎暑流行，肺金受邪。"《素问·卷第二十一·六元正纪大论篇第七十一》曰："金郁之发……燥气以行……民病咳逆。"

综上，《内经》从生命与疾病的整体观念出发，提出咳嗽与五脏六腑皆有关的病因病机，从风寒暑湿之气、脏腑关联、误治失治等角度阐发了咳嗽的病因，从阴阳、气之运行顺逆阐述了咳嗽的总病机。

《难经·五十六难》认为，肺积是诱发咳喘的主要原因之一，其曰："肺之积名曰息贲……喘咳，发肺壅……"《伤寒论》勤力于"咳"，在"辨太阳病脉证并治""辨阳明病脉证并治""辨少阴病脉证并治"篇中，"咳"均有出现，或为主症，或为或然症，或为鉴别诊断之用。究其病因病机，仍为外感表邪不解所致，多与风寒邪气伤及太阳、痰饮内停相关。

《金匮要略》论及咳嗽，重点拓展了许多影响后世医家的临床概念，如"肺痿""肺痈""咳嗽上气""咳嗽短气"等，并有专篇记载。《金匮要略·卷上·肺痿肺痈咳嗽上气病脉证治第七》将"咳逆"作为肺痿肺痈的主症或主病进行阐述。将咳逆作为症状阐述者，主要结合脉象虚实以判断肺痿与肺痈，然并未解释咳逆之病因病机。将"咳逆"作为疾病阐述者，曰："风中于卫，呼气不入；热过于荣，吸而不出。风伤皮毛，热伤血脉。风舍于肺，其人则咳，口干喘满，咽燥不渴，时唾浊沫，时时振寒。"表明咳逆的病因为"风中于卫""风伤皮毛"，病位为"舍于肺"，病机为"气不入""伤血脉"。《金匮要略·卷中·痰饮咳嗽病脉证并治第十二》载有"咳家"，涉及病理因素为宿痰停肺。《金匮要略·卷中·惊悸吐衄下血胸满瘀血病脉证治第十六》在阐述吐血时，临证多兼见"咳逆上气""酒客咳者""烦咳者"等情形，将咳嗽作为吐血兼症来看。

二、魏晋南北朝时期——以《中藏经》为阐述咳嗽致病发病理论的代表作

《中藏经》认为，咳嗽病位在肺，外通于鼻，联系咽喉，涉及心、肝、肾，联系大肠、小肠等。病因病机与外感寒邪或肺与大肠之虚实寒热者皆有关系。《中藏经·卷上·论肺脏虚实寒热生死逆顺脉证之法第二十八》开篇即言咳嗽病位："肺者，魄之舍，生气之源，号为上将军，乃五脏之华盖也。"其载肺之功能，曰："外养皮毛，内荣肠胃，与大肠为表里，手太阴是其经也。"又言："肺气通于鼻，和则能知香臭矣。"该篇论咳嗽之因首为寒邪，并延伸至虚实寒热。其曰："有寒则善咳。""凡虚实寒热，则皆使人喘嗽。"又曰："脉反弦而长者，是肺被肝从，为微邪，虽病不妨。虚则不能息，耳重，嗌干，喘咳上气，胸背痛，有积则胁下胀满。"意为肺被肝从，致肺虚不能息，故喘咳上气。基于五行生克原理，强调肝在咳嗽发病中的重要地位，是《内经》"五脏六腑皆令人咳，非独肺也"的客观依据，亦因亦机亦位，对当代临床具有良好的启示价值。

《中藏经·卷上·论大肠虚实寒热生死逆顺脉证之法第二十九》乃华佗论述咳嗽的又一重要篇章，基于肺与大肠相表里讨论咳嗽机要。开篇便曰："大肠者，肺之腑也。为传送之司，号监仓之官。肺病久不已，则传入大肠，手阳明是其经也。"又曰："寒则泄，热则结……寒则溏泄，热则垢重，有积物则寒，栗而发热，有如疟状也。积冷不去，则当脐而痛，不能久立，痛已则泄白

物是也。虚则喜满，喘咳，而喉咽中如核妨矣。”意指喘咳之证发生系大肠虚所致，兼见喉咽中有如核之状物。一般认为，咳嗽与肺和大肠相关，却未闻喉咽症状亦与大肠相关。此具有学术与临床创新性特征，启发现代医家独辟蹊径认识本病。

《中藏经》谨遵《内经》之旨，表达了心、小肠、肾等与咳嗽发生的密切关系。如《中藏经·卷上·论心脏虚实寒热生死逆顺脉证之法第二十四》言："病在内太过，则令人身热而骨痛，口疮舌焦，引水不及，则令人烦躁（一作心），上为咳唾，下为气泄。"《中藏经·卷上·论小肠虚实寒热生死逆顺脉证之法第二十五》载："又，心咳（一本作病）久不已（一本无此二字），则传小肠，小肠咳则气咳俱出也。"《中藏经·卷上·论肾脏虚实寒热生死逆顺脉证之法第三十》曰："肾者，精神之舍，性命之根。外通于耳……又，喉中鸣，坐而喘咳，唾血出，亦为肾虚寒，气欲绝也。寒热虚实既明，详细调救，即十可十全之道也。"

此外，《中藏经》在"论诊杂病必死候第四十八"中阐述病咳嗽者死候的诊断情况，如"病咳嗽，脉数，身瘦者死""暴咳嗽，脉散者死""病咳，形肥，脉急甚者死""病嗽而呕，便滑不禁，脉弦欲绝者死"。咳嗽病的预后涉及"身瘦""形肥"等望诊方面的内容，望诊察形是诊断的一个方面，而此处所叙述的脉诊则为主诊断，结合察形以判断病咳嗽患者的死候，如"脉数""脉散""脉急""脉弦欲绝"等。

《内照法·五脏相入第三·肺病入心》曰："肺风入心，咳嗽唾血。""肺热入心，嗽逆吐血。"明晰了肺风、肺热在咳嗽发生发展中的地位。《删繁方·卷第二·大肠论方》曰："大肠腑者，主肺也，鼻柱中央以为候也。肺所以合气于大肠者，大肠为行道传泻之腑也，号监仓掾。"又曰："肺前受病，移于大肠，肺咳不已，则大肠受之，大肠咳则遗失便利。肺应皮，皮厚即大肠厚；皮薄即大肠薄；皮缓腹裹大者，大肠缓而长；皮急者，大肠急而短；皮滑者，大肠直；皮肉不相离者，大肠结。"阐述了肺与大肠关系，肺病不已，移于大肠，涉及肺咳与大肠咳。《删繁方·卷第八·六极论·气极论方》载："《千金论》曰：凡气极者，主肺也。肺应气，气与肺合。又曰：以秋遇病为皮痹。皮痹不已，复感于邪，内舍于肺，则寒湿之气客于六腑也。凡肺有病先发气，气上冲胸，常欲自恚。以秋庚辛日伤风邪之气为肺风，肺风之状多汗，若阴伤则寒，寒则虚，虚则气逆咳，咳则短气，暮则甚，阴气至，湿气生。"指出虚寒咳嗽的发生过程。

三、隋唐时期——对咳嗽发病机制的归纳与认知的深入

《诸病源候论·卷之十四·咳嗽病诸候》将咳嗽分为十五候，其病因病机具有差异性特点。第一，"咳嗽候"原因在于"肺感于寒"，机制与"肺主气，合于皮毛"相关。第二，"久咳嗽候"主要责之于"寒气聚于胃而关于肺"。第三，"咳嗽短气候"乃"气虚为微寒客皮毛，入伤于肺，则不足，成咳嗽""虚则气不足，而为寒所迫，并聚上肺间，不得宣发，故令咳而短气也"。第四，"咳嗽上气候"主要病机为"肺气有余"。第五，"久咳嗽上气候"病机为"肺气虚极，气邪停滞，故其病积月累年"。第六，"咳嗽脓血候"乃"损肺损心故也"。第七，"呷嗽候"因"痰气相击，随嗽动息，呼呷有声，谓之呷嗽"。第八，"暴气嗽候"病因病机为"人有运动劳役，其

气外泄，腠理则开，因乘风取凉，冷气卒伤于肺，即发成嗽，故为暴气嗽”。第九，“咳逆候”在于“咳病由肺虚感微寒所成，寒搏于气，气不得宣，胃逆聚还肺，肺则胀满，气遂不下，故为咳逆”。第十，“久咳逆候”责之于“肺极虚故也”。此外，“咳逆上气候”“久咳逆上气候”“咳逆上气呕吐候”“咳逆上气呕吐候”“咳逆短气候”等发病机理皆不离肺虚感寒。同时，《诸病源候论·卷之十·温病诸候·温病嗽候》载：“邪热客于胸腑，上焦有热，其人必饮水，水停心下，则上乘于肺，故令嗽。”认识到温邪致咳，是对寒冷致咳的重要补充。此外，《诸病源候论·卷之四十二·妇人妊娠诸候下·妊娠咳嗽》和《诸病源候论·卷之四十五·小儿杂病诸候·伤寒后嗽候》也初步探讨了妊娠妇人、儿童产生咳嗽的生理病理特点。

《备急千金要方·卷第五少小婴孺方》在“咳嗽第六”“心脏脉论第一”“胀满第七”，以及《备急千金要方·卷第十七肺脏·脉论第一》《备急千金要方·卷第十八大肠腑·咳嗽第五》原文中皆涉及本病原因与机理，但本质不出《伤寒论》《金匮要略》《删繁方》《诸病源候论》讨论范畴。

《外台秘要》记载了“许仁则疗咳嗽方一十二首”，对热嗽、冷嗽、肺气嗽、饮气嗽的病因病机进行论述。该书根据咳嗽患者的特定表现进一步进行分类且自有创见。如隋唐之前，古籍一般侧重外感热邪所致热性咳嗽，《外台秘要》则从三因制宜理念出发，根据患者体质差异进行病机识别，做到因人制宜，认为：“年少力壮，体气充满，将息伤热，积热所成，故致热嗽。”同时，前期文献在饮食因素上多持食冷伤肺而致咳嗽的观点，《外台秘要》另辟蹊径提出：“宿多上热，后因饮食将息伤热，则常嗽不断。”此外，“饮气嗽”则明确提出水饮为患引发咳嗽，较《备急千金要方》对咳嗽病因病机的认知越加深入。

四、宋金元时期——咳嗽病因病机学得到进一步发展

《太平圣惠方》是宋金元时期治疗咳嗽的代表方剂著作。相关内容见于《太平圣惠方·卷第六》的“治肺虚补肺诸方”“治肺脏伤风冷多涕诸方”，《太平圣惠方·卷第十二》的“治伤寒咳嗽诸方”，《太平圣惠方·卷第十八》的“治热病咳嗽诸方”，《太平圣惠方·卷第三十一》的“治骨蒸肺痿诸方”“治骨蒸劳咳嗽诸方”，《太平圣惠方·卷第四十二》的“治上气咳逆诸方”，《太平圣惠方·卷第四十六》的“治久咳嗽诸方”“治积年咳嗽诸方”“治卒咳嗽诸方”“治气嗽诸方”“治暴热咳嗽诸方”“治咳嗽喘急诸方”“治咳嗽短气诸方”“治咳嗽上气诸方”“治咳嗽面目浮肿诸方”“治咳嗽失声诸方”“治咳嗽痰唾稠黏诸方”“治咳嗽不得睡卧诸方”及“治咳嗽唾脓血诸方”，《太平圣惠方·卷第四十七》的“治咳癔诸方”，《太平圣惠方·卷第五十四》的“治水肿咳逆上气诸方”，《太平圣惠方·卷第七十》的“治妇人咳嗽诸方”，《太平圣惠方·卷第七十四》的“治妊娠咳嗽诸方”，《太平圣惠方·卷第七十八》的“治产后咳嗽诸方”“治产后咳癔诸方”，《太平圣惠方·卷第八十》的“治产后蓐劳诸方”，以及《太平圣惠方·卷第九十四》的“神仙去三尸九虫法”。

以上条文对咳嗽病因的认识主要基于内外两方面。在外感受寒邪、热邪、邪气于肺，或因脏腑气衰、肺虚极、肺虚等内伤不足而诱发咳嗽，符合现代临床咳嗽的发病特点，即亦本有内

伤不足，较易感受外邪而出现咳嗽。至于病机，《太平圣惠方》围绕“肺气不足”“气有余气壅滞不得宣发”“损肺伤心”“肺气逆行”“水气乘之”等几点加以阐述。其针对咳嗽的不同病机分类阐析，更具系统性、丰富性和多样性。尤其值得一提的是，《太平圣惠方》所述咳嗽病因病机，仍以寒冷为主，篇幅较大，尤其是外感寒邪发咳部分，而涉及热的病机，有由寒化热，如《太平圣惠方·卷第十二·治伤寒咳嗽诸方》载：“夫伤寒咳嗽者，由邪热客于肺也。”有感受邪热，如《太平圣惠方·卷第十八·治热病咳嗽诸方》曰：“夫热病邪热客于肺。”《太平圣惠方·卷第三十一·治骨蒸劳咳嗽诸方》载：“今肺气壅滞，为热毒所乘，故令咳嗽也。”亦有水热互结而成痰致咳的要理，《太平圣惠方·卷第四十六·治咳嗽痰唾稠黏诸方》载：“夫肺气壅实，上焦有热，饮水停留，在于胸腑，与热相搏，积滞而成痰也。”此外，其还对咳嗽呕吐的病机进行解释。

《三因极一病证方论》从病因入手对咳嗽进行分类，分为内因咳嗽与外因咳嗽。其言：“五嗽，且以五脏而言之，要之内因七情，外合六淫，饮食起居，房劳叫呼，皆能单复倚互而为病。”首次清晰地论说内因七情、饮食起居、房劳过度皆可致咳嗽。这是对该病病因病机认识的巨大进步。此外，该书将外因咳嗽分为伤风、伤寒、伤暑、伤湿四类，乃五脏六腑感寒、热、风、湿所致，曰：“又微寒微咳，厉风所吹，声嘶发咳；热在上焦，咳为肺痿；秋伤湿，冬咳嗽。”而内因咳嗽不出五脏六腑咳嗽，书中深入阐述内伤七情所致气之运行紊乱引发咳，曰：“喜则气散，怒则气激，忧则气聚，思则气结，悲则气紧，恐则气却，惊则气乱，皆能发咳，即内所因。”其基本病机，《三因极一病证方论》认为与卫气、荣血失常有关，故曰：“呼吸定息，卫气之常，失常则为咳嗽；津液流润，荣血之常，失常则为痰涎。咳嗽吐痰，气血已乱矣。”

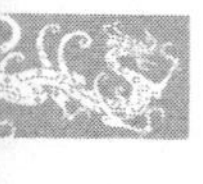

《素问病机气宜保命集》提出“寒暑燥湿风火六气，皆令人咳”，认为痰湿为咳嗽的重要病理因素，并认为“有痰寒少而热多”。《儒门事亲》同样认为“六气皆能嗽人”，并以“岁火太过，炎暑流行，肺金受邪，民病咳嗽”等为依据对此观点展开论述。

《妇人大全良方》为宋代以前集妇科大成的一部专著，记载了妊娠咳嗽和产后咳嗽。《妇人大全良方·卷十三·妊娠咳嗽方论第七》承袭《诸病源候论》，曰：“妊娠病久不已者，则伤胎也。”《妇人大全良方·卷二十二·产后咳嗽方论第三》则发扬了《太平圣惠方》，言：“肺者主气，因产后血虚，肺经一感微邪，便成咳嗽。”

五、明清时期——以《景岳全书》为代表将咳嗽病因分为外感与内伤

明代方书《普济方》特别强调饮食与嗽的关系，其他古籍鲜有重视。此外，《普济方》在“伤寒门”中论述伤寒咳嗽，其太阳病、阳明病、少阴病所论“咳”，与《伤寒论》基本一致，并增加了“辨不可发汗病脉证并治”内容，以“咳”为主进行阐述。“咳者则剧，数吐涎沫，咽中必干，小便不利”，此时不可发汗；“咳而小便利，若失小便者，不可发汗，汗出，则四肢厥逆冷”。

《寿世保元》是专论咳嗽的特色文献。首先，其论述了“干咳嗽”，谓：“干咳嗽者，有声无痰者也，火乘于肺。”其病机为“病不由脾，故无痰”“相火一熯，则五液皆涸，此干咳嗽之由

也”。其次，对于长期罹患虚劳或劳瘵患者的咳嗽，该书认为：“盖肾水一虚，则相火旺动。”相火上炎则克肺金，肺受火邪所克。

《医贯》注重对肾元的保护，认为咳嗽病因与“平日不能节欲”有关，至于上焦咳嗽病机，曰：“以致命门火衰，肾中阴盛，龙火无藏身之位，故游于上而不归，是以上焦烦热、咳嗽等证。”

《景岳全书·入集·卷之一·传忠录》“虚实篇”中记载：“肺实者，多上焦气逆，或为咳喘。”而“十问篇”言：“凡内证发热者，多属阴虚，或因积热，然必有内证相应，而其来也渐。盖阴虚者必伤精，伤精者必连脏。故其在上而连肺者，必喘急咳嗽。”强调内因咳嗽。

《痰火点雪·卷一》之“痰火证治”“痰火辨惑”涉及咳嗽相关病机分析，认为：“所以咳嗽一症，为亡津液之肇耶？以其伤于生化，母子俱病，真水日涸，益为致火之胎，于是阴愈消而阳愈亢，燔烁蒸炎，迫血上行，越出诸窍，而为咳唾吐衄等候。”表明咳嗽与肺、肾二脏关系密切，并突出痰火因素。

《丹台玉案·卷之四·咳嗽门》注重“火”气致咳，其曰病因：“虽然火固能致病矣，而亦有得于外，或伤于风，或伤于寒热。”其曰病机：“而咳嗽总为一病，病之所由，成皆火之所致也。”咳嗽始于风寒与热，而成之于火，内外夹攻而成，是为《丹台玉案》分析咳嗽病因的特色。

《医宗必读·卷之九》分论咳嗽病因病机，曰：“有声无痰曰咳，肺由火烁。”又曰：“有痰无声曰嗽，脾受湿侵。”并提出：“其寒饮食入胃，从肺脉上至于肺，则肺寒（肺脉起于中焦，下络大肠，还循胃口，上膈属肺，故胃受寒，则从肺脉上至于肺也）。”该书从手太阴肺脉的循行解释饮食寒凉所致咳嗽的病因病机，肺寒则易感外邪，邪气客之，发为肺咳，所谓“形寒饮冷则伤肺是也”。此外，该书对五脏六腑咳进行了比较全面的病因病机及症状阐述。

《理虚元鉴》涉及咳嗽病因病机的篇章有“虚症有六因”“心肾不交与劳嗽总论”“劳嗽症论”“干咳嗽论”。《理虚元鉴·卷上·虚症有六因》分析羁患咳嗽者，载：“因外感者，俗语云：伤风不醒结成痨。若元气有余者，自能逼邪使出；或肾精素厚，水能救母……不至于成痨也。若其人或酒色无度，或心血过伤，或肝火易动，阴血素亏，肺有伏火，一伤于风，火因风动，则痨嗽之症作矣。盖肺主皮毛，风邪一感于皮毛，肺气便逆而作嗽。似乎伤风咳嗽，殊不经意，岂知咳久不已，提起伏火，上乘于金，则水精不布，肾源以绝。且久嗽失气，不能下接沉涵，水子不能救金母，则劳嗽成矣。”分析了不同体质人群咳嗽为患的发展情况，将咳嗽与体质结合，分析了咳嗽的病机转归。《理虚元鉴·卷上·心肾不交与劳嗽总论》针对心肾不交引发劳嗽进行总体论述，曰：“在心肾不交之初……以致肺有伏逆之火，膈有胶固之痰……伏火射其肺系，则能坐而不能卧，膈痰滞乎胃络，则能左而不能右。”《理虚元鉴·卷上·劳嗽症论》全面系统地论述了劳嗽的发生因素、病机与肺火伏逆相关，言：“肺气一伤，百病蜂起，风则喘，痰则嗽，火则咳，血则咯，以清虚之脏，纤芥不容，难护易伤故也。”《理虚元鉴·卷上·干咳嗽论》曰咳嗽病因：“干咳者，有声无痰，病因精血不足，水不济火，火气炎上，真阴燔灼，肺脏燥涩而咳也。”并进一步分析病机：“此系火邪郁于肺中而不能发，水火不交所致。”

《伤寒兼证析义》讨论了失治误治所致咳嗽。其曰：“表邪发散不清，病留肺络而咳嗽缠绵。”

此乃咳嗽常见原因，本以发散表邪为正治，却言“阴虚肺热”，给予“寒凉清肺，降火滋阴”误治。书中还记载：“复有将风热认作风寒，误投辛散而伤少阴之经者，必先咳唾脓血……又有汗下太过，失于调养而成。此则营卫受伤，必先微寒数热而后咳嗽。”

《金匮要略广注》深入探讨咳嗽病机，曰：“肺气壅逆，故咳而喘满。”“心下有水，则水寒射肺，故致肺胀，而有喘咳烦躁之证。”同时，言：“肺属金而畏火，则肺又未尝不恶热也。”以热结为基础病机深入探讨了肺痿与肺痈所致咳嗽的病理变化差异。

《医学心悟》论述咳嗽病因颇有新意。《医学心悟·咳嗽》将咳嗽病因分为外因与内因，曰：“风寒暑湿燥火，六淫之邪，自外击之则鸣，劳欲情志饮食炙煿之火，自内攻之则亦鸣。”“止嗽散”原文曰：“盖肺体属金，畏火者也，过热则咳；金性刚燥，恶冷者也，过寒亦咳。且肺为娇脏，攻击之剂既不任受，而外主皮毛，最易受邪，不行表散则邪气留连而不解。”同时，有由瘀血所致咳嗽者，言：“善动肝气，多至呕血，血积于中，渐次发咳。”谈及室女经闭者：“室女经闭，则水源断绝，其病至深……闭则鬓发焦，咳嗽发热，诸病蜂起，势难为也。”还有误治导致咳血者，谓：“未免闭门留寇，寇欲出而无门，必至穿逾而走，则咳而见红。”

《不居集·下集·卷之十五·赌劳·咳嗽失血》曰：“好赌之人，多易咳嗽。形寒饮冷，甘受饥寒，内易动火，故多见咳嗽也。”将咳嗽发生与其嗜好、所居社会环境结合，对疾病状态判断具有借鉴意义。《杂病源流犀烛》提出：“手太阴厥逆，虚满而咳，善呕沫。盖以肺为元气之主，虚则不能治节而气上逆，故咳；虚满者，上焦之满虚而无实也，满则咳矣。”从元气角度对肺之经气上逆进行解释，颇具新意。

《血证论·卷二·咳血》论咳，要点有七，内容翔实。其一，病因分为两类，即外因之咳和内因之咳。外因之咳在于肺气壅滞，其曰：“肺主气，咳者气病也，故咳血属之于肺。肺之气，外合于皮毛，而开窍于鼻。外证鼻塞，皮毛固闭，则其气反而内壅，呛出喉间，发为咳嗽，此外因之咳也。”且曰：“夫外因之咳，不过其窍闭塞，肺气不得达于肌表，于是内奔喉间而为咳。其于肺之本体，固未常受伤也。”内因之咳因制节不行，故曰：“肺之气下输膀胱，转运大肠，通调津液，而主制节。制节下行，则气顺而息安。若制节不行，则气逆而咳，此内因之咳也。”“内因之咳，则由于制节不行之故。盖肺为金体，其质轻清，肺中常有阴液，充养其体，故肺叶下垂，如天道下际，其气泽之下降，亦如雨露之下滋，因之膀胱通，大便调，五脏六腑之气，皆润利而不壅遏，肺气通调之益也。设肺中阴液不足，被火克刑，则为肺痿。肺叶焦举不能下垂，由是阴液不能垂之下注，肺中之气，乃上逆而为咳，此乃内因之咳。”其二，咳嗽病位虽在他脏，而皆关于肺。有肺之本病，自致咳嗽者；有他脏所干，而成咳嗽者。其三，总体病机为“肺为华盖，诸脏皆居其下，故他脏痰饮火气，皆能上熏冲射，使肺逆咳”，“聚于胃关于肺”。其四，该书分析了咳嗽与咯血的关系，认为：“盖咳嗽固不皆失血，而失血则未有不咳嗽者。”又曰：“或外感失血，病由皮毛，内合于肺，自应咳嗽；或由胃中积热，火盛乘金，气上而咳；或由肝之怒火上逆而咳，此失血之实证，必致咳嗽者也。”其五，该书将咳嗽分为阴虚火旺证，曰：“肺失清肃之令，痿燥作咳；或夹脾经忧郁，心经虚火，以致咳嗽。”“或肾经阴虚，阳气不附，上越而咳，此失血之虚证。”其六，该书分析了痰咳与气咳，皆在半虚半实之间。其七，该书详细论述了虚痨失血咳嗽，认为“失血家，十有九咳”“血不养气，则水竭。水竭则津不润，肺血伤，则火来克金。金被火克，不能行其制节，于是在下之气，始得逆上；气既逆上，则水津不能随气下布，凝结为痰。在下之水邪，又得随气而升泛为水饮，皆致咳嗽”。

六、小结

《内经》认为五脏六腑受邪皆可发为咳嗽。故咳嗽以肝、心、脾、肺、肾五脏阴阳失调为本，外邪侵犯为标。该论述为咳嗽病因病机学奠定了坚实基础。经历代发展，《景岳全书》将咳嗽的病因分为外感六淫和脏腑内伤。外感咳嗽，多为外邪侵袭机体，致使肺气不利，上而为咳；内伤咳嗽，常为肺脏之外的脏腑虚损，累及肺脏，表现为咳嗽的同时还有他脏症状，是咳嗽分类的分水岭。外邪致咳如风、寒、热、湿及燥邪致咳。内伤致咳多为摄入食物性味太偏、情绪压抑、太过劳累或娇逸、大病之后及其他失衡脏腑干肺等。以上因素均可引起内在脏腑气机失调，进而出现气行不畅、水饮停聚、瘀血内阻，使肺气失利，产生咳嗽。此外，还有内外合邪的情况。咳嗽虽有外感、内伤、五脏、六腑之分，但常见内外合邪，脏腑同病。内邪致病，常见诸多病理产物产生，停聚体内，短时间内无法祛除，成为疾病“夙根”，此后若遇外邪侵袭，可见内外合邪，胶结难解，难以解除。

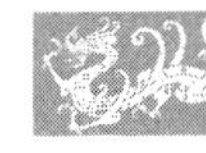

第三章

证治条辨

第一节
脉证条辨

《灵枢·卷之一·邪气脏腑病形第四》：黄帝曰：请问脉之缓、急、小、大、滑、涩之病形何如？岐伯曰：臣请言五脏之病变也……肺脉急甚为癫疾；微急为肺寒热，怠惰，咳唾血，引腰背胸，若鼻息肉不通。

《灵枢·卷之一·邪气脏腑病形第四》：肝脉急甚者为恶言……微大为肝痹，阴缩，咳引小腹。

《难经·十六难》：假令得肺脉。其外证，面白，善嚏，悲愁不乐，欲哭。其内证，脐右有动气，按之牢若痛。其病，喘咳，洒淅寒热。有是者肺也，无是者非也。

《伤寒论·卷第一·辨脉法》：伤寒咳逆上气，其脉散者死，谓其形损故也。

《脉经·卷第二·平三关阴阳二十四气脉第一》：右手关前寸口阴绝者，无肺脉也。苦短气，咳逆，喉中塞，噫逆。

《脉经·卷第二·平人迎神门气口前后脉第二》：左手尺中神门以后脉阴实者，足少阴经也。病苦舌燥，咽肿，心烦，嗌干，胸胁时痛，喘咳，汗出，小腹胀满，腰背强急，体重骨热，小便赤黄，好怒好忘，足下热疼，四肢黑，耳聋。

《脉经·卷第四·平杂病脉第二》：浮短者，其人肺伤，诸气微少。不过一年死。法当嗽也。

《脉经·卷第四·诊百病死生决第七》：吐血而咳，上气，其脉数，有热，不得卧者，死。

《诸病源候论·卷之十三·气病诸候（凡二十五论）》：一、上气候　诊寸口脉伏，胸中逆气，是诸气上冲胸中。故上气、面胕肿、髆息，其脉浮大，不治。上气，脉躁而喘者，属肺。肺胀欲作风水，发汗愈。脉洪则为气。其脉虚宁伏匿者生，牢强者死。喘息低仰，其脉滑，手足温者，生也；涩而四末寒者，死也。上气脉数者死，谓其形损故也。

十五、逆气候　诊其脉，趺阳脉太过，则令人逆气，背痛温温然。寸口脉伏，胸中有逆气。关上脉细，其人逆气，腹痛胀满。

《诸病源候论·卷之十四·咳嗽病诸候（凡十五论）》：一、咳嗽候　诊其右手寸口，名气口以前脉，手阳明经也。其脉浮则为阳，阳实者，病腹满，善喘咳。微大为肝痹，咳引小腹也。咳

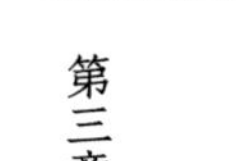

嗽脉浮，喘者生，小沉伏匿者死。

又云：脉浮直者生，沉硬者死。咳且呕，腹胀且泄，其脉弦急欲绝者死。咳，脱形发热，脉小坚急者死。咳且羸瘦，脉形坚大者死。咳而尿血，羸瘦脉大者死。

《诸病源候论·卷之三十三·痈疽病诸候下（凡二十九论）》：四十三、肺痈候　肺处胸间，初肺伤于寒，则微嗽。肺痈之状，其人咳，胸内满，隐隐痛而战寒。诊其肺部脉紧，为肺痈。

又，寸口脉数而实，咽干，口内辟辟燥，不渴，时时出浊唾腥臭，久久吐脓如粳米粥者，难治也。

又，寸口脉微而数，微则为风，数则为热，微则汗出，数则恶寒。风中于卫，呼气不入；热过于荣，吸而不出。风伤皮毛，热伤血脉。风舍于肺，其人则咳，口干喘满，咽燥不渴，唾而浊沫，时时战寒。热之所过，血为凝滞。蓄结痈脓，吐如米粥。始萌可救，脓成则死。

又，欲知有脓者，其脉紧数，脓为未成；其脉紧去但数，脓为已成。

又，肺病身当有热，咳嗽短气，唾出脓血，其脉当短涩，而反浮大；其色当白，而反赤者，此是火之克金，大逆不治也。

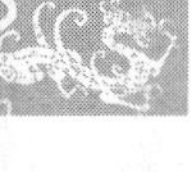

《备急千金要方·卷第十七肺脏·肺脏脉论第一》：肺死脏，浮之虚，按之弱如葱叶，下无根者死。秋金肺王，其脉微涩而短曰平。反得大而缓者，是脾之乘肺，母之归子，为虚邪，虽病易治。反得沉濡而滑者，是肾之乘肺，子之乘母，为实邪，虽病自愈。反得浮大而洪者，是心之乘肺，火之克金，为贼邪，大逆，十死不治。反得弦细而长者，是肝之乘肺，木之凌金，为微邪，虽病即瘥。肝乘肺，必作虚。

右手关前寸口阴绝者，无肺脉也，苦短气咳逆，喉中塞，噫逆，刺手阳明治阳。

右手关前寸口阴实者，肺实也，苦少气，胸中满膨膨，与肩相引，刺手太阴治阴。

肺脉来，泛泛轻如微风吹鸟背上毛，再至曰平，三至曰离经病，四至脱精，五至死，六至命尽，手太阴脉也。

肺脉急甚为癫疾，微急为肺寒热，怠惰，咳唾血，引腰背胸，若鼻息肉不通，缓甚为多汗，微缓为痿，漏风（一作偏风），头以下汗出不可止。大甚为胫肿，微大为肺痹，引胸背，起腰内。小甚为飧泄，微小为消瘅。滑甚为息贲上气，微滑为上下出血。涩甚为呕血，微涩为鼠瘘，在颈肢腋之间，下不胜其上，其能喜酸。

肺脉搏坚而长，当病唾血。其濡而散者，当病漏（一作灌）汗，至今不复散发。

白脉之至也，喘而浮，上虚下实，惊有积气在胸中。喘而虚，名曰肺痹寒热，得之醉而使内也。

肺病，身当有热咳嗽短气，唾出脓血，其脉当短涩，今反浮大，其色当白而反赤者，此是火之克金，为大逆，十死不治。

《备急千金要方·卷第十八大肠腑·咳嗽第五》：夫久咳为瘀，咳而时发热，脉在九菽（一作卒弦）者，非虚也。此为胸中寒实所致也，当吐之。

夫病吐血，喘咳上气，其脉数，有热不得卧者死；寒家咳而上气，其脉数者死，谓其人形损故也。脉大而散，散者为气实而血虚，名曰有表无里。上气、面胕肿、肩息，其脉浮大不治，加痢尤甚。上气躁而喘者，属肺胀，欲作风水，发汗愈。

《三因极一病证方论·卷一·五脏传变病脉》：夏心脉，合洪而微实，太过则来去皆盛，令人身热肤痛，为浸淫；不及则来不盛去反盛，令人烦心，上咳唾，下气泄。

《三因极一病证方论·卷一·七表病脉》：滑为吐，为满，为咳，为热，为伏痰，为宿食，为蓄血，为经闭，为鬼疰，为血气俱实。

实为热，为呕，为痛，为气塞，为喘咳，为大便不禁。

紧为寒，为痛（头骨肉等），为咳，为喘，为满。

《三因极一病证方论·卷十二·外因证治》：伤风咳者，憎寒壮热，自汗恶风，口干烦躁；伤寒咳者，憎寒发热，无汗恶寒，烦躁不渴；伤暑咳者，烦热引饮，口燥，或吐涎沫，声嘶咯血；伤湿咳者，骨节烦疼，四肢重着，洒洒淅淅，并属外所因。诊其脉，浮为风，紧为寒，数为热，细为湿。随其部位，与人迎相应，推其脏腑，则见病源也。

《三因极一病证方论·卷十二·不内外因咳嗽》：病者咳嗽，发作寒热，引腰背痛，或复喘满，此因房劳伤肾，病者中满腹胀，抢心痛，不欲食，此因饥饱伤脾，病者咳嗽，左胁偏痛，引小腹并膝腕疼，此因疲极伤肝，病者咳嗽，吐白涎，口燥声嘶，此因叫呼伤肺，病者咳嗽，烦热自汗，咽干咯血，此因劳神伤心，并属不内外因。诊其脉，随其类，假如尺脉浮涩而数，则知伤肾，右关脉濡，则知饮食伤脾，左关脉弦短，则知疲极伤肝，但不应人迎气口者，即是不内外因，皆可类推。

《医学正传·卷之二·咳嗽》：脉法　关上脉微为咳。肺脉微急为咳而唾血，脉弦涩而咳为少血，脉紧者为肺寒，双弦者寒，脉浮而紧者为虚寒，脉浮而缓者伤风，脉细者湿，脉数为热，脉沉数为实热，脉弦为水，偏弦为饮，脉沉为留饮，洪滑多痰。

咳，脉浮直者生，脉浮濡者生，脉紧者死，沉小伏匿者死，咳而羸瘦，脉坚大者死。咳而脱形发热，脉小坚急者死。凡肌瘦脱形，热不去，咳呕，腹胀且泄，脉弦急者，皆死证也。

《医学六要·治法汇八卷·三卷·咳嗽门》：胁痛嗽　形瘦脉涩，无汗者，属阴虚，宜润肺。

《理虚元鉴·卷上·治虚脉法分类》：干咳嗽，左寸涩数，右大急数。

虚痰嗽，软细弱，气口微细而数，或滑大而虚。

血虚痰火，左寸涩而弦数，右寸虚大而滑，或数而涩，尺中虚涩。又曰：细而紧数，细则血虚，数必咳嗽，紧则为寒，寒因血虚而客于肺经，反而作热，故脉数而咳嗽也。

咳嗽痰中带血珠，右寸滑而数，或濡而弱，即煎厥之症。

咳嗽带血，寸数而大，或滑而紧急，关寸弦而涩，即煎厥。

劳嗽吐血、咳血、呕血、咯血，即薄厥。脉得诸涩濡为亡血，芤为失血，涩为血少。际氏曰：心脉涩，肺脉虚，或芤或迟，为亡血失精，呕者兼胃火。

《伤寒指掌·卷之一·阳明经症·新法·阳明新法》：若右关脉伏而兼胸痛气急或咳者，此必有伏痰也，又当以治痰为主。以舌苔黄燥为实热之凭，勿以脉象沉迟为虚寒之验也。

第二节
外感咳嗽证治条辨

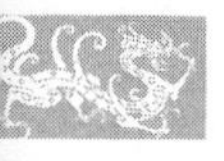

一、外感风邪证治条辨

《儒门事亲·卷三·嗽分六气毋拘以寒述二十五》：风乘肺者，日夜无度，汗出头痛，涎痰不利，非风咳之云乎……其治法也，风之嗽，治以通圣散加半夏、大人参半夏丸，甚者汗之。

《秘传证治要诀·卷之六·诸嗽门·嗽证》：感风而嗽者，恶风有汗，或身体发热，或鼻流清涕，桂枝汤加人参、杏仁、五味各半钱。

《医学六要·治法汇八卷·三卷·咳嗽门·伤风》：脉浮，兼自汗，头眩，眼胀，鼻塞清涕者，属伤风。冬月十神汤，余月芎苏饮最捷。

《嵩厓尊生书·卷之七·中身部上·肺分·咳嗽四时昼夜论》：后半夜嗽。属风，二陈加防风。

《医学真传·咳嗽》：外有伤风咳嗽，初起便服清散药，不能取效者，此为虚伤风也，最忌寒凉发散，投剂得宜，可以渐愈。又有冬时肾气不足，水不生木，致肝气内虚，洞涕不收，鼻窍不利，亦为虚伤风，亦忌发散，投剂得宜，至春天和冻解，洞涕始收，鼻窍始利。

《六因条辨·下卷·伤风条辨七条·伤风条辨第三》：伤风鼻气重浊，喘逆痰嘶，胸肋板痛，此寒与饮结，内阻肺络。宜用苏子、前胡、桑皮、杏仁、橘红、半夏、茯苓、旋覆花、枇杷叶等味，降气撤饮也。

鼻塞重浊，肺失清肃；喘咳胸板，宿饮内结。夫饮为阴邪，因寒则动，内阻肺络，外袭皮毛，苟非内撤饮邪，外疏风寒，则何可两解！故宜苏子、前胡、桑皮、杏仁开肺降逆，法半夏、茯苓、旋覆花、橘红涤饮和胃，俾肺气开而寒饮化，则病渐解也。

《六因条辨·下卷·伤风条辨七条·伤风条辨第五》：伤风咳不止，肋痛痰血，鼻息欠利，此热逼动络。宜用苇茎汤合旋覆花汤加苏子、地骨皮、枇杷叶等味，降气和络也。

《六因条辨·下卷·伤风条辨七条·伤风条辨第六》：伤风咳剧欲呕，鼻不闻臭，此肺邪传胃。宜用泻白散合小半夏汤加陈皮、茯苓、粳米等味，清肺和胃也。

伤风虽解，遗邪未尽，必传于胃，故咳而欲呕，《内经》所谓胃咳也。且鼻不闻臭，肺犹未清。故用桑皮、地骨、杏仁清肺，半夏、茯苓、橘皮、生姜通胃，甘草、粳米两和肺胃之阴也。

《六因条辨·下卷·伤风条辨七条·伤风条辨第七》：伤风头痛，发热恶寒，咳痰带血，而忽加喘促汗淋，脉虚如数者，其人肾阴素亏，而正不胜邪也。宜用熟地、茯神、麦冬、桑叶、杏仁、川贝、地骨皮、鲜玉竹、牛膝、车前、枇杷叶、青铅等味，镇逆化邪也。

二、外感风寒证治条辨

《儒门事亲·卷三·嗽分六气毋拘以寒述二十五》：寒乘肺者，或因形寒饮冷，冬月坐卧湿地，或冒冷风寒，秋冬水中感之。嗽急而喘，非寒咳之云乎？寒之嗽，治以宁神散、宁肺散，有寒痰在上者，以瓜蒂散越之。

《金匮钩玄·卷第一·咳嗽》：风寒，行痰开腠理。二陈汤加麻黄、杏仁、桔梗。

治嗽药，大概多用生姜者，以其辛散也。

《秘传证治要诀·卷之六·诸嗽门·嗽证》：感寒而嗽者，恶风无汗，或身体发热，或鼻流清涕，宜杏子汤。

若风寒俱感而嗽者，或恶风无汗，或恶风有汗，头痛身疼，塞鼻熏眼，涕疾稠黏者，小青龙汤。

《赤水玄珠·第七卷·咳嗽门·论湿痰生嗽》：饮酒后嗽减者，寒嗽也。涎稠黄者为热，青白者为寒。

《医学原理·卷之五·咳嗽门·治咳嗽大法》：凡遇冬寒月则发喘嗽者，乃寒冷外持，郁火于内，不得外泄，炎上而作喘嗽。治宜发表散外寒，利气疏里郁。宜枳壳、麻黄、桔梗、防风、陈皮、甘草、柴胡、木通、黄芩等分，严寒之时去黄芩，加杏仁。

《医学六要·治法汇八卷·三卷·咳嗽门·外感》：脉浮紧，症兼头痛，拘急，恶寒，发热，无汗者，属寒。冬月十神汤，余月芎苏饮最捷。

《医贯·卷之四·先天要论上·咳嗽论》：如外感风寒而咳嗽者，今人率以麻黄、枳壳、紫苏之类发散表邪。谓从表而入者，自表而出。如果系形气、病气俱实者，一汗而愈。若形气、病气稍虚者，宜以补脾为主，而佐以解表之药。何以故？盖肺主皮毛，惟其虚也，故腠理不密，风邪易以入之。若肺不虚，邪何从而入耶？古人所以制参苏饮中必有参，桂枝汤中有芍药、甘草，解表中兼实脾也。脾实则肺金有养，皮毛有卫，已入之邪易以出，后来之邪无自而入矣。若专以解表，则肺气益虚，腠理益疏，外邪乘间而来者，何时而已耶！须以人参、黄芪、甘草以补脾，兼桂枝以驱邪。此予谓不治肺而治脾，虚则补其母之义也。

《医门法律·卷之五·咳嗽门·咳嗽续论》：风寒外束，华盖散、参苏饮。如声音不出，风邪，人参荆芥汤；寒邪，三拗汤。遇冷咳发者，橘皮半夏汤。

《辨证录·卷之四·咳嗽门八则》：人有骤感风寒，一时咳嗽，鼻塞不通，嗽重痰必先清后浊，畏风畏寒，此风寒入于皮毛，肺经先受之也。

《嵩厓尊生书·卷之七·中身部上·肺分·咳嗽四时昼夜论》：冬嗽，风寒外束，亦宜发散，麻黄、杏仁、防风、羌活合二陈。

《六因条辨·下卷·暴感风寒论》：倘正气有亏，风必乘虚而袭。忽而头痛恶寒，鼻塞声重，咳逆痰多，但始终在肺，异于伤寒之壮热传变耳。

《六因条辨·下卷·伤风条辨七条·伤风条辨第五》：风寒入肺，久必化热；肺气不清，则鼻息欠利；热逼肺络，则咳痰带血。此时不可以见血而遽投滋补，误延损怯之途。最宜苇茎、地骨以清热，薏仁、蒌皮以润肺，苏子、旋覆花以降气，新绛、桃仁以和血，俾气血两清，而无过偏之弊。

三、外感燥邪证治条辨

《儒门事亲·卷三·嗽分六气毋拘以寒述二十五》：燥之嗽，治以木香葶苈散、大黄黄连阿胶丸，甚者以咸寒大下之。

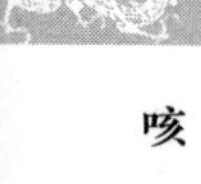

《医门法律·卷之五·咳嗽门·咳嗽续论》：伤燥之咳，痰黏气逆，血腥，杏仁萝卜子丸。清金润燥，天门冬丸、风髓汤。加面目浮肿，蜜酥煎。

《嵩厓尊生书·卷之七·中身部上·肺分·咳嗽四时昼夜论》：秋嗽。燥金用事，二陈加桑皮、天冬等润脾。

《温病条辨·卷一上焦篇·秋燥》：五五、感燥而咳者，桑菊饮主之。

《温病条辨·卷一上焦篇·补秋燥胜气论》：二、燥伤本脏，头微痛，恶寒，咳嗽稀痰，鼻塞，嗌塞，脉弦，无汗，杏苏散主之。

本脏者，肺胃也。经有“嗌塞而咳”之明文，故上焦之病自此始。燥伤皮毛，故头微痛、恶寒也。微痛者，不似伤寒之痛甚也。阳明之脉，上行头角，故头亦痛也。咳嗽稀痰者，肺恶寒，古人谓燥为小寒也；肺为燥气所搏，不能通调水道，故寒饮停而咳也……若伤燥凉之咳，治以苦温，佐以甘辛，正为合拍。若受重寒夹饮之咳，则有青龙；若伤春风，与燥已化火无痰之证，则仍从桑菊饮、桑杏汤例。

三、伤燥，如伤寒太阳证，有汗，不咳，不呕，不痛者，桂枝汤小和之。

《温病条辨·卷三下焦篇·秋燥》：七十八、燥久伤及肝肾之阴，上盛下虚，昼凉夜热，或干咳，或不咳，甚则痉厥者，三甲复脉汤主之，定风珠亦主之，专翕大生膏亦主之。

肾主五液而恶燥，或由外感邪气久羁而伤及肾阴，或不由外感而内伤致燥，均以培养津液为主。肝木全赖肾水滋养，肾水枯竭，肝断不能独治，所谓乙癸同源，故肝肾并称也。三方由浅入深，定风浓于复脉，皆用汤，从急治。专翕取乾坤之静，多用血肉之品，熬膏为丸，从缓治。盖下焦深远，草木无情，故用有情缓治。再暴虚易复者，则用二汤。久虚难复者，则用专翕。专翕之妙，以下焦丧失皆腥臭脂膏，即以腥臭脂膏补之，较之丹溪之知柏地黄。云：治雷龙之火而安肾燥，明眼自能辨之。盖凡甘能补，凡苦能泻，独不知苦先入心，其化以燥乎！再雷龙不能以刚药直折也，肾水足则静，自能安其专翕之性；肾水亏则动而躁，因燥而躁也。善安雷龙者，莫如专翕，观者察之。

《六因条辨·中卷·秋燥辨论》：予三十余年阅历以来，留心斯症，都因秋令太温，雨泽愆期，风阳化燥，鼓荡寰宇，以致消烁之势，乘虚袭肺。肺失清肃，则洒洒恶寒，翕翕发热，鼻鸣干燥，咳逆衄血，舌赤齿枯，诸症丛生。盖犯是症者，必由禀赋阴亏，亢阳偏盛，或形瘦身长，或色苍少泽。禀乎木火之质者，比比皆然。是则水流湿、火就燥，以类相招，其感甚易。况阳有余便是火，火必从燥，先伤肺金，故每现之症，多是肺热为幻。喻嘉言所著清燥汤，但取甘寒养阴、辛凉清肺，真对症之良方，济世之慈航焉。

《六因条辨·中卷·秋燥条辨十一条·秋燥条辨第二》：秋燥汗出，不恶寒，而但发热，咳痰不爽，鼻衄口干，舌白转黄，此邪热伤肺。宜用沙参、花粉、地骨皮、知母、甜杏、玉竹、元参、甘草、连翘、枇杷叶、西瓜翠衣等味，清肺泄热也。

上条无汗恶寒，例宜透解。此条汗出，不恶寒，而但发热，乃邪不肯解，而渐传乎肺，故咳痰、舌黄、鼻衄，已现热逼肺营之状。必用沙参、花粉、骨皮、杏仁、知母、玉竹、元参、连翘，清肺金而解热邪也。

《六因条辨·中卷·秋燥条辨十一条·秋燥条辨第三》：秋燥热不解，舌赤黄燥，呛咳胸痛，朝凉暮热，此肺热传营。宜用沙参、麦冬、鲜石斛、鲜生地、桑叶、甜杏、川贝、花粉、连翘等味，清营却热也。

此言热不解，而舌赤心黄少津，是邪渐入营，肺犹未清。故呛咳胸痛，朝凉暮热，入络之形已著，不得不借沙参、麦冬、斛、地、杏、贝、花粉、连翘，两清气血也。

《六因条辨·中卷·秋燥条辨十一条·秋燥条辨第四》：秋燥烦热口渴，舌赤无苔，夜则热甚，咳唾痰血，此热伤肺络。宜用喻氏清燥汤，育阴清热也。

此条热既入络，伤及气血。故烦热夜甚，口渴舌赤，咳痰带血。若非喻氏清燥汤中之沙参、麦冬、甜杏、川贝、桑叶、石膏清气分，兼生地、阿胶滋血液，则恐邪难泄越，而滋蔓难图焉。

《六因条辨·中卷·秋燥条辨十一条·秋燥条辨第七》：秋燥犯肺，其人素有咳血，更加身热头汗，舌赤脉数，呛咳益剧，此热逼动血。宜用苇茎汤加西瓜翠衣、杏仁、川贝、鲜荷叶、沙参、地骨皮等味，两清太阴气血也。

素有咳血，肺气已伤，加以身热头汗，舌赤脉数，呛咳，是外来之燥火，消烁肺金而致动血。故用苇茎、桃仁、冬瓜仁、薏仁、杏仁、川贝、沙参、西瓜翠衣、地骨皮，清肺通络。如再不止，以清燥汤育阴清金，方为妥帖。

《六因条辨·中卷·秋燥条辨十一条·秋燥条辨第十一》：秋燥日久不解，误补邪留，消烁肺金，咳痰浓浊，甚唾脓血，胸间板痛，此肺痿也。宜用苇茎汤加瓜蒌、杏仁、桑皮、桔梗、百合、川贝等味，清肺祛浊也。

凡燥热之症，重则果易辨明，轻则淹淹发热，喉燥咳逆。若误认阴虚而投滋补，则邪无出路，逗留肺内，炎炎熏灼，肺阴日损，以致咳唾浊痰，继出脓血，与肺痈似是而非，故《金匮》

称为肺痿。盖痈则属实，痿则属虚，故用苇茎汤合瓜蒌、杏、贝、桑、桔、百合，宣通肺气，以化其瘀腐败浊。俾肺热得清，呼吸无阻，而病可渐瘳也。

四、其他

《儒门事亲·卷三·嗽分六气毋拘以寒述二十五》：湿之嗽，治以五苓散、桂苓甘露散及白术丸，甚者以三花神祐丸下之。

《秘传证治要诀·卷之六·诸嗽门·嗽证》：感暑而嗽者，自汗、烦渴，或带寒，面垢，六和汤加五味子一钱。

感湿而嗽者，身体痛重，或汗或小便不利，此多乘热入水，或冒雨露，或浴后不解湿衣致此，宜白术汤。

冷热嗽，因增减衣裳，寒热俱感，遇乍寒亦嗽，乍热亦嗽，饮热亦嗽，饮冷亦嗽，宜金沸草散、消风散各一帖和煎。

《景岳全书·明集·卷之十九·杂证谟·咳嗽·外感嗽证治共五条》：外感之嗽，无论四时，必皆因于寒邪，盖寒随时气入客肺中，所以致嗽。但治以辛温，其邪自散，惟六安煎加生姜为最妙。

凡属外感，悉宜先以此汤加减主之。若肺脘燥涩，痰气不利，或年老血衰，咳嗽费力者，于本方加当归二三钱。若寒气太盛，或中寒肺气不温，邪不能解者，于此方加北细辛七八分或一钱。若冬月寒盛气闭，邪不易散者，即麻黄、桂枝俱可加用，或用小青龙汤。若伤风见寒，或伤寒见风，而往来寒热，咳嗽不止者，宜柴陈煎主之。若寒邪不甚，痰气不多者，但以二陈汤加减主之，则无有不愈。

咳嗽凡遇秋冬即发者，此寒包热也，但解其寒，其热自散，宜六安煎、二陈汤、金水六君煎三方，察其虚实壮老，随宜用之。如果内热甚者，不妨佐以黄芩、知母之类。

《医门法律·卷之五·咳嗽门·咳嗽续论》：伤湿之咳，身重、脉细、痰多，五苓散、白术汤。加喘满浮肿，款气丸。湿热素蕴于中，黄连解毒汤、滚痰丸。湿热素蕴于上，连声迸气不通者，桑白皮散。

《嵩厓尊生书·卷之七·中身部上·肺分·咳嗽新久虚实论》：新嗽，肺有实邪，寒则散，热则清，湿则泻。有久病忽嗽，必新伤风、食。有风疏风，有食消食，即愈。

《嵩厓尊生书·卷之七·中身部上·肺分·咳嗽四时昼夜论》：秋末发嗽，交夏方愈，乃寒包热，二陈加柴胡、葛根等解表。

《伤寒指掌·卷之一·太阳经症·新法·太阳兼肺》：凡感外邪，头痛、恶寒、发热而兼咳嗽者，此伤风之重症，伤寒之轻症也。盖肺主皮毛，太阳主一身之表，原相联属，但兼咳嗽，则邪外传于肺而解，不致传里，故为轻症，主治以手太阴为主。如寒邪重，则舌润不渴，宜六安煎加羌活、苏叶之类汗之。如寒天兼喘，气口脉闭，加麻黄。（肺受寒邪。）

如发热、头痛、咳嗽，外虽恶寒而口渴舌燥，此肺有火邪而太阳感寒也，宜羌活、前胡、桑杏、羚羊、薄荷、黄芩、贝母、橘红、桔梗之类外散寒邪，内清肺火。兼喘者，火为寒郁，麻杏甘石汤妙。（寒包火。）

《伤寒指掌·卷之一·阳明经症·新法·阳明新法》：凡遇发热身痛，口渴唇燥，或初起微寒，即发热不已，舌苔中黄边白，或黄燥如刺，脉来洪滑，此阳明内热，为外感新邪引动而发也，宜犀角、连翘、牛蒡、薄荷、黄芩、葛根、防风、木通之类清解之。若见烦闷呕恶，足冷耳聋，脉沉伏，或浮躁者，此瘢疹欲透也，亦用此方透瘢解毒。渴而干呕者，加芦根一握。如遇脉象沉郁，不可认为寒，此必瘢透不快也。如关上见伏脉，此必热毒凝滞，瘢不得出也。

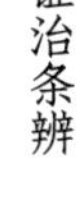

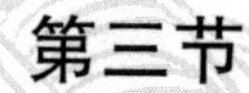

第三节 温病咳嗽证治条辨

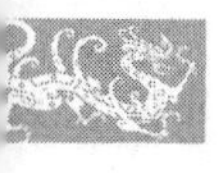

一、瘟疫咳嗽证治条辨

《伤寒指掌·卷之三·伤寒变症·痧疹》：外寒内热，痧疹发于暴寒之时，肌表头面不透，是外袭寒邪，内蕴伏热，宜两解肺卫之邪，麻杏石甘汤加桔梗、薄荷、射干、牛蒡主之。若秋候凉风外袭，伏热内蒸，以致咳嗽或喘者，亦宜麻杏石甘汤加桑皮、象贝、枯芩、苏子之类，麻黄须蜜炙或水炒。

《伤寒指掌·卷之四·伤寒类症·疫邪兼六气入足经从表里汗下》：初起头疼发热恶寒，舌苔白而薄者，邪在表也，败毒散散之，微汗而解。如未解……如再不解，须看有无斑疹，或见心烦膈闷，足冷耳聋，身痛如束，或咳或呕，寸关沉伏，或躁动，便是发斑之候，须提透之，以斑尽为度。脉伏心烦，谓之欲斑，烦止人静，肌肤中无隐隐之点，始为斑尽。斑已出而口干，脉洪滑者，宜化斑解毒为主，当以斑疹门参看。

《温病条辨·卷二中焦篇·风温、温热、温疫、温毒、冬温》：二三、斑疹，用升提则衄，或厥，或呛咳，或昏痉，用壅补则瞀乱。

三三、阳明温病……勿轻与承气，轻与者，肺燥而咳，脾滑而泄，热反不除，渴反甚也，百日死。

《六因条辨·卷上·春温条辨三十条·春温条辨第十九》：风温犯肺，热壅上焦，故初起面目俱赤，咳涕咽疼，皆手太阴见症。今头痛恶寒，发热无汗，是邪踞卫分，腠理不开，郁化斑疹，若不疏散，恐其内陷。

《六因条辨·卷中·冬温条辨十条·冬温条辨第二》：冬温汗出，头虽不痛，热仍未解，而咳嗽口渴舌燥，此邪不汗解，渐传气分。宜用桑叶、沙参、甜杏、象贝、连翘、桔梗、蒌皮、甘草、大力、枇杷叶等味，清气透邪也。

上条无汗头痛，邪尚在表，理宜开泄；此条汗出热不解，是表邪已散，而犹口渴舌燥咳嗽，乃邪不汗解，渐传气分。故用桑叶、沙参、杏仁、象贝、连翘、蒌皮、桔梗，轻苦微辛，但清气分，仍从表解也。

《六因条辨·卷中·冬温条辨十条·冬温条辨第三》：冬温汗后，不恶寒反恶热，烦闷口渴，舌赤苔黄，呛咳胁痛，此邪传在肺。宜用沙参、甜杏、花粉、连翘、桑皮、黑栀、郁金、枇杷叶等味，清肺化邪也。

汗后不恶寒，是表邪已解矣。而反恶热，烦闷口渴，舌赤苔黄，乃里热已甚。尚见呛咳，邪犹在肺。故用沙参、杏仁、连翘、花粉、黑栀、桑皮、枇杷叶，一派清凉之味，以清肺气也。

《六因条辨·卷中·冬温条辨十条·冬温条辨第五》：冬温烦热神昏，舌赤苔黄，口渴咳嗽，斑疹脉数，此邪在肺胃。宜用沙参、连翘、元参、石膏、甜杏、川贝、桑叶、大力、人中黄、牛黄丸等味，清气透斑也。

热渐传营，神昏口渴，咳嗽斑疹，是邪在肺胃之间，非从气分清解，则斑疹难透。夫斑为阳明热毒，疹为太阴风热，斑疹俱见，二经受病。故用沙参、连翘、元参、石膏、甜杏、川贝、大力、中黄清气热，兼牛黄丸芳香宣窍也。

《六因条辨·卷下·斑疹条辨（丹瘖附计十七条）·斑疹条辨第一》：斑疹初起，恶寒发热，头痛口渴，咳嗽嚏涕，目赤脉数，此麻疹也。宜用薄荷、大力、荆芥、连翘、杏仁、前胡、枇杷叶、赤柽柳等味，辛凉疏透也。

斑为阳明热毒，疹为太阴风热，总属温热所化，发泄于外。其初起也，腠理不宣则恶寒，阳邪在表则头痛；热自内蒸则口渴；邪干肺位则咳涕。当其未见点时，先宜疏透。故用薄荷、荆芥、大力疏风泄汗，连翘、杏仁、前胡清宣气分，枇杷叶、赤柽柳轻扬达表，冀其汗泄腠开，斑疹速透，毋使传变为要。

二、天行病咳嗽证治条辨

《秘传证治要诀·卷之六·诸嗽门·嗽证》：时行嗽，发热恶寒，头痛鼻塞，气急，状如伤冷热，连咳不已，初得病，即伏枕一两日即轻。记壬午秋，满城有此病。继时甲午年，夏秋之交，此病又自南而北，得免者少，并呼为虾蟆瘟，用参苏饮加细辛半钱。

《伤寒指掌·卷之三·伤寒变症·斑疹》：风温，若值天时晴燥已久而患咳嗽、咽哑、喉痛之症，兼痧疹者，此风温客于太阴手经也，治宜辛凉清润之品，大忌升、葛、防风、蝉蜕等药。当以羚羊角、连翘、薄荷、牛蒡、元参、射干、杏仁、桔梗、象贝、净银花、芦根之类选用，继以粉参、川斛、麦冬、花粉、知母、梨浆之品，以养肺胃之阴。

三、其他

《秘传证治要诀·卷之六·诸嗽门·嗽证》：有热嗽失声，咽痛，多进冷剂而声愈不出者，宜以生姜汁调消风散，少少进之，或只一味姜汁亦得，冷热嗽后，失声者尤宜。嗽而失声者，非独热嗽有之，宜审其证用药，佐以橄榄丸含化。仍浓煎独味枇杷叶散，热服。

《医学正传·卷之二·中暑·方法》：或咳嗽发寒热、盗汗出不止、脉微者，热在肺经，火乘金也，此为中暑，宜用清肺汤、柴胡天水散之类急治则可。

《医学原理·卷之五·咳嗽门·治咳嗽大法》：凡咳嗽声嘶者，乃气血受热，宜青黛、蛤粉蜜调服。早晨咳多者，乃胃中有食积，至此时火气流入肺中，以知母、地骨皮降肺火。上半日嗽多者，胃中有火，宜知母、石膏之类降之。午后嗽多者，属阴虚，宜四物加黄柏、知母。黄昏嗽多者，乃火气浮于肺，不宜用凉剂，以五味、五倍、诃子等敛而降之。嗽引胁痛，宜青皮疏肝气，后以二陈汤加南星、香附、青黛、姜汁。嗽而心烦不安，宜六一散加辰砂。

《医学六要·治法汇八卷·三卷·咳嗽门·火》：寸滑而数，或沉实而弦，口干头时痛，有声痰少面赤者，火也。宜降火清金，加味芩连二陈汤。

《医学六要·治法汇八卷·三卷·咳嗽门·郁火》：如曾服凉药，或起初发散未净，火郁在肺，痰结不出，兼气促者，仍用解散。轻则芎苏饮，甚者加麻黄。已经发散降火，咳嗽不已，口干内热盛者，二陈加枯芩、花粉、瓜蒌实、苏子，甘寒润之。

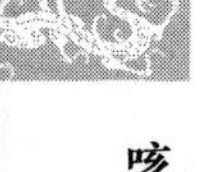

《医学六要·治法汇八卷·三卷·咳嗽门·胁痛嗽》：寒热交作而咳嗽者，小柴胡加知母之类。一方加芍药、五味子、桑白皮。阴气在下阳气在上，咳嗽呕吐，喘促，泻白散加青皮、五味子、人参、茯苓、糯米。

热嗽，胸满，小陷胸汤。

早晨嗽，多者，胃中有食积，至此时火气流于肺中，以知母、地骨皮降肺火。

上半日嗽，多者，胃中有火，知母、石膏降之。午后嗽多者，属阴虚，四物加知母、黄柏先降其火。

黄昏嗽，多者，火气浮于肺，不宜用凉剂，宜五味、五倍敛而降之。

《医贯·卷之四·先天要论上·咳嗽论》：有火烁肺金而咳嗽者，宜清金降火。今之医书中论清金降火者，以黄芩、天麦门冬、桑白皮清肺金，以黄连降心火，石膏降胃火，以四物、黄柏、知母降阴火，谓枳、半燥泄伤阴，易用贝母、瓜蒌、竹沥、枇杷叶以润肺而化痰……盖病本起于房劳太过，亏损真阴，阴虚而火上，火上而刑金，故咳。咳则金不能不伤矣。予先以壮水之主之药，如六味地黄之类，补其真阴，使水升而火降；随即以参芪救肺之品，以补肾之母，使金水相生而病易愈矣。世之用寒凉者，肤浅庸工，固不必齿；间有知用参芪者，不知先壮水以镇火，而遽投参芪以补阳，反使阳火愈旺，而金益受伤，岂药之罪哉？此所谓不识先后著者也。

《医门法律·卷之五·咳嗽门·咳嗽论》：进而求之于火，则有君相之合，无内外之合，而其足以令人致咳者，十常八九，以心与肺同居膈上，心火本易于克制肺金。然君火无为而治，恒不自动，有时劳其心而致咳，息其心咳亦自止，尚不为剥床之灾也。惟相火从下而上，夹君火之威而刑其肺，上下合邪，为患最烈。治之亦可从外内合邪之例比拟，其或引，或折，以下其火，俾不至于燎原耳。于中咳嗽烦冤，肾气之逆，亦为上下合邪，但浊阴之气，上干清阳，为膈肓遮蔽，任其烦冤，不能透出，亦惟下驱其浊阴，而咳自止矣。

《医门法律·卷之五·咳嗽门·咳嗽续论》：火乘肺咳，喘急壅逆，涕唾见血；热乘肺咳，喘急面赤潮热，甚者热盛于中，四末反寒，热移于下，便泄无度。

火热内燔，加减泻白散、水煮金花丸。如身热如炙，紫菀膏。

伤暑之咳，自汗、脉虚、发渴，人参白虎汤、清暑益气汤。

上半日咳多，火在阳分，宜白虎汤。下半日咳多，火在阴分，宜四物芩连汤。

《医学真传·咳嗽》：若喉痒而咳，是火热之气上冲也；火欲发而烟先起，烟气冲喉，故痒而咳。又有伤风初起，喉中一点作痒，咽热饮则少苏，此寒凝上焦，咽喉不利而咳也，或寒或热，治当和其上焦。其有胸中作痒，痒则为咳，此中焦津血内虚，或寒或热而为咳，法当和其中焦。此喉痒之咳，而属于上、中二焦也。

《伤寒指掌·卷之一·察舌辨症法·白苔肺经》：肺分虽兼太阳，惟寒邪可用足经辛温药。若风温入肺，症见发热口渴，咳嗽喉痛，舌苔白燥，或白兼边红，治宜轻清凉解肺经，如栀、豉、桑、杏、蒌皮、象贝、前胡、薄荷、苏子、黄芩、桔梗之类。

《伤寒指掌·卷之一·少阳经症·新法·少阳新法》：如舌苔红中兼白色，症见谵语咳嗽者，此风温入于心肺两经也。

《伤寒指掌·卷之四·伤寒类症·风温》：凡天时晴燥，温风过暖感其气者，即是风温之邪。阳气熏灼，先伤上焦，其为病也，身热汗出，头胀咳嗽，喉痛声浊，治宜辛凉轻剂解之，大忌辛温汗散。古人治风温，有葳蕤汤、知母葛根汤，内有麻黄、羌活等药，皆不可用。

风温吸入，先伤太阴肺分，右寸脉独大，肺气不舒，身痛胸闷，头胀咳嗽，发热口渴，或发痧疹，主治在太阴气分，栀豉、桑杏、蒌皮、牛蒡、连翘、薄荷、枯芩、桔梗、桑叶之类清之解之。痰嗽加贝母，声浊不扬加兜铃，火盛脉洪加石膏，咽痛加射干，饱闷加川郁金、枳壳，干咳喉燥加花粉、蔗浆、梨汁，咽喉锁痛加莱菔汁。

《伤寒指掌·卷之四·伤寒类症·温热》：手太阴气分，凡温邪入肺，症见头疼，恶寒、发热，口燥、舌干，脉数、胸满、气喘，治宜辛凉轻剂，栀豉、橘红、桑杏、连翘、薄荷、枳桔、黄芩之类。嗽加前胡、苏子、象贝、羚羊角之类。

《伤寒指掌·卷之四·瘟疫九传·暑证》：暑伤气分，凡吸入致病，上焦气分先受，舌白边红，呕恶烦渴，咳嗽喘急，二便不爽，脉右大者，此暑邪阻于上焦气分也，宜杏仁、石膏、半夏、厚朴、栀皮、豆豉、郁金、竹茹之类。如热邪内迫，肺气郁闭而致胸中胀闷者，宜栀子豉汤加枳实、川郁金、杏仁、半夏、白蔻、滑石、连翘、蒌皮、黄芩之类。

《温病条辨·卷一上焦篇·风温、温热、温疫、温毒、冬温》：四、太阴风温、温热、温疫、冬温，初起恶风寒者，桂枝汤主之；但热不恶寒而渴者，辛凉平剂银翘散主之。温毒、暑温、湿温、温疟，不在此例。

六、太阴风温，但咳，身不甚热，微渴者，辛凉轻剂，桑菊饮主之。

咳，热伤肺络也。身不甚热，病不重也。渴而微，热不甚也。恐病轻药重，故另立轻剂方。

《温病条辨·卷三·下焦篇·暑温、伏暑》：四十一、伏暑、湿温胁痛，或咳，或不咳，无寒，但潮热，或竟寒热如疟状，不可误认柴胡证，香附旋覆花汤主之；久不解者，间用控涎丹。

第四节
脏腑咳嗽证治条辨

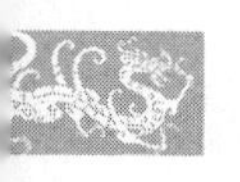

一、咳嗽兼上气

《素问·卷第七·脏气法时论篇第二十二》：肺病者，喘咳逆气，肩背痛，汗出，尻、阴、股、膝、髀、腨、胻、足皆痛，虚则少气不能报息，耳聋嗌干，取其经，太阴足太阳之外厥阴内血者。

肾病者，腹大胫肿，喘咳身重，寝汗出，憎风，虚则胸中痛，大腹小腹痛，清厥意不乐，取其经，少阴太阳血者。

《素问·卷第十二·厥论篇第四十五》：阳明厥逆，喘咳身热，善惊衄呕血。手太阴厥逆，虚满而咳，善呕沫，治主病者。

二、咳嗽兼吐血

《医学六要·治法汇八卷·三卷·咳嗽门·咳血》：咳嗽见血，多是阴虚，火载血上，四物、二门、二母、牡丹皮、阿胶。

《医门法律·卷之五·咳嗽门·咳嗽续论》：心火刑肺见血，人参芎归汤。

《医学真传·咳嗽》：又有先吐血、后咳嗽者。吐血则足厥阴肝脏内伤，而手厥阴心包亦虚，致心包之火上克肺金。心包主血、主脉，血脉内虚，夜则发热，日则咳嗽，甚则日夜皆热，日夜皆咳。此为虚劳咳嗽，先伤其血，后伤其气，阴阳并竭，血气皆亏，服滋阴之药则相宜，服温补之药则不宜。如是之咳，百无一生。此咳之属于心包也。

《六因条辨·卷上·伤暑条辨二十六条·伤暑条辨第二十》：伤暑发热咳喘，胸肋刺痛，痰中带血，此暑热壅滞，激伤肺络。宜用苇茎汤加沙参、川贝、新绛、旋覆花、杏仁等味，清肺和络也。

前条暑热动饮，此条暑热动血，故胸肋刺痛，咳痰带血。用苇茎汤加旋覆、新绛、沙参、杏仁、川贝，两清手太阴气血也。

《六因条辨·卷中·伏暑条辨二十八条·伏暑条辨第十》：又少阳之额痛胁痛，寒热耳聋，呕苦，而致鼻衄咳血，此少阳经之邪干血分也。宜以小柴胡汤清泄胆络，不可因见血而妄投滋腻。

三、痰嗽

《素问病机气宜保命集·卷下·咳嗽论第二十一》：寒暑燥湿风火六气，皆令人咳，唯湿病，痰饮入胃，留之而不行，止入于肺，则为咳嗽。假令湿在于心经，谓之热痰；湿在肝经，谓之风痰；湿在肺经，谓之气痰；湿在肾经，谓之寒痰。所治不同，宜随证而治之。若咳而无痰者，以辛甘润其肺。故咳嗽者，治痰为先；治痰者，下气为上。是以南星、半夏胜其痰，而咳嗽自愈，枳壳、陈皮利其气而痰饮自除。痰而能食者，大承气汤微下之，少利为度；痰而不能食者，厚朴汤治之。夏月嗽而发热者，谓之热痰嗽，小柴胡四两加石膏一两、知母半两用之；冬月嗽而发寒热，谓之寒嗽，小青龙加杏仁服之。然此为大例，更当随证、随时加减之，量其虚实，此治法之大体也。

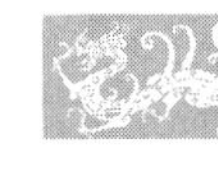

《医学六要·治法汇八卷·三卷·咳嗽门·食积痰嗽》：发热，半夏、南星为君，瓜蒌、莱菔子为臣，青黛、海石、石碱为使，姜汁浸蒸饼，丸服……咳嗽声嘶，引两胁痛不可忍者，二陈、加芎、归、芍药、青皮、柴胡、草龙胆、黄芩、竹茹之类。

《嵩厓尊生书·卷之七·中身部上·肺分·咳嗽四时昼夜论》：夏嗽。痰火逼肺，无黄连不愈。

《伤寒指掌·卷之一·阳明经症·新法·阳明新法·阳明兼肺》：前太阳兼肺，在寒邪一边，此阳明兼肺，在温邪一边，均以手太阴为治。

若痧疹已透，仍然胸胁闷痛、咳嗽喘急者，此有伏痰也。其气口脉闭，是痰之验也，宜豁痰利气，如前胡、杏仁、瓜蒌、橘红、苏子、象贝、桔梗、枳壳、莱菔子、竹沥、姜汁之类投之，痰自出矣。

第五节
皮肉筋骨（肺病）咳嗽证治条辨

一、肺与大肠虚实咳嗽

《删繁方·卷第二·大肠论方》：疗肺脉厥逆，大于寸口，主大肠热，咳上气，喘鸣心烦，麻黄汤方。

疗大肠热甚，胁满，掌中热，淡竹叶饮泄热气方。

疗大肠虚寒，欠呿，咳气短，少腹中痛，款冬花丸方。

《删繁方·卷第五·肺损方》：疗肺偏损、胸中应肺偏痛，唾血气咳。款冬花散方。

疗肺热，气上咳，息奔喘，橘皮汤方。

《删繁方·卷第五·肺虚寒疠风方》：疗肺虚寒，疠风所伤，声音嘶塞，气息喘惫，咳唾。酥蜜膏酒，止气吸通声方。

《删繁方·卷第七·五脏劳论·肺痨论方·肺痨论》：凡肺痨病者，补肾气以益之，肾旺则感于肺矣。人逆秋气，则手太阴不收。肺气焦满，顺之则生，逆之则死；顺之则治，逆之则乱。反顺为逆，是谓关格，病则生矣。

《删繁方·卷第七·五脏劳论·肺痨论方·肺痨方》：疗肺痨实热，气喘息鼻张，面目苦肿，麻黄引气汤方。

疗肺痨热，损肺生虫，形如蚕，在肺为病，令人咳逆气喘。或为忧膈、气膈、恚膈、寒膈、热膈，皆从劳气所生，名曰膏肓针灸不着，麦门冬五膈下气丸方。

疗肺虚劳寒，腹胀彭彭，气急，小便数少，厚朴汤方。

又疗肺虚劳寒损，则腰背苦痛，难以俯仰，短气唾如脓，生姜温中下气汤方。

疗肺虚劳损，腹中寒鸣切痛，胸胁逆满气喘，附子汤方。

建中汤，疗肺虚损不足，补气方。

疗肺虚劳损，致肠中生痔，名曰肠痔。肛门边有核痛，寒热得之，好挺出，良久乃缩而生疮。猪悬蹄青龙五生膏方。

《备急千金要方·卷第十七肺脏·肺脏脉论第一》：凡肺病之状，必喘咳逆气，肩息背痛，汗出，尻、阴、股、膝挛，髀、腨、胻、足皆痛。虚则少气不能报息，耳聋嗌干。取其经手太阴，足太阳之外，厥阴内，少阴血者。

《备急千金要方·卷第十七肺脏·肺虚实第二·肺实热》：右手寸口气口以前脉阴实者，手太阴经也，病苦肺胀，汗出若露，上气喘逆，咽中塞如欲呕状，名曰肺实热也。

《备急千金要方·卷第十七肺脏·肺虚实第二·肺与大肠俱实》：右手寸口气口以前脉阴阳俱实者，手太阴与阳明经俱实也。病苦头痛目眩，惊狂，喉痹痛，手臂卷，唇吻不收，名曰肺与大肠俱实也。

《备急千金要方·卷第十七肺脏·肺虚实第二·肺虚冷》：右手寸口气口以前脉阴虚者，手太阴经也，病苦少气不足以息，嗌干不津液，名曰肺虚冷也。

《备急千金要方·卷第十七肺脏·肺虚实第二·肺与大肠俱虚》：右手寸口气口以前脉阴阳俱虚者，手太阴与阳明经俱虚也。病苦耳鸣嘈嘈，时妄见光明，情中不乐，或如恐怖，名曰肺与大肠俱虚也。

《备急千金要方·卷第十八大肠腑·大肠虚实第二·大肠实热》：右手寸口气口以前脉阳实者，手阳明经也。病苦肠满，善喘咳，面赤身热，喉咽中如核状，名曰大肠实热也。

《医学六要·治法汇八卷·三卷·咳嗽门·胁痛嗽》：治嗽须分新久虚实，如久嗽脉涩，或虽洪大，按之不鼓，属肺虚，宜五味、款花、紫菀、马兜铃之类敛而补之。或日数虽久，脉数滑有力，尚属有余实火，更宜清金，寻火寻痰，分缓急治。一法久嗽肺虚，自汗倦怠，参芪、阿胶、当归、生姜、天冬、款花、马兜铃、酒芍药煎服，气促有火脉数，去人参，易沙参。

《医门法律·卷之一·明络脉之法·络脉论（附律一条）》：问：逆秋气则伤肺，冬为飧泄，与春伤于风，夏生飧泄，有别否？曰：伤风而飧泄，以风为主，风者东方木也；伤肺而飧泄，以肺为主，肺者西方金也，其候各异，安得比而同之……秋月之伤肺，伤于肺之燥也，与秋伤于燥，冬生咳嗽，同是一病。但在肺则为咳嗽，在大肠则为飧泄，所谓肺移热于大肠，久为肠澼者，即此病也。但使肺热不传于大肠，则飧泄自止，不知者惟务止泄，以燥益燥，吾目中所见诸大老之误，历历可指也，冤哉！

《嵩厓尊生书·卷之七·中身部上·肺分·咳嗽四时昼夜论》：凡黄昏、五更，上半日嗽为实，午后嗽为虚。

二、气极寒热证治条辨（肺痹虚实寒热证治条辨）

《删繁方·卷第八·气极论方》：疗气极伤热，气喘息冲胸，常欲自恚，心腹满痛，内外有热，烦呕不安，大前胡汤方。

疗气极伤热，气喘甚则唾血，气短乏不欲食，口燥咽干，竹叶汤方。

疗气极伤热，肺虚多汗，咳唾上气，喘急，麻黄汤方。

疗气极寒，伤风肺虚咳，气短不得息，胸中迫急，五味子汤方。

三、肺痨肺痿病证治条辨

《金匮要略·卷上·肺痿肺痈咳嗽上气病脉证治第七》：咳而胸满，振寒脉数，咽干不渴，时出浊唾腥臭，久久吐脓如米粥者，为肺痈，桔梗汤主之。

《中藏经·卷上·论肺脏虚实寒热生死逆顺脉证之法第二十八》：又，肺痿则吐涎沫，而咽干欲饮者为愈，不饮则未瘥。

《医学六要·治法汇八卷·三卷·咳嗽门·肺痿》：肺痿悉属火热伤肺，宜分虚实。

上气喘急，胸膈胀满，或身面浮肿，属上焦痰热。葶苈大枣泻肺汤主之。

酒客，膏粱厚味家，咳唾痰似脓血，兼脉数有力者，为实火。二母、甘、桔、枯芩、栀子、瓜蒌、犀角、牡丹、竹沥、藕汁、童便，润以降之。势盛者，加熟大黄。

色白委顿，脉大无力，属肺虚有火。人参、阿胶、甘、桔凉补之剂。

黑瘦，面苍赤，脉数，两尺洪，咳臭脓血，属阴虚。坎离加竹沥、童便、阿胶、贝母。

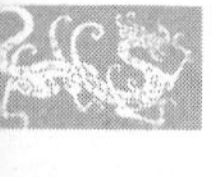

《景岳全书·明集·卷之十九·杂证谟·咳嗽·论证共四条》：宾按：此劳风之证，即劳力伤风证也。盖人之劳者，必毛窍开而汗液泄，所以风邪易入。凡今人之患伤风者，多有此证。故轻者惟三四日，重者五七日，必咳出浊痰如涕而愈者，此即劳风之属也，但以外感之法治之，自无不愈。其有劳之甚者，或内摇其精，或外劳其形，劳伤既甚，精血必亏，故邪不能散，而痰不能出，此即劳损干嗽之类也，所以多不可治。

《理虚元鉴·卷上·阴虚之症统于肺》：就阴虚成劳之统于肺者言之，约有数种：曰劳嗽，曰吐血，曰骨蒸，极则成尸疰。其症有兼有不兼，有从骨蒸而渐至劳嗽者，有从骨蒸而渐至吐血者，有竟以骨蒸枯竭而死，不待成劳嗽者，有竟从劳嗽起而兼吐血者，有竟从吐血起而兼劳嗽者，有久而成尸疰者，有始终只一症而或痊或毙者。凡此种种，悉宰于肺治。所以然者，阴虚劳症虽有五劳七伤之异名，而要之以肺为极则。故未见骨蒸劳嗽吐血者，预宜清金保肺；已见骨蒸劳嗽吐血者，急宜清金保肺；曾经骨蒸劳嗽吐血而愈者，终身不可忘护肺。此阴虚之治所当悉统于肺也。

《理虚元鉴·卷上·心肾不交论》：虚劳初起，多由心肾不交，或一念之烦，其火翕然上逆，天旌摇摇，精离深邃。浅者梦而遗，深者不梦而遗，深之极者漏而不止。其或症成骨痿，难于步履者，毕竟是少火衰微，别成阳虚一路，不为阴虚之症也。其单见心肾不交、滑精梦泄、夜热内热等候者，此为劳嗽之因，而未成其症也。其因心肾不交，心火炎而乘金，天突急而作痒，咯不出，咽不下，喉中如有破絮黏塞之状，此劳嗽已成之症也。

《医门法律·卷之五·咳嗽门·咳嗽续论》：营卫两虚之咳，营虚发热，卫虚自汗或恶寒，宁肺汤。

虚劳之咳，五味黄芪散、麦门冬饮。

《医门法律·卷之五·咳嗽门·咳嗽续论》：久咳肺损肺痿，痰中见血，潮热声飒，人参养肺汤。血腥喘乏，钟乳补肺汤。久咳宜收涩者，人参清肺汤。加声音不出，诃子散。

《辨证录·卷之六·痿证门八则》：人有胃火熏蒸，日冲肺金，遂至痿弱不能起立，欲嗽不能，欲咳不敢，及至咳嗽又连声不止，肺中大痛，非肺痈之毒，乃肺痿之病也。

《辨证录·卷之十三·肺痈门四则》：人有胸膈间作痛，咳嗽时更加痛极，手按痛处，尤增气急，人以为肺经生痈也，谁知是肺热生痈耳。

《嵩厓尊生书·卷之七·中身部上·肺分·肺分诸病论》：肺痿。久咳气虚，有热则成肺痿。其症寒热气急，烦闷多唾，或带血。

肺痈。肺热极则成痈。痰中腥臭，或带脓血者是。

《伤寒指掌·卷之一·类伤寒辨》：脉浮，数发热，洒淅恶寒，若有痛处，饮食如常者，内痈也。胸中隐隐痛，振寒脉数，咽干不渴，口中咳，时出浊唾腥臭，久而吐脓者，肺痈也。

第六节
久咳嗽证治条辨

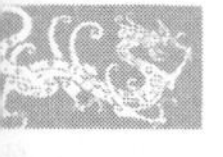

一、内伤脾胃久咳

《卫生宝鉴·卷十二·咳嗽门·咳嗽论》：论曰：咳，谓无痰而有声，肺气伤而不清也；嗽，谓无声而有痰，脾湿动而为痰也；若咳嗽有声而有痰者，因伤肺气动于脾湿也，故咳而兼嗽者也。脾湿者，秋伤于湿，积于脾也。故经云：秋伤于湿，冬生咳嗽。大抵素秋之气，宜清而肃，若反动之，则气必上冲而为咳嗽，甚则动脾湿而为痰也。是知脾无留湿，虽伤肺气而不为痰也。若有痰而寒少热多，各随五脏证而治之。

《医学六要·治法汇八卷·三卷·咳嗽门·胁痛嗽》：咳而呕，胃气素弱，肺气不利，咳嗽呕吐并作，为子母俱病，最重。先安胃气，二陈加白术、姜汁。

有食积人，面青白黄色不常，面上有如蟹爪路一黄一白者是。一方香附、瓜蒌、贝母、海石、青黛、半夏曲、软石膏、山橙子、枳实、姜汁炒黄连，蜜调噙下。

《嵩厓尊生书·卷之七·中身部上·肺分·咳嗽四时昼夜论》：春嗽……凡嗽遇春即发，为脾病，健脾为主。

二、内伤肝肾久咳

《秘传证治要诀·卷之六·诸嗽门·嗽证》：有嗽血痰，与食俱出者，此盖饮食失节，致肝气不利，而肺又有客邪。肝浊道、肺清道，清浊相干，宜二陈汤加木香、杏仁、细辛、枳壳各半钱。

《医门法律·卷之五·咳嗽门·咳嗽续论》：伤肾之咳，气逆烦冤，牵引腰腹，俯仰不利，六味地黄汤加五味子。

《嵩厓尊生书·卷之七·中身部上·肺分·咳嗽四时昼夜论》：黄昏嗽多，肾经阳虚阴弱，虚火上炎，当补脾肺，生肾水，不可专用嗽药，六君子、六味丸间服。

《伤寒指掌·卷之二·少阴新法》：按：少阴为生死之关，故仲景历言死证，然于传经热邪，若兼阳明，犹可养阴退阳，自感寒邪，正气未溃，犹可温肾散寒，均非死证。凡看伤寒热病，诊得六脉沉细，似寐非寐，皆属少阴见象，宜兼少阴以治。如兼咳嗽，邪在肺肾之间；如兼泄泻，邪在脾肾之间；如兼昏昧，邪在心肾之间。此病不在三阳，而在手足三阴，是为三阴兼症，不得因身热概以三阳经药治之。

凡诊伤寒热病，微见恶寒发热不已，咳嗽不渴，六脉沉细，身静蜷卧，舌苔微白兼红，或淡红而润，此肺肾虚寒而感外邪也，宜桂枝汤加陈皮、杏仁、川羌、半夏、山药、茯苓之类，微汗之。如不应，急当以金水六君煎加杏仁、生姜、胡桃、苏叶之类投之，无不取效。（肺肾虚寒夹感。）

《伤寒指掌·卷之三·伤寒变症·呕吐》：肝逆犯肺。凡病气自左升，腹中膨胀，呕吐涎沫酸苦黄水则咳呛不已，此肝气逆乘，过胃犯肺，法宜制肝和胃，须陈皮、半夏、茯苓、川椒、乌梅、萸汤炒川连，姜汁炙枇杷叶主之。

三、痰饮伏肺久咳

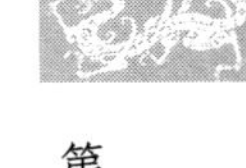

《金匮要略·卷中·痰饮咳嗽病脉证并治第十二》：咳家其脉弦，为有水，十枣汤主之。

夫有支饮家，咳烦胸中痛者，不卒死，至一百日，一岁，宜十枣汤。

久咳数岁，其脉弱者，可治，实大数者死；其脉虚者必苦冒，其人本有支饮在胸中故也，治属饮家。

《脉经·卷第八·平肺痿肺痈咳逆上气痰饮脉证第十五》：夫有支饮家，咳烦，胸中痛者，不卒死，至一百日或一岁。可与十枣汤。膈上之病，满喘咳吐，发则寒热，背痛，腰疼，目泣自出（目泣自出，一作目眩），其人振振身瞤剧，必有伏饮。

《伤寒指掌·卷四·瘟疫九传·痰饮》：脉沉弦为饮，面色鲜明为饮，治饮当以温药和之。饮家咳嗽，当治饮，不当治咳。外饮治脾，内饮治肾。（述仲景法。）

寒邪犯肺饮发。凡外感寒邪，引动宿饮，上逆咳嗽，畏冷发热，当以温药和之，桂枝、淡干姜、半夏、茯苓、杏仁、炙草。

温邪犯肺饮发。如温邪上犯气分，以致伏饮内发，上扰乘肺，肺气不降，喘不得卧，发热无休，或见咳红，亦属络热，宜桂枝合越脾法，以开太阳，使浊饮下趋，且桂枝得石膏辛凉，仍不碍于温邪之治，石膏、桂枝、半夏、茯苓、泽泻、杏仁、米仁、白芍、甘草。

痰饮夹燥火。凡咳嗽，喉中燥痛或痒，仍不渴饮者，此痰饮夹燥火也。夫脾家有饮，故不渴，而肺家有火，故喉间燥痒也，宜理气分之热，兼逐脾家之饮，勿以喉间燥痛而妄用滋清，半夏、茯苓（重用）、橘红、杏仁、川郁金、瓜蒌皮、白通草、冰糖炒石膏。（此条《新法》。）

四、内伤脾肺久咳

《医贯·卷之四·先天要论上·咳嗽论》：有脾胃先虚，土虚不能制水，水泛为痰，子来乘母而嗽者矣；又有初虽起于心火刑金，因误服寒凉，以致脾土受伤，肺益虚而嗽者。乃火位之下，水气承之，子来救母，肾水复火之仇。寒水夹木势而上侵于肺胃，水冷金寒故嗽。前痰未除，新病愈甚。粗工不达此义，尚谓痰火难除，寒凉倍进，岂不殆哉！斯时也，须用六君子汤加炮姜，以补脾肺，八味丸以朴土母而引水归原。此等治咳嗽之法，幸同志者加之意焉。

《嵩厓尊生书·卷之七·中身部上·肺分·咳嗽新久虚实论》：久嗽，属虚属郁。气虚补气，血虚补血，郁则开郁。有嗽久伤肺，满面生疮，人参蛤蚧散，真蛤蚧、人参、杏仁、甘草、茯苓、知母、桑皮、贝母。久嗽失声，润肺汤，诃子、五倍子、五味、黄芩、甘草。久嗽失气，劫嗽丸，诃子、百药煎、荆芥穗，蜜丸，噙化。经年嗽，百药不效，余无他症，与劳嗽异，烧酒一斤，白糖饼半个，浸服，服至五斤，虽久必效。一味百部膏、桑枝煎、乌梅膏，俱效。

【评述】

《说文解字》曰："证，告也。""候，伺望也。"证主要通过问诊而得，候主要通过望诊而知。《素问·卷第二十二·至真要大论篇第七十四》所谓"病有远近，证有中外，治有轻重"，指出治疗疾病当通过对病与证的把握来确定治疗方案。《难经·十六难》亦曰："假令得肝脉，其外证：善洁，面青，善怒；其内证：脐左有动气，按之牢若痛；其病：四肢满，闭淋（癃），溲便难，转筋。有是者肝也，无是者非也。"把证分为"外证"与"内证"，通过望、闻、问、切收集患者资料，进而诊治。研究古籍对咳嗽的描述，往往采取病、证、病形、病状等词汇多角度加以释义。

一、秦汉时期——咳嗽证治条辨范式形成

最早记载咳嗽证治内容的当属《黄帝内经》。书中既包含病的层次，亦涉及证、症的描述。《素问·卷第十·咳论篇第三十八》对本病进行了专篇论述，主要介绍了肺为咳之主脏，病因病机为"其寒饮食入胃，从肺脉上至于肺则肺寒，肺寒则外内合邪因而客之，则为肺咳"，将咳嗽分为五脏咳与六腑咳，并详细列举五脏咳状及六腑咳状，并提出"治脏者治其俞，治腑者治其合"的总体针灸治疗方案与思路，为后世治疗咳嗽奠定了学术基础。

《内经》除有专篇论述咳嗽分类及治则以外，尚有针对以咳为主症的其他疾病的阐述。《素问·卷第七·脏气法时论篇第二十二》曰："肺病者，喘咳逆气，肩背痛，汗出，尻、阴、股、膝、髀、腨、胻、足皆痛，虚则少气不能报息，耳聋嗌干，取其经，太阴足太阳之外厥阴内血者。"又曰："肾病者，腹大胫肿，喘咳身重，寝汗出，憎风，虚则胸中痛，大腹小腹痛，清厥意不乐，取其经，少阴太阳血者。"认为肺病及肾病皆有喘咳症状，并指出治疗方法，即肺病兼咳者，取厥阴内血者；肾病取少阴太阳血者。《素问·卷第九·刺热篇第三十二》曰："肺热病者，先淅然厥，起毫毛，恶风寒，舌上黄，身热。热争则喘咳，痛走胸膺背，不得大息，头痛不堪，

汗出而寒，丙丁甚，庚辛大汗，气逆则丙丁死。刺手太阴、阳明，出血如大豆，立已。”将喘咳细化到肺热病之喘咳，并给出刺手太阴、阳明，出血如大豆的治疗措施。肾病、肺病以咳嗽为主要症状者可采取针刺放血治疗。《素问·卷第十八·标本病传论篇第六十五》载有心病兼咳：“夫病传者，心病先心痛，一日而咳，三日胁支痛……肺病喘咳，三日而胁支满痛，一日身重体痛，五日而胀，十日不已死。冬日入，夏日出。”其中对肺病喘咳病程一日、三日、五日、十日者顺逆预后进行了详细阐述。

《伤寒论》以“辨某病脉证并治”为题，或舍证从脉，或舍脉从证，或脉证相参，是咳嗽证治条辨临床范式初步形成的标志。其记载了太阳病、阳明病及少阴病临床上出现咳的情况，既有以咳为兼症者，也有以咳为鉴别症状者。《伤寒论·辨不可发汗病脉证并治第十五》则主要阐述以咳为主症者，兼见数吐涎沫，小便不利，心中饥烦者不可发汗；咳而发汗，必然会出现蜷而苦满，腹中复坚。因此，咳嗽兼吐涎沫者不可使用汗法治疗。此外，《伤寒论·辨脉法第一》载：“伤寒咳逆上气，其脉散者死，谓其形损故也。”是病证以脉象判断预后顺逆的见证。《金匮要略》承续仲景伤寒证治条辨风格，在第7篇、第12篇、第14篇及第16篇皆论及咳嗽。咳嗽一则作为肺痿的病因，所谓“因咳为肺痿”；二则通过脉象判断咳嗽转归为肺痈病，咳嗽为主症。若见寸口脉微而数，兼见汗出、恶寒者，热过于荣，吸而不出；热之所过，血为之凝滞，蓄结痈脓。此外，水气病亦可引发咳。酒客咳者，乃饮酒太过而伤肺引发咳嗽。然对于水气病及酒客咳者，书中并未给出处方。

二、魏晋南北朝时期——以《删繁方》为咳嗽证治条辨的代表作

《中藏经》中并未出现咳嗽专病论述，但作为肺病常见症状，肺与大肠相表里，肺系疾病和溏泄、痢疾等大肠疾病中皆可见咳嗽症状。《中藏经·卷上·论肺脏虚实寒热生死逆顺脉证之法第二十八》曰：“肺者，魄之舍，生气之源，号为上将军，乃五脏之华盖也。外养皮毛，内荣肠胃，与大肠为表里，手太阴是其经也。肺气通于鼻，和则能知香臭矣。”开篇即全面阐述了手太阴肺经的功能及与之相表里的大肠经。同时，该节讲述了与咳嗽相关的正常脉及异常脉的顺逆预后，曰：“咳而遗溺者，上虚不能制下也。其脉沉浊者，病在内；浮清者，病在外。”又曰：“饮酒当风，中于肺则咳嗽喘闷，见血者，不可治；无血者，可治；面黄目白者，可治；肺病颊赤者，死。”再曰：“久咳而见血，身热而短气，脉当涩，今反浮大；色当白，今反赤者，火克金，十死不治也。”

《删繁方》较《中藏经》的论述更为细致，是本时期咳嗽证治条辨的代表作，包括诸多肺疾咳嗽诊治及有效处方。《删繁方·卷第二·大肠论方》曰：“肺前受病，移于大肠，肺咳不已，则大肠受之，大肠咳则遗失便利。”明确指出肺咳病不已，变生大肠咳。其在“大肠论方”中将咳嗽分为大肠热咳喘，以麻黄汤、淡竹叶饮泄热气方治疗。大肠虚寒，则施以款冬花丸。此外，还有《删繁方·卷第四·三焦脉病论》的大枣汤，《删繁方·卷第五·肺损方》中的款冬花散，《删繁方·卷第五·肺热方》之橘皮汤、止气咳通声方。

《删繁方·卷第七·五脏劳论·肺痨论方》一改前几卷风格，将咳嗽证治条辨论治结合，十分丰富。《删繁方·卷第七·五脏劳论·肺痨论方·肺痨论》总体论述了肺痨病的治疗原则，载："凡肺痨病者，补肾气以益之，肾旺则感于肺矣。人逆秋气，则手太阴不收。肺气焦满，顺之则生，逆之则死；顺之则治，逆之则乱。反顺为逆，是谓关格，病则生矣。"《删繁方·卷第七·五脏劳论·肺痨论方·肺痨方》将咳嗽的证型分为肺痨实热、肺痨热损肺、肺痨热生肺虫3个证型。其一，肺痨实热则以肺痨实热喘急方剂予以治疗，麻黄引气汤方，证见"肺痨实热，气喘息鼻张，面目苦肿"。其二，麦门冬五膈下气丸方，证见"肺痨热，损肺生虫，形如蚕，在肺为病，令人咳逆气喘"。其三，桑白皮根煎方，证见"肺痨热，生肺虫，在肺为病"。此外，此部分尚涉及"肺虚劳"，并且针对这一证型记录有治疗方药，以及药物的使用禁忌，自成体系。

《删繁方·卷第八·气极论方·气极论》清晰地指出了气极论治的原则，曰："然阳病疗阴，阴是其里；阴病疗阳，阳是其表。是以阴阳表里衰旺之源。故知以阳调阴，以阴调阳，阳气实则决，阴气虚则引。"提出早诊断、早治疗的治未病思路："善疗病者，病初入皮毛、肌肤、筋脉则治之，若至六腑五脏，则半死半生矣。"同时，该书对气极病进行了顺逆预测，曰："扁鹊曰：气绝不疗，喘而冷汗出，二日死。"《删繁方·卷第八·气极论方·气极方》将气极病分为伤热与伤寒两类来用药处方。典型伤热者方剂有大前胡汤、竹叶汤、麻黄汤，而伤寒者方剂有五味子汤、黄芪汤。

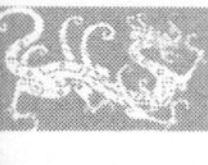

总之，《删繁方》所述咳嗽，见于肺痿、肺痈、大肠病、肺损病、肺痨病及气极病中。撰著体例有"论"有"方"，论方结合。论中主要谈病机病位、治则治法及预后转归，方中则有方有药，且有使用禁忌，尤其是治则治法分阴阳，证型分寒热虚实，为比较系统的论治体系，尤其突出体现了咳嗽脏腑虚实寒热论治的特点。

《辅行诀脏腑用药法要》中记载有"辨肺脏病证文并方"，虽然未见明确分型论治，但却将肺病按照肺虚实论治，分别有小补肺汤、大补肺汤、小泻肺汤、大泻肺汤论治肺病见咳。在"救五脏诸劳损病方"中记载的宁气补肺汤，"二旦六神大小汤"中记载的大青龙汤、大白虎汤皆对肺病咳嗽进行诊治说明。总体而言，该医籍并未对咳嗽有专论，却有咳嗽相关论述与方治内容，内容与《删繁方》似有传承。

《脉经》以脉闻名，其咳嗽脉诊内容对当代临床具有一定指导意义，主要见于卷第二、卷第四、卷第六及卷第八等。《脉经·卷第二·平三关阴阳二十四气脉第一》主要探讨水饮病，病机为"心下有水气"，导致"立秋节即咳"的主症，治疗原则为"治阴"，具体为"刺手太阴经"，取穴"在鱼际间（即太渊穴也）"。此乃辨证论治的例证。针对水饮病，若"右手关前寸口阴绝者"，此为"无肺脉"，"苦患者短气咳逆，喉中塞"，治疗原则为"治阳"，方法为"刺手阳明经"。此乃辨脉论治的典范。该书在"卷第四"继续探讨咳嗽脉诊相关内容，《脉经·卷第四·平杂病脉第二》谈到亡汗见咳嗽者，病因为"饮冷水"，病机为"肺中寒""胃中虚冷"，脉见"紧"。此条文并不附有诊疗措施，涉及病脉证内容，而无"并治"内容。《脉经·卷第四·诊百病死生决第七》记载皆为脉诊原文，系凭脉辨死生的内容，如："咳嗽，脉沉紧者，死；浮直者，生；浮软者，生；小沉伏匿者，死。"又言："咳嗽，羸瘦，脉形坚大者，死。咳，脱形，发热，脉小坚急者，死；肌瘦下脱，形热不去者，死。"此条是对脉证结合的顺逆与生死判断。《脉经·卷第六·肺手太阴经病证第七》曰："肺病，其色白，身体但寒无热，时时咳，其脉微迟，为可治。宜服五味子大补汤、泻肺散。"此条文病脉证并治齐全，病为"肺病"，主证为"咳"，脉微迟，采取"五味子大补汤、泻肺散"治疗，此汤药治疗是对针刺疗法的补充。此外，《脉经·卷第八·平肺痿肺痈咳逆上气痰饮脉证第十五》谈及留饮和支饮，二者兼以咳为主症，其中支饮者可以十枣汤治疗。

三、隋唐时期——《备急千金要方》为咳嗽证治条辨之融合集成

《诸病源候论》形成了咳嗽的不同分类体系，为咳嗽临床体质辨证、脏腑辨证及审因论证等作出巨大贡献。其一，该书将咳嗽分为妇人、小儿及成人咳嗽三种。其中又将妇人咳嗽分为产后咳嗽与妊娠咳嗽，与妇人特殊的生理结合；将小儿咳嗽分为"嗽候"与"咳逆候"。其二，该书将咳嗽分为"五脏六腑咳"。其三，该书又将咳嗽分为"十咳"，分别为风咳、寒咳、支咳、肝咳、心咳、脾咳、肺咳、肾咳、胆咳及厥阴咳。其对每种咳均有比较详细的症状和脉象诊断阐述。一般认为："诊其右手寸口，名气口以前脉，手阳明经也。其脉浮则为阳，阳实者，病腹满，善喘咳……咳嗽脉浮，喘者生，小沉伏匿者死。"常见咳嗽分为"虚劳咳嗽候""伤寒病咳嗽候""时气嗽候""温病嗽候""咳嗽候""久咳嗽候""咳嗽短气候""咳嗽脓血候""久咳嗽脓血候""呷嗽候""暴气嗽候""咳逆候""就咳逆候""咳逆上气呕吐候""咳逆短气候""水肿咳逆上气候""肺痈候"。《诸病源候论》对咳嗽每一候的介绍，可谓提纲挈领，是对秦汉文献的高度概括与总结，具有重要的学术指导价值与作用。

《备急千金要方》融合隋唐以前咳嗽证治条辨文献于一体，是对前代文献的高度归纳与总结。"卷第十七肺脏"记载了咳嗽相关的病证，"卷第十八"则有咳嗽专论。《备急千金要方·卷第十七肺脏·肺脏脉论第一》主要探讨肺与其他脏腑、七情、五音、五味之间的关系，论述了肺脉特点，根据肺脉判断疾病的顺逆及预后。同时，该篇论及肺寒、肺水、肺胀的证候表现，最后针对肺病给出治疗总则，曰："扁鹊云：灸心肺二俞，主治丹毒白狸病。当依源为疗，调其阳，理其阴，则脏腑之病不生矣。"《备急千金要方·卷第十七肺脏·肺虚实第二》列"脉四条，方一十首，灸法二首"，将肺病分为四型论治，即"肺实热""肺与大肠俱实""肺虚冷""肺与大肠俱虚"，在每一证型下又分若干证候，给出不同治疗处方。《备急千金要方·卷第十七肺脏·肺痨第三》有"论一首，方三首，灸法一首"，内容几乎与《删繁方》一致，方剂亦有3首。《备急千金要方·卷第十七肺脏·气极第四》中"论一首，方六首，灸法二首"，"论"同《删繁方》论。《备急千金要方·卷第十八大肠腑·咳嗽第五》专论中所引内容主要有五脏六腑咳与十咳，内容与《黄帝内经》《伤寒论》《金匮要略》《诸病源候论》一脉相承。《备急千金要方·卷第十八大肠腑·咳嗽第五》专论，涉及"论一首，证七条，方六十首，灸法十四首"。综上，《备急千金要

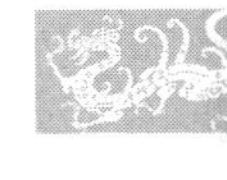

方》是两种不同咳嗽证治体系的汇总，既有汤药诊疗体系，又有针刺治疗体系；既有辨脉论治咳嗽，又有辨证论治咳嗽。

《外台秘要》在“卷第一”“卷第二”题名中虽无咳嗽病名，但同《伤寒论》类似，咳嗽或为或然症，或为鉴别症状出现。尤其难能可贵的是，《外台秘要·第三卷·天行病》中载有“天行咳嗽方五首”，堪为该医籍咳嗽论述亮点所在。其方剂有出处、证候表现、用方、引文，出处分别为《诸病源候论》《广济方》《集验方》《必效方》。其中《诸病源候论》无方，《广济方》记载一首主方，一首又方。从方剂推测，天行病咳嗽分类有“天行壮热咳嗽”“天行肺热咳嗽”“天行病乍寒乍热咳嗽”“天行病上气咳嗽，多唾黏涎，日夜不定”“天行病后因食酒面遂成咳不止”。这5种分型在天行咳嗽临床实践中具有代表性。第一，中天行疫疠之气，以高热为主，兼见咳嗽。第二，感受疫疠天行之气，并无高热，肺热咳嗽，喉有疮。第三，感受天行疫疠之气，出现乍寒乍热，全身骨节疼痛，伴有咳嗽。第四，以咳嗽多痰、上气不足、日夜不定为主症。第五，《外台秘要》指出，天行咳嗽恢复期在饮食上要格外注意。因此，其将疾病向愈因食酒面而复发者亦列为一类，以引起医者的高度重视。

《外台秘要·第九卷·引许仁则疗咳嗽方一十二首》将咳嗽分为4型，热嗽主方为“生地黄等七味汤服之方”，冷嗽施以“大枣等七味汤主之方”，肺气嗽运用“白前等七味汤服之，兼有麻黄等十味丸、桑白皮等十味煎”，饮气嗽宜“细辛等八味汤、葶苈子十五味丸服之方”。同时，该书在主方下列有加减方。《外台秘要·第十卷》涉及肺痿病、肺痈病、咳嗽上气、卒上气、久上气、上气喉中水鸡声、上气胸满等。针对咳嗽，该书无论何病或何证，伴随咳嗽、单见咳或单见嗽者，皆有论治。其他则沿用《删繁方》的论述方式，如肺寒热、大肠虚实寒热、皮虚实等。

四、宋金元时期——对咳嗽证治条辨进一步补充与发展

《三因极一病证方论》主要从“咳嗽叙论”“外因证治”“内因咳嗽证”“不内外因咳嗽”4个部分讨论咳嗽证治。“咳嗽叙论”在阐述咳嗽病因病机的基础上，提出“随脉证治疗，散之，下之，温之，吐之，以平为期”的治疗总则。“外因证治”中记载：“诊其脉，浮为风，紧为寒，数为热，细为湿，随其部位，与人迎相应；推其脏腑，则见病源也。”外因咳嗽的证候特点为“伤风咳者，憎寒壮热，自汗恶风，口干烦躁；伤寒咳者，憎寒发热，无汗恶寒，烦躁不渴；伤暑咳者，烦热引饮，口燥，或吐涎沫，声嘶咯血；伤湿咳者，骨节烦疼，四肢重着，洒洒淅淅，并属外所因”。其将外因咳嗽分为伤风咳嗽、伤暑咳嗽、伤寒咳嗽、伤湿咳嗽。“内因咳嗽证”记载：“此等皆聚于胃，关于肺。肺取膈俞最近，故内因多先有所感，世人并名肺咳嗽也，并属内所因。诊其脉，随其部位，与气口相应，浮紧则虚寒，沉数则实热，弦涩则少血，洪滑则多痰。以此类推，无施不可。”内伤咳嗽的证候特点是：“喜伤心者，咳而喉中介介如肿状，甚则咽肿喉痹，名为心咳；不已，则小肠受之，小肠咳状，与气俱失。怒伤肝者，咳而两胁下痛，甚则不可以转，转则两胠下满，名为肝咳；不已，则胆受之，胆咳之状，咳呕胆汁。思伤脾者，咳而右胁

下痛，阴阴引肩背，甚则不可以动，名为脾咳；不已，则胃受之，胃咳之状，咳而呕，呕则长虫出。忧伤肺者，咳而喘息有声，甚则唾血，名为肺咳；不已，则大肠受之，大肠咳状，咳而遗尿。恐伤肾者，咳而腰背相引痛，甚则咳涎，名为肾咳；不已，则膀胱受之，膀胱咳状，咳而遗溺，久咳不已，则三焦受之。三焦咳状，咳而腹满不欲食。”总结了五脏咳与六腑咳的证候表现。此外，“不内外因咳嗽”中记载：“诊其脉，随其类。假如尺脉浮涩而数，则知伤肾；右关脉濡，则知饮食伤脾；左关脉弦短，则知疲极伤肝。但不应人迎气口者，即是不内外因，皆可类推。”该类咳嗽证候特点为：“病者咳嗽，发作寒热，引腰背痛，或复喘满，此因房劳伤肾；病者中满腹胀，抢心痛，不欲食，此因饥饱伤脾；病者咳嗽，左胁偏痛，引小腹并膝腕疼，此因疲极伤肝；病者咳嗽，吐白涎，口燥声嘶，此因叫呼伤肺；病者咳嗽，烦热自汗，咽干咯血，此因劳神伤心。”书中将房劳、饥饱、呼叫、劳神等列为不内外因，由这些因素导致的咳嗽即为该型特点。

《素问病机气宜保命集·卷下·咳嗽论第二十一》曰：“是知脾无留湿，虽伤肺气而不为痰也。有痰寒少而热多。故咳嗽者，非专主于肺而为病。”将咳嗽分为有痰之嗽及无痰之咳。针对有痰咳嗽，曰：“假令湿气在于心经，谓之热痰；湿在于肝经，谓之风痰；湿在肺经，谓之气痰；湿在肾经，谓之寒痰。所致不同，宜随证而治之。”这是刘完素针对咳嗽有痰者较为精细的诊治论述。其针对“咳而无痰者，以辛甘润其肺。故咳嗽者，治痰为先；治痰者，下气为上”，给出具体的治疗用药指导，如“是以南星、半夏胜其痰而咳嗽自愈，枳壳、陈皮利其气而痰饮自除。痰而能食者，大承气汤微下之，少利为度；痰而不能食者，厚朴汤治之”。刘完素除判断咳嗽是否有痰以外，尚根据“能食与否”来决定理气药的使用程度，能食者与不能食者所用处方不同。此外，刘完素根据咳嗽发作的季节不同而用药有异。夏月发作者，用小柴胡汤加减；冬月发作者，则用小青龙汤加减治疗。如：“夏月嗽而发热者，谓之热痰嗽，小柴胡四两加石膏一两、知母半两用之；冬月嗽而发寒热，谓之寒嗽，小青龙加杏仁服之。”又曰：“然此为大例，更当随证、随时加减之，量其虚实，此治法之大体也。”

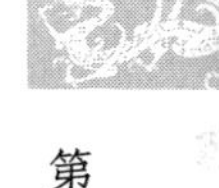

《儒门事亲·卷三·嗽分六气毋拘以寒述二十五》指出，风、寒、暑、湿、燥、火六气皆令人咳，非独寒邪。曰：“岂知六气皆能嗽人？若谓咳止为寒邪，何以岁火太过，炎暑流行，金肺受邪，民病咳嗽……若此之类，皆生于火与热也。岂可专于寒乎？”补充了《素问·卷第十·咳论篇第三十八》仅以寒邪为外感致病的不足，同时在具体论述中，往往“热”与“暑”混论。张从正将咳嗽分为“风乘肺者”“热乘肺者”“火乘肺者”“燥乘肺者”“寒乘肺者”等证型予以论治，并曰：“其治法也，风之嗽，治以通圣散加半夏、大人参半夏丸，甚者汗之；暑之嗽，治以白虎汤、洗心散、凉膈散，加蜜一匙，为呷之；火之嗽，治以黄连解毒汤、洗心散、三黄丸，甚者加以咸寒大下之；湿之嗽，治以五苓散、桂苓甘露散及白术丸，甚者以三花神佑丸下之；燥之嗽，治以木香葶苈散、大黄黄连阿胶丸，甚者以咸寒大下之；寒之嗽，治以宁神散、宁肺散，有寒痰在上者，以瓜蒂散越之。此法虽已几于万全，然老幼强弱、虚实肥瘦不同，临时审定权衡可也。病有变态，而吾之方亦与之俱变。然则枯矾、干姜、乌梅、罂粟壳，其误人也不为少矣。”

《仁斋直指附遗方论·卷之八·咳嗽·咳嗽方论》载曰："治嗽大法，肺脉浮，为风邪所客，以发散取之；肺脉实，为气壅内热，以清利行之；脉濡散为肺虚，以补肺安之。其间久嗽之人，曾经解利，以致肺胃俱寒，饮食不进，则用温中助胃，加和平治嗽等辈。"又曰："肺出气也，肾纳气也。肺为气之主，肾为气之藏。凡咳嗽暴重，动引百骸，自觉气从脐下逆奔而上者，此肾虚不能收气归元也。当以补骨脂、安肾丸主之，毋徒从事于宁肺。诸气诸痰，咳嗽喘壅之烦，须用枳壳为佐。枳壳不惟宽中，又能行其气，气下痰下，他证自平。"杨士瀛提出治嗽大法，将嗽的治疗大法分为发散、清利、温中助胃、补肺及和平治嗽，其中温中助胃与和平治嗽法是针对发散及清利过度使用寒凉药物，以致饮食不进者而设。《卫生宝鉴》有关咳嗽的论述引自张元素之《洁古家珍》，而方剂则收藏一些家传有效方，疗效卓著。

《丹溪心法·卷二·咳嗽十六》将咳嗽分为风寒、痰饮、火郁、劳嗽、肺胀 5 种类型。朱丹溪曰："干咳嗽难治，此系火郁之证，乃痰郁其火。邪在中，用苦梗开之，下用补阴降火之剂，四物加炒柏、竹沥之类。不已则成痨，此不得志者有之，倒仓法好。"又曰："有嗽而肺胀，壅遏不得眠者，难治。"同时，朱丹溪对咳嗽好发时间段用药的原则进行阐释，如："上半日多嗽者，此属胃中有火，用贝母、石膏降胃火；午后嗽多者，属阴虚，必用四物汤加炒柏、知母降火；黄昏嗽者，是火气浮于肺，不宜用凉药，宜五味子、五倍子敛而降之；五更嗽多者，此胃中有食积，至此时，火气流入肺，以知母、地骨皮降肺火。"重视咳嗽时间加以辨证论治乃朱丹溪论咳治咳一大特色。此外，其对咳嗽特效药和灸法有所论述，启迪了后世医家，如对生姜、罂粟壳的使用，如"治嗽灸天突穴、肺俞穴，大泻肺气"等。

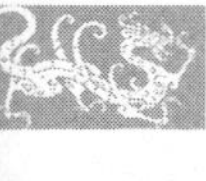

五、明清时期——咳嗽证治条辨进一步细化

《秘传证治要诀·卷之六·诸嗽门》重在论嗽，戴思恭根据证候表现将嗽分为热嗽和冷嗽两种，曰："重饮水一二口而暂止者，热嗽也；呷热汤而暂停者，冷嗽也。"并采用不同的方剂治疗，载："治热嗽，以小柴胡汤加五味。冷嗽，理中汤加五味。"又曰："皆已试之验，此出医余。诸嗽皆可佐以应梦观音散。而加喘者，以此于食前吞下养正丹。"热嗽证候特点为："热嗽，咽喉干痛，鼻出热气，其痰嗽而难出，色黄且浓，或带血缕，或带血腥臭，或坚如蛎肉，不若风寒之嗽，痰清而白。宜金沸草散……"并与风寒嗽相鉴别。除此以外，其对热嗽、冷嗽、嗽血痰与食俱出、凑肺、经年不愈之嗽、暴嗽、时行嗽等皆有证候特点的翔实描述，可以作为临床诊断用药的参考。

《奇效良方》论述咳嗽，主要继承了《黄帝内经》与《三因极一病证方论》，其证治在脉诊上颇有心得，提出咳嗽"通治方"。

《明医杂著》所论咳嗽内容，见于"卷之二"。该书提出咳嗽治疗大法："须分新久虚实。新病，风寒则散之，火热则清之，湿热则泻之；久病，便属虚、属郁，气虚则补气，血虚则补血，兼郁则开郁，滋之，润之，敛之，则治虚之法也。"并针对不同季节、程度轻重等，附有医案及治疗方药。仔细推敲，分型论治亦较为明显。

《医学正传·卷之二·咳嗽》由“论”“脉法”“方法”几部分组成，其中关于咳嗽论治的内容来自刘完素的《素问病机气宜保命集》，说明虞抟十分赞赏刘完素关于咳嗽的论治思想，并继承发展了刘氏大法，曰：“夫欲治咳嗽者，当以治痰为先；治痰者，必以顺气为主。是以南星、半夏胜其痰，而咳嗽自愈；枳壳、橘红利其气，而痰饮自降。痰盛而能食者，小承气汤微下之；痰盛而不能食者，厚朴汤疏导之。夏月嗽而发热者，谓之热嗽，小柴胡加石膏、知母；冬月嗽而发寒热，谓之寒嗽，小青龙汤加杏仁。此治法之大要也，学人不可不知。”

《医学纲目》为楼英所撰，在“卷之二十六·肺大肠部·咳嗽”中，楼英引（洁古）“寒燥湿风火皆能令人咳，惟湿病痰饮入胃，留之而不行，上入于肺则为嗽，假令湿在心经，谓之热痰。湿在肝经，谓之风痰。湿在肺经，谓之气痰。湿在肾经，谓之寒痰。所治不同，各宜随症而治之”。

《医学六要·治法汇八卷》总结历代医家有关咳嗽的论述，认为咳嗽病因繁杂，风、火、痰、郁火、肺痨、肺胀、外感皆可，分型则可分为气虚、阴虚、伤风、外感、咳嗽见血、咳嗽声嘶、咳而心烦、因痰而嗽等，并附有治疗用药。治疗时既要考虑咳嗽时间长短、新咳久咳、是否干咳，又要对咳嗽与肺痈、肺痿兼见咳嗽进行鉴别。该书在“卷三·咳嗽门·胁痛嗽”中，尤其提出了肺寒的诊治，曰：“肺寒，咳白痰，作白泡，属肺中虚寒，口甘涎沫流，脉沉弦细迟，属胃中寒，口出清水，心下汪洋，作嘈杂，胃胁胀痛不食，均属冷饮停于胃中，攻肺则咳，半夏温肺汤主之。”其结论为：“百病惟咳嗽难治，大要分辨明白方妙。如一咳便有痰者，属脾湿盛而痰滑也，宜南星、半夏、皂角灰之类燥之，油润之剂所当忌也。如连咳数声痰便不出者，属肺燥，宜杏仁、苏子、麦冬、花粉、知母之类润之，忌燥剂。又曰：咳而无痰者，以甘寒润其肺，痰多而致咳者，以辛平燥其脾。肺与大肠为表里，火郁于腑，肺气不得下降，因而咳多大便结涩，大柴胡汤下之，或用竹沥姜汁下滚痰丸。”

《医贯·卷之四·先天要论上·咳嗽论》首先论咳嗽病位，并给出治疗大法，曰：“虽分六腑五脏之殊，而其要皆主于肺。盖肺为清虚之府，一物不容，毫毛必咳。又肺为娇脏，畏热畏寒。火刑金故嗽，水冷金寒亦嗽。故咳嗽者，必责之肺，而治之之法不在于肺，而在于脾。不专在脾，而反归功于肾。盖脾者，肺之母；肾者，肺之子。故虚则补其母，虚则补其子也。”其次赵献可针对外感风寒咳嗽的分型论治自有特色。若为形气病气俱实者，以发散表邪，使邪气自表而出，如此，可一汗而愈；若形气病气稍虚者，宜以补脾为主，而佐以解表之药为治疗大法。辨治特点是：“若肺不虚，邪何从而入耶？古人所以制参苏饮中必有参，桂枝汤中有芍药、甘草，解表中兼实脾也。脾实则肺金有养，皮毛有卫，已入之邪易出，后来之邪无自而入矣。若专以解表，则肺气益虚，腠理益疏，外邪乘间而来者，何时而已耶？须以人参、黄芪、甘草以补脾，兼桂枝以驱邪，此予谓不治肺而治脾，虚则补其母之义也。”强调辨治咳嗽当依据患者的体质情况具体对待。对于咳嗽突然加重情况的诊治，赵氏提出：“凡咳嗽暴重，动引百骸，自觉气从脐下逆奔而上者，此肾虚不能收气归元，当以地黄丸、安肾丸主之。”针对房劳伤咳嗽者，赵氏治疗在于壮水之主，方药用六味地黄丸。曰：“有火烁肺金而咳嗽者，宜清金降火……盖病本起于房劳太

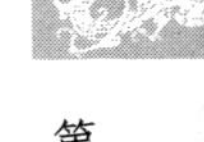

过，亏损真阴，阴虚而火上，火上而刑金，故咳。咳则金不能不伤矣。予先以壮水之主之药，如六味地黄之类，补其真阴，使水升而火降；随即以参芪救肺之品，以补肾之母，使金水相生而病易愈矣。”针对脾虚而水泛为痰者，曰：“有脾胃先虚，土虚不能制水，水泛为痰，子来乘母而嗽者矣。”治疗大法为“须用六君子汤加炮姜以补脾肺，八味丸以补土母而引水归原”。

《景岳全书·明集·卷之十九·杂证谟·咳嗽·论证》言：“咳嗽一证，窃见诸家立论太繁，皆不得其要，多致后人临证莫知所从，所以治难得效。”又言：“外感有嗽，内伤亦有嗽，此一实一虚，治当有辨也。”张景岳尤其谈道：“若内伤之嗽，则其病来有渐，或因酒色，或因劳伤，必先有微嗽而日渐以甚。其证或为夜热潮热，或为形容瘦减，或两颧常赤，或气短喉干，其脉，轻者亦必微数，重者必细数弦紧。”此外，张景岳在外感、内伤两大证型下列有翔实的咳嗽分型论治内容。

《理虚元鉴·卷上·劳嗽症论》曰：“余于劳嗽症，尝列四候以为准。夫四候者，肺有伏逆之火，膈有胶固之痰，背畏非时之感，胸多壅塞之气。然此四候，以肺火伏逆为主，余三候则相因而至。”劳嗽四候为“劳嗽初起”“干咳嗽”“咳嗽痰中带血珠血丝”及“劳嗽吐血”。

《嵩厓尊生书》在其“卷之五·病机部”和“卷之七·中身部上·肺分”中皆有对咳嗽证治条辨的记载，将咳分十二经论。这是景日昣与其他医家论咳的不同之处。书中还列有“咳与嗽异论”说，对咳与嗽进行鉴别诊断，曰：“咳。有声无痰，曰咳。非无痰，嗽费力，痰不易出，病在肺。肺主声，故声先痰后。嗽。有痰无声，曰嗽。非无声，痰随嗽出，声不甚响，病在脾。痰藏于脾，故痰出嗽止。二者总之，心火困脾克金所致。因咳有痰，重在咳，肺为主，宜急顺气。肺恶温燥，橘红、贝母、桔梗、桑皮、知母、款冬、紫菀为要药。因痰致咳，重在痰，脾为主。脾恶寒润，二术、星、夏为要药，商火兼治，最是治咳要法。”同时，书中还列有“咳嗽四时昼夜论”，根据春夏秋冬及一日不同时间咳嗽加重的情况而辨时用药。

《辨证录》为清代陈士铎所撰著。陈士铎在“卷之四·咳嗽门八则”中对咳嗽进行分型论治。陈氏对咳嗽的诊疗有其自身特色，有主方，有次方。其一，治风寒咳嗽法。甘桔汤、小柴胡汤为陈氏治风寒咳嗽常用方。其云：“人有骤感风寒，一时咳嗽，鼻塞不通，嗽重痰必先清后浊，畏风畏寒，此风寒入于皮毛，肺经先受之也。夫肺之窍通于鼻，肺受风寒之邪，而鼻之窍不通者，阻隔肺金之气也。肺窍既不能通，而人身之火即不能流行于经络，而火乃入于肺，以助风寒之党也。故初起咳嗽，必须先散风寒，而少佐散火之剂，不可重用寒凉以抑其火，亦不可多用燥热以助其邪，用和解之法为最妙。”郁金丹为治疗春暖夏热不嗽，一遇秋凉，即咳嗽不宁，甚至气喘难卧的情况。其二，治气虚咳嗽法。善散汤、宁嗽丹为治疗肺气虚而嗽难愈者。子母两富汤加味为治疗肾气虚而上泛为痰咳嗽。补母止嗽汤、助金汤是治久嗽不愈，反饮食少思，强食不化，吐痰不已者，此乃脾胃虚寒不生肺，使邪留中脘作嗽者。六君子汤加减为治咳嗽长年不愈，吐痰色黄，结成顽块，凝滞喉间，肺气不清，用尽气力始得吐出于口者。其三，治阴虚咳嗽法。平补汤治阴气素虚，偶犯风邪，而致咳嗽者。其云：“人以散风祛邪之药治之而愈甚……然而徒滋其阴，而肝气未平，则木来侮金，咳亦难已。法宜平肝而益之以补水之剂，则水能资木，而木气

更平也……肝经郁解，而肺经风邪亦不必祛而自散矣。”子母两富汤加减用于久咳不愈，口吐白沫，气带血腥，一般认为痰湿蕴肺，实为肺金之燥。其云：“肾水足以上升而交于心，亦且心火下降而交于肾，不传于肺矣……惟其肺气先已匮乏，高源之水无有留余之势，而欲下泽之常盈，以上供于肺金之用，此必不得之数也，治法自宜专润肺金之燥矣……而肾火上冲，则肺且救子之不暇，何能自润？此肺肾必宜同治。”转逆养肺汤治久病咳嗽，吐痰色红，盗汗，肠鸣作泄，午后发热。其云：“是脾邪将传于肾……邪不入肾肝，尚有可生之机，亟宜平肝滋肾……再益之健脾之品……补其阴而泄自止，阴旺则火息不去烁金；金安则木平不去客土……而咳嗽亦愈矣。”这些论述皆体现了陈氏的咳嗽学术主张与思想。

《医学真传·咳嗽》首先对咳嗽的治疗进行了总体论述，曰：“语云：诸病易治，咳嗽难医。夫所以难治者，缘咳嗽根由甚多，不止于肺。”并纠时弊，曰：“今世遇有咳嗽，即曰肺病，随用发散、消痰、清凉、润肺之药，药日投而咳日甚，有病之经脉，未蒙其治，无病之经脉，徒受其殃。至一月不愈，则弱证将成，二月不愈，则弱证已成，延至百日，身命虽未告殂，而此人已归不治之证矣。”说明咳嗽一病的诊治难度较大，治疗不当可致“弱证”，此“弱证”是高士宗首次提出咳嗽治疗不当的后遗症。其进一步明确咳嗽初期，或起于肾，起于肝，起于脾，起于胃，起于中、上二焦，起于肺者，并指出辨治要点为“治当察其原，察原之法，在乎审证”，强调审证察原的重要性。

《医学真传》不同于其他医籍之处，在于其对咳嗽的论治分型颇有特色。该书将咳嗽分为咳嗽伴气上冲、咳嗽伴吐血、咳嗽伴喉痒、脾咳（咳兼喘者）、胃咳（肠胃咳），以及虚伤风咳 6 种类型，其中每种类型的咳嗽又分为不同证型分别论治。

第一，对咳嗽伴喉痒进行分析。书中载：“若喉痒而咳，是火热之气上冲也；火欲发而烟先起，烟气冲喉，故痒而咳。”除火热之气上冲以外，还可见于伤风、寒凝上焦咳嗽伴喉痒，曰：“又有伤风初起，喉中一点作痒，咽热饮则少苏，此寒凝上焦，咽喉不利而咳也。”高氏提出以上两种情况的治疗原则为：“治当和其上焦。”而针对胸中作痒，痒则为咳者，高氏认为：“此中焦津血内虚，或寒或热而为咳，法当和其中焦。此喉痒之咳，而属于上、中二焦也。”第二，对咳嗽伴气上冲之证进行探讨。曰：“若气上冲而咳，是肝、肾虚也。”分析其病机曰：“夫心、肺居上，肝、肾居下。肾为水脏，合膀胱水腑，随太阳之气，出皮毛以合肺。肺者天也，水天一气，运行不息。今肾脏内虚，不能合水腑而行皮毛，则肾气从中土以上冲，上冲则咳。此上冲之咳而属于肾也。”又曰：“又肝藏血，而冲、任血海之血，肝所主也。其血则热肉充肤，澹渗皮毛，卧则内归于肝。今肝脏内虚，不合冲、任之血，出于肤腠，则肝气从心包以上冲，上冲则咳。此上冲之咳而属于肝也。”书中虽未给出治疗法则，但治疗此类咳嗽重在滋补肝肾。第三，对咳嗽伴吐血之症进行了辨析。高氏认为“又有先吐血，后咳嗽者。吐血则足厥阴肝脏内伤，而手厥阴心包亦虚，致心包之火上克肺金。心包主血、主脉，血脉内虚”，证见“夜则发热，日则咳嗽，甚则日夜皆热，日夜皆咳，此为虚劳咳嗽。先伤其血，后伤其气，阴阳并竭，血气皆亏”，治疗大法则为“服滋阴之药则相宜”，并告诫医者“服温补之药则不宜”。其对此类咳嗽进行了顺逆转归的预测，认为：“如是之咳，百无一生，此咳之属于心包也。”第四，论咳属于脾者，咳必兼喘。高氏认为：“又手太阴属肺金，天也；足太阴属脾土，地也。在运气则土生金，在脏腑则地天交。今脾土内虚，土不胜水，致痰涎上涌，地气不升，天气不降，而为咳，咳必兼喘，此咳之属于脾也。”第五，对肠胃之咳进行了论述。高氏曰：“又胃为水谷海，气属阳明，足阳明主胃，手阳明主大肠。阳明之上，燥气治之，其气下行；今阳明之气不从下行，或过于燥而火炎，或失其燥而停饮，咳出黄痰，胃燥热也；痰饮内积，胃虚寒也。”其根据痰辨其病机，或为燥热，或为虚寒，燥热者则黄痰出，虚寒者则饮停肠胃。“消痰散饮”为这两种咳之治疗原则。第六，对“虚伤风”咳的诊疗进行详辨。高氏曰：“外有伤风咳嗽，初起便服清散药，不能取效者，此为虚伤风也，最忌寒凉发散，投剂得宜，可以渐愈。又有冬时肾气不足，水不生木，致肝气内虚，洞涕不收，鼻窍不利，亦为虚伤风，亦忌发散。投剂得宜，至春天和冻解，洞涕始收，鼻窍始利。”其指出“虚伤风”一方面来自体质肾气不足者，另一方面来自伤风咳嗽，初期用药不效者，故提出用药禁忌为“最忌寒凉发散”，实为用药经验之谈。

在温病古籍中，《温疫论》中并未见到有关咳嗽的专篇论述，但在行文中有涉及咳嗽、咳、嗽的内容，如“解后宜养阴忌投参术”中有“或劳嗽涌痰”，“脉证不应”中提到“伤风咳嗽”“嗽止脉调”，“知一”中提到“嗽血”，“主客交”中提到“咳血”，“《伤寒例》正误”中提到“痰嗽喘急”。

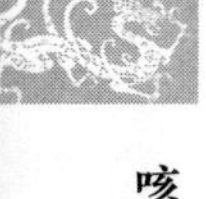

《六因条辨》中涉及咳嗽的内容主要有春温，表现为咳嗽或者咳嗽胁痛；伏暑中提到“秋伤于燥，冬生咳嗽”“咳嗽为秋天之伏燥”；冬温中提到“咳嗽口渴舌燥”“而犹口渴舌燥咳嗽”“呛咳胁痛”“口渴咳嗽”“咳嗽斑疹”；伤风中提到“咳嗽多痰”；斑疹中提到“咳嗽嚏涕”“咳嗽声低”等。

此外，《伤寒指掌》中关于咳嗽的证治条辨内容相对较多，可见于“少阳经症”“阳明经症”“少阴经症”“瘥后诸病”等多个篇目，咳嗽或为主症，或为兼症，有证、有治、有方、有药，涉及面广。若临床辨为温病咳嗽，可参《伤寒指掌》为临床诊疗提供借鉴，如：“凡感外邪……发热而兼咳嗽者，此伤风之重症，伤寒之轻症也……主治以手太阴为主。”“如发热、头痛、咳嗽，外虽恶寒而口渴舌燥，此肺有火邪而太阳感寒也，宜羌活、前胡、桑杏、羚羊角、薄荷、黄芩、贝母、橘红、桔梗之类外散寒邪，内清肺火。兼喘者，火为寒郁，麻杏甘石汤妙。”

六、小结

综上，历代医家针对咳嗽所形成的丰富的证治条辨内容，皆可作为本病临床诊疗之参考。其中以《伤寒论》为咳嗽脉证条辨诊治的典型代表，其或舍证从脉，或舍脉从证，抑或脉证相参，辨治重在析脉证以辨治，是临床医师诊疗咳嗽的思想源泉。而温病类古籍中尤有特色的是涉及舌诊内容的篇幅。这些皆是中医诊疗咳嗽不可多得的临床经验结晶。现代中医临床诊疗本病，除要参详指南内容以外，还要阅读古代医家的诊疗思路与用方。这样才能达到开阔临床思维、提升临床疗效的目的，进而使诊疗效果逐渐进入事半功倍的佳境。

第四章

治则治法

第一节
咳嗽治疗总则

《素问·卷第十七·调经论篇第六十二》：岐伯曰：气有余则喘咳上气，不足则息利少气。血气未并，五脏安定，皮肤微病，命曰白气微泄。帝曰：补泻奈何？岐伯曰：气有余，则泻其经隧，无伤其经，无出其血，无泄其气。不足，则补其经隧，无出其气。

《辅行诀脏腑用药法要·辨肺脏病证候文并方》：陶云：肺德在收。故经云：以酸补之，咸泻之；肺苦气上逆，急食辛以散之，开腠理以通气也。

《三因极一病证方论·卷之十二·咳嗽叙论》：故经云：五脏六腑，感寒热风湿，皆令人咳……其可一法而治之。治之，当推其三因，随脉证治疗，散之、下之、温之、吐之，以平为期。

《仁斋直指附遗方论·卷之八·咳嗽·咳嗽方论》：治嗽大法，肺脉浮，为风邪所客，以发散取之；肺脉实，为气壅内热，以清利行之；脉濡散为肺虚，以补肺安之。

《奇效良方·卷之三十·咳嗽门附论》：若脉浮缓为风，宜以散之，弦紧为寒，宜以温解，沉涩为湿，当以燥之，弦滑在胃口者，以涤其痰，浮盛在气口者为气，则当疏之，微细者为虚，则当补之，细数者为虚劳，宜以滋养血气，沉实有力为气实，实则当泻，濡弱无力者，为肺气耗散，则当收敛，各从其类。医者详审，考证用药，则无差失，可为上工矣。

《明医杂著·卷之二·咳嗽》：咳谓有声，肺气伤而不清；嗽谓有痰，脾湿动而生痰；咳嗽者，因伤肺气而动脾湿也。病本虽分六气五脏之殊，而其要皆主于肺。盖肺主气而声出也，治法须分新久虚实。新病，风寒则散之，火热则清之，湿热则泻之；久病，便属虚、属郁，气虚则补气，血虚则补血，兼郁则开郁，滋之，润之，敛之，则治虚之法也。

《医学正传·卷之二·咳嗽·方法》：治嗽最要分肺虚肺实。若肺虚久嗽，宜五味子、款冬花、紫菀、马兜铃之类以补之；若肺实有火邪，宜黄芩、天花粉、桑白皮、杏仁之类以泻之。

《医学原理·卷之五·咳嗽门·治咳嗽大法》：咳嗽之症大法，要分肺虚、肺实为主。虚则补正气，实则泻邪气。

《医学六要·治法汇八卷·三卷·咳嗽门·胁痛嗽》：凡嗽，春是上升之气，寒令尚存，微兼辛散；夏是火邪炎上，宜润以降之；秋是湿热伤肺，宜清肺；冬是风寒外束，宜发散。

《医贯·卷之四·先天要论上·咳嗽论》：咳谓无痰而有声，嗽是有痰而有声。虽分六腑五脏之殊，而其要皆主于肺。盖肺为清虚之府，一物不容，毫毛必咳。又肺为娇脏，畏热畏寒，火刑金故嗽，水冷金寒亦嗽。故咳嗽者，必责之肺。而治之之法，不在于肺，而在于脾；不专在脾，而反归重于肾。盖脾者，肺之母；肾者，金之子。故虚则补其母，虚则补其子也。

《考证病源·咳嗽者肺气之不清》：医者须识其致病之源，风寒者散之，火热者清之，湿者燥之，燥者润之，如此则肺气清而咳嗽不作，胃气和而痰涎不生矣。若夫咳嗽日久，肺气散失，胃气空虚者，又当以敛肺助胃为主，不可专事于清气消痰也。

第二节
外感咳嗽治法

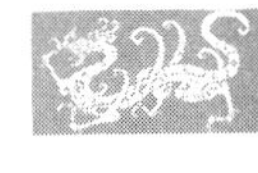

一、疏风散寒，宣肺止咳

《医学原理·卷之五·咳嗽门·论》：如因风寒外束，以致皮肤腠理闭密，肺气不得舒畅，郁而成火而为咳嗽者，法当辛温之剂发散表邪为主。二者皆为外因，乃六淫外邪所致。

《医学六要·治法汇八卷·三卷·咳嗽门·胁痛嗽》：冬是风寒外束，宜发散。

《辨证录·卷之四·咳嗽门八则》：夫肺之窍通于鼻，肺受风寒之邪……故初起咳嗽，必须先散风寒，而少佐散火之剂，不可重用寒凉以抑其火，亦不可多用燥热以助其邪，用和解之法为最妙，如甘桔汤、小柴胡汤是也。

二、疏风清热，宣肺止咳

《伤寒指掌·卷之一·阳明新法·阳明兼肺》：如遇发热恶寒，咳嗽喉燥，渴饮，舌苔白中带黄，或白而燥刺，或边红中白，脉来浮数，此风温客于太阴手经，而内热发于阳明之表也，宜羚羊角、前胡、杏仁、连翘、薄荷、桔梗、黄芩、豆豉、淡竹叶之类以解风热。如兼烦闷呕恶，脉沉足冷者，欲发痧疹也，亦以此方加牛蒡、防风透之。

三、疏风清肺，润燥止咳

《伤寒兼证析义·素患咳家兼伤风寒论》：至于风燥一证，辨治尤难。盖燥为秋气，令不独行，必假风寒之威而令，乃振咳乃发也。然考之于《经》，则不曰“秋伤于燥”，而言“秋伤于湿”，何也？夫秋令本燥，以长夏湿土郁蒸之，余气渐渍于身中，随秋令收敛而伏于肺卫之间，直待秋深燥令大行，与湿不能相容，至冬而为咳嗽也。此症有肺燥胃湿，两难分解之势，古方中，惟《千金》麦门冬汤、《千金》五味子汤二方，独得其秘。不知者以为敛散不分，燥润杂出，则又置而不用，总未达分解风燥之义耳。喻嘉言先生不明湿气内伏，燥令外伤之意，直云《内经》独遗“长夏伤于湿”句，致令秋伤于燥误为伤湿，殊失《内经》精微之奥矣。

四、辛凉宣泄，清肺平喘

《素问病机气宜保命集·卷下·咳嗽论第二十一》：若咳而无痰者，以辛甘润其肺。

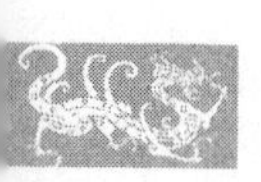

第三节
内伤咳嗽治法

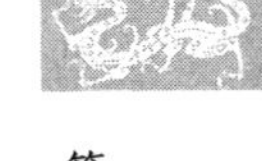

一、燥湿化痰，理气止咳

《素问病机气宜保命集·卷下·咳嗽论第二十一》：故咳嗽者，治痰为先；治痰者，下气为上。是以南星、半夏胜其痰而咳嗽自愈，枳壳、陈皮利其气而痰饮自除。痰而能食者，大承气汤微下之，少利为度；痰而不能食者，厚朴汤治之。

《金匮钩玄·卷第一·咳嗽》：嗽而胁痛，宜疏肝气，用青皮等方。方在后，二陈汤内加南星、香附、青黛、姜汁。

《赤水玄珠·第七卷·咳嗽门·论湿痰生嗽》：夫咳之为病，有一咳则出痰者，脾胜湿而痰滑也。有连咳十数声不出痰者，肺燥胜痰湿也。滑者宜南星、半夏、皂角灰之属，燥其脾。若利气之剂，所当忌也。涩者宜枳壳、紫苏、杏仁之属，利其肺。若燥肺之剂，所当忌也。

《医学原理·卷之五·咳嗽门·论》：虽然种种不同，大抵在乎利气豁痰为本。是以先哲谓治咳嗽者治痰为先，治痰饮者利气为本。是以用南星、半夏燥其痰，咳嗽自愈；枳壳、橘红利其气，痰饮自消。

《医学六要·治法汇八卷·三卷·咳嗽门·痰》：因痰而嗽者，痰为重，主治在脾。因咳而动痰者，咳为重，主治在肺。一切食积痰积，上升而致咳者，只治其痰，消其积，咳自止。不必用凉药、肺药。洁古曰：治咳嗽以化痰为先，化痰以导气为主，以南星、半夏化其痰，而咳嗽自愈；以枳壳、橘红利其气，而痰饮自降，此其大略耳。

《仁斋直指附遗方论·卷之八·咳嗽·咳嗽方论》：诸气诸痰、咳嗽喘壅之烦，须用枳壳为佐。枳壳不惟宽中，又能行其气，气下痰下，他证自平。

二、清热化痰，肃肺止咳

《金匮钩玄·卷第一·咳嗽》：火，降火、清金、化痰。

《医学原理·卷之五·咳嗽门·治咳嗽大法》：火郁而嗽者，宜降火清金豁痰。用黄芩、海石、瓜蒌、青黛、桔梗、半夏、香附、青皮、诃子共为末，炼蜜丸芡实大，临卧噙化三五丸。其症痰少声多，面赤干嗽者，乃火郁之甚，难治，乃痰郁火于肺中。宜先用桔梗苦辛之药以开之，仍用补阴降火之剂为主。此不得志者多有之。

凡痰火逆而上者，必先治火，治火之后，看痰与火孰急，如痰急，宜先豁痰而后降火。阴虚火动而嗽，宜四物合二陈，加炒黄柏、知母、五味、麦冬。

《痰火点雪·卷一·痰火咳嗽》：若内伤之咳，痰火则甚于清晨，法当清痰降火。火浮于肺，为咳则甚于黄昏，治在清金。

三、清肺泻热，化痰止咳

《医学六要·治法汇八卷·三卷·咳嗽门·痰》：痰为火所逆上者，先泻火。然亦看缓急治，或先降火，或先理气。

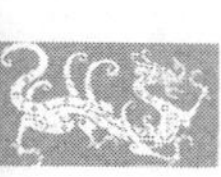

四、养阴清热，润肺止咳

《金匮钩玄·卷第一·咳嗽》：干咳嗽者，难治。此系火郁之证，乃痰郁火邪在中。用苦梗以开之，下用补阴降火。不已，则成劳，倒仓好。此证不得志者有之。

《医学六要·治法汇八卷·三卷·咳嗽门·胁痛嗽》：如连咳数声痰便不出者，属肺燥，宜杏仁、苏子、麦冬、花粉、知母之类润之，忌燥剂。

《医学六要·治法汇八卷·三卷·咳嗽门·暴失音即喉哑》：热而失音，槐花炒香，于地上出火毒，仰卧，细嚼。忽然失音，喉燥者，用猪脂油二斤，锅中炼化，捞去渣，入白蜜一斤，再炼，少顷滤净，入瓷器内，冷定成膏，不时挑服一茶匙即愈。亦可常服，润肺。

《景岳全书·明集·卷之十九·杂证谟·咳嗽·内伤嗽证治共七条》：内伤咳嗽，凡水亏于下，火炎于上，以致火烁肺金，而为干渴烦热，喉痛口疮，潮热便结，喜冷，尺寸滑数等证，则不得不兼清火，以存其水，宜四阴煎，或加减一阴煎、人参固本丸主之。

《痰火点雪·卷一·痰火辨惑》：如始于风寒，时未即发，致火郁久咳，伤其肺金，是谓母令子虚。法当君以清金，佐以滋水，使以降火，所谓补母益已，伐邪制亢之意也。

《伤寒兼证析义·素患咳家兼伤风寒论》：问：阴虚咳逆之人，龙火易于炎上，若更感风寒，而用升散之药，则虚火愈炎，为之奈何？曰：胃气不清之痰嗽，证类繁多。若阴虚火炎之干咳，惟有房劳伤精，思郁伤脾两途。审系精伤，则宜补精，神伤则宜养神，一定法也，有客邪加临而见表证，频与小剂桂枝汤和其营卫，然必倍芍药以护阴，增胶饴以润燥，使中气有权，则阴火不致于上炎，以共襄建中之功。况芍药得桂，无酸寒收敛之虞，桂得芍药无妄动阴血之患。如气虚畏寒手足寒者，则加黄芪，血虚烦热手心热者，则加牡丹皮，实阴虚感寒之神丹，即咳而小便利。若失小便者，亦不出是汤也。至若夏秋阴虚感冒，莫如葱白香豉汤最宜。兼可以救温病热病时行疫疠之阴虚者。

历推诸验，未有不重在本病者，大抵火炎干咳，悉是阴虚。古人虽有肾肝同治之论，然细格病情，多属肾水枯竭，肝脏多火之证，所以只宜壮水制阳。若导火之法，断断不可轻试也。

五、和胃止呕，引水下行

《温病条辨·卷一上焦篇·暑温》：二九、两太阴暑温，咳而且嗽，咳声重浊，痰多不甚渴，渴不多饮者，小半夏加茯苓汤再加厚朴、杏仁主之。

既咳且嗽，痰涎复多，咳声重浊，重浊者，土音也，其兼足太阴湿土可知。不甚渴，渴不多饮，则其中之有水可知，此暑温而兼水饮者也。故以小半夏加茯苓汤，蠲饮和中；再加厚朴、杏仁，利肺泻湿，预夺其喘满之路；水用甘澜，取其走而不守也。此条应入湿温，却列于此处者，以与上条为对待之文，可以互证也。

《温病条辨·卷三下焦篇·风温、温热、温疫、温毒、冬温》：三十一、温病愈后，嗽稀痰而不咳，彻夜不寐者，半夏汤主之。

六、清燥滋阴，宣肺止咳

《医学原理·卷之五·咳嗽门·论》：又有元气虚败之人，阴虚火动而嗽者，又不可专执燥痰利气而不知变，必当以四物、滋阴降火之剂为主，以利气豁痰为标。

《景岳全书·明集·卷之十九·杂证谟·咳嗽·内伤嗽证治共七条》：干咳嗽证，在丹溪云：火郁之证，乃痰郁火邪在肺中，用苦梗以开之，下用补阴降火，不已则成劳，须用倒仓法。此证多是不得志者有之。愚谓丹溪此说，殊不其然，夫既云不得志，则其忧思内伤，岂痰火病也？又岂苦梗倒仓所宜攻也？盖干咳嗽者，以肺中津液不足，枯涸而然，此明系内伤亏损，肺肾不交，气不生精，精不化气，所以干涩如此。但其有火无火，亦当辨治：若脏平无火者，止因肺虚，故必先补气，自能生精，宜五福饮之类主之；若脏气微寒者，非辛不润，故必先补阳，自可生阴，宜理阴煎或六君子汤之类主之；若兼内热有火者，须保真阴，故必先壮水，自能制火，宜一阴煎，或加减一阴煎兼贝母丸之类主之。若以此证而但知消痰开郁，将见气愈耗，水愈亏，未免为涸辙之鲋矣。

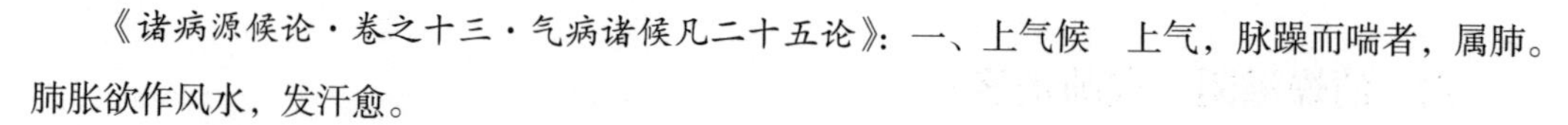

第四节
其他

《诸病源候论·卷之十三·气病诸候凡二十五论》：一、上气候　上气，脉躁而喘者，属肺。肺胀欲作风水，发汗愈。

《儒门事亲·卷三·嗽分六气毋拘以寒述二十五》：有寒痰在上者，以瓜蒂散越之。

《仁斋直指附遗方论·卷之八·咳嗽·咳嗽方论》：其间久嗽之人，曾经解利，以致肺胃俱寒，饮食不进，则用温中助胃，加和平治嗽等辈。

一种传注，病涉邪恶，五脏反克，毒害尤深。近世率用蛤蚧、天灵盖、桃柳枝、丹砂、雄黄、安息香、苏合香丸通神之剂，然则咳嗽证治，于此可以问津索途矣。抑尤有说焉，肺出气也，肾纳气也，肺为气之主，肾为气之藏。凡咳嗽暴重，动引百骸，自觉气从脐下逆奔而上者，此肾虚不能收气归元也。当以补骨脂、安肾丸主之，毋徒从事于宁肺。

《医学原理·卷之五·咳嗽门·论》：治疗之法当详所因，如因热伤元气，亢而成火，熏烁肺金而为咳嗽者，法当甘温之剂滋补元气为主……如七情之火伤心，谓之热嗽。法当收敛心气……如七情之邪伤肝，谓之风嗽。法当益肝……如七情之邪伤肺，谓之气嗽。法当清肺金……如七情之邪伤脾，谓之湿嗽。法当燥脾去湿……如七情之邪伤肾，谓之寒嗽。法当理肾元。

《辨证录·卷之五·春温门三十三则》：春月伤风，身热咳嗽，吐痰恶热，口渴，是伤风而阳明之火来刑肺金，非伤寒传经入于阳明也。夫阳明胃土本生肺金，何以生肺者转来刑肺乎？盖肺乃娇脏，风入肺经必变为寒，胃为肺金之母，见肺子之寒，必以热济之。夫胃本无热也，心火为胃之母，知胃欲生金，乃出其火以相助。然而助胃土之有余，必至克肺金之不足，是借其兵以讨贼，反致客兵残民，故胃热而肺亦热，而咳嗽口渴之症生矣。治法泻心火以安胃土，自然肺气得养，而风邪自散。方用平邪汤。

第五节
治疗禁忌

《备急千金要方·卷第十八大肠腑·咳嗽第五》：夫咳家，其脉弦。欲行吐药，当相人强弱而无热，乃可吐耳。

咳家，其人脉弦为有水，可与十枣汤下之。不能卧出者，阴不受邪故也。留饮咳者，其人咳不得卧，引项上痛，咳者如小儿掣纵状。夫酒客咳者，必致吐血，此坐久极饮过度所致也，其脉沉者，不可发汗。久咳数岁，其脉弱者可治，实大数者死，其脉虚者，必善冒，其人本有支饮在胸中故也，治属饮家。上气汗出而咳，属饮家。咳而小便利，若失溺，不可发汗，汗出即厥逆冷。

《儒门事亲·卷三·嗽分六气毋拘以寒述二十五》：此法虽已几于万全，然老幼强弱，虚实肥瘦不同，临时审定权衡可也。病有变态，而吾之方亦与之俱变，然则枯矾、干姜、乌梅、罂粟壳，其误人也不为少矣。呜呼！有人自幼咳嗽，至老不愈而亦不死者，余平生见此等无限。或小年咳嗽，不计男女，不数月而殒者，亦无限矣。夫宁神、宁肺散，此等之人，岂有不曾服者哉？其不愈而死者，以其非寒嗽故也。彼执款冬花、佛耳草，至死不移者，虽与之割席而坐可也。曹魏时，军吏李成苦咳嗽，昼夜不寐，时吐脓血，华佗以谓：咳之所吐，非从肺来。以苦剂二钱匕，吐脓血二升余而瘥。若此之嗽，人不可不知也。

《丹溪心法·卷二·咳嗽十六》：湿痰带风喘嗽者，不可一概苦寒折之，如千缗汤、坠痰丸。更以皂角、萝卜子、杏仁、百药煎，姜汁丸，噙化。湿痰带风，以千缗汤、坠痰丸，固捷。痰积嗽，非青黛、瓜蒌不除。

口燥咽干有痰者，不用半夏、南星，用瓜蒌、贝母；饮水者不用瓜蒌，恐泥膈不松快。

《金匮钩玄·卷第一·咳嗽》：火气浮于肺者，不宜用凉药，用五味、五倍敛而降之。有痰因火逆上者，先治火，后治其痰也。

《普济方·卷一百五十七·咳嗽门·总论》：夫痰嗽之疾，有一时感冒寒热者，不可便投半夏、南星等热药，恐凝滞其痰，终身为痼疾，惟宜发散去热，而痰嗽自止，切宜审于用药。

《赤水玄珠·第七卷·咳嗽门·论湿痰生嗽》：治嗽最要分肺虚实。新嗽夹虚者，可用人参。风寒邪盛，及久嗽热郁者，切不可用。五味子亦然。

咳嗽口燥咽干有痰，不用半夏，用瓜蒌、贝母。饮水者，不用瓜蒌，恐滞膈不快。

《医学六要·治法汇八卷·三卷·咳嗽门·干咳》：干咳嗽系火郁之甚，难治乃痰郁火邪在肺，上用苦梗开之，下用补阴降火药，不已则成劳，须行倒仓法。此症因不得志者有之，切忌半夏，宜瓜蒌、贝母等润剂。恶心，忌瓜蒌。

《医学六要·治法汇八卷·三卷·咳嗽门·暴失音即喉哑》：已经发散，润肺不应用。有嘶骂叫喊、喉破失音者，不可作火治而用凉药。须大补，八珍加甘、桔，倍参、芪，从伤损治。

《景岳全书·明集·卷之十九·杂证谟·咳嗽·内伤嗽证治》：内伤虚损之嗽，多不宜用燥药及辛香动气等剂，如六安、二陈之类，皆不可轻用。惟甘润养阴，如乳酥、蜂蜜、百合、地黄、阿胶、麦冬、去皮胡桃肉之类，皆所宜也。

《痰火点雪·卷一·痰火咳嗽》：若夫阴虚为咳，证则不然，有多种证谛可征：咳必甚于午后，或兼诸血，而有潮汗遗滑等候，其法则异于诸咳天渊矣。贵在清金以益水源，壮水以制火亢，伐木无令脾虚，庶五脏无偏胜之害，乃令生化之源复行，而生生之机再续。加之调摄如宜，或可超之寒谷，而登阳和之境。不尔而一概妄治，致人于颠连之乡，则杀人于无形之刃也，哀哉！

《医门法律·卷之五·咳嗽门·咳嗽续论·律六条》：凡治咳，不分外感内伤，虚实新久，袭用清凉药，少加疏散者，因仍苟且，贻患实深，良医所不为也。

凡治咳，遇阴虚火盛，干燥少痰，及痰咯艰出者，妄用二陈汤，转劫其阴而生大患者，医之罪也。

凡咳而且利，上下交征，而不顾其人中气者，十无一起。如此死者，医杀之也。此有肺热、肾寒两证，水火不同，毋论用凉用温，总以回护中气为主。

凡邪盛咳频，断不可用劫涩药。咳久邪衰，其势不锐，方可涩之。误则伤肺，必至咳无休止，坐以待毙，医之罪也。

凡属肺痿肺痈之咳，误作虚劳，妄补阴血，转滞其痰，因致其人不救者，医之罪也。

凡咳而渐至气高汗渍，宜不俟喘急痰鸣，急补其下。若仍治标忘本，必至气脱卒亡，医之罪也。

《伤寒绪论·卷下·咳嗽》：或问咳嗽咽痛而渴，举世咸禁燥剂，而用半夏辄效，何也？曰：用药之权衡，非一言而喻也。凡治病必求其本，此风邪夹饮上攻之暴嗽，故用半夏、桂枝，以开通经络，迅扫痰涎，兼甘草之和脾胃而致津液，风痰散而营卫通，则咽痛燥渴自已。设泥其燥渴，而用清润滋其痰湿，经络愈壅，津液愈结，燥渴咽痛愈无宁宇矣。不独此也，近世治风寒咳嗽，虽用表药，必兼桑皮、黄芩、花粉，甚则知柏之类，少年得之，必种吐血虚损之根，中年已后得之，多成痰火喘嗽之患。然此辈之妙用，在于预为地步，诊时泛谓阴虚，防变不足之证，初时元气未衰，服之邪热暂伏，似觉稍可，久之真气渐伤，转服转甚，安虑其不成虚损耶！

《证治汇补·卷之五·胸膈门·咳嗽·邪忌补涩》：肺为娇脏，易寒易热。虽参、芪、术、草，甘温平补，惟气虚最宜。若肺热有火，及风寒初盛者，不可骤用。至于乌梅、粟壳、兜铃、五倍，尤不可遽进，恐致缠绵不已。

《不居集·上集·卷之二十七·虚损禁忌·戒肥浓》：盖土弱金伤，咳嗽多痰，再以黏腻之物滞脾，则痰必增而嗽益甚，食必减而热益加。

《不居集·下集·卷之一·风劳·风寒久郁嗽热不止》：凡人外感风寒，发热咳嗽者，时医不轻易表散，每用润肺退热药，间附秦艽、苏梗、柴、前一二味，而羌、独、柴、前、防风等味，绝不敢用。不知秦艽阳明药，柴胡少阴药，于太阳何涉乎？以致风寒久郁，嗽热不止，变成虚损，杀人多矣。

《不居集·下集·卷之七·屡散·屡散成劳》：又有一种形寒饮冷，新咳稠痰，固宜湿中散湿。若夫动气火炎，久咳无痰，当清润治之。治者不究其原，印定伤风，屡用辛温之剂，遂致发热自汗，食少，咳嗽不止，而成痨瘵不救之症。

《医学从众录·卷一·虚痨续论》：况虚劳之人，必有痰嗽，亦最易感冒。若重用频用熟地，又佐之以参、术，则风寒闭于皮毛而不出，痰火壅滞于胸膈而不清，药入病增，谓非人人之共见乎。

第六节

肺痨肺痈肺痿治法

《金匮钩玄·卷第一·咳嗽》：劳，四物汤中加竹沥、姜汁。必以补阴为主。

《明医杂著·卷之一·医论·补阴丸论》：人之一身，阴常不足，阳常有余，况节欲者少，过欲者多，精血既亏，相火必旺，火旺则阴愈消，而劳瘵咳嗽、咯血、吐血等症作矣。故宜常补其阴，使阴与阳齐，则水能制火，而水升火降，斯无病矣。

《寿世保元·卷四·劳瘵》：盖肾水一虚，则相火妄动，相火上炎，熏克肺金，肺受火邪所克，所以为咳，为嗽，为痰，为喘息，为盗汗，为吐血衄血，为便血尿血，为四肢倦怠，为五心烦热，为咽干声哑，为耳鸣眼花，为遗精便浊，为蛊胀肿满，为一切难状之证。治之宜滋肾水，养心血，扶元气，健脾胃，以培其本，降相火，清湿热，化痰涎，润肺金，以治其标。宜以清离滋坎汤、补中益气汤、河车地黄丸、太平丸、瑞莲丸、宁嗽膏、白雪膏之类。宜对证选用，慎毋执泥。盖此病非一朝一夕之故，其所由来者渐矣，然治之，非大方一药所能疗焉，宜以上诸方，对证投之。功不可间断，效有难于速期。久而肾水上升，则相火下降，火降则痰消嗽止，水升则气足神完，水火既济，又何疾之不愈哉！又须病者坚心爱命，绝房劳，戒恼怒，息妄想，节饮食，广服药，以自培其根可也。万一毫厘不谨，则诸症迭起，纵卢扁复生，亦难为矣，可不慎乎！

《景岳全书·明集·卷之十九·杂证谟·咳嗽·内伤嗽证治共七条》：凡内伤之嗽，必皆本于阴分。何为阴分？五脏之精气是也。然五脏皆有精气，而又惟肾为元精之本，肺为元气之主，故五脏之气分受伤，则病必自上而下，由肺由脾以及于肾；五脏之精分受伤，则病必自下而上，由肾由脾以极于肺，肺肾俱病，则他脏不免矣。所以劳损之嗽，最为难治，正以其病在根本，而不易为力也。病在根本，尚堪治不求本乎？故欲治上者，不在乎上而在乎下；欲治下者，不在乎下而在乎上。知气中有精，精中有气，斯可以言虚劳之嗽矣。

《理虚元鉴·卷上·心肾不交与劳嗽总论》：若夫阴剧阳亢，木火乘时，心火肆炎上之令，相火举燎原之焰，肺失降下之权，肾鲜长流之用，以致肺有伏逆之火，膈有胶固之痰，皆畏非时之感，胸多壅塞之邪，气高而喘，咳嗽频仍，天突火燃，喉中作痒，咯咽不能，嗽久失气，气不纳于丹田，真水无以制火，于是湿夹热而痰滞中焦，火载血而厥逆清窍，伏火射其肺系，则能坐而不能卧，膈痰滞乎胃络，则能左而不能右。斯时急宜清金保肺，以宣清肃之令；平肝缓火，以安君相之位；培土调中，以奠生金之母；滋阴补肾，以遏阳光之焰。一以中和为治，补其虚，载其陷，镇其浮，定其乱，解其争，制其过，润其燥，疏其淹滞，收其耗散，庶有济也。若执补火之说，用辛热之品，与彼寒凉伤中者，异病而同治，岂不殆哉！

《理虚元鉴·卷上·劳嗽初起治法》：劳嗽初起时，多兼表邪而发。盖肺部既亏，风邪乘虚而入，风寒入肺，化为火邪，邪火与内火交灼，则肺金愈伤，而咳嗽因之不止。庸医但知劳嗽为内脏本病，而骤以芪、术益其气，归、地补其血，甚以白芍、五味、枣仁敛其邪，则邪气深滞腠理，胶固而难拔矣。余凡遇此症，先以柴胡、前胡清理表邪，及桔梗、贝母、兜铃之类清润而不泥滞者，以清理肺金。或六七剂后，方用清凉滋阴之品，以要其终。但柴胡可多用几剂，前胡止可用一二剂。若表邪一清，柴胡亦须急去也。

《嵩厓尊生书·卷之七·中身部上·肺分·肺分诸病论·肺痈》：肺热极则成痈。痰中腥臭，或带脓血者是。清金饮：刺蒺藜、薏苡仁、橘叶、黄芩、花粉、牛蒡、贝母、桑皮、桔梗。忌敛涩燥热。此症多是土虚金弱，不能生水。阴火烁金之败症，补脾亦是要着。

《辨证录·卷之六·痿证门八则》：人有胃火熏蒸，日冲肺金，遂至痿弱不能起立，欲嗽不能，欲咳不敢，及至咳嗽又连声不止，肺中大痛，非肺痈之毒，乃肺痿之病也。夫肺之成痿也，由于阳明之火上冲于肺，而肺经津液衰少，不能灭阳明之焰，金从火化，累年积岁，肺叶之间酿成火宅，而清凉之药，不能直入于肺，非杆格清凉之故也。肺既大热，何能下生肾水，水干无以济火，则阳明之炎蒸更甚，自然求救于水谷；而水谷因肺金清肃之令不行，不能化成津液，以上输于肺，则肺之燥益甚；肺燥而肺中津液尽变为涎沫浊唾矣。肺液既干，肺气自怯，所成涎沫浊唾，若难推送而出，此欲嗽之所以不能也。然而涎沫浊唾，终非养肺之物，必须吐出为快，无奈其盘踞于火宅，倘一咳而火必沸腾，胸膈之间必至动痛，此欲咳之所以不敢也。迨忍之又忍至不可忍，而咳嗽涎沫浊唾虽出，而火无水养。上冲于咽喉，不肯遽下，此咳嗽所以又连声而不止也。咳嗽至连声不止，安得不伤损干燥之肺而作痛乎。人见其痿弱不能起立，或用治痿之药，愈伤肺气，奚能起痿。治法宜泻其胃中之火，大补其肺经之气，然又不可徒补其肺中之气，更宜兼补其肾中之水。方用生津起痿汤。

盖阳明之火，本可用大寒之药。然而阳明初起之火，可用大寒；而阳明久旺之火，宜用微寒。因阳明之火，乃胃土中之火，初起可用大寒泻火，以救肾中之水，久旺用微寒散火，所以生胃中之土也。胃火之盛，胃土之衰也，扶其土，即所以泻其火。而胃土自健，自能升腾胃气，化水谷之精微，输津液于肺中也。又加之二冬、甘草、天、贝之类，原能益肺消痰，则肺中更加润泽。得金银花同入，以消除其败浊之毒，则肺金何至再燥乎？加熟地者，以填补肾水，水旺而肺不必去顾肾子之涸，则肺气更安，清肃下行于各腑，水生火息，不必治痿而痿自愈也。

《辨证录·卷之十三·肺痈门四则》：人有胸膈间作痛，咳嗽时更加痛极，手按痛处，尤增气急，人以为肺经生痈也，谁知是肺热生痈耳。夫肺为娇脏，药食之所不到者也，故治肺甚难。肺热害肺，既可成痈，将何法疗之？疗之法，似宜救火以泻肺。肺药不可入，而肺为脾之子，脾经未尝不受药也，补其脾经之土，则土能生金也。平其肝经之木，则金不能克木矣。清其心经之火，则火不能刑金也。三经皆有益于肺，无损于金，则肺气得养，而后以消毒之品直解其肝中之邪，何难于不收乎。

大凡痈疽之症，必须内消，不可令其出毒。内消之法，总不外脾肝心三经治之，而无别消之道。或曰：肺之子肾也，独不可治肾以消乎。然肺痈之成，虽成于火烁肺金之液，实因肝气之自虚也。补肾虽使肺气不来生肾，惟是肺气相通，补肾之水，恐肺气下降，而火毒反不肯遽散，不若止治三经，使肝气得养，自化其毒，不遗于肾之为妙也。

人有胸膈作痛，咳嗽不止，吐痰更觉疼甚，手按痛处不可忍，咽喉之间，先闻腥臭之气，随吐脓血，此肺痈不独已成，而且已破矣。夫肺痈未破者易于消，已破者难于治，为脓血未能遽净耳。然得法，亦不难也。盖肺之所以生痈者，因肺火不散也，然肺火来，因肺气虚也，肺虚而火留于肺，火盛而后结为痈。不补虚而散火，而未成形者何以消，已成形者何以散，既溃烂者，又何以愈哉。是虚不可不补，而补虚者补何脏乎，必须补肝气之虚，而肺不能直补其气，补胃气之虚，则肺气自旺也。今痈已破矣，多吐脓血，则肺气尤虚，虽毒尚存，不可纯泻其毒，于补气之中而行其攻散之方，而行其攻散之法，则毒易化而正气无伤。

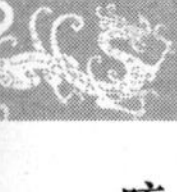

《不居集·下集·卷之十三·肺痈肺痿·薛氏治法》：喘嗽气急胸满者，表散之；咳嗽发热者，和解之；咳而胸膈隐痛，吐痰腥臭者，宜排脓散；喘急恍惚，痰甚者，宜平肺；唾脓脉，短涩者，宜补之。

咳吐脓腥者，桔梗汤；咳喘短气，或小便短少者，佐以参芪补肺汤；体倦食少者，佐以参术补脾汤；咳吐痰壅者，肾虚水泛也，六味地黄丸；口干咽燥者，虚火上炎也，加减八味丸。

【评述】

一、《黄帝内经》对咳嗽治疗总则的确立

《素问·卷第二十二·至真要大论篇第七十四》首先提出“病有远近，证有中外，治有轻重”的治疗准则。《素问·卷第七·脏气法时论篇第二十二》表明了咳嗽针刺取穴及补泻原则，曰：“肺病者，喘咳逆气……耳聋嗌干。取其经，太阴、足太阳之外，厥阴内血者。”《素问·卷第十七·调经论篇第六十二》曰：“气有余则喘咳上气，不足则息利少气。血气未并，五脏安定，皮肤微病，命曰白气微泄。帝曰：补泻奈何？岐伯曰：气有余，则泻其经隧，无伤其经，无出其血，无泄其气。不足，则补其经隧，无出其气。”其治疗大法与原则是根据气有余与气不足进行补泻治疗，有余者泻其经脉，并提出无伤经、伤血的注意事项；不足者，则补其经隧，注意不可

消耗其气。此为历代医家治疗咳嗽确立了基本治则治法规范，并奠定了坚实的理论基础。

《三因极一病证方论·卷十二·咳嗽叙论》提出“随脉证治疗，散之，下之，温之，吐之，以平为期”的治疗原则，强调“脉证并治”。

《医学纲目·卷之二十六·肺大肠部·咳嗽》曰：“寒燥湿风火皆能令人咳，惟湿病痰饮入胃，留之而不行，上入于肺则为嗽，假令湿在心经，谓之热痰。湿在肝经，谓之风痰。湿在肺经，谓之气痰。湿在肾经，谓之寒痰。所治不同，各宜随症而治之。”

《伤寒绪论·卷下·咳嗽》认为“凡治病必求其本”为治疗咳嗽之旨，如风邪夹饮之暴嗽，当开通经络而扫痰涎，兼和脾胃而行津液，风痰散、营卫通，则咳嗽自已。

二、对重点肺疾咳嗽的治疗思路予以说明

《妇人大全良方·卷六·妇人咳嗽用温药方论第十二》提到肺痿发热咳嗽时病情较为危重，治疗当以温药为重，而此时使用柴胡、鳖甲、门冬、葶苈等解热泻肺的药物则过于轻率。

《明医杂著·卷之一》则提出劳瘵咳嗽、咯血、吐血等症为“精血既亏，相火必旺”之故，故治疗当补其阴，水升火降则可康复。

《寿世保元·卷四·劳瘵》认为，劳瘵之咳嗽不可期之速效，当调养五脏，即“滋肾水，养心血，扶元气，健脾胃，以培其本”，并以“降相火，清湿热，化痰涎”，标本兼治，日久方可生效。

《理虚元鉴·卷上·劳嗽初起治法》提出劳嗽初起时的治法注意事项，以及具体用药。

《伤寒瘟疫条辨》认为由瘟疫之邪、六经伤寒所致咳嗽，病因病机皆不同于一般的邪气，故治法亦各有差异。其在“瘟病症状五十条”下记载有“温病以辨证为要，其状多端，特为揭出，以便认识……有浑身壮热，头痛，咳嗽不宁者”；在“续增分别瘟病症治八十五条”下记载有咳嗽“缘伏热内郁也，白虎汤合升降、小清凉加竹叶。若烦闷，则加味凉膈、增损三黄石膏，并加桔梗。又咳而脉数者，为心火刑肺金，则死”；在“瘟病杂症诸方”下记载有“犀角地黄汤，伤寒温病，胃火热盛，衄血吐血、咳咯血（衄行清道……伤寒衄血为表热，温病衄血为里热。《内经》曰：心移热于肺，则咳嗽出血也。）”；在“又附治每年四时外感内伤经验良方”下记载“感冒瘟疫时症，头疼、骨疼、咳嗽、痰喘，生姜三片、葱白连须二根，煎汤调下”。虽《伤寒瘟疫条辨》记载咳嗽内容不多，但咳作为瘟疫主症及兼症皆有存在，对瘟疫咳嗽的治疗指导具有重要意义。

三、强调基于不同证型咳嗽的辨证论治特点

《丹溪心法·卷二·咳嗽十六》提出，痰、火咳嗽者，治法是先治火，后治痰。一般的医生在治疗咳嗽咳痰者，不论病因，多直接投以祛痰药物加以治疗。

《医学原理·卷之五·治咳嗽大法》，虽名为“治咳嗽大法”，但实际上则是分型论治较多，大法仍不出治痰与治火，并与气有关，涉及血的因素则很少。

《痰火点雪》在咳嗽治疗上重视针对引起痰火咳嗽的病因予以治疗，而不仅在于祛痰。如因外感痰嗽而表证偏重者，当根据情形选择汗法或散法；内伤之咳则根据病情选择清痰降火、消导理脾、清金益水等治法。

《伤寒兼证析义·素患咳嗽家兼伤寒论》辨析了“风热”“风燥”咳嗽，此证有肺燥、胃湿，所用方剂唯《备急千金要方》麦门冬汤、五味子汤为最妥。阴虚咳逆者，可以根据具体情况予以加减处理，也就是表达了阴虚咳嗽是一类咳嗽的证型，而这一证型亦需加减。如感受风寒之邪、夏秋阴虚感冒，治疗必须重在本病。

《医学真传》首先对咳嗽的治疗进行总体论述，表明针对咳嗽治疗的总体态度。其曰：“语云：诸病易治，咳嗽难医。夫所以难治者，缘咳嗽根由甚多，不止于肺。”并纠时弊曰：“今世遇有咳嗽，即曰肺病，随用发散、消痰、清凉、润肺之药，药日投而咳日甚。有病之经脉，未蒙其治，无病之经脉，徒受其殃。至一月不愈，则弱证将成，二月不愈，则弱证已成，延至百日，身命虽未告殂，而此人已归不治之证矣。”说明咳嗽一病的诊治难度较大，治疗不当可致“弱证”，此“弱证”是高士宗首次提出的咳嗽治疗不当所引发的后遗症。其进一步明确咳嗽初期，或起于肾，起于肝，起于脾，起于胃，起于中、上二焦，有起于肺者，指出辨治的要点为“治当察其原，察原之法，在乎审证”，进一步强调审证察原。其次《医学真传》不同于其他医籍之处，还在于对咳嗽常见伴随症状的喉痒、吐血等多个证型进行鉴别诊治，如咳嗽伴随喉痒者，其治疗原则为“治当和其上焦”。

四、部分典籍指明咳嗽治疗禁忌与注意事项

《丹溪心法》介绍了治疗咳嗽用药的注意事项，认为粟壳是常用药，不必生疑，但有一个前提条件，即先去除致咳之病根，乃收后药。

《类经·十六卷·疾病类》以表里区分咳嗽治法，以表里为宗，以表为阳，里为阴，提出“治表邪者，药不宜静”，且有“最忌寒凉收敛之剂”“治里证者，药不宜动”等禁忌要点。

《医门法律·卷之五·咳嗽门》认为：“《内经》秋伤于湿，冬生咳嗽，此脱文也。”因此，该书提出“秋伤于燥，冬生咳嗽”。在丰富咳嗽病因病机的同时，喻昌提出了治疗咳嗽的六条禁忌。其曰律六条：“凡治咳，不分外感内伤，虚实新久，袭用清凉药，少加疏散者，因仍苟且，贻患实深，良医所不为也。凡治咳，遇阴虚火盛，干燥少痰，及痰咯艰出者，妄用二陈汤，转劫其阴而生大患者，医之罪也。凡咳而且利，上下交征，而不顾其人中气者，十无一起，如此死者，医杀之也。此有肺热肾寒两证，水火不同，毋论用凉用温，总以回护中气为主。凡邪盛咳频，断不可用劫涩药。咳久邪衰，其势不锐，方可涩之。误则伤肺，必至咳无休止，坐以待毙，医之罪也。凡属肺痿肺痈之咳，误作虚劳，妄补阴血，转滞其痰，因致其人不救者，医之罪也。凡咳而渐至气高汗渍，宜不俟喘急痰鸣，急补其下。若仍治标忘本，必至气脱卒亡，医之罪也。”

五、针对不同体质人群的差异性治疗方法

《类经·十六卷·疾病类》认为，咳嗽治疗应当结合患者体质，虚者应辅以补剂；伴火、湿等又当佐以清利之剂。此外，该书对老人久咳、风寒用药及劳损等用药亦提出指导。

《不居集·上集·卷之十二·虚损阴虚咳嗽治法》提出了阴虚火旺之人外感咳嗽与常人当有不同，疏风散表与清肺止嗽方药皆应慎用，以免动风化火伤阴，或伤胃气。

六、突出脏腑辨治的治疗方向

《医学原理·卷之五·咳嗽门》对五脏六腑咳嗽在概念上予以解释，并在治疗大法及原则方面有所阐述，首先提出“治疗之法当详所因”；其次指出治疗咳嗽“大抵在乎利气豁痰为本”，或以“滋阴降火为主”，以“利气豁痰为标”。

《医贯·卷之四·先天要论上·咳嗽论》阐述治疗咳嗽的重点在于肺、脾、肾三脏。这部分内容有对医家个人理解误治的讨论，重点从肺实与肺破两个角度说明咳嗽治法，或清或补。

《医学真传·用药大略》则提出咳嗽病根“在于别脏别腑”，用药更应当灵活变通，有针对性地选用五脏补泻之药。

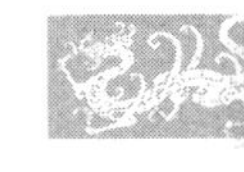

七、虚实证治、外感内伤、咳嗽分治的治疗大法

《素问病机气宜保命集·卷下·咳嗽论第二十一》曰：“是知脾无留湿，虽伤肺气而不为痰也，有痰寒少而热多，故咳嗽者非专主于肺而为病。”该书将咳嗽分为有痰之嗽及无痰之咳。针对有痰之咳嗽者，书中载：“假令湿在于心经，谓之热痰；湿在肝经，谓之风痰；湿在肺经，谓之气痰；湿在肾经，谓之寒痰。所治不同，宜随证而治之。”这是刘完素针对咳嗽有痰者形成的较为精细的诊治论述。针对咳而无痰者，其曰：“以辛甘润其肺，故咳嗽者，治痰为先；治痰者，下气为上。”

《普济方·卷一百五十七·咳嗽门·总论》提出，痰嗽有外感者，当先发散祛热，此时燥痰之药则应当慎用，以免使痰涎更加胶滞。

《明医杂著》对于咳嗽的具体治法，认为要点在于区分新久虚实，新病风寒则散之，火热则清之，湿热则泻之；久病便属虚属郁，气虚则补气，血虚则补血，兼郁则开郁。滋之、润之、敛之，则治虚之法也。

《金匮翼·卷七·咳嗽统论》认为治疗首先要分辨肺之虚实，辨痰之滑涩，辨别邪气之冷热；其次辨他脏有无侵凌之气。治疗需要辨别邪气的冷热、肺脏的虚实及其他脏器的情况。

《考证病源·咳嗽者肺气之不清》认为，致病之源之新咳者常在于外感六淫，久咳之脏腑多在于肺胃，并提出相应治则治法，曰：“风寒者散之，火热者清之，湿者燥之，燥者润之，如此则肺气清而咳嗽不作，胃气和而痰涎不生矣。若夫咳嗽日久，肺气散失，胃气空虚者，又当以敛肺助胃为主，不可专事于清气消痰也。”

《医门法律》曰：“所以读《内经》，贵在自得其要，得其要则一言而终，不得其要则流散无穷，岂特论咳嗽一证为然哉。”针对咳嗽的治疗，其认为“外邪须从外出，内邪须从下出，然未可表里并施也”。

八、小结

中医学对于咳嗽的认识由来已久，在咳嗽的治疗上积累了大量丰富的经验，并涌现出大量治疗咳嗽的经典方剂。本章所论咳嗽治则治法，以内服药物治疗为主。除以上归纳出的治疗原则和方法外，还有其他治则治法的记载，如《温病条辨》针对温邪所引发的咳嗽，认为其症状与病邪部位、季节等因素有关，如湿邪、暑热之邪、燥邪等，所见咳嗽及治疗大法均不同，需要审因论治。现代临床内治法总体基于外感和内伤论治，并针对具体证型予以不同治疗。使用中药治疗咳嗽并非无禁忌，因此，还应注意咳嗽治疗禁忌。

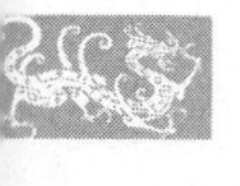

第五章

方药纵横

第一节
药物

一、药物总论

《医学入门·内集·卷二·本草总括》：凡嗽以五味子为君，有痰者半夏为佐，有喘者阿胶为佐，有热无热者黄芩为佐，但分两多少不同耳……内伤痰嗽，须用五味子，喘者用阿胶。

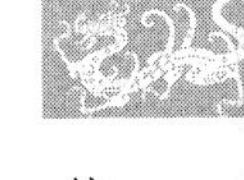

二、五脏六腑用药

《脏腑标本寒热虚实用药式·肺》：藏魄，属金，总摄一身元气，主闻，主哭，主皮毛。

本病。诸气膹郁，诸痿，喘呕，气短，咳嗽，上逆，咳唾脓血，不得卧，小便数而欠，遗矢不禁。

标病。洒淅寒热，伤风自汗，肩背痛冷，臑臂前廉痛。

气实泻之。肺主气实者，邪气之实也，故用泻，下分四法。

泻子。水为金之子，泻膀胱之水，则水气下降，肺气乃得通调。

泽泻、葶苈、桑皮、地骨皮。

除湿。肺气起于中焦，胃中湿痰凝聚，其气上注于肺，去胃中湿痰，正以清肺。

半夏、白矾、白茯苓、薏苡仁、木瓜、橘皮。

泻火。肺属金，畏火，火有君相之别，君火宜清，相火有从逆两治，气实只宜逆治。

粳米、石膏、寒水石、知母、诃子。

通滞。邪气有余，壅滞不通，去其滞气，则正气自行。

枳壳　薄荷　干生姜　木香　厚朴　杏仁　皂荚　桔梗　紫苏梗

气虚补之。正气虚，故用补，下分三法。

补母。土为金母，补脾胃，正以益肺气。

甘草、人参、升麻、黄芪、山药。

润燥。补母是益肺中之气，润燥是补肺中之阴，金为火刑则燥，润燥不外泻火，泻实火则用苦寒，泻虚火则用甘寒。

蛤蚧、阿胶、麦门冬、贝母、百合、天花粉、天门冬。

敛肺。久咳伤肺，其气散漫，或收而补之，或敛而降之，宜于内伤，外感禁用。

乌梅、粟壳、五味子、白芍、五倍子。

本热清之。清热不外泻火润燥，前分虚实，此分标本寒热，意各有注，故药味亦多重出。

清金。清金不外滋阴降火，甘寒苦寒，随虚实而用。

黄芩、知母、麦门冬、栀子、沙参、紫菀、天门冬。

本寒温之。金固畏火，而性本寒冷，过用清润，肺气反伤，故曰形寒饮冷则伤肺。

温肺。土为金母，金恶燥而土恶湿，清肺太过，脾气先伤，则土不能生金，故温肺必先温脾胃，亦补母之义也。

丁香、藿香、款冬花、檀香、白豆蔻、益智仁、缩砂仁、糯米、百部。

标寒散之。不言标热者，肺主皮毛，邪气初入，则寒尤未变为热也。

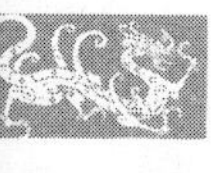

解表。表指皮毛，属太阳，入肌肤则属阳明，入筋骨则属少阳，此解表解肌和解，有浅深之不同也。

麻黄、葱白、紫苏。

三、治风药

（1）飞廉

《本草纲目·第三卷百病主治药上·咳嗽·风寒》：风邪咳嗽。

（2）升麻

《医学入门·内集·卷二·本草分类·治风门》：升麻甘苦气寒平，解毒除瘟治腹疼，伤寒初证并衄血，疮肿咽牙热自清。

能升阳气，其叶如麻。无毒。浮而升，阳也。主解百毒。辟瘟疫瘴气蛊毒，中恶腹痛，伤寒时气头疼，寒热初证，及瘀血入里吐衄，肺痿肺痈咳唾脓血，小儿风痫痘疮斑疹，一切风痈肿毒，咽痛口疮牙疼，疮家之圣药也。但阳气下陷者宜用，下虚气不足者禁用。细削如鸡骨，色青绿者佳，发散生用，补中酒炒，止咳汗者蜜炒。得葱白、白芷、石膏之类，本治手足阳明风邪；得参、术、芍药之类，兼治手足太阴肌肉间热。

《罗氏会约医镜·卷十六·本草上·草部》：升麻性阳气升，凡诸火上炎，吐衄咳嗽，阴虚气逆者，并不可投。

（3）牛蒡根

《本草纲目·第三卷百病主治药上·咳嗽·风寒》：风寒伤肺壅咳。

（4）白蒺藜

《医学入门·内集·卷二·本草分类·治风门》：白蒺藜苦辛气微凉，诸风疮毒肿且痒，头痛目昏咽牙痛，破血消瘕肺咳伤。

蒺，恶也，藜，刺也。好生道上，人疾恶其刺足也。无毒。主诸风疮疡痈肿，遍身瘙痒癜风，小儿头疮。治头痛目久失明，鼻久塞，咽喉卒痛，齿痛齿落，破瘀血瘕癥奔豚，咳逆肺痿胸满吐脓。兼治遗精溺血，妇人乳难带下，并催生堕胎。有黑白二种，黑者不入药，风家丸散并炒去刺。补肾用沙苑蒺藜，去壳取子微炒，乌头为使。单方：阴癞，用有刺者为末，敷之效。

（5）白鲜皮

《医学入门·内集·卷二·本草分类·治风门》：白鲜皮味苦咸寒，风瘫湿痹屈伸难，治诸疥癣清头目，咳逆淋疸尤能安。

白色，鲜。膻气似羊膻，俗呼白羊鲜。无毒。主风瘫手足不举，筋骨弱乏湿痹，死肌不可屈伸，一切热毒恶疮风癣，眉发脱落。又治时行头风目痛，腹热饮水欲狂，咳逆。

（6）石灰

《本草纲目·第三卷百病主治药上·咳嗽·风寒》：老小暴嗽，同蛤粉，丸服。

（7）白鸡

《本草纲目·第三卷百病主治药上·咳嗽·风寒》：卒嗽，煮苦酒服。

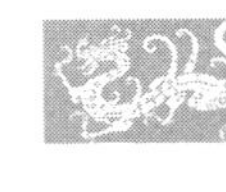

（8）羊胰

《本草纲目·第三卷百病主治药上·咳嗽·风寒》：远年咳嗽，同大枣，浸酒服。

（9）鸡子白皮

《本草纲目·第三卷百病主治药上·咳嗽·风寒》：久咳，同麻黄末服。

（10）杜衡

《千金翼方·卷第二本草上·草部中品之上》：主风寒咳逆，香人衣体。

（11）牡荆实

《千金翼方·卷第三本草中·木部上品》：主除骨间寒热，通利胃气，止咳逆下气。

（12）皂荚

《本草纲目·第三卷百病主治药上·喘逆·风寒》：咳逆上气不得卧，炙研蜜丸，服一丸。风痰，同半夏煎服。痰喘咳嗽，以三挺分夹巴豆、杏仁、半夏，以姜汁、香油、蜜分炙，为末，舐之。

《本草纲目·第三卷百病主治药上·咳嗽·痰湿》：咳嗽囊结。卒寒嗽，烧研，豉汤服。咳嗽上气，蜜炙丸服。又同桂心、干姜丸服。

《医学入门·内集·卷二·本草分类·治风门》：皂荚辛咸利窍关，卒中风痹头痛宽，消痰止嗽除胀满，袪痨贴肿堕胞难。

皂，黑色；两相夹合而中藏子也。气温，小毒，入厥阴经。搐鼻可开关窍，内服可通关格不利。中风、中气、中恶、痰厥、鬼魇、卒死、卒头痛甚，并皆为末吹鼻。久患风痹，死肌疥癣，及痰嗽咳逆，坐不得卧，为末，蜜丸服之。兼疗腹胀满，谷食不消，杀痨虫，破癥瘕腹痛，牙疼咽肿，妇人难产及胞衣不下。又和酒煎膏，贴一切肿毒，止痛。长荚者疏风气，如猪牙者治齿取积，俱要肥腻不蛀，去皮子酥炙，或蜜炙烧灰。柏实为使，恶麦门冬，畏空青、人参、苦参。

（13）佛耳草

《本草纲目·第三卷百病主治药上·咳嗽·风寒》：除寒嗽。同款冬花、地黄，烧烟吸，治久近咳嗽。

《医学入门·内集·卷二·本草分类·治风门》：味酸热。治风寒嗽及痰，除肺中寒，大升肺气。少用，过服损目。款冬花为使。

（14）细辛

《千金翼方·卷第二本草上·草部上品之上》：主咳逆头痛，脑动，百节拘挛，风湿痹痛，死肌，温中下气，破痰，利水道，开胸中，除喉痹齆鼻，风痫癫疾，下乳结汁不出，血不行，安五脏，益肝胆，通精气。

《本草纲目·第三卷百病主治药上·咳嗽·风寒》：去风湿，泄肺破痰。

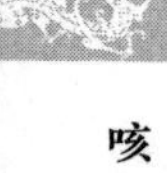

（15）南藤

《本草纲目·第三卷百病主治药上·喘逆·风寒》：上气咳嗽，煮汁服。

（16）鬼臼

《千金翼方·卷第三本草中·草部下品之下》：疗咳嗽，喉结，风邪，烦惑，失魄妄见，去目中肤翳。

（17）紫苏

《本草纲目·第三卷百病主治药上·咳嗽·风寒》：主寒嗽。

《医学入门·内集·卷二·本草分类·治风门》：紫苏辛温能解表，下气宽胸痰自少，开胃通肠除蟹毒，子定喘咳须微炒。

紫，色；苏，苴也，形气土苴也。无毒。紫色者佳。能出汗，发散风寒在表，下气下食，开胃宽胸膈，通大小肠最捷。遇蟹毒，煮汁饮之。茎去节，治风寒湿痹，及筋骨疼痛脚气。子略炒捣碎，主肺气喘急痰嗽，呕吐翻胃，五膈破癥，利大小便。

（18）蜂房

《本草纲目·第三卷百病主治药上·咳嗽·风寒》：小儿咳嗽，烧灰服。

（19）鲫鱼

《本草纲目·第三卷百病主治药上·咳嗽·风寒》：烧服，止咳嗽。

（20）鲤鱼

《本草纲目·第三卷百病主治药上·喘逆·风寒》：烧末，发汗定喘。咳嗽，入粥中食。

四、治寒药

（1）干姜

《备急千金要方·卷第二十六食治·食治方》：味辛、热，无毒。主胸中满，咳逆上气，温中；止漏血、出汗；逐风湿痹，肠澼下利，寒冷腹痛，中恶，霍乱，胀满，风邪诸毒，皮肤间结气；止唾血。生者尤良。

（2）女菀

《千金翼方·卷第二本草上·草部中品之下》：疗肺伤咳逆出汗，久寒在膀胱，支满，饮酒夜食发病。

（3）五芝

《医学入门·内集·卷二·本草分类·治寒门》：五芝青黄赤白黑，平补五脏应五色，惟有紫芝性更温，疗痔医聋皆难得。

王者仁慈，则芝生于土，瑞草也。青芝，色如翠羽，味酸平，补肝气，明目安魂；黄芝，色如紫金，味甘平，益脾气，治心腹五邪；赤芝，色如珊瑚，味苦平，补心气，去胸中结滞；白芝，色如截肪，味辛平，益肺气，治咳逆，通利口鼻；黑芝，色如泽漆，味咸平，益肾气，利水道，通九窍；紫芝，味甘温，保神，益精气，坚筋骨，悦颜色，利关节，治耳聋，疗痔疮。

（4）生姜

《千金翼方·卷第二本草上·草部中品之上》：主伤寒头痛鼻塞，咳逆上气，止呕吐。

《本草纲目·第三卷百病主治药上·咳嗽·风寒》：寒湿嗽，烧含之。久嗽，以白饧或蜜煮食。小儿寒嗽，煎汤浴之。

《万病回春·卷之一》：性温，通畅神明，痰嗽呕吐，开胃极灵。

《医学入门·内集·卷二·本草分类·治寒门》：生姜发散主伤寒，鼻塞头疼咳逆安，入肺开胃止痰呕，破血行气到心间。

姜，御湿气，如田有界以分水也。味辛，温，无毒。浮而升，阳也。主发散伤寒伤风，头痛鼻塞寒热，咳逆喘嗽上气。入肺开胃益脾，化痰涎，止呕吐翻胃之圣药也。以上诸症皆在表在上之邪，姜能行气散气，故治之。产后必用者，以其能破血逐瘀也。今人但知为胃药，而不知其能通心肺也。心气通则一身之气正，而邪气不能容，故曰去秽恶，通神明。

《医宗说约·卷之首·药性炮制歌》：性温，散风驱寒，痰嗽呕吐，泄痢能安。

（5）白芝

《千金翼方·卷第二本草上·草部上品之上》：白芝主咳逆上气，益肺气，通利口鼻，强志意，勇悍，安魄。

（6）白石英

《医学入门·内集·卷二·本草分类·治寒门》：白石英味甘辛温，止咳暖胸住渴烦，疗肺痿痈除诸痹，利水强阴定魄魂。

石色白而有英华。无毒。暖胸膈者，胸膈久寒也。兼治风寒湿痹，利小便，补五脏。大如指长二三寸，六面如削，白彻光亮者上。有五色，惟白、紫二石入药。火煅醋淬七次，水飞用。

（7）石钟乳

《千金翼方·卷第二本草上·玉石部上品》：主咳逆上气，明目，益精，安五脏，通百节，利九窍，下乳汁，益气，补虚损。

（8）百部

《本草纲目·第三卷百病主治药上·咳嗽·风寒》：止暴嗽，浸酒服。三十年嗽，煎膏服。

《本草纲目·第三卷百病主治药上·咳嗽·痰火》：热咳上气，火炙，酒浸服。暴咳嗽，同姜汁煎服。三十年嗽，汁和蜜炼服。小儿寒嗽，同麻黄、杏仁丸服。

《医学入门·内集·卷二·本草分类·治热门》：百部微温味苦甘，主除肺热气上炎，暴嗽久嗽单煎蜜，杀虫伐瘵又治疳。

言其根多部队成百然。无毒。主肺热咳嗽上气，能润肺去肺中虫。一切暴嗽久嗽劳嗽，俱宜捣汁与蜜等分煎膏含咽。故东垣曰：治肺热而咳嗽立止是也。又治疳蛔传尸，骨蒸劳虫，杀寸白虫、蛲虫；亦去虱，煮汤洗，牛犬虱即去；并治一切树木蛀虫，烬之，亦杀蝇蠓。去心酒洗炒，或晒干。

《医宗必读·卷之三·本草征要上·草部》：味甘，微温，无毒，入肺经。肺寒咳嗽，传尸骨蒸。杀蛔虫寸白，除蝇虱蛲虫。

与天门冬形相类而用相仿，故名野天门冬。但天门冬治肺热，此治肺寒，为别也。按：脾胃虚人，须与补药同用，恐其伤胃气，又恐其滑肠也。

（9）牡桂

《千金翼方·卷第三本草中·木部上品》：主上气咳逆，结气，喉痹，吐吸，心痛，胁风，胁痛，温筋通脉，止烦出汗，利关节，补中益气。

（10）芥菜

《备急千金要方·卷第二十六食治·食治方》：味辛、温，无毒。归鼻，除肾邪；大破咳逆，下气；利九窍，明耳目，安中。

（11）官桂

《医学入门·内集·卷二·本草分类·治寒门》：官桂无毒治中寒，咳逆喉痹吸呼难，补中更治心胁痛，温筋通脉利窍关，桂心专能止心痛，行血药滞补阴坚。

官桂，主寒在中焦，上气咳逆，结气喉痹，呼吸不清，兼补中益气，治心痛、胁痛。温筋通脉利关节，治冷风疼痛。

（12）松子仁

《本草纲目·第三卷百病主治药上·喘逆·风寒》：小儿寒嗽壅喘，同麻黄、百部、杏仁丸服。

（13）桂

《本草纲目·第三卷百病主治药上·喘逆·风寒》：咳逆上气，同干姜、皂荚丸服。

《本草纲目·木部第三十四卷·木之一》：利肝肺气，心腹寒热冷疾，霍乱转筋，头痛腰痛出汗，止烦止唾，咳嗽鼻齆，堕胎，温中，坚筋骨，通血脉，理疏不足，宣导百药，无所畏。

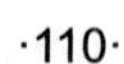

上气咳逆结气，喉痹吐吸，利关节，补中益气。

（14）桂心

《本草纲目·第三卷百病主治药上·咳嗽·风寒》：主寒嗽。

（15）蛤蚧

《本草纲目·第三卷百病主治药上·肺痿肺痈》：久咳，肺痿，肺痈，咯血。

《医学入门·内集·卷二·本草分类·治寒门》：蛤蚧咸平有小毒，肺虚劳嗽交喘促，壮元阳辟传尸邪，更通月水下淋沥。

生城墙或大树间，首若蛤蟆，背有细鳞，长四五寸，尾与身等，形如大守宫，雌雄相随，常自呼其名曰蛤蚧。最护惜其尾，或见人欲取之，自啮断其尾。凡采者，须设法存其尾则力全。补肺虚劳嗽有功。治久嗽不愈，肺间积虚热，久则成疮，故嗽出脓血，晓夕不止，喉中气塞，胸膈噎痛，上气喘急，辟传尸邪气鬼物，壮元阳，通月经，利水道，下石淋。去头足，酒洗去鳞鬣内不净，酥炙用。雄者口大身小，雌者口尖身大，入药亦须两用，或男用雌，女用雄。口含少许，奔走不喘者真。

（16）鹅管石

《医学入门·内集·卷二·本草分类·治寒门》：形如鹅管，色白，味甘平，无毒。专主肺寒久嗽，痰气壅膈，兼治痞疮。煅研。

（17）紫石英

《千金翼方·卷第二本草上·玉石部上品》：主心腹咳逆邪气，补不足，女子风寒在子宫，绝孕，十年无子。

《医学入门·内集·卷二·本草分类·治寒门》：紫石英甘辛气温，温胃补心益下元，专救妇人绝产育，风寒病入子宫存。

色紫无毒。入手少阴、足厥阴经。除胃中久寒，温中，生养肺气，主咳逆上气，心腹痛，寒热邪气，补心气虚，安魂魄，定惊悸、风痫、瘛疭，填下焦，补元气不足，轻身延年。又治女子风寒在子宫绝孕，十年无子。兼治痈肿等毒，醋淬为末，生姜、米醋煎敷之。火煅醋淬七次，细研水飞用。长石为使。畏扁青、附子，忌鮀甲、黄连、麦句姜。得参、苓、芍药，共疗心中结气，得天雄、菖蒲，共疗霍乱。

《医宗说约·卷之首·药性炮制歌》：温，宁心定惊，咳逆邪气，肿毒能倾。

（18）蜀椒

《神农本草经·卷三·下经》：味辛，温。主邪气咳逆，温中，逐骨节，皮肤死肌，寒湿痹痛，下气。久服之，头不白，轻身，增年。生川谷。

《千金翼方·卷第三本草中·木部下品》：主邪气咳逆，温中，逐骨节，皮肤死肌，寒湿痹痛，下气。

《医学入门·内集·卷二·本草分类·治寒门》：蜀椒辛热散风寒，齿目肤顽肠澼安，咳呕疟疸并癥结，壮阳缩便达下关，子名椒目专渗水，秦椒止痛逐风瘫。

出四川，谓之蜀椒，皮红肉厚里白，气味浓烈；出关陕，谓之秦椒，色黄黑，味短，不及

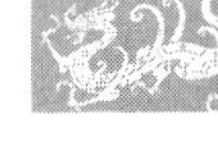

蜀椒。有小毒。浮也，阳中阳也。能发汗散风寒，除六腑沉寒，伤寒时疫亦用之；治齿痛目翳泪出，骨节皮肤死肌痹痛，腰脚不遂，肠澼下痢水泻；止咳逆咳嗽，呕吐，温疟，黄疸，水肿；破癥结宿食，心腹冷痛；壮阳疗阴汗，缩小便，涩遗精。

《医宗说约·卷之首·药性炮制歌》：辛热，冷气咳逆，风寒积聚，辟瘟消食。（微炒出汗，闭口者勿用。）

五、治热药

（1）山豆根

《医学入门·内集·卷二·本草分类·治热门》：山豆根甘寒解毒，急黄热嗽用宜先，咽喉肿痛含津咽，五痔头疮和水研。

生于山，其实如豆。川产者佳。善解诸药毒、蛊毒、寸白虫，治五般急黄、发热咳嗽，空心水调二钱服。喉痹口含一片咽津，五痔磨水研服，头上秃疮白屑以水研敷，或油调末涂。兼治齿痛，赤白痢腹胀喘闷，或蜜为丸，或水煎服。蜘蛛犬蛇咬，并水研敷。

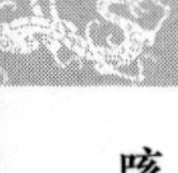

（2）马兜铃

《医学入门·内集·卷二·本草分类·治燥门》：马兜铃子寒而苦，肺热咳嗽痰无数，咳逆连连坐卧难，熏痔更医五种蛊，根即名为青木香，利膈止痛无不愈。

实如马项之铃，作四五瓣。无毒。阴中微阳。主肺热咳嗽，痰结喘促，气上逆连连，不可坐卧。又治血痔瘘疮，以药于瓶中烧烟熏病处。五种蛊毒，水煎顿服吐之，立化蛊出，惟蛇蛊，加麝少许。入药劈开，取向里子去革膜，微炒。根名土青木香，治气下膈，止刺痛。八月采用。

《医宗必读·卷之三·本草征要上·草部》：味苦，寒，有毒，入肺经。焙。清金有平咳之能，涤痰有定喘之效。

体性清扬，有功于至高之脏。根名青木香，涂诸毒热肿。按：肺虚夹寒者，畏之如蛰。

《伤寒瘟疫条辨·卷六·本草类辨·寒剂类》：味苦，性寒。阴中之阳，入肺经。主清肺，除咳痰气喘，疗血痔久瘘。按：兜铃主肺金，何以治痔瘘？盖肺与大肠相表里，肺移热于大肠，故有此证，清其里而表自清矣。根名青木香，下气甚速，散气最捷。

（3）马勃

《本草纲目·第三卷百病主治药上·咳嗽·痰火》：肺热久嗽，蜜丸服。

《本草纲目·第二十一卷草部·草之十》：故能清肺热、咳嗽、喉痹、衄血、失音诸病。

（4）大枣

《本草纲目·第三卷百病主治药上·咳嗽·痰火》：主热咳。

（5）天花粉

《本草纲目·第三卷百病主治药上·咳嗽·痰火》：虚热咳嗽，同人参末服。

（6）牛蒡子

《伤寒瘟疫条辨·卷六·本草类辨·寒剂类》：（酒蒸。）味苦，气平，性寒。入十二经络。主风湿瘾疹盈肌，退风热咽喉不利，散瘰疬疮疡诸肿之毒，利手足腰膝凝滞之气，润肺止嗽，降气消痰，其性通散。

（7）丹黍根

《本草纲目·第三卷百病主治药上·喘逆·火郁》：煮服，并主肺热喘息。

（8）丹黍米

《千金翼方·卷第四本草下·米谷部》：主咳逆，霍乱，止泻，除热，止烦渴。

（9）石膏

《本草纲目·第三卷百病主治药上·喘逆·火郁》：痰热喘急，同寒水石末，人参汤下，或同甘草末服。

《本草纲目·第三卷百病主治药上·咳嗽·痰火》：热盛喘咳，同甘草末服。热嗽痰涌如泉，煅过，醋糊丸服。

（10）龙骨

《本草纲目·第三卷百病主治药上·喘逆·火郁》：恚怒，气伏在心下，不得喘息，咳逆上气。

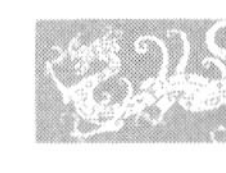

（11）百合

《医学入门·内集·卷二·本草分类·治湿门》：百合甘平医百合，消腹胀痞痛心胁，肺痿寒热遍身疼，喉风癫涕疮痈捷。

其根百片，累合而生。无毒。治伤寒坏症，百合病，腹中满痛及阴毒伤寒。消浮肿，胪胀痞满，大小便不利，心下急痛胁满，肺痿肺痈，肺热咳嗽，喉痹，烦闷寒热，遍身疼痛。治癫邪涕泣狂叫，及惊悸心胆不宁，兼治乳痈发背，诸疮肿，杀蛊毒，养五脏，补中气，通耳窍，亦渗利中之美药。花白者佳。采根，日干。

《医宗必读·卷之三·本草征要上·草部》：味甘，微寒，无毒。入心、肺二经。花白者入药。保肺止咳，驱邪定惊，止涕泪多，利大小便。

君主镇定，邪不能侵；相傅清肃，咳嗽可疗。涕泪，肺肝热也；二便不通，肾经热也，清火之后，复何患乎？仲景云：行住坐卧不定，如有神灵，谓之百合病，以百合治之，是亦清心安肾之效欤！按：百合通二便，中寒下陷者，忌之。

（12）竹叶

《医学入门·内集·卷二·本草分类·治热门》：竹叶气寒味辛甘，主虚烦热清心痰，除喘咳渴与呕血，痉痹喉风肿癥堪。

簟竹、淡竹为上，苦竹次之，余不入药。簟竹坚而节促，体圆而质劲，皮白如霜，即水白竹也。味辛平。无毒。可升可降，阳中之阴也。主除虚烦，清心经，胸中痰热，咳逆上气。止消渴、呕吐、吐血，热毒风痰，筋急风痉喉痹。压丹石毒，利小水，通淋闭，消恶疡肿毒，杀小虫。根作汤益气止渴，补虚下气消毒。汁主风痉。实生于竹林茂盛蒙密之中，大如鸡子，竹叶层层包裹。味甘。主通神明，益气轻身，令人心膈清凉，凤凰所食也。

《千金翼方·卷第三本草中·木部中品》：淡竹叶……主胸中痰热，咳逆上气。

《千金翼方·卷第三本草中·木部中品》：箽竹叶……主咳逆上气，溢筋急，恶疡，杀小虫，除烦热，风痓，喉痹呕吐。

（13）牡蛎

《医学入门·内集·卷二·本草分类·治热门》：牡蛎咸寒除寒热，止渴止嗽宽胸胁，定惊收汗涩血精，更疗痈肿及疽甲。

牡，雄也，咸水结成。又云：百岁鹏化成。无毒。入足少阴经。主伤寒寒热，温疟洒洒。除留热在关节及荣卫虚热，去来不定。止烦渴，疗咳嗽，除心痛气结，胁下痞热。定惊恚怒气，止盗汗，泻水气，除老血，涩大小肠。男子虚劳之损，遗精梦泄，补肾正气，病人虚而多热者，加而用之。女子崩中、赤白带下，疗一切痈肿鼠瘘，瘰疬喉痹，甲疽脓血疼痛，小儿惊痫。久服强骨节，除拘缓，杀鬼延年。

（14）沙糖

《本草纲目·第三卷百病主治药上·喘逆·火郁》：上气喘嗽，同姜汁煎咽。

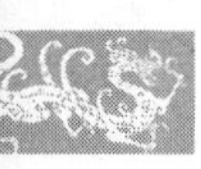

（15）知母

《本草纲目·第三卷百病主治药上·喘逆·火郁》：久嗽气急，同杏仁煎服，次以杏仁、萝卜子丸服。

《本草纲目·第三卷百病主治药上·咳嗽·痰火》：消痰润肺，滋阴降火。久近痰嗽，同贝母末，姜片蘸食。

《医宗必读·卷之三·本草征要上·草部》：味苦、寒，无毒，入肺、肾二经。忌铁器。肥白者佳。去毛，盐水炒透。清肺热而消痰损咳，泻肾火而利水滑肠。肢体肿浮为上剂，伤寒烦热号神良。

泻肾家有余之火，是其本功，至夫清金治肿诸效，良由相火不炎，自当驯致也。按：知母性寒，不宜多服。近世理痨，尊为上品，往往致泄泻而毙。故肾虚阳痿，脾虚溏泄、不思食、不化食者，皆不可用。

（16）荩草

《千金翼方·卷第三本草中·草部下品之下》：主久咳上气，喘逆久寒，惊悸痂疥，白秃疡气，杀皮肤小虫。

（17）前胡

《医学入门·内集·卷二·本草分类·治热门》：前胡无毒亦苦寒，主治时行内外热，下气消痰清头目，安胎治痞破癥结。

苗比柴胡先生。主伤寒时气，内外俱热，半表里证，痰满胸胁中痞，心腹结气，头目昏痛，骨节烦疼，咳喘呕吐寒热。

《万病回春·卷之一·药性歌》：微寒，宁嗽消痰，寒热头疼，痞闷能安。（去芦毛，软者佳。）

（18）胡黄连

《医学入门·内集·卷二·本草分类·治热门》：胡黄连苦性亦平，伤寒咳嗽疟骨蒸，补肝明目理腰肾，主儿疳痢镇痫惊。

出胡地。无毒。主伤寒发热咳嗽，劳复身热，大小便赤如血，温疟骨蒸，内伤五心烦热。补肝胆明目，理腰肾，去阴汗，小儿久痢成疳，惊痫寒热。兼治妇人胎蒸虚惊。外黄内黑，折之尘出如烟者真。恶菊花、玄参，忌猪肉。

（19）桑花

《本草纲目·第三卷百病主治药上·咳嗽·痰火》：并止热咳。

（20）桑叶

《本草纲目·第三卷百病主治药上·咳嗽·痰火》：主热咳。

（21）桔梗

《本草纲目·第三卷百病主治药上·咳嗽·痰火》：清肺热，除痰咳。

《医宗说约·卷之首·药性炮制歌》：味辛，疗咽肿痛，载药上升，痰嗽皆用，宽胸利膈，枳壳相共。（去芦生用，若用之治肠红久痢、大肠气郁之疾，须炒黄色。）

《伤寒瘟疫条辨·卷六·本草类辨·消剂类》：味甘辛，气微凉，气轻于味，阳中阴也。载药上浮，有舟楫之名。入心、肺、胸膈、上焦。载散药清理风寒头目，载寒药冷利齿牙咽喉，载肺药解肺热，疗痈痿唾脓咳嗽，载痰药消痰涎，止喘呕利膈宽胸，引大黄可使上升，引青皮平肝止疼。

（22）桑白皮

《本草纲目·第三卷百病主治药上·咳嗽·痰湿》：去肺中水气。咳血，同糯米末服。

《医宗必读·卷之四·本草征要下·木部》：味甘，寒，无毒，入肺经。续断、桂心、麻子为使，刮去粗皮，蜜水炙，有涎出勿去泻肺金之有余，止喘定嗽；疏小肠之闭滞，逐水宽膨。降气散瘀血，止消渴燥痰。

泻肺降气，是其专职。利便去水者，兼泻子之法也。叶可止汗去风，明目长发。子可补血安神，生津止渴。枝可祛风养筋，消食定咳。桑耳，调经止崩带。桑黄，清肺疗鼻赤。桑柴灰，除斑痣，蚀恶肉。桑霜，别名木硇，能钻筋透骨，为抽疔拔毒之品。按：桑白皮泻火，肺虚无火，因风寒而嗽者勿服。桑椹子虽能补血，脾胃虚滑者勿服。

（23）蓝叶

《本草纲目·第三卷百病主治药上·喘逆·火郁》：上气咳嗽，呀呷有声，捣汁服，后食杏仁粥。

六、治燥药

（1）天门冬

《本草纲目·草部第十八卷·草之七》：别有百部草，其根有百许如一，而苗小异，其苗似菝葜，惟可治咳，不中服食，须分别之。肺气咳逆，喘息促急，肺痿生痈吐脓，除热，通肾气，止消渴，去热中风，治湿疥，宜久服。

肺痿咳嗽吐涎沫，心中温温，咽燥而不渴：生天门冬（捣汁）一斗，酒一斗，饴一升，紫菀四合，铜器煎至可丸。

《万病回春·卷之一》：甘寒，肺痿肺痈，消痰止嗽，喘热有功。（温水渍，去皮、心。）

《医宗必读·卷之三·本草征要上·草部》：味甘，寒，无毒，入肺、肾二经。地黄、贝母为使。忌鲤鱼，去心用。定喘定嗽，肺痿肺痈，是润燥之力；益精益髓，消血消痰，非补阴之力欤！善杀三虫，能通二便。

甘寒养阴，肺肾虚热之要药也。热则生风，热清而风自去；湿乃湿热，热化而湿亦除。肾为作强之官，而主骨，湿热下流，使人骨痿，善去湿热，故骨强也。虚而内热，三虫生焉，补虚去热，三虫杀矣。肺喜清肃，火不乘金，故曰保也。咳嗽痈痿，血痰燥渴，保肺之后，莫不疗之。伏热在中，饮食不为肌肤，邪热清而肌肤得其养矣。肺金不燥，消渴自止，气化及于州都，小便自利。按：天门冬性寒而滑，若脾虚而泄泻恶食者，大非所宜，即有前证，亦勿轻投。

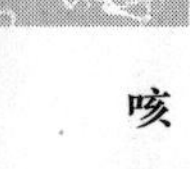

（2）川贝母

《伤寒瘟疫条辨·卷六·本草类辨·消剂类》：反乌头。味辛，气寒，气味俱轻，用须加倍。解肝经郁怒，散心中逆气，祛肺痈痰脓喘嗽，降胸中因热结胸。足生人面疮，烧灰油调频敷。产难胞不下，研末用酒和吞。亦除瘕疝喉痹，亦止消渴烦热，赤眼翳膜堪点，脾郁黄疸能驱。但贝母治肺燥之痰嗽，与半夏治脾湿之痰嗽为不同耳，须辨之。

（3）贝母

《本草纲目·第三卷百病主治药上·喘逆·痰气》：咳逆上气，同茶末，生蜜水服，下气不止，即愈。

《本草纲目·第三卷百病主治药上·咳嗽·痰火》：清肺消痰止咳，沙糖丸食。又治孕嗽。小儿晬嗽，同甘草丸服。

《万病回春·卷之一》：微寒，止嗽化痰，肺痈肺痿，开郁除烦。（去心。）

（4）石菖蒲

《伤寒瘟疫条辨·卷六·本草类辨·散剂类》：九节者佳，米汁浸蒸。

味辛、微苦，性温。入心、肺、膀胱。主手足湿痹，可使屈伸，开心气洞达，能出声音，通九窍，明耳目，益智慧，除健忘，温心腹，坚齿牙，疗恶疮疥癣，驱上气咳逆。

（5）瓜蒌实

《医学入门·内集·卷二·本草分类·治燥门》：瓜蒌实苦甘润肺，消痰治嗽宽胸痹，止血止痢补虚劳，伸手面皱通经闭，叶茎清暑解热中，瓤入茶煎降痰气。

（6）麦冬

《本草纲目·第三卷百病主治药上·暑》：清肺金，降心火，止烦渴咳嗽。

《本草纲目·第三卷百病主治药上·咳嗽·痰火》：心肺虚热，火嗽，嚼食甚妙，寒多人禁服。

《医学入门·内集·卷二·本草分类·治燥门》：麦门冬甘气微寒，清肺火令心安神，养阴通脉医痿蹶，清谷调中治呕干。

形如穬麦。无毒。降也，阳中之阴。入手太阴经。泻肺火，生肺金。治咳嗽烦渴、血热妄行及肺痿吐脓，安心神，清心热及心下支满。夫伏火去则金清自能生水，而阴精日长日固。心神安则血有所统，而客热自散。又脉失及痿蹶必用者，心肺润而血脉自通也。大抵后人治心肺多，古人治脾胃多。经云：消谷调中，止呕吐。主心腹结气，伤中伤饱，胃络脉绝，羸瘦短气，身重目黄口干。久服安五脏，美颜色，令有肥健有子。去心用，不令人烦。行经酒浸。地黄、车前为使。恶款冬花，畏苦参。

《医宗必读·卷之三·本草征要上·草部》：味甘，微寒，无毒，入心、肺二经。地黄、车前为使，恶款冬花，忌鲫鱼。肥白者佳，去心用。退肺中伏火，止渴益精；清心气惊烦，定血疗咳。

麦门冬禀秋令之微寒，得西方之正色，故清肺多功。心火焦烦，正如盛暑，秋风一至，炎蒸若失矣。心主血，心既清宁，妄行者息。脾受湿热，则肌肉肿而肠胃满，热去即湿除，肿满者自愈。金不燥则不渴，金水生则益精。按：麦门冬与天门冬功用相当，寒性稍减，虚寒泄泻，仍宜忌之。

（7）沙参

《本草纲目·第三卷百病主治药上·咳嗽·痰火》：益肺气，清肺火，水煎服。

《医宗必读·卷之三·本草征要上·草部》：味苦，微寒，无毒。入肺经。恶防己，反藜芦。主寒热咳嗽，胸痹头痛。定心内惊烦，退皮间邪热。

气轻力薄，非肩弘任大之品也。人参甘温体重，专益肺气，补阳而生阴；沙参甘寒体轻，专清肺热，补阴而制阳。按：沙参性寒，脏腑无实热及寒客肺经而嗽者，勿服。

（8）饴糖

《医宗说约·卷之首·药性炮制歌》：甘温，润肺和脾，嗽渴自汗，消痰补虚。（中满呕吐湿热者勿用。）

（9）枇杷叶

《千金翼方·卷第十九杂病中·杂疗第八》：主咳逆，不下食。

《医宗必读·卷之四·本草征要下·果部》：味苦，平，无毒，入肺、胃二经。刷去背上毛。治胃病，姜汁涂炙；治肺病，蜜水涂炙。走阳明则止呕下气，入太阴则定咳消痰。

长于降气，气降则火清痰顺。但去毛不净，射入肺中，作咳难疗。按：胃寒呕吐，及风寒咳嗽者忌之。

（10）柿

《本草纲目·第三卷百病主治药上·咳嗽·痰火》：润心肺，止热咳。嗽血，蒸熟，掺青黛食。

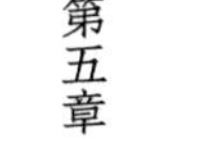

《医宗必读·卷之四·本草征要下·果部》：味甘，寒，无毒，入肺、脾二经。润肺止咳嗽，清胃理焦烦。干柿能厚肠而止泄，主反胃与下血。柿霜清心而退热生津，润肺而化痰止嗽。

三者主用大同小异，总之肃清上焦火邪，兼有益脾之功也。有人三世死于反胃，至孙得一方，用柿饼同干饭食之，绝不用水，亦勿以他药杂之，旬日而愈。按：柿性颇寒，肺经无火，及风寒作嗽者，冷痢滑泄者忌之，不宜与蟹同食，令人腹痛作泻。

（11）胡桃仁

《伤寒瘟疫条辨·卷六·本草类辨·补剂类》：味甘，气平，肉润皮涩，其汁青黑，入肺、肝、肾、命门、三焦。温肺润肠，固精秘气，养血滋阴。佐故纸减半，治肾虚腰疼，有木火相生之妙。上而虚劳喘嗽，中而遗精滑泄，下而腰脚痿躄，内而心腹之痛，外而痈疡之毒，皆可除也。

（12）秋石

《医学入门·内集·卷二·本草分类·治燥门》：秋石丹霜体若金，阳炼壮阳阴补阴，洞髓还元无不治，点肉调汤味更深。

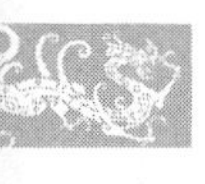

味咸，无毒。治色欲过度，羸弱久嗽，眼昏头眩，腹胀喘满，腰膝酸疼，遗精白浊，洞入骨髓，无所不治，真还元卫生之宝也。只一小锅可炼体若金石，永不暴润。

（13）菖蒲

《医宗必读·卷之三·本草征要上·草部》：味辛，温，无毒，入心、脾二经。秦艽为使，恶麻黄，忌饴糖、羊肉，勿犯铁器，令人吐逆。石生细而节密者佳，去毛微炒。宣五脏，耳聪目明，通九窍，心开智长。风寒湿痹宜求，咳逆上气莫缺。止小便利，理脓窠疮。

菖蒲禀孟夏之气，合从革之辛，芳香利窍，辛温达气，心脾之良药也。故善宣通，能除湿痹。按：菖蒲香燥，阴血不足者禁之，惟佐地黄、门冬之属，资其宣导，臻于太和。雷公云：泥菖、夏菖，其二件相似，但气味腥秽，形如竹根。

（14）梨

《医宗说约·卷之首·药性炮制歌》：性甘寒，消痰止嗽，清喉降火，解渴功奏。（捣烂取汁用。）

（15）萝卜

《医宗说约·卷之首·药性炮制歌》：辛温，下气消食，止嗽解渴，消面宜吃。（熟者补脾胃，卜子功相同，炒研用。）

（16）紫菀

《千金翼方·卷第二本草上·草部中品之上》：主咳逆上气，胸中寒热结气，去蛊毒，痿蹶，安五脏。疗咳唾脓血，止喘悸，五劳体虚，补不足，小儿惊痫。

《万病回春·卷之一·药性歌》：苦辛，痰喘咳逆，肺痰吐衄，寒热并济。（酒洗。）

《医宗必读·卷之三·本草征要上·草部》：味苦辛，温，无毒，款冬花为使。恶远志，畏茵陈。洗净，蜜水炒。主痰喘上气，尸疰劳伤，咳吐脓血，通利小肠。

苦能下达，辛可益金，故吐血保肺，收为上品。虽入至高，善于下趋，使气化及于州都，小便自利，人所不知。按：紫菀辛温，暂用之品，阴虚肺热者不宜专用多用，须地黄、门冬共之。

（17）款冬花

《本草纲目·第三卷百病主治药上·喘逆·风寒》：咳逆上气，喘息呼吸，除烦消痰。

《本草纲目·第三卷百病主治药上·咳嗽·虚劳》：肺热劳咳，连连不绝，涕唾稠黏，为温肺治嗽之最。痰嗽带血，同百合丸服。以三两烧烟，筒吸之。

《万病回春·卷之一》：甘温，理肺消痰，肺痈喘咳，补劳除烦。

《医学入门·内集·卷二·本草分类·治燥门》：款冬花温味辛甘，止劳嗽喘唾稠黏，肺痿烦渴心惊悸，洗肝明目咽如搀。

款，至也，至冻时开花，故又名颗冻。纯阳无毒。主咳逆上气，善喘息，呼吸连连不绝，涕唾稠黏，消痰止嗽。治肺痿肺痈吐脓血，消渴烦热，寒热。润心肺，益五脏，补劳劣。古今治嗽之最要者也。有人病久嗽，用款冬花于无风处烧，以笔管吸其满口则咽，数日效。兼治心虚惊悸，发痫，洗肝明目，治咽喉肿痛如搀。花半开者良。去枝土，甘水浸一宿，阴干。杏仁为使，恶皂荚、消石、玄参，畏贝母、辛夷、麻黄、黄芪、黄芩、黄连、青葙子，得紫菀良。

七、治痰饮药

（1）马刀

《本草纲目·第三卷百病主治药上·咳嗽·痰湿》：主痰嗽。

（2）土芋

《本草纲目·第三卷百病主治药上·咳嗽·痰火》：止热咳。

（3）天南星

《本草纲目·第三卷百病主治药上·咳嗽·痰湿》：气痰咳嗽，同半夏、橘皮丸服。风痰咳嗽，炮研煎服。

《医学入门·内集·卷二·本草分类·治风门》：南星苦辛利风痰，破伤惊搐紧牙函，麻痹疮肿寒咳嗽，消瘀破积蛇虫含。

生南方，形圆色白如星。有毒，可升可降，阴中阳也。利中风痰壅胸膈、不省人事及破伤风、小儿惊搐、身强如尸、口噤牙关紧闭、头目肢体麻痹、疥癣恶疮痈肿、金疮扑损瘀血。又破坚积、堕胎、蛇伤虫咬。丹溪云：欲其下行，以黄柏引之。腊月置水中冻去燥性，入灰火中炮裂去皮。治惊痫，取为末，用牛胆汁拌匀，再入胆中，阴干为末；或用姜汁、白矾煮至中心无白点亦好。畏附子、干姜、生姜。

（4）巴旦杏

《本草纲目·第三卷百病主治药上·咳嗽·痰火》：消痰降火，食之良。卒咳，以一碗入椒四十粒，煎沸入黑饧一块，细服。又以一枚刺孔，纳椒煨食。又切片酥煎冷食。又汁和酥、蜜、地黄汁熬稠含。

（5）玄精石

《本草纲目·第三卷百病主治药上·咳嗽·痰火》：消痰止咳。

（6）甘草

《千金翼方·卷第二本草上·草部上品之上》：主五脏六腑寒热邪气，坚筋骨，长肌肉，倍力，金疮尰，解毒，温中下气，烦满短气，伤脏咳嗽，止渴。

《本草纲目·第三卷百病主治药上·咳嗽·痰火》：除火伤肺咳。小儿热嗽，猪胆汁浸炙，蜜丸服。

《医宗必读·卷之三·本草征要上·草部》：味甘，平，无毒，入脾经。白术为使，反大戟、芫花、甘遂、海藻，恶远志，忌猪肉，令人阳痿。补脾以和中，润肺而疗痿，止泻退热，坚筋长肌，解一切毒，和一切药。梢上茎中作痛，节医肿毒诸疮。

外赤内黄，备坤离之色；味甘气平，资戊己之功。调和群品，有元老之称，普治百邪，得王道之用。益阴除热，有裨金官，故咳嗽、咽痛、肺痿均治也。专滋脾土，故泻利、虚热、肌肉均赖也。诸毒遇土则化，甘草为九土之精，故百毒化。热药用之缓其热，寒药用之缓其寒。理中汤用之，恐其僭上；承气汤用之，恐其速下。

按：甘能作胀，故中满者忌之。呕家忌甘，酒家亦忌甘。

（7）半夏

《千金翼方·卷第三本草中·草部下品之上》：主伤寒寒热，心下坚，下气，喉咽肿痛，头眩，胸胀咳逆，肠鸣，止汗，消心腹胸膈痰热满结，咳嗽上气，心下急痛坚痞，时气呕逆，消痈肿，堕胎，疗萎黄，悦泽面目。

《本草纲目·第三卷百病主治药上·咳嗽·痰湿》：湿痰咳嗽，同南星、白术丸服。气痰咳嗽，同南星、官桂丸服。热痰咳嗽，同南星、黄芩丸服。肺热痰嗽，同瓜蒌仁丸服。

《万病回春·卷之一·药性歌》：味辛，健脾燥湿，痰痿头疼，嗽吐堪入。

（8）石韦

《本草纲目·第三卷百病主治药上·咳嗽·痰火》：气热嗽，同槟榔，姜汤服。

（9）白前

《千金翼方·卷第二本草上·草部中品之下》：主胸胁逆气，咳嗽上气。

《本草纲目·第三卷百病主治药上·喘逆·痰气》：下胸胁逆气，呼吸欲绝。久咳上气不得卧，同紫菀、半夏、大戟渍水饮。暇呷作声不得眠，焙末，酒服。

《本草纲目·第三卷百病主治药上·咳嗽·风寒》：风寒上气，能保定肺气，多以温药佐使。久咳唾血，同桔梗、桑白皮、甘草煎服。

《医学入门·内集·卷二·本草分类·治热门》：白前气味甘辛平，善保肺气嗽有情，胸胁烦闷气冲上，不眠喉作水鸡声。

色白，苗类前胡，根似白薇、细辛。保肺清肺，气嗽久嗽多用，以温药相佐尤佳。主胸胁烦闷，气逆上冲，呼吸欲绝不得眠，喉中常作水鸡声。《日华》用治奔豚上气烦闷。甘草水浸，去头须，焙干。

（10）白茯苓

《医学入门·内集·卷二·本草分类·治湿门》：白茯苓甘平渗湿，消痰润肺伐肾邪，养心神又调脾脏，益气助血补虚家，赤者须知破气血，利溲入丙功尤赊。

茯，伏也；苓，灵也。松脂伏于地中而生，治病有灵验也。味甘、淡，气平。无毒。浮而升，阳也。入手太阴、足太阳少阳经。东垣曰：白茯苓补虚劳，多在心脾之有准。又云：白者入壬癸，是三焦通行药也。渗湿者，利小便，消浮肿，暴病行水之圣药也。消痰润肺者，主胸胁逆气，烦满咳逆，口焦舌干，消渴津少，一切痰壅痰饮、肺痿肺火不可缺也。肾邪者，淋沥淋结白浊、腰胫肿痛无力等症，皆肾经停蓄邪水之所为也。惟此药能伐去邪水，以安真水。养心神者，治忧恚惊邪，恐悸健忘好睡，心下结痛保神养神安魂之主药也。调脾胃脏气者，小便涩而能利，小便多而能止；大便结而能通，大便多而能止。一切脾胃不和，水谷不分，寒热无定，呕逆不止，须用之。

（11）白芥子

《本草纲目·第三卷百病主治药上·喘逆·痰气》：咳嗽支满，上气多唾，每酒吞七粒。老人痰喘，同莱菔子、苏子煎服。

（12）甘遂

《本草纲目·第三卷百病主治药上·咳嗽·痰湿》：并主痰气咳嗽。

（13）丝瓜

《本草纲目·第三卷百病主治药上·咳嗽·痰湿》：化痰止嗽，烧研，枣肉丸服。

（14）甘蔗汁

《本草纲目·第三卷百病主治药上·咳嗽·痰火》：虚热咳嗽涕唾，入青粱米煮粥食。

（15）白蚬壳

《本草纲目·第三卷百病主治药上·咳嗽·痰湿》：卒嗽不止，为末酒服。

（16）白僵蚕

《本草纲目·第三卷百病主治药上·咳嗽·痰湿》：酒后痰嗽，焙研茶服。

（17）瓜蒌

《本草纲目·第三卷百病主治药上·咳嗽·痰火》：润肺，降火，涤痰，为咳嗽要药。干咳，汁和蜜炼含。痰嗽，和明矾丸服。痰咳不止，同五倍子丸噙。热咳不止，同姜、蜜蒸含。肺热痰嗽，同半夏，丸服。酒痰咳嗽，同青黛丸服。妇人夜咳，同香附、青黛末服。

（18）百药煎

《本草纲目·第三卷百病主治药上·咳嗽·痰火》：清肺化痰，敛肺劫嗽，同诃子、荆芥丸含。化痰，同黄芩、橘皮、甘草丸咽。

（19）竹茹

《万病回春·卷之一·药性歌》：止呕，能除寒热，胃热咳哕，不寐安歇。（即竹上青皮刮下用。）

（20）灯笼草

《本草纲目·第三卷百病主治药上·咳嗽·痰火》：肺热咳嗽喉痛，为末汤服，仍敷喉外。

（21）余甘子

《本草纲目·第三卷百病主治药上·咳嗽·痰火》：丹石伤肺咳嗽。

（22）远志

《千金翼方·卷第二本草上·草部上品之上》：主咳逆伤中，补不足，除邪气，利九窍，益智惠，耳目聪明，不忘，强志倍力，利丈夫，定心气，止惊悸，益精，去心下膈气，皮肤中热，面目黄。

（23）芫花

《本草纲目·第三卷百病主治药上·咳嗽·痰湿》：卒得痰嗽，煎水煮枣食。有痰，入白糖，少少服。

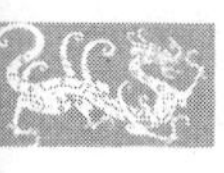

（24）芥子

《本草纲目·第三卷·百病主治药上·喘逆·痰气》：消痰下气，定喘咳。

（25）延胡索

《本草纲目·第三卷百病主治药上·咳嗽·痰湿》：老小痰嗽，同枯矾，和饧食。

（26）泽漆

《本草纲目·第三卷百病主治药上·喘逆·痰气》：肺咳上气，煮汁，煎半夏诸药服。

（27）香橼

《本草纲目·第三卷百病主治药上·咳嗽·痰湿》：煮酒，止痰嗽。

（28）青礞石

《本草纲目·第三卷百病主治药上·喘逆·痰气》：并泻肺气，消痰定喘。

（29）金屑

《本草纲目·第三卷百病主治药上·咳嗽·痰火》：风热咳嗽。

（30）金沸草

《万病回春·卷之一·药性歌》：寒，消痰止嗽，明目袪风，逐水尤妙。

（31）矾石

《本草纲目·第三卷百病主治药上·咳嗽·痰湿》：化痰止嗽，醋糊丸服，或加人参，或加建茶，或同炒栀子丸服。

（32）荛花

《千金翼方·卷第三本草中·草部下品之上》：主伤寒，温疟，下十二水，破积聚大坚癥瘕，荡涤肠胃中留癖、饮食、寒热邪气，利水道，疗痰饮咳嗽。

《本草纲目·第三卷百病主治药上·喘逆·痰气》：咳逆上气，同茶末，生蜜水服，下气不止，即愈。

（33）茯苓

《千金翼方·卷第三本草中·木部上品》：主胸胁逆气，忧恚惊邪，恐悸，心下结痛，寒热烦满，咳逆，口焦舌干，利小便，止消渴，好唾，大腹淋沥，膈中痰水，水肿淋结，开胸腑，调脏气，伐肾邪，长阴，益气力，保神守中。

《医宗必读·卷之四·本草征要下·木部》：味甘、淡，平，无毒，入心、肾、脾、胃、小肠五经。马蔺为使，畏牡蛎、地榆、秦艽、龟甲，忌醋。产云南，色白而坚实者佳。去皮膜用。益脾胃而利小便，水湿都消；止呕吐而定泄泻，气机咸利。下行伐肾，水泛之痰随降；中守镇心，忧惊之气难侵。保肺定咳喘，安胎止消渴。抱根者为茯神，主用俱同，而安神独掌。红者为赤茯苓，功力稍逊，而利水偏长。

（34）荏子

《备急千金要方·卷第二十六食治·食治方》：味辛，温，无毒。主咳逆，下气，温中，补髓。

（35）枳壳

《本草纲目·第三卷百病主治药上·咳嗽·痰湿》：咳嗽痰滞。

《医学入门·内集·卷二·本草分类·治湿门》：枳壳微寒味苦酸，逐水消痰胸膈宽，止呕泻痢攻坚积，散痔利风利窍关。

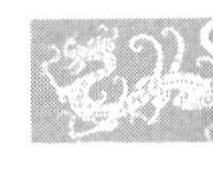

枳，即橘属，去瓤用壳。无毒。浮升而微降，阴中阳也。逐心下停水，去胃中湿，消胀满，泻肺痰气，劳气咳嗽，背膊闷倦，胸膈痞结，腹胁满痛。

（36）草犀

《本草纲目·第三卷百病主治药上·咳嗽·痰湿》：主痰气咳嗽。

（37）浮石

《本草纲目·第三卷百病主治药上·咳嗽·痰湿》：清金，化老痰。咳嗽不止，末服或丸。

（38）蚌粉

《本草纲目·第三卷百病主治药上·咳嗽·痰湿》：痰嗽面浮，炒红，齑水入油服。

（39）莨菪子

《本草纲目·第三卷百病主治药上·喘逆·痰气》：积年上气咳嗽，羊肺蘸末服。

《本草纲目·第三卷百病主治药上·咳嗽·痰湿》：久嗽不止，煮炒研末，同酥，煮枣食。三十年呷嗽，同木香、熏黄烧烟吸。

（40）莱菔子

《本草纲目·第三卷百病主治药上·喘逆·痰气》：老人气喘，蜜丸服。痰气喘，同皂荚炭，蜜丸服。久嗽痰喘，同杏仁丸服。

《伤寒瘟疫条辨·卷六·本草类辨·消剂类》：味大辛，气温，气味俱厚，可升可降。入脾、肺。下气消痰食，有推墙倒壁之功。（捣汁搀薄荷汁服，立吐痰食。磨墨服止血。）凡胃有气、食、痰饮停滞，致成膨胀者，非此不除。（合皂角烧去皮、子、弦等份为末，姜汁入炼蜜丸，白水下二钱，治一切痰气。）生升气，炒降气。升则散风寒，吐痰食，宽胸膈；降则定痰喘，止咳嗽，去内疼除后重，皆利气之功。

（41）莱菔

《本草纲目·第三卷百病主治药上·咳嗽·痰湿》：痨瘦咳嗽，煮食之。

《医学入门·内集·卷二·本草分类·治寒门》：莱菔辛甘气亦平，温中消食去痰凝，汁润肺消并咳血，下气多餐反涩荣，子吐风痰宽喘胀，倒壁推墙不顺情。

性能制来辫面毒，故名。俗云温菘，又云萝卜，无毒。大者肉坚，蒸食煮食，能消谷，去胸膈痰凝气滞；小者白脆，生啖或捣汁饮之，止消渴，宽中甚验。又治肺痿吐血，咳嗽劳瘦，和羊肉、鲫鱼煮食之妙。总为调脾润肺之剂，故丹溪云：属土而有金与水。本草虽言下气最速，但熟食则辛散味去而甘缓独存，反滞膈停饮，涩荣卫，令人发白早。子，吐风痰，治喘嗽膨胀，癥瘕积聚，黄疸；利五脏及大小二便，有推墙倒壁之功；兼治头痛，明目去风。孕妇水道不通，单为末，灯心汤下。诸痈醋研涂之。入丸散略炒研用。

（42）烧酒

《本草纲目·第三卷百病主治药上·咳嗽·痰湿》：寒痰咳嗽，同猪脂、茶末，香油、蜜浸服。

（43）海蛤

《神农本草经·卷一·上经》：味苦，平。主咳逆上气，喘息烦满，胸痛寒热。一名魁蛤。

《本草纲目·第三卷百病主治药上·咳嗽·痰湿》：酒后痰嗽，焙研茶服。

（44）崖椒

《本草纲目·第三卷百病主治药上·喘逆·痰气》：肺气喘咳，同干姜末，酒服一钱。

（45）猪蹄甲

《本草纲目·第三卷百病主治药上·喘逆·痰气》：久咳痰喘，入半夏、白矾煅研，入麝香服；或同南星煅，丸服。

（46）旋覆花

《本草纲目·第三卷百病主治药上·咳嗽·痰湿》：并主痰气咳嗽。

（47）淮木

《本草纲目·第三卷百病主治药上·咳嗽·痰湿》：久嗽上气。

（48）密陀僧

《本草纲目·第三卷百病主治药上·咳嗽·痰湿》：冷痰劳嗽。

（49）硇砂

《本草纲目·第三卷百病主治药上·咳嗽·痰湿》：冷痰劳嗽。

（50）黄芩

《本草纲目·第三卷百病主治药上·咳嗽·痰火》：并清肺热，除痰咳。

（51）梨汁

《本草纲目·第三卷百病主治药上·咳嗽·痰火》：消痰降火，食之良。卒咳，以一碗入椒四十粒，煎沸入黑饧一块，细服。又以一枚刺孔，纳椒煨食。又切片酥煎冷食。又汁和酥、蜜、地黄汁熬稠含。

（52）葶苈

《本草纲目·第三卷百病主治药上·喘逆·痰气》：肺壅，上气喘促。肺湿痰喘，枣肉丸服，亦可浸酒。

《本草纲目·第三卷百病主治药上·咳嗽·痰湿》：肺壅痰嗽，同知母、贝母、枣肉丸服。

《万病回春·卷之一·药性歌》：苦辛，利水消肿，痰咳癥瘕，治喘肺痈。

《医学入门·内集·卷二·本草分类·治湿门》：葶苈大寒辛苦味，善消水肿泻肺气，更医肾痺破脾积，解毒祛风治疙痱。

葶，定也；苈，沥也，行也。能定肺喘而行水。无毒。沉也，阴中阴也。东垣云：除遍身之浮肿，逐膀胱之留热，定肺痈上气喘促，疗胸中积壅痰嗽。兼治肾痺唇干，破癥瘕积聚结气，饮食寒热，解一切毒入腹不可疗及马汗。用一两炒研浸水，利下恶血，又煎汤洗头风，捣末敷白秃，身暴中风热痱痒者亦可洗且涂之。丹溪云：属火，性急走泄为功，苦者尤甚，甜者少缓。病人稍涉虚者远之，杀人甚捷。不必久服乃虚，隔纸炒香，或蒸熟。榆皮为使。恶干姜、石龙芮。含膏丸：葶苈、知母、贝母各一两，枣肉五钱，砂糖一两半，丸如弹子。每以新绵裹一丸含咽，治嗽喘，三丸即效。

（53）硫黄

《本草纲目·第三卷百病主治药上·喘逆·痰气》：冷澼在胁，咳逆上气。

（54）梾子

《本草纲目·第三卷百病主治药上·咳嗽·痰湿》：主痰嗽。

（55）雄黄

《本草纲目·第三卷百病主治药上·咳嗽·痰湿》：冷痰劳嗽。

（56）蛤蜊粉

《本草纲目·第三卷百病主治药上·咳嗽·痰湿》：主痰嗽。

（57）楮白皮

《本草纲目·第三卷百病主治药上·咳嗽·痰湿》：水气咳嗽。

（58）蒟酱

《本草纲目·第三卷百病主治药上·喘逆·痰气》：咳逆上气，同茶末，生蜜水服，下气不止，即愈。

（59）楸叶

《本草纲目·第三卷百病主治药上·喘逆·痰气》：上气咳嗽，腹满瘦弱，煎水熬膏，纳入下部。

（60）鲎鱼壳

《本草纲目·第三卷百病主治药上·咳嗽·痰湿》：积年咳嗽，同贝母、桔梗、牙皂丸服。

（61）硼砂

《本草纲目·第三卷百病主治药上·咳嗽·痰火》：消痰止咳。

（62）缩砂仁

《本草纲目·第三卷百病主治药上·喘逆·痰气》：上气咳逆，同生姜擂，酒服。

《伤寒瘟疫条辨·卷六·本草类辨·消剂类》：味辛，温，气香窜。入肺、脾、胃、大、小肠、膀胱、肾。补肺益肾，和胃醒脾，行气消食，醒酒逐寒，祛痰嗽逆咳立止，疗霍乱，大除恶心，消胀满，安气滞之胎，同枳壳服。却腹疼驱脏寒之泻，（同干姜、五味服。）治泻痢呕吐膈噎，散咽喉口齿浮热。

（63）蔓荆子

《本草纲目·第三卷百病主治药上·咳嗽·痰湿》：主痰气咳嗽。

（64）榧子

《本草纲目·第三卷百病主治药上·咳嗽·痰湿》：主痰嗽。

（65）雌黄

《本草纲目·第三卷百病主治药上·咳嗽·痰湿》：久嗽，煅过丸服。

（66）橘皮

《本草纲目·第三卷百病主治药上·喘逆·痰气》：咳逆上气喘促，炒研蜜和，含之。上气喘息，同桃仁丸服，取利。久患喘急，童尿浸换半月，焙研，每以枣许，同薄荷、蜜煎服，甚效。浮肿喘急，煮粥食。

《本草纲目·第三卷百病主治药上·咳嗽·痰湿》：痰嗽，同甘草丸服。经年气嗽，同神曲、生姜，蒸饼丸服。

《医学入门·内集·卷二·本草分类·治湿门》：橘皮辛温利膀胱，主除痰气逆胸膛，消导脾胃止呕泻，发表寒湿佐生姜。

橘，色如璚，上有文。无毒。味厚。可升可降，阳中之阴也。除膀胱留热停水、五淋，利小便。主胸中痰热，逆气客气，消痰止气嗽，润肺。和胃健脾，轻则水谷不化，冲胸作呕，或下泄，或气痢，或霍乱；重则癥瘕积滞，皆能消导。兼去白虫，解酒毒。治下焦冷气，脏间虚冷气，脚气冲心。久服去臭，下气通神。

（67）薏苡仁

《医宗必读·卷之三·本草征要上·草部》：味甘，微寒，无毒，入肺、脾二经。淘净晒炒。祛风湿，理脚气拘挛；保燥金，治痿痈咳嗽，泻痢不能缺也，水胀其可废乎？

薏仁得地之燥，禀秋之凉，能燥脾湿，善祛肺热。按：大便燥结，因寒转筋，及妊娠者并禁之。

《医学入门·内集·卷二·本草分类·治湿门》：薏苡仁甘寒除风湿，筋挛骨痛难伸屈，消肺利肠除肺痿，令人能食性不急。

薏，意；苡，实也。无毒。主风湿痹，筋挛骨痛不仁，难以屈伸及干湿脚气。消水肿，利肠胃。治肺痿肺痈吐脓血，咳嗽涕唾上气，心胸甲错。久服益气，令人能食，性缓不妒。凡用须倍于他药。咬之黏牙者真。水洗略炒，或和糯米炒热、去米。治妒方：薏苡、天门冬、赤黍米等分，蜜丸。男妇服之，皆不妒忌。

（68）礞石

《本草纲目·第三卷百病主治药上·咳嗽·痰湿》：冷痰劳嗽。

八、活血补血药

（1）川芎

《医学入门·内集·卷二·本草分类·治燥门》：川芎辛温行血气，止头疼破血海瘀，更散心郁治痈疽，风寒湿痹亦能去，叶名蘼芜治老风，又主咳逆及蛊疰。

芎，穹也，至高之位，性主头病，故名。无毒。浮而升，阳也。入手足厥阴，少阳本经药。主血虚中风，入脑冷痛，面上游风去来，目泪出，多涕唾，东垣所谓上行头角，助清阳之气而止痛是也。主妇人经闭无子，或崩中不止，或胎动不安，子死腹中，或胎衣不下，或产后血晕，破瘀血，养新血，一切衄吐溺血皆治。

主身中老风、头中久风、风眩。又治咳逆，定惊气，辟邪恶，除蛊毒鬼疰。四五月采苗，阴干。

（2）当归

《医学入门·内集·卷二·本草分类·治燥门》：当归甘辛头止血，破血用尾和用身，随所引用上头角，中理胸腹下荣筋，兼治风疮及气逆，金疮胎产更称神。

气血昏乱服之各有所归，出当州者良。大温，无毒。可升可降，阳也。入手少阴、足太阴、厥阴经。以心主血，肝藏血，脾裹血也。头止血而上行，身养血而中守，尾破血而下流，全活血而不走，又头硬者亦破血。大抵去旧生新之剂全用。

经云：本血药而又治胸中咳逆上气。主妇人漏下绝子，脐腹急痛，癥瘕，胎动下血，心腹疼痛，逆产，死胎，产后恶血上冲。

（3）阿胶

《万病回春·卷之一·药性歌》：甘温，止咳脓血，吐衄胎崩，虚羸可啜。（蛤粉炒成珠。）

《医学入门·内集·卷二·本草分类·治燥门》：阿胶甘温保肺气，劳喘损嗽及久痢，补虚治痿立亦难，养肝安胎腰腹坠。

取乌驴皮，以东阿井水煎者佳。盖济水性清趋下，故治浊痰逆上。无毒。降也，阳也。入手太阴、足少阴、厥阴经。益肺气，定喘，虚损咳唾脓血非此不除。止赤白久痢，得黄连、黄柏为佐最妙。补虚羸，阴气不足，心腹内崩劳极洒洒如疟状，腰腹痛，小腹痛甚，四肢酸疼，脚酸不能久立，一切瘫痪不遂。养肝血，凡血虚而胎动不安，腰腹重坠下血，血痢或卒尿血。丹溪云：久嗽久痢，虚劳失血者宜用。若邪胜初发者用之，强闭其邪而生他症。

（4）桃仁

《备急千金要方·卷第二十六食治·果实第二》：味苦、甘、辛，平，无毒。破瘀血、血闭瘕、邪气，杀小虫，治咳逆上气，消心下硬，除卒暴声血，破癥瘕，通月水，止心痛。

《本草纲目·第三卷百病主治药上·喘逆·痰气》：上气咳嗽喘满，研汁煮粥食。

《医学入门·内集·卷二·本草分类·治燥门》：桃仁无毒苦甘平，破血通肠利月经，兼除咳逆心胸满，疝瘕腰痛杀虫精，花悦颜色医淋肿，奴散气血肺心清。

桃者，逃也，能令鬼邪逃遁，五木之精也。无毒。沉而降，阴也。入手、足厥阴经。主瘀血、血闭、血结、血热、血证、血瘕及卒暴击血、心痛、骨蒸、偏风、半身不遂，润大肠，通月水。兼主上气咳嗽、喘急、胸膈痞满，止疝痛、腰疼，杀虫及尸疰邪祟。又小儿癞卵、妇人阴痒，捣泥敷之。《心》云：苦以泻滞血，甘以生新血。血结实者可用，血燥虚者慎之。凡使，汤泡去皮、尖，炒赤，研如泥用。

九、收涩药

（1）乌梅

《医学入门·内集·卷二·本草分类·治燥门》：乌梅酸平能敛肺，止渴除烦下痰气，调胃和中断疟痢，虚劳蒸热及偏痹，白梅虽暖仍化痰，捣敷痈疮点黑痣。

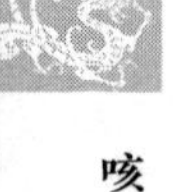

五月采黄色梅实，用早稻秆烧灰，和米饮拌之，火熏干为乌梅。无毒。可升可降，阴也。收肺气者，生津止渴，除烦热烦满，下气止嗽，消痰及痰厥头痛，调胃者，治瘴疟久痢，便血久泻，涩肠，解烦毒，清酒毒，定霍乱吐蛔，心腹胀痛，短气欲死。东垣云：凡酸味收补元气。诸虚劳骨蒸羸瘦，久嗽少唾必用之。又疗肢体偏痛、皮肤麻痹等症。古方和细茶、干姜为丸，治休息痢。烧灰敷一切恶疮胬肉立验。入药，温酒或水洗，蒸去核用。

（2）五味子

《万病回春·卷之一·药性歌》：酸温，生津止渴，久嗽劳虚，金水枯竭。（此酸味敛束，不宜多，多则避其邪，恐成虚热。）

《医宗必读·卷之三·本草征要上·草部》：味甘、酸，核中苦，辛、咸，温，无毒。入肺、肾二经。苁蓉为使，恶葳蕤。嗽药生用，补药微焙。辽东肥润者佳。滋肾经不足之水，强阴涩精，除热解渴；收肺气耗散之金，疗咳定喘，敛汗固肠。

《医学入门·内集·卷二·本草分类·治燥门》：五味子温滋肾阴，除烦止渴补虚任，敛肺通脉定喘咳，和中消积水肿淫，肺火盛者用南味，辛甘且散风邪侵。

北五味色黑，皮肉酸甘，核苦辛咸。无毒。可升可降，阴也。入手太阴、足少阴经，滋肾水，暖肾脏，除烦热，生津止渴，补虚劳羸瘦，强阴益精，壮筋骨，收肺气，耗散火热，嗽必用之。主肺寒咳逆、上气喘嗽，通血生脉，补气，兼和中气，霍乱转筋，翻胃，解酒毒，消食积，痃癖，奔豚冷气，水湿气淫，腹肿胀大。是知在下补肾，在上滋肺，在中和脾。孙真人云：夏月常服五味，以补五脏气。是不特金水二脏药也。但多食收补太骤，反致虚热，又酸甚吊痰引嗽。如肺火盛者，莫如用南五味，色黄，味辛甘，稍重而能散痰火，去风邪。苁蓉为使，恶葳蕤，胜乌头。

（3）五倍子

《本草纲目·第三卷百病主治药上·咳嗽·痰火》：敛肺降火，止嗽。

《医宗必读·卷之四·本草征要下·木部》：味苦、酸、涩，平，无毒，入肺、胃二经。敛肺化痰，故止嗽有效；散热生津，故止渴相宜。上下之血皆止，阴阳之汗咸瘳。泻痢久而能断，肿毒发而能消。糁口疮须臾可食，洗脱肛顷刻能收。染须发之白，治目烂之疴。

按：五倍子性燥急而专收敛，咳嗽由于风寒者忌之，泻痢非虚脱者忌之，咳嗽由于肺火实者忌之，误服反致壅满，以其收敛太骤，火气无从泄越耳。

《伤寒瘟疫条辨·卷六·本草类辨·涩剂类》：味咸、酸，其性涩敛肺，其气寒降火，生津化痰止嗽，黄昏咳嗽，乃火浮肺中，宜五倍、五味敛而降之。敛汗，以自己漱口水调末，敷脐上效。疗泻痢五痔，下血脱肛，脓水湿烂，子肠坠下。

（4）卵中白皮

《千金翼方·卷第三本草中·人兽部》：主久咳结气，得麻黄、紫菀和服之，立已。

（5）诃子

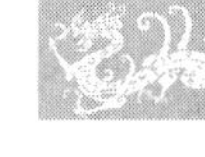

《万病回春·卷之一·药性歌》：味苦，涩肠止痢，痰嗽喘急，降火敛肺。

《医学入门·内集·卷二·本草分类·治燥门》：诃梨勒温通肺津，泻逆消痰敛咳频，开胃涩肠消食胀，肾积胎漏崩带神。

梵语云诃梨勒，俗名诃子。味苦、微酸，无毒。沉而降，阴也。苦多酸少，能泻肺敛肺而不能补。故但通利津液，泻气上逆，胸膈结满，消痰除烦。治久咳、火伤肺郁、胀满、喘嗽，开胃调中，涩肠脏，止水道、久痢、气痢、久泻肛痛、霍乱，消食下气，除冷气心腹胀满。又治奔豚肾气，胎漏胎动，气喘胀闷，产后阴痛，和蜡烧熏及煎汤熏洗。一切崩中带下，肠风泻血并治，盖有收涩降火之功也。气实者最效，气虚及暴嗽初泻不可轻用。六棱黑色肉厚者良。水泡，面包煨熟，去核，或酒浸蒸去核，焙干。子未熟时风飘堕者，谓之随风子，暴干收之。治痰嗽咽喉不利，含三数枚，殊胜。

（6）金樱子

《医宗说约·卷之首·药性炮制歌·木部共五十四种》：温，涩精除嗽，脾泄下痢，崩带功奏。（去心、刺，煎膏用）。

（7）罂粟壳

《伤寒瘟疫条辨·卷六·本草类辨·涩剂类》：泡去筋膜，醋拌浸炒。味微甘，性多涩。入肺、大肠。久痢滑泄必用，须加甘补同煎，久虚咳嗽劫药，欲用要当知慎。

《医学入门·内集·卷二·本草分类·治湿门》：罂粟壳酸涩亦温，久泻痢嗽劫其根，收气入肾治骨痛，鸦片性急须少食。

即罂粟壳也。治脾泻久痢涩肠及虚劳久嗽，又收固气，入肾治骨病。虽有劫病之功，然暴嗽、泻者用之，杀人如剑。水洗去筋膜，蜜炒黄色。

十、解痉药

（1）杏仁

《备急千金要方·卷第二十六食治·果实第二》：味甘、苦，温、冷而利，有毒，主咳逆上气，肠中雷鸣，喉痹；下气；产乳金疮，寒心奔豚，惊痫，心下烦热；风气去来，时行头痛，解肌，消心下急；杀狗毒。

《本草纲目·第三卷百病主治药上·喘逆·痰气》：咳逆上气喘促，炒研蜜和，含之。上气喘息，同桃仁丸服，取利。久患喘急，童尿浸换半月，焙研，每以枣许，同薄荷、蜜煎服，甚效。浮肿喘急，煮粥食。

《本草纲目·第三卷百病主治药上·咳嗽·痰火》：除肺中寒热咳嗽，童尿浸，研汁熬丸，酒服。

《本草纲目·第三卷百病主治药上·咳嗽血》：肺热咳血，同青黛、黄蜡作饼，干柿夹煨，日食。水苏研末饮服。

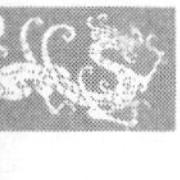

《万病回春·卷之一·药性歌》：温苦，风痰喘嗽，大肠气闭，便难切要。（水泡，去皮、尖，双仁有毒，勿用。）

（2）苏子

《本草纲目·第三卷百病主治药上·喘逆·痰气》：消痰利气定喘，与橘皮相宜。上气咳逆，研汁，煮粥食。

《万病回春·卷之一·药性歌》：味辛，驱痰降气，止咳定喘，更润心肺。（炒。）

（3）荞麦粉

《本草纲目·第三卷百病主治药上·喘逆·痰气》：咳逆上气，同茶末，生蜜水服，下气不止，即愈。

（4）射干

《千金翼方·卷第三本草中·草部下品之上》：主咳逆上气，喉痹咽痛，不得消息，散结气，腹中邪逆，食饮大热，疗老血在心脾间，咳唾、言语气臭，散胸中热气。

《本草纲目·第三卷百病主治药上·喘逆·痰气》：咳逆上气，同茶末，生蜜水服，下气不止，即愈。

《本草纲目·第三卷百病主治药上·咳嗽·痰火》：老血在心脾间，咳唾气臭。散胸中热气。

《医学入门·内集·卷二·本草分类·治湿门》：射干苦寒消食热，宽膨下气逐老血，破癖通经治儿疝，便毒喉风痰核结。

形如射鸟之竿。有小毒。开胃下食，除饮食大热，散胸中热气、腹中邪逆、胸腹胀满、肺气喘嗽、咳逆上气。疗老血在心脾间，咳唾、言语气臭，破癥结、痃癖、瘀血，通女人月闭，治小儿疝气发时肿痛如刺，散结气，消肿毒，去胃痈，治便毒。足厥阴湿气因疲劳而发，取三寸同生姜煎服，利两三行即效。又治咽痛水浆难入，不得消息，咽汁立瘥。丹溪云：属金而有木与火水。行太阴、厥阴之积痰，使结核自消甚捷。久服令人虚。即乌扇根，紫花者是，红花者非。三月采。米泔浸一宿，日干。

（5）麻黄

《本草纲目·第三卷百病主治药上·喘逆·风寒》：风寒，咳逆上气。

《伤寒瘟疫条辨·卷六·本草类辨·汗剂类》：味辛，气温，气味俱薄，轻清而浮，升也，阳也。入心与大肠、膀胱。实肺家专药。发汗解表，治冬月正伤寒果胜，泻卫实去荣寒，利血脉通九窍，开毛孔除身热头疼，疗咳逆气喘。

《罗氏会约医镜·卷十六·本草上·草部》：味苦、辛，温，入心、肺、膀胱、大肠四经。厚朴为使，恶辛夷、石韦。去根节大表，留节微表。水煮去沫。体轻扬，味辛，温（生麻黄之地，冬不积雪）。善达肌表，走经络（体轻），除风邪（寒属寒），祛寒毒（辛温）。治表实无汗（脉浮紧者正用）、憎寒壮热、头痛身疼（太阳病），通九窍，开毛孔（散肺邪），咳嗽（风寒入肺）、痰哮、气喘（哮喘宜泻肺气，服麻黄不出汗）。即寒邪深入少阴、厥阴筋骨之间，亦能同肉桂以逐之。且兼气药以助力，可得卫中之汗。兼血药以助液，可得荣中之汗。兼温药以助阳，可逐阴凝之寒毒。兼寒药以助阴，可解炎热之疫邪。能善佐使，无往不利，实伤寒家第一要药也（既受寒邪，四季皆可用，不得疑夏不用）。按：麻黄走表，虽可汗之证，不宜多服。若不当汗而汗，与可汗而过汗，或血溢，或亡阴，为害不小，可不慎哉！

（6）黄环

《本草纲目·第三卷百病主治药上·喘逆·痰气》：咳逆上气，同茶末，生蜜水服，下气不止，即愈。

（7）银杏

《本草纲目·第三卷百病主治药上·喘逆·痰气》：降痰，定喘，温肺，煨食。

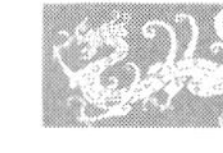

第二节
方剂

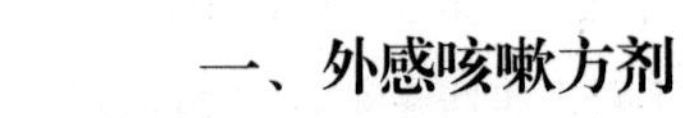

一、外感咳嗽方剂

（一）风袭肺卫方剂

（1）葶苈丸

《博济方·卷四·杂病》

治小儿奶食冲脾，伤风咳嗽，坠涎。

甜葶苈（一两，纸上炒过） 牵牛子（一两，烂熟） 汉防己（一两，烂熟） 大杏仁（一两，去皮、尖，炒熟，研）

上三味先捣罗为末，入杏仁同研，用煮枣肉，再杵为剂，丸如绿豆大。每服三丸至五丸，淡生姜汤吞下，一日二服。

（2）橘苏散

《严氏济生方·卷之二·咳嗽论治》

治伤风咳嗽，身热有汗，恶风脉浮。病人夹热，服杏子汤不得者，此药稳当。

橘红 紫苏叶 杏仁（去皮、尖） 五味子 半夏（汤泡七次） 桑白皮（炙） 贝母（去心） 白术（各一两） 甘草（炙，半两）

上㕮咀，每服四钱，水一盏半，生姜五片，煎至八分，去滓，温服，不拘时候。

（3）防风散

《类编朱氏集验医方·卷之二伤寒门·治方》

治头痛，壮热，恶风，百节酸痛，肩背拘急，面赤虚烦，声重咳嗽。

厚朴（姜制） 陈皮 甘草（炙） 藁本（各二两） 独活 防风 桔梗（炒。各三钱） 苍术（杵，去皮，四两）

上细末。每服三钱，水一大盏，姜三片，枣二枚，煎七分，温服。沸汤点亦可。春夏宜用之。

（4）加减三拗汤

《类编朱氏集验医方·卷之五痰饮门·咳嗽》

治伤风咳嗽。

麻黄（半钱，不去节，沸汤洗，焙干，去毛） 杏仁（不去皮） 苦梗（各二钱） 甘草（生） 旋覆花（去蒂。各半钱）

上㕮咀。每服一大钱，水一盏，生姜一片，五味子数粒，竹叶一片，不可多，糯米数粒，煎至半盏，分作两服，食后温服。（梁国佐传。）

（5）杏苏汤

《世医得效方·卷第五大方脉杂医科·咳嗽·风证》

治伤风，身热，有汗，恶风。病证夹热，服杏子汤不得者，此药稳当也。

橘红 紫苏叶 杏仁（去皮、尖） 五味子 半夏（汤泡七次） 桑白皮（蜜略炙） 贝母（去皮） 白术（炒。各一两） 甘草（炙，半两）

上锉散。每服四钱，水一盏半，生姜五片，煎至八分，去滓，温服，不拘时候。

（6）金沸草散

《明医杂著·卷之六·附方》

治肺经受风，头目昏疼、咳嗽声重、涕唾稠黏等症。

荆芥穗（一钱） 前胡 麻黄 旋覆花（各七分） 甘草（炙） 赤芍药 半夏（各五分）

上姜、枣水煎服。

（7）消风百解散

《医学正传·卷之一·伤寒》

治四时感冒，头疼发热、咳嗽鼻塞、声重喘急等证。

荆芥穗 白芷 陈皮 麻黄（去节） 苍术（各一钱） 甘草（五分）

上细切，作一服，加生姜三片，葱白三个，水一盏半，煎至一盏，热服。咳嗽甚者，加乌梅一个，同煎服。

（8）参苏饮

《丹台玉案·卷之四·咳嗽门·立方》

治肺感风邪，膈中有热，咳嗽声重，鼻流清涕。

人参（五钱） 紫苏 桔梗 干葛 前胡 半夏 枳壳 白茯苓 陈皮（各一钱二分） 甘草（三分）

葱头三枝，生姜二片，不拘时服。

诸嗽皆宜用桔梗，乃肺经之要药，故不可不用。但不可多用，以其为舟楫之剂，能上而不下，不用则不能引药至肺部，多用则又承载诸药而不能行，反能作饱，故不可多用。

（二）风壅痰盛方剂

（1）玉芝圆

《世医得效方·卷第五大方脉杂医科·咳嗽·热证》

治风壅痰实，头目昏眩，咳嗽声重，咽膈不利。

人参（去芦） 干薄荷 白茯苓（去皮） 白矾（枯过） 天南星（米泔浸，焙。各三两） 半夏（汤洗七次，姜汁和作面，六两）

上为末，生姜汁煮面糊圆如梧子大。每服三十圆，食后，姜汤下。如痰盛燥热，薄荷汤下。

（2）半夏圆

《世医得效方·卷第十一小方科·诸热·痰嗽》

治风壅痰盛，咽膈不利。

半夏（五两） 白矾（枯过，一两二钱半） 人参（一两）

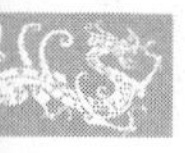

上为末，生姜自然汁糊为圆，粟米大。每服二十圆，食后临卧，生姜汤下。

（3）牛黄抱龙丸

《明医杂著·卷之六·附方》

治风痰壅盛，或咳嗽发热，或发惊搐等症。

牛黄 雄黄 辰砂 天竺黄 麝香 牛胆南星

上为末，甘草汤糊丸，皂子大。每服二丸，姜汤下。

（4）青州白丸子

《内科摘要·卷下·各症方药（十一）》

治风痰咳嗽，或牙关紧急，或痰喘体麻。

南星（三两） 半夏（七两） 白附子（二两） 川乌（半两。各生用）

上为末，绢袋盛，井水摆浸，仍换水浸三五日，晒干，糯米粉丸。如急用，以姜汁糊丸，亦可。

（5）陈氏小红丸

《医宗说约·卷之四·诸迟解颅鹤节》

治一切咳嗽、惊痫发搐、发热齁喘、痰涎上壅、痰厥卒倒等症。

全蝎（去刺洗净，炒，一两） 南星（一两） 朱砂（四钱半） 珠子（一钱） 巴豆霜（去油净，二钱半）

为极细末，糯米糊为丸如菜子大。周岁者，每服五十丸；二周者，一百丸。看小儿大小壮实，用灯心汤送下。此吴中陈氏治急惊风秘方也。昔年见田先生专司幼科，名布江南，其子珍如先生以此方授予，试之奇验。

（三）风寒袭肺方剂

（1）华盖散

《博济方·卷二·五脏证治》

治肺感寒气，有痰，咳嗽，久疗不瘥。

紫苏子（炒） 麻黄（去根节） 杏仁（去皮、尖） 陈橘皮（去白） 桑白皮 赤茯苓（去皮。各一两） 甘草（半两，炙）

上七味同为末。每服二钱，水一盏，煎至六分，食后温服。

（2）备急五嗽圆

《太平惠民和剂局方·卷之四·治痰饮》

治五种咳嗽：一曰上气嗽，二曰饮嗽，三曰燥嗽，四曰冷嗽，五曰邪嗽。皆由肺受风寒，气不宣通所致。无问久新轻重，以至食饮不下，语声不出，坐卧不安，昼夜不止，面目浮肿，胸胁引痛，并宜服之。

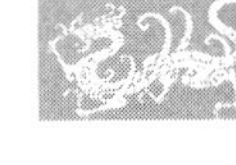

肉桂（去粗皮） 干姜（炮） 皂荚（去皮、子，炙黄。各等分）

上为细末，炼蜜为圆，如梧桐子大。每服十五圆，温酒下，米饮亦得，食后服。

（3）三拗汤

《医学原理·卷之五·咳嗽门·治咳嗽方》

治咳嗽声重、恶风寒等症。此乃风寒外束，以致肺气不得舒泄，郁而为热，熏烙于肺，而致咳嗽。夫鼻乃肺之窍，肺受贼邪，故鼻亦为不利而声重作病，是以畏恶风寒。治宜发表疏肺、散风寒。经云：风寒外束，散之以辛。又云：辛甘发散为阳。故用麻黄之辛，发表开腠理，助杏仁、甘草、大枣、生姜，合辛甘发散肺中之风寒。

麻黄（苦辛热，连节，二钱） 生草（甘寒，七分） 生姜（辛温，三片） 大枣（甘温，三枚） 杏仁（苦辛温，不去皮、尖，一钱）

水煎。温服。

（4）人参杏子汤

《医学原理·卷之五·咳嗽门·治咳嗽方》

治感风寒伤肺，以致痰喘咳嗽。治宜散风寒，豁痰喘。经云：风寒外袭，散之以辛。是以用桂枝、细辛、干姜等，散风寒以清肺金，半夏、茯苓以豁痰喘，人参、五味润肺止嗽，甘草和药性。

桂枝（辛甘温，七分） 细辛（辛热，七分） 干姜（辛热，五分） 半夏（辛温，一钱） 茯苓（甘淡平，一钱） 人参（甘温，二钱） 五味（甘酸平，七分） 甘草（甘温，五分） 白芍（苦酸寒，用其酸收敛肺邪，用其寒佐姜桂之热，七分）

加姜三片，水煎服，取汗。

（5）祛邪止嗽丸

《简明医彀·卷之四·咳嗽》

因感风寒雨湿成嗽，患久不已，冬月风冷嗽甚。

紫苏叶　冬花蕊　紫菀茸　杏仁（研，纸压油，另捣如泥）　乌梅肉（洗、蒸、捣）　粟壳（润去瓤。各四两）　麻黄（去根）　陈皮　桑皮（蜜炒）　知母　甘草（各二两）　官桂（一两）

为末，入梅拌，重晒磨，和杏蜜丸龙眼大，每一丸临睡，姜、葱汤化下。

（6）焚香透膈筒

《简明医彀·卷之四·咳嗽》

一切风寒冷嗽，胸膈胀满。

鹅管石（一两）　款冬花（七钱）　艾叶（搓软）　雄黄（各五钱）

各研和匀，纸卷成筒，火点，合漏斗于上口，哈烟一口，淡姜汤咽下，加佛耳草佳。

（7）散寒清金汤

《罗氏会约医镜·卷之四伤寒下·论伤寒咳嗽二八》

治伤寒发热畏寒，脉浮紧而咳嗽者。

麻黄（去节，七分）　桂枝（一钱）　甘草（八分）　白芍（一钱）　杏仁（去皮，八分）　陈皮（一钱）　茯苓（一钱）　半夏（一钱二分）　生姜（五分）　葱白（三茎）

水煎，热服，覆取微汗。即夏月亦可用，以内有白芍敛阴，但麻黄留节止用四五分。若此际用一味清热凉药，则肺邪愈蔽，咳久莫止。

（8）除邪清肺汤

《罗氏会约医镜·卷十五产后门·产后咳嗽八三》

治肺冒风寒，寒热咳嗽等证。

当归（二钱）　白芍（酒炒，钱半）　前胡（钱半）　半夏　陈皮　杏仁　茯苓　甘草（各一钱）　荆芥穗（八分）　麻黄（留节，四五分，有汗者不用，加桂枝八分。以内有归芍佐阴，不得疑为过表也）

姜枣引，热服。

（四）风热犯肺方剂

（1）百合散

《严氏济生方·卷之九·胎前十八论治》

治妊娠风热相交，咳嗽痰多，心胸满闷。

百合（蒸）　紫菀茸（洗）　贝母（去心）　白芍药　前胡　赤茯苓（去皮）　桔梗（去芦，炒。各一两）　甘草（炙，半两）

上㕮咀，每服四钱，水一盏半，姜五片，煎至八分，去滓，温服，不拘时候。

（2）防风通圣散

《世医得效方·卷第十三风科·热证》

治一切风热，头目昏痛，肢体烦疼，咳嗽喘满，涕唾稠黏，口苦咽干，肠胃结燥。

防风（二钱半） 川芎（半两） 石膏（一两） 滑石（三两） 当归（一两） 赤芍药 大黄（各半两） 甘草（炒） 荆芥穗（各二钱半） 薄荷叶（一两） 麻黄（去根节） 白术 连翘 黄芩 桔梗 牛膝（酒浸，去芦） 人参 半夏（姜汁制。各半两） 山栀子（三钱）

上锉散。每服四钱，水一盏，生姜三片煎，温服，不以时候。

（五）寒包火方剂

射干麻黄汤

《医学原理·卷之五·咳嗽门·治咳嗽方》

治外寒包内热，嗽喘胸高，喉中如水鸡声。其用与华盖散同，但此邪稍甚，故此治法亦宜散外寒为主。是以用麻黄、生姜、细辛等，以散在表之风邪，射干以散胸中之结热，助半夏豁痰以定喘，紫菀茸、五味子、款冬花等润肺止嗽。

麻黄（苦辛温，钱半） 细辛（辛温，七分） 生姜（辛温，三片） 射干（辛寒，一钱） 紫菀（苦辛平，一钱） 五味（甘酸平，五分） 款冬（辛甘温，一钱） 半夏（辛温，八分）

加枣二枚，水煎。温服，取汗。

（六）外寒内饮方剂

（1）小青龙汤

《伤寒论·卷第三·辨太阳病脉证并治中第六》

伤寒表不解，心下有水气，干呕发热而咳，或渴，或利，或噎，或小便不利，少腹满，或喘者，小青龙汤主之。

麻黄三两（去节，味甘温） 芍药三两（味酸微寒） 五味子半升（味酸温） 干姜三两（味辛热） 甘草三两（炙，味甘平） 桂枝三两（去皮，味辛热） 半夏半升（汤洗，味辛，微温） 细辛三两（味辛温）

上八味，以水一斗，先煮麻黄，减二升，去上沫，内诸药，煮取三升，去滓，温服一升。

（2）苓甘五味姜辛汤

《金匮要略·卷中·痰饮咳嗽病脉证并治第十二》

咳逆倚息不得卧，小青龙汤主之。青龙汤下已，多唾口燥，寸脉沉，尺脉微，手足厥逆，气从小腹上冲胸咽，手足痹，其面翕热如醉状，因复下流阴股，小便难，时复冒者，与茯苓桂枝五味甘草汤治其气冲。冲气即低，而反更咳，胸满者，用桂苓五味甘草汤去桂，加干姜、细辛，以治其咳满。

茯苓（四两） 甘草（三两） 干姜（三两） 细辛（三两） 五味（半升）

上五味，以水八升，煮取三升，去滓，温服半升，日三。

咳满即止，而更复渴，冲气复发者，以细辛、干姜为热药也。服之当遂渴，而渴反止者，为支饮也。支饮者，法当冒，冒者必呕，呕者复内半夏，以去其水。

（3）温肺汤

《太平惠民和剂局方·卷之四·绍兴续添方》

治肺虚，久咳寒饮，发则喘咳，不能坐卧，呕吐痰沫，不思饮食。

白芍药（六两） 五味子（去梗，炒） 干姜（炮） 肉桂（去粗皮） 半夏（煮熟，焙） 陈皮（去白） 杏仁 甘草（炒。各三两） 细辛（去芦，洗，二两）

上件锉粗散。每服三大钱，水一盏半，煎至八分，以绢扨汁，食后服，两服滓再煎一服。一方去白芍药、细辛二味，可加减用。

（4）丁香乌梅丸

《三因极一病证方论·卷十二·咳嗽治法》

治膈气壅蔽，外感风寒，咳嗽痰涎白沫，胸背痛，不能俯仰，口干咽燥。

乌梅肉（四两） 紫苏 木瓜（各二两） 茯苓（二两四钱） 甘草（三两三钱） 檀香（半两） 人参（七钱） 麝香（一字）

上为末。用蜜一斤，蜡二两，为丸如樱桃大，含化，不以时。

（七）燥邪伤肺方剂

（1）延年天门冬煎

《金匮翼·卷七·咳嗽·咳嗽统论·燥咳》

生天门冬（煎汁一升） 生地黄汁（五升） 橘皮 炙甘草 人参（二两） 白蜜（五合） 牛酥（二合） 白糖（五两） 杏仁（一升） 贝母 紫菀 通草（三两） 百部 白前（二两） 生姜汁（一合）

上以水六升，煮贝母等取二升五合，去滓，入天门冬、地黄汁煎减半，内酥、蜜、姜汁等煎，令可丸，取如鸡子黄大，含咽之，日四五次。

（2）杏仁煎

《金匮翼·卷七·咳嗽·咳嗽统论·燥咳》

杏仁（一升，去皮、尖） 白糖 酥 生姜汁（一合） 蜜（五合） 贝母（八合，别研） 苏子（一升，研取汁）

上先捣杏仁如泥，内后六味同煎如稠糖，取如枣大含咽之，日三。

又有一种肝燥碍肺者，其症咳而无痰，胁痛潮热，女子则月事不来，此不当治肺而当治肝。盖本非肺病，肝血燥，则肝气强而触肺脏也，滋之调之，血液通行，干咳自愈。

（3）上清丸

《金匮翼·卷七·咳嗽·咳嗽统论·燥咳》

清声润肺，止咳嗽，爽气定神。

白砂糖（八两） 薄荷叶（四两） 柿霜（四两） 硼砂 寒水石 乌梅肉（各五钱） 片脑（五分）

上为末，甘草水熬成膏，和丸芡实大，每一丸噙化。

（4）清燥汤

《罗氏会约医镜·卷之八杂证·论痰饮二十》

治肺被火烁，咳痰不来，喉痒便燥，脉不虚者。

天冬（二钱） 麦冬（二钱） 白芍（一钱） 贝母（钱半，炒研） 款冬花（一钱三分） 甘草（一钱） 百合（二钱） 当归（钱半） 生地（二钱） 栀仁（一钱） 丹皮（一钱） 桔梗（钱半）

水煎服。如干燥喘嗽者，加熟地三钱。

（5）润肺饮

《罗氏会约医镜·卷之八杂证·论痰饮二十》

治肺经火邪，燥咳气喘，喉痒痰涩。

贝母（糯米拌炒） 天花粉（各三钱） 桔梗（一钱） 甘草（五分） 麦冬 橘红 茯苓（各钱半） 生地（二钱半） 知母（酒炒，七分）

姜三片，水煎服。

（6）沙参麦冬汤

《温病条辨·卷一上焦篇·秋燥》

燥热灼伤肺胃阴分，或热或咳者，沙参麦冬汤主之。沙参（三钱） 玉竹（二钱） 生甘草（一钱） 冬桑叶（一钱五分） 麦冬（三钱） 生扁豆（一钱五分） 花粉（一钱五分）

水五杯，煮取二杯，日再服。久热久咳者，加地骨皮三钱。

（7）杏苏散

《温病条辨·卷一上焦篇·补秋燥胜气论》

燥伤本脏，头微痛，恶寒，咳嗽稀痰，鼻塞，嗌塞，脉弦，无汗，杏苏散主之。

苏叶 半夏 茯苓 前胡 苦桔梗 枳壳 生姜 大枣（去核） 橘皮 杏仁 甘草

（八）时气瘟疫方剂

（1）人参羌活散

《太平惠民和剂局方·卷之十·治小儿诸疾》

治小儿寒邪温病，时疫疮疹，头痛体疼，壮热多睡，及治潮热烦渴，痰实咳嗽。

柴胡（去苗） 人参（去芦） 川芎 独活（去芦） 羌活（去苗。各二两） 枳壳（去瓤，麸炒） 茯苓（去皮） 甘草（炙。各一两） 桔梗 前胡 天麻（酒浸，炙） 地骨皮（去土。各半两）

上为散，每服一钱，水七分盏，入薄荷少许，煎至五分，去滓温服，不计时候。

（2）川连茯苓汤

《三因极一病证方论·卷五·五运时气民病证治》

治心虚为寒冷所中，身热心躁，手足反寒，心腹肿病，喘咳自汗，甚则大肠便血。

黄连　茯苓（各一两）　麦门冬（去心）　车前子（炒）　通草　远志（去心，姜汁制，炒。各半两）　半夏（汤洗去滑）　黄芩　甘草（炙。各一分）

上锉散。每服四钱，水盏半，姜钱七片，枣一枚，煎七分，去滓，食前服。

（3）神术散

《世医得效方·卷第五大方脉杂医科·咳嗽·风证》

治四时瘟疫，头痛项强，发热憎寒，身体疼痛。伤寒鼻塞声重，咳嗽头昏，并皆治之。

藁本（去土）　羌活（去芦）　甘草（炙）　香白芷　细辛（去叶及土）　川芎（各一两）　苍术（五两，米泔浸一宿，切，炒）

上锉散。每服三钱，水一盏，生姜三片，葱白三寸，煎七分，温服，不拘时候。伤风鼻塞，为末，葱白、茶清调下。

（4）人参饮子

《世医得效方·卷第五大方脉杂医科·咳嗽·时行》

治寒热上壅，咳嗽痰涎。

人参　苦梗（去芦）　五味子　赤茯苓（去皮）　白术（炒。各一两）　枳壳（麸炒）　甘草（炙。各半两）

上锉散。每服四钱，水一盏半，姜五片，煎至七分，去滓，食前温服。嗽多者，加桑白皮一两。痰多，加半夏曲一两……

一方，有半夏一两。又云：寒壅者，加杏仁不去皮、尖，紫苏，各半两。

二、内伤咳嗽方剂

（一）肺本脏咳方剂

1. 肺气不利方剂

（1）润肺散

《博济方·卷二·五脏证治》

治肺气壅滞，咳嗽不已。

甜葶苈（一两，铫子内，纸衬，慢火炒熟用）　肉桂（一两）　马兜铃（大者，二枚，微炒用。）

上三味杵为细末，每服一钱，水一盏，煎至七分，放温。食后时时呷一口。可自早至午服尽，或临卧温水调一字或半字亦可。

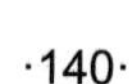

（2）黄芪散

《博济方·卷二·五脏证治》

治肺脏壅塞，咳嗽，涕唾稠黏，咽喉不利。

黄芪（去芦，蒸出，擘破于槐砧上，碎锉一两） 甘草（半两，炙） 柴胡（一两，去芦，以布拭去土，净锉，勿犯铁器） 人参（一两） 秦艽（一两，须是于脚下左交裂者为秦，以布拭却毛） 川升麻（半两） 山栀子（一两如雀脑者，去皮，以甘草水浸一宿，焙用） 黄芩（一两） 地骨皮（半两） 茯苓（赤者，以水中澄去浮者，炒用，一两）

上十味同杵为末，以瓷器内盛贮。每服三钱，水一盏，同煎至六分，去滓温服，食后服之。

（3）紫苏汤

《圣济总录·卷第二十四·伤寒咳嗽》

治伤寒咳嗽。

紫苏叶（一两） 麻黄（去根节，汤煮，掠去沫，焙，一两半） 杏仁（汤浸，去皮、尖、双仁，炒，二两） 甘草（炙，锉，半两）

上四味，粗捣筛。每服三钱匕，水一盏，煎至六分，去滓，温服，不拘时候。

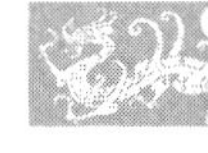

（4）百部圆

《太平惠民和剂局方·卷之四·治痰饮》

治肺气不调，咳嗽喘急，胸膈烦闷，唇干口燥，面目浮肿，咽嗌不利，积久不瘥。咯唾脓血者，亦宜服之。

天门冬（去心，一斤） 杏仁（去皮、尖，炒） 黄芪 百部根（各六两） 瓜蒌根（十六两） 紫苏 紫菀（去苗，洗） 马兜铃（各二十二两） 黑参（八两） 肉桂（去粗皮，四两）

上同为细末，炼蜜和圆，如梧桐子大。每服十五圆，煎乌梅甘草汤温下，食后服。

（5）款冬花散

《太平惠民和剂局方·卷之四·治痰饮》

治寒壅相交，肺气不利，咳嗽喘满，胸膈烦闷，痰实涎盛，喉中呀呷，鼻塞清涕，头痛眩冒，肢体倦疼，咽嗌肿痛。

款冬花（去梗） 知母 桑叶（洗焙。各十两） 半夏（汤洗七遍，姜汁制） 甘草（爁。各二十两） 麻黄（去根、节，四十两） 阿胶（碎。炒如珠子） 杏仁（去皮、尖，麸炒） 贝母（去心，麸炒。各二十两）

上为粗末。每服二钱，水一盏，入生姜三片，同煎至七分，去滓，食后，温服。

（6）润肺散

《太平惠民和剂局方·卷之十·治小儿诸疾》

治小儿寒壅相交，肺气不利，咳嗽喘急，语声不出，痰涎壅塞，胸膈烦满，鼻塞清涕，咽喉干痛。

贝母（去心，麸炒黄） 杏仁（汤去皮、尖及双仁者，焙干，面炒。各二两半） 麻黄（去

根、节） 人参（各二两） 阿胶（炒令黄燥） 桔梗（各半两） 陈皮（去白，一分） 甘草（炙，一两）

上同杵罗为粗末。每服一钱，水八分，煎六分，去滓温服，食后。

（7）杏霜汤

《太平惠民和剂局方·卷之十·诸汤》

调肺气，利胸膈，治咳嗽，止痰逆。

粟米（炒，一斗六升） 甘草（炒，十斤半） 盐（炒，十六斤） 杏仁（去皮、尖，麸炒，别研，十斤）

上为末，每服一钱，沸汤点服，不拘时。常服悦泽颜色，光润皮肤。

（8）海藻散

《类编朱氏集验医方·卷之五痰饮门·咳嗽》

治咳嗽，胸中不利，痞满短气，心中时悸，手足烦，不饮食，时恶寒。

海藻　赤茯苓　五味子（各半两） 半夏　北细辛　杏仁（各三钱半）

上㕮咀。生姜煎，食后服。甚妙。

2. 肺阴亏虚方剂

（1）百合固金汤

《不居集·上集·卷之二十五·喘急例方》

治肺伤咽痛，喘咳痰血。

生地（二钱） 熟地（三钱） 麦冬（一钱五分） 白芍（炒） 当归　贝母　甘草（各一钱） 元参（八分） 百合（一钱） 桔梗（八分）

（2）四阴煎

《成方切用·卷二上·补养门》

此保肺清金之剂，故曰四阴。治阴虚劳损，相火炽盛，津枯烦渴，咳嗽吐衄，多热等证。

生地（三四钱） 麦冬　芍药　百合（二钱） 生甘草（一钱） 沙参（二钱） 茯苓（钱半）

如夜热盗汗，加地骨皮一二钱；如痰多气盛，加贝母二三钱，阿胶一二钱，或天花粉亦可；如金水不能相滋而干燥者，加熟地三五钱；如多汗不眠，神魂不宁，加枣仁二钱；如多汗兼渴，加五味十四粒；如热甚者，黄柏一二钱，盐水炒用，或元参亦可，但分上下用之；如血少经迟、枯涩不至者，加牛膝二钱；如血热叶衄，加茜根二钱：如多火便燥或肺干咳咯者，加天冬二钱，或加童便亦可；如火载血上行者，去甘草，加炒山栀二钱。

3. 肺热壅盛方剂

（1）橘皮汤

《删繁方·卷第五·肺热方》

疗肺热，气上咳，息奔喘。

橘皮　杏仁（四两，去尖、皮） 柴胡　麻黄（去节。各三两） 干苏叶（二两） 母姜（四

两，去尖） 石膏（八两）

上七味，切，以水九升，先煮麻黄两沸，除沫，下诸药，煮取三升，去滓，分三服。不瘥，再服。（出第五卷中。）

（2）龙脑鸡苏圆

《太平惠民和剂局方·卷之六·治积热》

除烦解劳，消谷下气，散胸中郁热，主肺热咳嗽，治鼻衄吐血，血崩下血……开心益智。

柴胡（要真银州者，二两，锉，同木通以沸汤大半升浸一二宿，绞汁后入膏） 木通（锉，同柴胡浸） 阿胶（炒微燥） 蒲黄（真者，微炒） 人参（各二两） 麦门冬（汤洗，去心，焙干，四两） 黄芪（去芦，一两） 鸡苏（净叶，一斤。即龙脑薄荷也） 甘草（炙，一两半） 生干地黄末（六两，后入膏）

上除别研药后入外，并捣罗为细末，将好蜜二斤先炼一二沸，然后下生干地黄末，不住手搅，时时入绞下前木通、柴胡汁，慢慢熬成膏，勿令焦，然后将其余药末同和为圆，如豌豆大。每服二十圆，嚼破熟水下，不嚼亦得。虚劳烦热、消渴惊悸，煎人参汤下。咳嗽唾血、鼻衄吐血，将麦门冬汤浸，去心，煎汤下，并食后、临卧服之。

（3）清肺汤

《三因极一病证方论·卷八·肺大肠经虚实寒热证治》

治肺实热，肺壅，汗出若露，上气喘逆咳嗽，咽中塞，如呕状，短气客热，或唾脓血。

薏苡仁 防己 杏仁 冬瓜子仁（三分） 鸡子白皮（一分）

上为锉散。每服四钱，先以苇叶切半握，水二盏，煎盏半，入药同煎至七分，去滓，食前服。

（4）泻白散

《严氏济生方·卷之七·肺大肠虚实论治》

治肺脏实热，心胸壅闷，咳嗽烦喘，大便不利。

桑白皮（炙） 桔梗（去芦，锉，炒） 地骨皮（去木） 半夏（汤泡七次） 瓜蒌仁 升麻 杏仁（去皮、尖） 甘草（炙。各等分）

上㕮咀，每服四钱，水一盏，生姜五片，煎至八分，去滓，食后温服。

（5）紫菀茸汤

《严氏济生方·卷之七·肺大肠虚实论治》

治饮食过度，或叫呼走气，或食煎煿，邪热伤肺，咳嗽咽痒，痰多，唾血喘急，胸满胁痛，不得安卧。

紫菀茸（洗） 经霜桑叶 款冬花 百合（蒸，焙） 杏仁（去皮，尖） 阿胶（蛤粉炒） 贝母（去心） 蒲黄（炒） 半夏（汤泡七次。各一两） 犀角（镑） 甘草（炙。各半两） 人参（半两）

上㕮咀，每服四钱，水一盏半，生姜五片，煎至八分，去滓，食后温服。

（6）清肺饮

《仁斋直指方论·卷八·咳嗽·咳嗽证治》

治肺气上热咳嗽。

前胡　荆芥　桑白皮（炒）　甘草（炙）　枳壳（制。各三分）　知母　贝母（去心，炒）　脑荷　赤茯苓　北梗　紫苏　阿胶（炒）　杏仁（去皮）　天门冬（去心。各半两）

上锉散，每三钱，姜三片，乌梅一枚，食后煎服。如更内实，与解毒雄黄丸。

（7）龙脑圆

《世医得效方·卷第三大方脉杂医科·诸疸·脾疸》

治胸中郁热，肺热喘嗽，口臭喉腥，或口甜。丈夫吐血，妇人热血崩，并皆治。

龙脑薄荷（五两，净叶）　真蒲黄（一两）　麦门冬（去心，二两）　阿胶（一两）　甘草（一两）　人参（一两）　川当归　黄芪（一两半）　木通（一两）　生干地黄（三两）　柴胡（好者，半两）

上为末，炼蜜圆如梧子大。每服二十圆。上焦，食后用熟水吞下，微嚼破更好。病下焦，空心服。小儿加减与之。此药大有奇效，不可尽述。

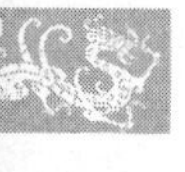

（8）贝母散

《世医得效方·卷第五大方脉杂医科·咳嗽·热证》

治热咳嗽，辰时吃，酉时可安。兼治痰喘。

知母（新瓦上焙）　贝母（巴豆七粒，同贝母炒，略热，去巴豆不用。各一两）

上锉散，饧糖一块同煎服。一方，以二母为末，入巴豆霜少许，临卧用生姜二片，蘸药夹定，细嚼咽下。

（9）紫菀膏

《世医得效方·卷第五大方脉杂医科·咳嗽·热证》

治热咳嗽，辰时吃，酉时可安。兼治痰喘。

枇杷叶　木通　款冬花　紫菀　杏仁　桑白皮（各等分）　大黄（减半）

上如常制为末，蜜圆樱桃大。食后夜卧噙化。

（10）龙脑鸡苏丸

《世医得效方·卷第七大方脉杂医科·失血·热证》

治肺热咳嗽……口苦。

柴胡（二两，锉，同木通以沸汤大半升浸一二宿，绞取汁后入膏）　麦门冬（去心，四两）　黄芪（一两）　阿胶（炒，二两）　生干地黄末（六两，后入膏）　蒲黄（二两）　鸡苏（净叶，一斤）　甘草（一两半）　人参（二两）　木通（锉，二两，同柴胡浸）

上除别研药后入外，为末，用好蜜二斤，先炼一二沸，然后入生干地黄末，不住手搅，时时入柴胡、木通汁慢慢熬成膏，勿令焦，同余药和为圆如蚕豆大。每服二十圆，以去心麦门冬煎汤，食后临卧服。血崩下血，诸淋疾，并空心食前服。

（11）噙化圆

《世医得效方·卷第十五产科兼妇人杂病科·喘嗽》

治患肺热久嗽，身如炙脔，将成肺痨。

枇杷叶（去毛） 桑白皮 款冬花 木通 紫菀 杏仁（各等分） 大黄（减半）

上为末，炼蜜圆如樱桃大。食后夜卧噙化一圆。

（12）清化丸

《医学原理·卷之五·咳嗽门·治咳嗽方》

治肺中郁火，咳嗽痰喘。法当散郁清痰为主。故用青黛散郁火，贝母清痰，杏仁降气定喘。

青黛（苦咸寒，研末，三两） 贝母（苦辛寒，研末，三两） 杏仁（苦甘平，去皮、尖，捣泥，二两）

以汤浸蒸饼丸。每姜汤送下。

（13）人参泻肺汤

《奇效良方·卷之四十八·积热门（附论）·积热通治方》

治肺经积热，上喘咳嗽，胸胁胀满，痰多大便涩。

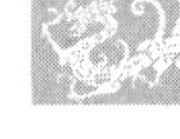

人参 黄芩 栀子 枳壳（炒） 薄荷 连翘 杏仁（炒，去皮） 桑白皮（炒） 大黄 桔梗（炒） 甘草（炙。各一钱）

上作一服，用水二盅，煎至一盅，食后通口服。

（14）宁嗽抑火汤

《丹台玉案·卷之四·咳嗽门·立方》

治肺火上炎，咳嗽痰多，午后面赤。

知母 瓜蒌仁（去油） 贝母（各二钱） 玄参 麦门冬 黄芩 天花粉 山栀仁 枳实（各一钱） 竹茹 桔梗（各八分）

生姜三片，煎服。

（15）降火安金汤新

《罗氏会约医镜·卷之四伤寒下·论伤寒咳嗽二八》

治实火上炎，肺受火烁，咳嗽烦甚，脉洪大者。

知母（二钱） 麦冬 生地（各钱半） 桔梗 牛膝 甘草（各一钱） 桑皮 陈皮（各一钱）

水煎服。有痰易来，加半夏二钱。如咳甚而痰难来者，加贝母钱半。如大便秘结，加酒炒大黄钱半。

4. 肺气虚寒方剂

（1）止气咳通声方

《删繁方·卷第五·肺虚寒疠风方》

疗肺虚寒，疠风所伤，声音嘶塞，气息喘惫，咳唾。酥、蜜、膏、酒，止气咳通声方。

酥　崖蜜　饴糖　生姜（汁）　生百部（汁）　大枣肉（研为脂）　杏仁（去皮、尖）　甘皮（五具，末）

上八味，合和，微火煎，常搅，三上三下。约一炊久，姜汁并百部汁各减半，停。下温清酒一升。服方寸匕，细细咽之，日夜三。（出第六卷中）

（2）五味子汤

《删繁方·卷第八·气极论方》

疗气极寒，伤风肺虚咳，气短不得息，胸中迫急。

五味子　甘草（炙）　紫菀　桂心　附子（炮）　麻黄（去节）　干姜　川芎（各二两）　细辛（一两）　干枣（二十枚，擘）

上十味，切。以水九升，煮取三升，去滓。分为三服。忌海藻、菘菜、猪肉、生葱、生菜。（出第八卷中。）

（3）人参定喘汤

《太平惠民和剂局方·卷之四·续添诸局经验秘方》

治丈夫、妇人远年日近肺气咳嗽，上喘气急，喉中涎声，胸满气逆，坐卧不安，饮食不下，及治肺感寒邪，咳嗽声重，语音不出，鼻塞头昏，并皆治之。

人参（切片）　麻黄（去节）　甘草（炙）　阿胶（炒）　半夏曲（各一两）　桑白皮　五味子（各一两半）　罂粟壳（蜜刷炙，二两）

上为粗末，入人参片拌匀。每服三大钱，水一盏半，入生姜三片，同煎至七分，去滓，食后温服。又治小儿久病，肺气喘急，喉中涎声，胸膈不利，呕吐痰沫，更量岁数加减服。

5. 痰湿阻肺方剂

（1）紫苏饮

《博济方·卷三·咳喘》

治咳嗽，堕痰涎，润肺。

紫苏　贝母　款冬花　汉防己（各一分）

上四味研为细末，每服一钱，水一茶碗，煎至七分，温温服之。

（2）辰砂半夏圆

《太平惠民和剂局方·卷之十·治小儿诸疾》

治小儿肺壅痰实，咳嗽喘急，胸膈痞满，心忪烦闷，痰涎不利，呀呷有声。

五灵脂（微炒，用酒研飞，去砂土）　朱砂（研飞。各一两）　葶苈（水淘净，日干，别杵成膏）　杏仁（汤浸，去皮、尖及双仁，麸炒，别杵成膏）　半夏（汤浸七次，去滑，焙干。各半两）

上为末，入研药匀，以生姜汁煮面糊和圆，如小麻子大。每服五圆至七圆，淡生姜汤食后下。

（3）坠涎圆

《洪氏集验方·卷第五》

治咳嗽化痰。

天南星（去皮脐，生用，半两） 白附子（洗，去皮，半两） 川乌尖（去皮脐，生用，一分） 白僵蚕（洗净，直者，一分） 白矾（枯，一分） 半夏（洗净，生用，一两）

上为细末，用姜汁糊为圆，如小绿豆大。每服二十圆，用生姜、薄荷，泡汤吞下。

（4）白术汤

《三因极一病证方论·卷十二·咳嗽治法》

治五脏伤湿，咳嗽痰涎，憎寒发热，上气喘急。

白术（二两） 五味子 茯苓（各一两） 甘草（一分） 半夏（四个，洗去滑，破作十六片）

上为锉散。分作十六服，水一盏半，姜五片，入半夏一片，煎七分，空腹服。

（5）南星末

《类编朱氏集验医方·卷之五痰饮门·咳嗽》

治痰疾，咳嗽。（许六五郎方，曾用医李夫人见效速。）

大南星（一两，锉成片，用生姜半斤取汁，文火炙干，却入蜜半匙直炒黄色，取出为末）

上入贝母末半两，每用放掌心，以舌尖点咽下。

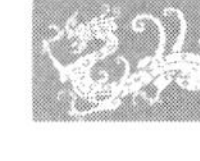

（6）钟乳圆

《世医得效方·卷第五大方脉杂医科·喘急·虚证》

治喘嗽痰涎稠黏，昼夜不止，不能坐卧。远年日近，并皆治之。

滑石（半两） 钟乳粉（见成者，一两） 南星（炮，切片，生姜炒）

上为末，煮干柿去蒂核，捣细搜药，为圆如梧子大。每服四十圆，姜、枣煎汤下。气弱人更服养正丹。（方见痼冷类。）

（7）不换金正气散

《世医得效方·卷第五大方脉杂医科·咳嗽·湿证》

治伤湿，四肢重着，骨节疼痛，洒淅咳嗽。

厚朴（去皮，姜汁制） 藿香（去枝、土） 甘草（爁） 半夏（煮） 苍术（米泔浸） 陈皮（去白） 加木瓜（每药一两，只用五钱）

上等分，锉散。每服三钱，水一盏半，生姜三片，枣子二枚，煎至八分，去滓，食前稍热服。忌生冷油腻。

（8）白术丸

《医学原理·卷之五·咳嗽门·治咳嗽方》

治脉缓、身重、痰嗽等症。此乃湿郁成痰所致。法当健脾燥湿为主。是以用白术健脾燥湿，为君；以南星、半夏豁痰，为臣。

白术（苦甘温，八两） 南星（苦辛寒，二两） 半夏（苦辛温，二两）

为末，以姜汁浸，蒸饼丸。每食后以姜汤下五七十丸。

（9）二术丸

《医学原理·卷之五·咳嗽门·治咳嗽方》

治身重痰嗽而脉缓滑或急者。此乃湿郁为痰，阻塞经隧，以致气道不清，壅郁成热，刑贼肺金，是以身重，痰嗽，六脉缓滑或急。法当燥湿升郁为主。故用白术、苍术燥湿，为君；香附升郁，半夏豁痰，二者为臣；黄芩清热，杏仁定喘，二者为佐使。

白术（苦甘温，四两） 苍术（苦辛温，三两） 香附（辛温，三两） 半夏（辛温，二钱） 贝母（苦辛寒，二两） 黄芩（苦寒，二两） 杏仁（苦甘平，另研泥，二两）

共为末，以姜汁打糊为丸如绿豆大。每服三五十丸，食后米清下。

（10）开郁降痰汤

《丹台玉案·卷之四·咳嗽门·立方》

治郁痰咳嗽，胸胁胀懑，并积痰咳嗽。

杏仁（去皮、尖） 枳壳 黄芩（酒炒） 苏子（炒。各一钱） 桔梗（炒） 香附（童便制） 贝母（去心） 瓜蒌仁（去油） 山楂（各二钱） 甘草（二分） 灯心（三十茎）

食后服。

（11）清肺饮

《成方切用·卷九上·除痰门》

治痰湿气逆而咳嗽。（肺受火伤，则气逆而为咳；脾有停湿，则生痰而作嗽。病有五脏六腑之殊，而其要皆归于肺，以肺为五脏华盖，下通膀胱，外达皮毛，为气之主，而出声也。大法新嗽脉浮为表邪，宜发散；脉实为内热，宜清利；脉濡散为肺虚，宜温补；久嗽曾经解利，以致肺胃俱虚，饮食不进，宜温中助胃，兼治嗽药……）

杏仁（去皮、尖） 贝母 茯苓（一钱） 桔梗 甘草 五味子 橘红（五分）

加姜煎。火嗽，加青黛、瓜蒌、海石；食积痰，加香附、山楂、枳实；湿痰，除贝母，加半夏、南星；燥痰，加瓜蒌、知母、天冬；午前嗽，属胃火，宜清胃，加石膏、黄连；午后嗽，属阴虚，宜滋阴降火，加芎、归、芍、地、知、柏、二冬、竹沥、姜汁传送；黄昏嗽，为火浮于肺，不可用凉药，宜五倍、五味、诃子，敛中降之；劳嗽见血，多是肺受热邪，宜加归、芍、阿胶、天冬、知母、款冬、紫菀之类；久嗽肺虚，加参、芪；如肺热，用沙参。

此治嗽之通剂也。杏仁解肌散寒，降气润燥；贝母清火散结，润肺化痰；五味敛肺而宁嗽；茯苓除湿而理脾；橘红行气；甘草和中；桔梗清肺利膈，载药上浮，而又能开壅发表也。

6. 痰热壅肺方剂

（1）龙脑饮子

《太平惠民和剂局方·卷之六·治积热》

治大人、小儿蕴积邪热，咽喉肿痛，赤眼口疮，心烦鼻衄，咽干多渴，睡卧不宁，及除痰热咳嗽，中暑烦躁，一切风壅，并宜服之。

缩砂仁 瓜蒌根（各三两） 藿香叶（二两四钱） 石膏（四两） 甘草（蜜炒，十六两）

大栀子仁（微炒，十二两）

上为末，每服一钱至二钱，用新水入蜜调下。又治伤寒余毒，潮热虚汗，用药二钱，水一盏，入竹叶五六片，煎至七分，温服，并食后服。

（2）半夏圆

《严氏济生方·咳喘痰饮门·咳嗽论治》

治肺脏蕴热痰嗽，胸膈塞满。

瓜蒌子（去壳，别研） 半夏（汤泡七次，焙，取末。各一两）

上件和匀，生姜自然汁打面糊为圆如梧桐子大。每服五十圆，食后用姜汤送下。

（3）澄清饮

《世医得效方·卷第十一小方科·痰嗽》

治痰壅，咳嗽不止。

白矾（二钱半） 南星 半夏 蚌粉 知母 贝母 甘草（各五钱） 人参（三钱）

上锉散。每服二钱，生姜二片，乌梅半个煎，澄清，徐徐吸服效。亦治因饮乳逆气，触于肺经，作嗽久不止，寿星圆兼服。（方见风科通治类。）

（4）咳嗽加减主方

《痰火点雪·卷一·痰火咳嗽》

治阴虚火盛，咳而咽干，脉来弦长紧实，滑数有力，皆火郁内实，不受补者，宜此主之。

麦门冬（去心，一钱五分，治肺虚火嗽，或单用亦可） 天门冬（去心、皮，一钱五分，清肺热，保肺气，除痰咳者） 大甘草（生用，八分，治火热伤肺咳嗽） 沙参（一钱，益肺气，清肺火，大益脾土） 瓜蒌仁（炒，一钱，润肺降火，涤白痰，为咳嗽之要药） 桔梗（去头，一钱，清肺气，利咽喉，为诸药之舟楫） 枯黄芩（蜜炒，一钱，泻肺火，消痰利气，滋化源，养阴退阳） 百部（去苗，一钱，除热咳上气喘急） 鲜知母（去毛，蜜炒，一钱，忌铁，消痰润肺，滋阴降火，治肺热痰嗽） 川贝母（八分，清肺消痰止嗽，开郁降火） 百合（一钱，治肺热咳嗽） 天花粉（一钱，治虚热咳嗽）

上十二味作一剂，用干柿五片，水煎，食远，趁热徐徐缓服。

若热盛喘咳，及痰多如涌泉者，加石膏火煅，一钱；若久咳嗽，唾不出，加五倍子五分；若咳嗽声嘶者，此金为火燥之甚，加诃子肉五分，敛而降之；若久嗽不止，此肺气散而不收，加北五味子五粒；嗽而有血，此肺窍伤损，加阿胶、犀角、藕汁、童便兑服。

（5）四制丸

《丹台玉案·卷之三·痰门·立方》

化痰清热，并治阴虚咳嗽。

半夏（四斤，泡，去脐）

分作四份。一份生姜、黄连各四两，水二碗，同煮干；一份知母、贝母各四两，水二碗，同煮干；一份人参、杏仁各四两，水二碗，同煮干；一份桔梗、桑皮各四两，水二碗，同煮干。

上诸药拣出，只用制过半夏，切片晒干，为细末，水法为丸，每服二钱，空心姜汤送下。

（6）泻白丸

《医宗说约·卷之四·诸迟解颅鹤节》

止嗽疏邪，消痰定喘，清热顺气。凡嗽而声不转者效。

石膏（煨熟，二两） 花粉 川贝母（去心） 陈香橼（去瓤） 胆南星 款冬花 薄荷叶（各一两） 甘草 细芽茶（各七钱）

以上九味共为极细末，听用。

麻黄（二两五钱） 防风 桑皮（蜜水炒） 杏仁（去皮、尖，炒） 前胡 紫菀 苏子（炒为末。各一两） 陈瓜蒌（一大个） 柿饼（三两） 山栀（一两） 葶苈子（炒，五钱）

以上十一味用水煎，去渣滤清，再入萝卜汁、水梨汁、饧糖各四两，姜汁五钱，煎成膏，滴水成珠为度，将前末药和匀为丸，每丸重一钱，每服一丸，灯心汤化下。大人噙化，风邪痰火，咳嗽如神。

（7）贝母丸

《成方切用·卷九上·除痰门》

消痰热，润肺止嗽，或肺痈肺痿，乃治标之妙剂。

贝母（一两）

为末，用砂糖或蜜和丸，龙眼大，或噙化，或嚼服之。

若欲劫止久嗽，每贝母一两，宜加百药煎，蓬砂、天竺黄各一钱五分，尤妙。如无百药煎，即醋炒文蛤一钱亦可，或粟壳亦可酌用；若治肺痈，宜加白矾一钱，同贝母丸服，如前法最妙。

（8）玉液丸

《金匮翼·卷七·咳嗽·咳嗽统论·饮气嗽》

治热痰壅盛，咳嗽烦热。

寒水石（烧令赤，出火毒，水飞过，三十两） 半夏（洗焙为末，十两） 白矾（枯，十两，细研）

上合研，面糊丸梧子大，每服三十丸，食后淡姜汤下。

（9）流金膏

《罗氏会约医镜·卷之八杂证·论痰饮二十》

治一切火痰咳逆。

石膏（微煅，研细） 大黄（酒蒸晒九次。各二两） 黄芩（酒洗） 橘红（各两半） 连翘 桔梗 贝母（各一两） 胆星 苏薄荷叶 香附（各五钱）

为细末，蜜丸弹子大，日夜细嚼一丸，白汤一二口送下，忌一切湿热酒炙等物。

7. 寒痰阻肺方剂

（1）咳肺散

《博济方·卷三·咳喘》

治寒壅相交，咳嗽不止，胸膈闷乱，痰涎并多。

麻黄（二两，去根、节，炒） 贝母　桑白皮（各一两，锉，炒） 柴胡　杏仁（一两，去皮、尖，炒） 糯米（一两） 款冬花（一两，去尘，炒）

上七味，新好者杵为末，每服一大钱，水一盏，煎七分温服，不拘时候。

（2）五味子汤

《三因极一病证方论·卷十二·咳嗽治法》

治秋冬之交，皮肤为寒湿所搏，寒气内折，咳嗽昼夜不已。

陈橘皮（二两） 麻黄（去节） 甘草（炙） 杏仁（去皮、尖，麸炒） 五味子　白茯苓（各一两）

上为末。每服二钱，水一盏，煎七分，去滓，带热服，食后临卧，日三服。

（3）麻黄散

《妇人大全良方·卷十三·妊娠咳嗽方论第七》

治妊娠外伤风冷，痰逆，咳嗽不食。

麻黄　陈皮　前胡（各一两） 半夏　人参　白术　枳壳　贝母　甘草（各半两）

上㕮咀，每服四钱。葱白五寸，姜半分，枣三个，水一盏，煎至六分，去滓温服。

（4）芦吸散

《丹台玉案·卷之四·咳嗽门·立方》

治寒痰凝结肺经，喘嗽气急，午后发寒。

肉桂　明雄黄　鹅管石　款冬花　粉甘草（各等分）

上为极细末，以芦管挑药，轻轻含之，吸入喉内，徐徐以清茶过口。

（二）肺脾咳嗽方剂

1. 脾胃虚弱方剂

（1）款气丸

《医学原理·卷之五·咳嗽门·治咳嗽方》

治中气不健，输运失常，以致水蓄上焦不散，损伤肺气，遂使痰喘咳嗽，肢体浮肿。治宜补气健脾、行滞逐水为主。是以用人参、茯苓补中健脾，青皮、陈皮、木香、槟榔行导滞气，助泽泻、葶苈、防风、牵牛、郁李仁，逐水散饮以消浮肿，杏仁、兜铃理肺止嗽，川归分理气血，各归其所。

人参（甘温，四两） 茯苓（甘平，三两） 陈皮（苦辛温，二两） 青皮（辛寒，一两） 木香（苦辛温，五钱） 槟榔（辛温，一两） 泽泻（甘咸寒，一两） 葶苈（辛寒，七钱） 防己（苦辛寒，八钱） 黑丑（苦辛烈，七钱） 郁李（苦辛平，一两） 杏仁（苦辛平，一两） 兜铃（苦辛平，一两） 川归（甘温，二两）

为末，以姜汁糊丸，每姜汤下三五十丸。

（2）人参清肺散

《医学原理·卷之五·咳嗽门·治咳嗽方》

治中气虚败，运动失常所致，致腔中阳气不得舒越，郁而成火，刑击肺金，咳嗽、咽干、烦躁、蒸热等症。法当补益中气为主，清肺热、利气豁痰为标。是以用人参、茯苓、甘草补中气以健运动，五味、麦冬、桑白皮、款冬花、杏仁清肺润肺以止嗽，陈皮、桔梗、枳壳利气，半夏、贝母豁痰，地骨皮、黄连、知母清热。

人参（甘温，三钱） 茯苓（甘淡平，一钱） 甘草（甘温，五分） 五味（甘酸，七分） 麦冬（苦甘凉，一钱） 桑白（苦甘酸，七分） 款冬（辛甘温，七分） 杏仁（苦甘，七分） 陈皮（苦辛温，一钱） 桔梗（苦辛温，七分） 枳壳（苦辛温，七分） 半夏（辛温，七分） 贝母（苦辛寒，一钱） 黄连（苦寒，七分） 知母（苦辛寒，二钱） 地骨（苦寒，一钱）

加姜三片，水煎。温服。

2. 脾脏咳嗽方剂

升麻汤

《内科摘要·卷下·各症方药（十一）》

治脾脏发咳，咳而右胁下痛，痛引肩背，甚则不可以动。

升麻　白芍药　甘草（各二钱）　葛根（三钱）

上水煎服。

3. 食积咳嗽方剂

瓜蒌丸

《金匮翼·卷七·咳嗽·咳嗽统论·食积咳嗽》

瓜蒌仁　半夏　山楂　神曲（等分）

上为末，以瓜蒌瓤拌为丸，竹沥、姜汤送下。

《元珠》云：食积痰嗽，非青黛、瓜蒌仁不除。其人面色青黄不常，或面上如蟹爪络，一黄一白者是也。

又方，杏仁、萝卜子，各二两为末，粥丸服。又方治食积痰嗽发热，二陈加瓜蒌、莱菔子、山楂、枳实、神曲。

（三）肺胃咳嗽方剂

1. 肺胃虚寒方剂

（1）人参养肺圆

《太平惠民和剂局方·卷之四·宝庆新增方》

治肺胃俱伤，气奔于上，客热熏肺，咳嗽气急，胸中烦悸，涕唾稠黏，或有鲜血，上气喘急，不得安卧，肢体倦痛，咽干口燥，饮食减少，渐至瘦弱喘乏，或坠堕恐惧，渡水跌卧，或因叫怒，醉饱房劳，致伤肺胃，吐血呕血，并皆治之。

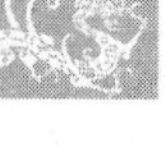

黄芪（去芦，蜜涂，炙） 人参（各一两八钱） 白茯苓（去皮） 瓜蒌根（各六两） 杏仁（去皮、尖，麸炒，二两四钱） 皂角子（炒，三百个） 半夏（洗为末，姜汁作曲，四两，炒） 人参（一两二钱）

上为细末，炼蜜圆如弹子大。每服一圆，食后细嚼，用紫苏汤送下。如喘急，用桑白皮汤下。

（2）养中汤

《太平惠民和剂局方·卷之四·吴直阁增诸家名方》

治肺胃受寒，咳嗽多痰，胸满短气，语声不出，昼夜不止，饮食减少，不以远年日近，并皆治之。

半夏曲（炙，八钱） 甘草（爁） 肉桂（去粗皮。各半两） 罂粟壳（去蒂、盖，蜜炙，二两半）

上为细末，每服一大钱，水一盏，生姜四片，同煎至七分，通口服，不拘时候。

（3）人参款花膏

《太平惠民和剂局方·卷之四·吴直阁增诸家名方》

治肺胃虚寒，久嗽不已，咽膈满闷，咳嗽痰涎，呕逆恶心，腹胁胀满，腰背倦痛，或虚劳冷嗽，及远年日近一切嗽病服诸药不效者，并皆治之。

款冬花（去梗） 人参（去芦） 五味子（去梗，炒） 紫菀（去芦，洗） 桑白皮（去赤皮。各一两）

上为细末，炼蜜为圆，如鸡头大。每服一圆，食后，细嚼，淡姜汤送下，或每一大圆分作四小圆，含化亦得。

（4）人参半夏圆

《太平惠民和剂局方·卷之十·治小儿诸疾》

治肺胃受冷，咳嗽气急，胸膈痞满，喉中呀呷，呕吐涎沫，乳食不下。

半夏（汤洗七次，切，焙） 厚朴（去粗皮，姜汁炙） 丁香（各四两） 陈皮（去瓤） 人参（去芦） 细辛（去苗。各二两）

上为细末，用生姜汁打面糊为圆，如麻子大。三岁儿每服二十圆，生姜汤下，食后服，量儿大小加减。

（5）金不换散

《世医得效方·卷第十五产科兼妇人杂病科·喘嗽》

治男子女人肺胃虚寒，久嗽不已，喘促满闷，咳嗽涎盛，腹胁胀满，腰背倦痛，或虚劳冷嗽，咳唾红痰，及远年日近一切喘嗽，诸药不效者，并治之。

罂粟壳（半两，去膜，蜜炒干） 枳壳（四钱） 杏仁（去皮、尖） 甘草（各三钱）

上锉散。每服三钱，水一盏，生姜三片，乌梅半个煎，食后临卧渐渐热服。

2. 胃腑咳嗽方剂

乌梅丸

《内科摘要・卷下・各症方药・十一》

治胃腑发咳，咳而呕，呕甚则长虫出。

乌梅（三十个） 细辛 附子 桂枝 人参 黄柏（各六钱） 干姜（一两） 黄连（一两五钱） 当归 蜀椒（各四两）

上为末，用酒浸乌梅一宿，去核蒸之，与米饭捣如泥，丸，桐子大。每服三十丸，白汤下。

（四）肺肾咳嗽方剂

1. 肾虚方剂

（1）真武汤

《伤寒论・卷第六・辨少阴病脉证并治中第十一》

少阴病，二三日不已，至四五日，腹痛，小便不利，四肢沉重疼痛，自下利者，此为有水气，其人或咳，或小便利，或下利，或呕者，真武汤主之。

茯苓 芍药 生姜（各三两，切） 白术（二两） 附子（一枚，炮，去皮，破八片）

上五味，以水八升，煮取三升，去滓。温服七合，日三服。

（2）蛤蚧散

《三因极一病证方论・卷十二・咳嗽治法》

治元气虚寒，上气咳嗽，久年不瘥。

蛤蚧（一对，炙） 成炼钟乳 款冬花 肉桂 白矾（飞过，别研） 甘草（炙。各半两）

上为末。每服半钱，用芦管吸之，或觉咽干，即用米饮调下，空心食前。

（3）地骨皮散

《医学原理・卷之五・咳嗽门・治咳嗽方》

治元气虚败，阴火沸腾，潮热咳嗽。治宜益元气，降阴火，退蒸热，豁痰结。是以用人参益元气，知母降阴火以止嗽，柴胡、地骨皮解骨蒸潮热，半夏、茯苓豁痰，甘草泄火和药。

人参（甘温，二钱） 知母（苦辛寒，二钱） 柴胡（苦寒，一钱） 半夏（辛温，八分） 地骨皮（苦寒，一钱） 茯苓（甘平，一钱） 生草（甘寒，五分）

加姜三片，水煎。食后，日三服。

（4）唐郑相国方

《成方切用・卷六下・祛寒门》

治虚寒喘嗽，腰脚酸痛。

破故纸（十两，酒蒸，为末） 胡桃肉（二十两，去皮，烂研）

蜜调如饴，每晨酒服一大匙，不能饮者，熟水调。忌芸薹（油菜也）、羊血。

（5）安肾丸

《罗氏会约医镜·卷之九杂证·论咳嗽二十三》

治肾虚咳逆，烦冤。

肉桂　附子（制。各二钱）　巴戟（去心）　白蒺藜（炒，去刺）　山药　茯苓　肉苁蓉（酒浸，去甲）　石斛（去根）　萆薢　白术　补骨脂（各三两）　桃仁（八钱）

上为末，蜜丸，盐汤下。

2. 肾脏咳嗽方剂

麻黄附子细辛汤

《内科摘要·卷下·各症方药·十一》

治肾脏发咳，咳则腰背相引而痛，甚则咳涎。又治寒邪犯齿，致脑齿痛，宜急用之，缓则不救。

麻黄　细辛（各二钱）　附子（一钱）

上水煎服。

（五）肺肝咳嗽方剂

1. 肝火犯肺方剂

（1）青金丹

《三因极一病证方论·卷十二·咳嗽治法》

治肺虚壅，咳嗽喘满，咯痰血。

杏仁（去皮、尖，一两）　牡蛎（煅，取粉，入杏仁同炒黄色，去牡蛎粉不用）　青黛（一两）

上研匀，入黄蜡一两，镕搜和丸如弹子大，压扁如饼，每用中日柿一个，去核，入药在内，湿纸裹煨，约药镕，方取出，去火毒，细嚼，糯米饮送下。一方，名甲乙饼，治咳出血片，兼涎内有血条，不问年久月深，但声在，一服效，用青黛一分，牡蛎粉二钱匕。杏仁七粒，去皮、尖，研，蜡丸了，汤使，并同前。

（2）治痰火方

《种福堂公选良方·卷二·咳嗽》

咳嗽吐痰，面鼻发红者，一服即愈。

青黛（水飞极细，晒干，再研，用三四钱）　蛤粉（三钱）

二味炼蜜为丸，如指头大，临卧口噙三丸，其效如神。

（3）逍遥散

《罗氏会约医镜·卷之九杂证·论咳嗽二十三》

治暴得干咳，火郁痰滞。

当归　白芍　白术　茯苓　甘草　柴胡　桔梗（各钱半）　薄荷叶（三分）

煨姜五分，水煎服。

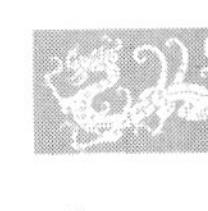

2. 肝气犯肺方剂

四七汤

《罗氏会约医镜·卷之九杂证·论咳嗽二十三》

治七情气郁，上逆为咳。

半夏（二钱） 茯苓（钱半） 厚朴（姜炒，一钱） 紫苏叶（八分）

生姜一钱，红枣二枚，水煎服。

（六）大肠咳嗽方剂

（1）麻黄汤

《删繁方·卷第二·大肠论方》

疗肺脉厥逆，大于寸口，主大肠热，咳上气，喘鸣心烦。

麻黄（六两，去节） 芍药 生姜 半夏（洗十遍） 细辛 五味子（各三两） 桂心（二两） 石膏（八两）

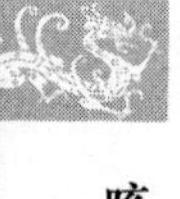

上八味，切。以水九升，先煮麻黄七八沸，去沫，次下诸药，煎取三升，去滓，分三服。忌羊肉、饧、生葱、生菜等。

（2）人参荆芥散

《严氏济生方·卷之七·肺大肠虚实论治》

治肺感寒邪，或感风热，痰多咳嗽，头目不清，言语不出，咽干痰实，或项背强硬，皮肤不仁。

荆芥穗 麻黄（去根、节） 细辛（去土，洗） 桔梗（去芦，锉，炒） 陈皮（去白） 半夏（汤泡七次） 杏仁（去皮、尖） 人参 通草 甘草（炙。各半两）

上㕮咀，每服四钱，水一盏半，生姜五片，煎至八分，去滓，食后温服。

（3）赤石脂禹余粮汤

《内科摘要·卷下·各症方药·十一》

治大肠腑发咳，咳而遗屎。

赤石脂 禹余粮（各二两，并打碎）

上水煎服。

（七）胆腑咳嗽方剂

黄芩半夏生姜汤

《内科摘要·卷下·各症方药·十一》

治胆腑发咳，呕苦水如胆汁。

黄芩（炒） 生姜（各三钱） 甘草（炙） 半夏（各二钱）

上姜水煎服。

（八）心脏咳嗽方剂

桔梗汤

《内科摘要·卷下·各症方药·十一》

治心脏发咳，咳而喉中如梗状，甚则咽肿喉痹。

苦梗（三钱） 甘草（六钱）

上水煎服。

（九）小肠咳嗽方剂

芍药甘草汤

《内科摘要·卷下·各症方药·十一》

治小肠腑发咳，咳而失气。

芍药 甘草（炙。各四钱）

上水煎服。

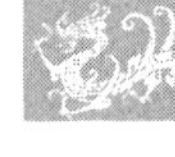

（十）膀胱腑咳嗽方剂

茯苓甘草汤

《内科摘要·卷下·各症方药·十一》

治膀胱腑发咳，咳而遗溺。

茯苓（二钱） 桂枝（二钱五分） 生姜（五大片） 甘草（炙，一钱）

上水煎服。

三、虚实咳嗽方剂

（一）上盛下虚方剂

（1）苏子降气汤

《太平惠民和剂局方·卷之三·宝庆新增方》

治男、女虚阳上攻，气不升降，上盛下虚，膈壅痰多，咽喉不利，咳嗽，虚烦引饮，头目昏眩，腰疼脚弱，肢体倦怠，腹肚疞刺，冷热气泻，大便风秘，涩滞不通，肢体浮肿，有妨饮食。

紫苏子 半夏（汤洗七次。各二两半） 川当归（去芦，两半） 甘草（爁，二两） 前胡（去芦） 厚朴（去粗皮，姜汁拌炒。各一两） 肉桂（去皮，一两）

上为细末，每服二大钱，水一盏半，入生姜二片，枣子一个，紫苏五叶，同煎至八分，去滓热服，不拘时候。常服清神顺气，和五脏，行滞气，进饮食，去湿气。

（2）大降气汤

《奇效良方·卷之三十·咳嗽门（附论）·咳嗽通治方》

治上盛下虚，膈壅痰实，喘嗽，咽干不利。

紫苏子（微炒） 川芎 细辛（去叶、土） 当归（洗，焙） 白茯苓（去皮） 桔梗（去芦） 厚朴（去皮，姜制） 陈皮（去白） 半夏曲（炒） 前胡 肉桂（去粗皮） 甘草（炙。各一钱）

上作一服，用水二盅，生姜五片，紫苏五叶，同煎至一盅，去滓，食后服。

（二）虚实夹杂方剂

（1）乌梅丸

《医学原理·卷之五·咳嗽门·治咳嗽方》

治气血不充，胃中虚寒，遏大肠湿热于内，而作咳嗽者。盖大肠与肺相为表里。治宜益气血、散胃寒为主。是以用人参补气，当归益血，二者为本，干姜、附子、桂枝、细辛、川椒等以散胃寒，为标，乌梅收肺中余热，黄连、黄柏胜下焦之热。

人参（甘温，三两） 川归（辛甘温，二两） 干姜（辛热，五钱） 附子（辛热，五钱） 桂枝（辛甘热，六钱） 川椒（辛热，七钱） 乌梅（甘酸平，十个） 黄连（苦寒，一两） 黄柏（苦辛寒，一两）

共为末，炼蜜丸如梧子大。每以白汤下二三十丸。

（2）金水六君煎

《成方切用·卷九上·除痰门》

治肺肾虚寒，水泛为痰，或年迈阴虚，血气不足，外受风寒，咳嗽呕恶，多痰喘急等证，神效妙剂，此六君子汤之变方也。

当归（二三钱） 熟地（三五钱） 陈皮（一钱半） 半夏（二钱） 茯苓（二钱） 炙草（一钱）

加生姜三五七片。

四、他病引发方剂

（一）肺痿肺痈方剂

（1）葶苈大枣泻肺汤

《金匮要略·卷上·肺痿肺痈咳嗽上气病脉证治第七》

肺痈胸满胀，一身面目浮肿，鼻塞清涕出，不闻香臭酸辛，咳逆上气，喘鸣迫塞，葶苈大枣泻肺汤主之。

葶苈（熬令黄色，捣丸如弹子大） 大枣（十二枚）

上先以水三升，煮枣取二升，去枣，内葶苈，煮取一升，顿服。

（2）温脾汤

《深师方·治咳嗽上气肺痿肺痈诸病方·肺痿方》

疗肺痿，咳嗽涎沫，心中温温，咽燥而渴方（一云不渴）。

生姜（五两） 甘草（二两，炙） 大枣（十二枚，擘）

上三味，切，以水五升，煮取一升半，分再服。一方干姜三两，代生姜。忌海藻、菘菜。（《范汪》《集验》《千金》《古今录验》同。）

（3）桔梗汤

《深师方·治咳嗽上气肺痿肺痈诸病方·肺痈方》

治肺肠痈，经时不瘥，桔梗汤主之方。

桔梗（三两） 甘草 薏苡仁 败酱 干地黄 术（各二两） 当归（一两） 桑根皮（一升）

凡八物，切，以水一斗五升，煮大豆四升，取七升汁，去豆内清酒三升，合药煮取三升半，去滓，服七合，日三夜再。禁生菜。

（4）半夏肺痿汤

《删繁方·卷第二·肺痿方》

疗虚寒喘鸣多饮，逆气呕吐。

半夏（一升，汤洗） 母姜（一斤） 橘皮（一斤） 白术（八两） 桂心（四两）

上五味，切，以水九升，煮取三升，去滓，分温三服。忌羊肉、饧、桃、李、雀肉、生葱。（一方有桑白皮切，一升。）

（5）干地黄煎

《删繁方·卷第二·肺痿方》

疗凡虚寒肺痿喘气。

干地黄（五两） 桑根白皮（切，二升） 芎䓖（五两） 桂心 人参（各三两） 大麻仁（一升，炒）

上六味，切。以水九升，先煮五味，取三升，去滓，内大麻人煎数沸，分三服。忌生葱、芜荑。（并出第二卷中。）

（6）蛤蚧散

《博济方·卷二·五脏证治》

治患肺痿咳嗽，即肺壅嗽。

蛤蚧（一对，新好者，用汤洗十遍，慢火内炙，令香，研细末） 人参 茯苓（去皮） 知母 贝母（去心，煨过，汤洗） 桑白皮（以上各二两） 甘草（五两，炙） 大杏仁（六两，汤去皮、尖，烂煮令香，取出，研）

上八味同为细末，入杏仁拌匀，却粗罗，再筛过，研细为妙。每服半钱，入生姜二片，酥少许，水八分，沸热服。如以汤点，频服亦妙。

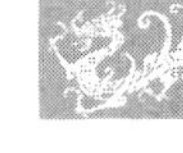

（7）秦艽散

《博济方·卷二·五脏证治》

治肺痿劳，咳嗽不止，时觉寒热，涕唾稠浊。

秦艽（炙） 柴胡（去芦） 贝母（炮） 桔梗（炮） 麻黄（各一两） 甘草（三分，炙） 诃子（一两半，煨，去核用肉，秤） 陈橘皮（一两，去白）

上八味同为末。每服二钱，空心晚食前，用小便一盏，乌梅一个，同煎三五沸，温服。

（8）紫苏膏

《博济方·卷二·五脏证治》

治肺痿劳嗽喘促，涕唾稠黏，咽膈不利。

生地黄（三两） 生姜（二两，与地黄相和研，布绞取汁） 生天门冬（半斤） 生麦门冬（一斤） 杏仁（三两，生研入） 紫苏子（二两，炒，研） 生牛蒡（四两） 生元参（一斤）

上八味，洗令净，锉碎同研，令如泥。苏子、杏仁投于地黄汁内，更以细物滤绞汁去滓，于银石器内盛。用炼蜜五两半，真酥二两，安于炊饭甑上，蒸一饭久，于净器内收。不以时候，抄一小匙，咽之。如久服，大益心肺，滑润肌肤，补助营卫，忌生冷猪肉。

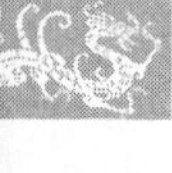

（9）团参饮子

《严氏济生方·卷之二·咳嗽论治》

治病因抑郁、忧思、喜怒，饥饱失宜，致脏气不平，咳嗽脓血，渐成肺痿；憎寒壮热，羸瘦困顿，将成劳瘵。

人参 紫菀茸（洗） 阿胶（蛤粉炒） 百合（蒸） 细辛（洗，去叶、土） 款冬花 杏仁（去皮、尖，炒） 天门冬（汤浸，去心） 半夏（汤泡七次） 经霜桑叶 五味子（各一两） 甘草（炙，半两）

上㕮咀，每服四钱，水一盏半，生姜五大片，煎至七分，去滓，食后温服。因气而咳者，宜加木香；咳而唾血，有热者，加生地黄；咳而唾血，有寒者，加钟乳粉；因疲极而咳嗽者，加黄芪；因咳损而唾血者，加没药、藕节；咳而呕逆，腹满不食者，加白术，仍倍加生姜；咳而小便多者，加益智仁；咳而大便溏者，去杏仁，加钟乳粉；咳而面浮气逆者，加沉香、柑皮煎。

（10）葶苈散

《严氏济生方·卷之六·肺痈论治》

治肺痈喘咳气急，眠卧不得。

甜葶苈（二两半，隔纸炒，令紫色）

上为细末，每服二钱，水一中盏，煎至六分，温服，不拘时候。

《世医得效方·卷第十九疮肿科·肺痈》

治肺痈，咳嗽气急，卧睡不安，心胸胀满。

甜葶苈（二两半，隔纸炒赤色） 百合（炒） 白附子 北五味子（炒） 甘草节 罗参 款冬花 百药煎（各一两） 大朱砂（五钱，入研） 紫菀（去木，一两）

上为末。每服二钱，灯心汤调下。

（11）补肺散

《奇效良方·卷之十》

治伤寒汗下后，喘咳不止，恐传肺痿。

人参（一两） 五味子 款冬花（各半两） 桑白皮（二两） 蛤蚧（一对）

上为细末，每服五钱，沸汤一盏调服。

（12）人参平肺散

《医学发明·卷六方》

治心火刑金，传为肺痿，咳嗽喘呕，涎盛，胸满，咽不利。

桑白皮（一两） 知母（七钱） 炙甘草 地骨皮 陈皮（去白。各半两） 五味子（三百个）茯苓 青皮 人参 天门冬（去心。各四钱）

上件㕮咀，水二盏，煎至一盏，去滓温服，食后。如热甚加黄芩四钱，紫苏叶、半夏洗，各半两。

（13）肺痿主方

《痰火点雪·卷二·肺痿肺痈》

治肺痿久咳，咯吐脓血，寒热自汗，脉来弦长紧实有力者。

知母（去毛，蜜炒，一钱，清金益肺，降火滋阴，久咳肺痿） 黄芩（蜜炒，一钱，主肺痿咳嗽，脓血喉腥） 麦门冬（一钱，清肺，治咳唾脓血） 天门冬（去心，一钱，保肺气不被热扰，定喘促而令气清） 沙参（一钱，清热治久肺痿） 五味子（廿粒，益水敛肺清金，火嗽必用之药） 阿胶（蛤粉炒成珠，一钱，止肺痿唾血） 桔梗（一钱，清气利咽喉，为肺部引经药也） 甘草（五分，治肺痿脓血） 防己（一钱，治肺痿脓血） 茯苓（去皮，一钱，消痰） 淡竹茹（一团，清金止烦，消痰解热） 王瓜子（炒，一钱，清肺热，消脓血） 瓜蒌仁（炒，一钱，润化痰，止咳）

上十四味，作一剂，水煎服。临服入竹沥、童便。

（14）肺痈主方

《痰火点雪·卷二·肺痿肺痈》

治肺痈，咳嗽脓血，咽干，便淋，咳而烦满，心胸甲错，食生豆不腥者，宜此主之。

桔梗（二钱，排脓养血，补内漏） 苇茎（即荻梗，二钱，治肺痈，咳嗽烦满，脓血臭秽）薏苡仁（二钱，治痈脓血） 橘叶（五片，治肺痈吐脓血） 柘黄（一钱，治肺痈） 夜合树皮（一钱，治肺痈吐浊水） 蛤蚧（炒，一钱，排脓血） 甘草（五分，痿痈，并宜） 麦门冬（去心，二钱，清肺热，止咳嗽） 天门冬（二钱，去皮、心，止咳清肺热） 紫菀（茸，一钱，止喘悸，疗咳唾脓血） 升麻（五分，消热肿，解热毒，发散疮痍） 贝母（一钱，止咳嗽，治肺痈，清脓血） 天花粉（一钱，止渴生津，清肺愈咳）

上十四味，皆治肺痈之专品，作一剂，水煎，食后服。

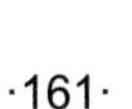

若日久，脓血吐多不愈者，属血虚，加熟地、当归、阿胶。久咳不愈，加五味子。

（15）秦艽扶羸汤

《痰火点雪·卷二·痰火诸方补遗》

治肺痿骨蒸，已成劳咳，或寒或热，声不出，体虚自汗，四肢倦怠。

秦艽（一钱） 鳖甲（醋炒，一钱） 人参（五分） 当归（身，一钱） 柴胡（一钱） 紫菀（茸，八分） 甘草（炙，八分） 地骨皮（一钱）

上八味作一剂，用生姜五片，梅、枣各一枚，水煎，食后服。

按：方意以秦艽治虚劳发热，传尸骨蒸，日晡潮热；以鳖甲治劳瘦骨蒸，补阴补气；以人参去心、肺、脾、胃间火邪，补五劳七伤，虚损痰弱；以当归治虚劳寒热，一切血虚；以紫菀疗咳血唾脓，尸疰虚劳，百邪鬼疰；以甘草泻火益脾；以地骨皮退骨蒸烦热；以柴胡治劳热，骨节烦痛羸瘦，补五劳七伤。观是方八味，括上症无遗矣。

（16）劫劳散

《痰火点雪·卷二·肺痿肺痈》

治心肾俱虚、劳嗽时复三四声，潮热过即有盗汗，四肢倦怠，肢体羸瘦，恍惚异梦，喉中有血，名肺痿。

白芍（煨，一钱） 黄芪（蜜炙，一钱） 人参（五分） 当归（身，一钱） 白茯苓（去皮，一钱） 熟地黄（一钱） 五味子（十五粒） 半夏曲（八分） 阿胶（炒成珠，一钱） 甘草（炙，八分）

上十味作一剂，姜、枣引，水煎服。

（17）四物汤

《医灯续焰·卷十四·肺痈脉证第七十五·附方》

治肺痈吐脓，五心烦热，壅闷咳嗽。

贝母（去心） 紫菀（去苗土） 桔梗（炒。各一两） 甘草（炙，半两）

上捣筛，每服三钱，水一盏，煎五七沸，去滓。不拘时，稍冷服。如咳嗽甚，加去皮、尖杏仁三枚同煎。小儿量减。

（18）半瓜丸

《杂病源流犀烛·卷一脏腑门·咳嗽哮喘源流·治咳嗽方八十三》

痰嗽。

半夏 瓜蒌仁（各五两） 贝母 桔梗（各二两） 枳壳（一两半） 知母（一两）

姜汁糊丸。

（19）澄清饮

《杂病源流犀烛·卷一脏腑门·咳嗽哮喘源流·治咳嗽方八十三》

痰嗽他药不效。

蚌粉 南星 半夏 知母 贝母 白矾（各一钱） 姜（五片）

水煎，澄清。

（20）干嗽补肺膏

《杂病源流犀烛·卷一脏腑门·咳嗽哮喘源流·治咳嗽方八十三》

干嗽。

生地（二斤） 杏仁（二两） 生姜 白蜜（各四两）

捣如泥，饭上蒸五七度，每于五更挑三匙咽下。

（21）桑皮散

《杂病源流犀烛·卷一脏腑门·咳嗽哮喘源流·治咳嗽方八十三》

血嗽。

甘草（一钱半） 薄荷 桔梗 川芎 防风 桑皮 黄芩 前胡 柴胡 苏叶 赤苓 枳壳 川贝母（各八分）

加姜三片，枣二枚。

（22）瓜蒌青黛丸

《杂病源流犀烛·卷一脏腑门·咳嗽哮喘源流·治咳嗽方八十三》

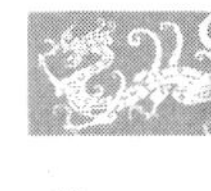

酒嗽。

瓜蒌仁（一两） 青黛（三钱）

蜜丸，含化。

（23）桔梗杏仁煎

《伤寒瘟疫条辨·卷四·医方辨·医方辨引》

治咳嗽吐脓，痰中带血，或胸膈隐痛，将成肺痈者。

桔梗 杏仁（炒，研） 甘草（各一钱） 枳壳（麸炒，一钱五分） 麦冬（去心） 百合 阿胶 夏枯草 金银花（各二钱） 连翘（二钱五分） 川贝母 红藤（各三钱）

火胜兼渴者加天花粉二钱。

水煎温服。

（二）肺胀肺痞方剂

（1）越婢加半夏汤

《金匮要略·上卷·肺痿肺痈咳嗽上气病脉证治第七》

咳而上气，此为肺胀，其人喘，目如脱状，脉浮大者，越婢加半夏汤主之。

麻黄（六两） 石膏（半斤） 生姜（三两） 大枣（十五枚） 甘草（二两） 半夏（半升）

上六味，以水六升，先煮麻黄，去上沫，内诸药，煮取三升，分温三服。

（2）小青龙加石膏汤

《金匮要略·上卷·肺痿肺痈咳嗽上气病脉证治第七》

肺胀，咳而上气，烦躁而喘，脉浮者，心下有水，小青龙加石膏汤主之。

麻黄　芍药　桂枝　细辛　甘草　干姜（各三两）　五味子　半夏（各半升）　石膏（二两）

上九味，以水一斗，先煮麻黄，去上沫，内诸药，煮取三升。强人服一升，羸者减之，日三服，小儿服四合。

（3）麻黄汤

《集验方·卷第四·治咳喘上气肺胀方》

治肺胀，咳嗽上气，咽燥，脉浮，心下有水。

麻黄　芍药　生姜（五两）　细辛　桂心（各三两）　半夏（半升，洗）　石膏（四两）　五味子（半升）

上八味，切，以水一斗，煮取三升，分三服。忌生葱、羊肉、饧、生菜。

（4）小青龙汤

《深师方·肺胀上气方》

疗咳而上气，肺胀，其脉浮，心下有水气，小青龙汤加石膏二两。设若有实者必躁，其人常倚伏，小青龙汤方。（用前仲景方。）

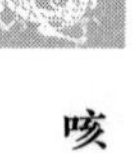

（5）清肺汤

《世医得效方·卷第十二小方科·诸疳》

治肺疳。咳嗽气逆，多啼，揉鼻，咬甲，寒热。

桑白皮（炒，半两）　紫苏　北前胡　黄芩　当归（去尾）　天门冬（去心）　连翘　防风　赤茯苓　北梗　生干地黄　甘草（炙。各一分）

上锉散。每服二钱，水一盏煎，温服，不拘时候。

（6）全肺汤

《辨证录·卷之十三·肺痈门·四则》

人有胸膈间作痛，咳嗽时更加痛极，手按痛处，尤增气急，人以为肺经生痈也，谁知是肺热生痈耳。夫肺为娇脏，药食之所不到者也，故治肺甚难。肺热害肺，既可成痈，将何法疗之？疗之法，似宜救火以泻肺。肺药不可入，而肺为脾之子，脾经未尝不受药也。补其脾经之土，则土能生金也，平其肝经之木，则金不能克木矣。清其心经之火，则火不能刑金也。三经皆有益于肺，无损于金，则肺气得养，而后以消毒之品直解其肝中之邪，何难于不收乎。方用全肺汤。

元参（三两）　生甘草（五钱）　金银花（五两）　天花粉（三钱）　茯苓（三钱）　白芍（三钱）　麦冬（二两）

水煎服。一剂而痛减，二剂而内消矣。

（7）完肺饮

《辨证录·卷之十三·肺痈门（四则）》

人有胸膈作痛，咳嗽不止，吐痰更觉疼甚，手按痛处不可忍，咽喉之间，先闻腥臭之气，随吐脓血，此肺痈不独已成，而且已破矣。夫肺痈未破者易于消，已破者难于治，为脓血未能遽净耳。然得法，亦不难也。盖肺之所以生痈者，因肺火不散也，然肺火来，因肺气虚也，肺虚而火留于肺，火盛而后结为痈。不补虚而散火，而未成形者何以消，已成形者何以散，既溃烂者，又何以愈战。是虚不可不补，而补虚者补何脏乎，必须补肝气之虚，而肺不能直补其气，补胃气之虚，则肺气自旺也。今痈已破矣，多吐脓血，则肺气尤虚，虽毒尚存，不可纯泻其毒，于补气之中而行其攻散之方，而行其攻散之法，则毒易化而正气无伤。方用完肺饮。

人参（一两） 元参（二两） 蒲公英（五钱） 金银花（二两） 天花粉（三钱） 生甘草（三钱） 桔梗（三钱） 黄芩（一钱）

水煎服。一剂脓必多，二剂脓渐少，三剂疼轻，四剂而又轻，五剂痛止，脓血亦止，六剂竟奏全功。

（8）百花矾

《种福堂公选良方·卷四·儿科·痟疮、痟积、诸疮丹毒》

小儿咳嗽发喘，鼻扇肺胀，名百花矾。

透明白生矾（一钱研极细末）

用生白蜜三四钱调和，放舌上，徐徐吃下即愈。

（9）四物汤

《杂病源流犀烛·卷一脏腑门·咳嗽哮喘源流·治咳嗽方八十三》

肺胀。

川芎　当归　白芍　地黄

（三）肺痨虚劳方剂

（1）补肺汤

《集验方·卷第四·治咳喘上气肺胀方》

治肺气不足，咳逆短气，寒从背起，口中如含霜雪，语无音声而渴，舌本干燥方。

五味子　白石英（研，绵裹） 钟乳（同上） 桂心　橘皮　桑根白皮（各三两） 粳米（二合） 茯苓　竹叶　款冬花　紫菀（各二两） 大枣（五十枚） 杏仁（五十枚，去两仁尖、皮） 苏子（一升） 生姜（五两） 麦门冬（四两，去心）

上十六味，切，以水一斗三升，先煮桑白皮、枣、粳米熟，去滓，内诸药，煮取四升，分三服，日再夜一。忌大酢、生葱。

（2）生姜温中下气汤

《删繁方·卷第七·五脏劳论·肺痨论方·肺痨方》

疗肺虚劳寒损，则腰背苦痛，难以俯仰，短气唾如脓。

生姜（一斤） 大枣（三十枚） 杜仲皮（五两） 萆薢　桂心（各四两） 白术（五两） 甘草（炙） 附子（炮，三两）

上八味，切。以水九升，煮取三升去滓。分温三服。忌猪肉、海藻、菘菜、生葱、桃、李、雀肉等。（并出第七卷中。）

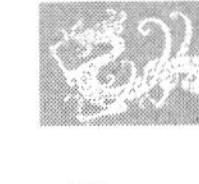

（3）附子汤

《删繁方·卷第七·五脏劳论·肺痨论方·肺痨方》

疗肺虚劳损，腹中寒鸣切痛，胸胁逆满气喘。

附子（炮） 甘草（炙。各二两） 宿姜 半夏（洗，破。各四两） 大枣（二十枚，擘，去皮、核） 白术（三两） 仓米（半升）

上七味，切。以水一斗，煮取三升，去滓。分为三服。忌猪羊肉、饧、海藻、菘菜、桃、李、雀肉等。

（4）建中汤

《删繁方·卷第七·五脏劳论·肺痨论方·肺痨方》

建中汤，疗肺虚损不足，补气方。

黄芪 芍药（各三两） 甘草（炙，二两） 桂心（三两） 生姜（六两） 半夏（五两，洗） 大枣（十二枚，擘） 饴糖（十两）

上八味，切。以水八升，煮取三升，分为三服。忌羊肉、饧、海藻、菘菜、生葱。

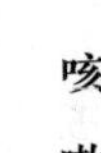

（5）麦门冬五膈下气丸

《删繁方·卷第七·五脏劳论·肺痨论方·肺痨方》

疗肺痨热，损肺生虫，形如蚕，在肺为病，令人咳逆气喘，或为忧膈、气膈、恚膈、寒膈、热膈，皆从劳气所生，名曰膏肓，针灸不着。

麦门冬（十分，去心） 椒（四分，汗） 远志皮 附子（炮） 细辛（各六分） 甘草（十分，炙） 干姜 桂心 人参 百部 白术 黄芪（各五分） 杏仁（四十枚，熬，去尖、皮、两仁者）

上十三味，捣筛。以白蜜和为丸，如弹子大。将一丸纳牙齿间含，稍稍咽其汁。忌猪肉、海藻、菘菜、生葱、桃、李、雀肉等。

（6）补肺汤

《深师方·治咳嗽上气肺痿肺痈诸病方·肺气不足口如含霜雪方》

疗肺气不足，逆满上气，咽喉中闭塞短气，寒从背起，口中如含霜雪，语言失声，甚者吐血。

五味子（三两） 干姜（二两） 款冬花（二两） 桂心（一尺） 麦门冬（一升，去心） 大枣（一百枚，擘） 粳米（二合） 桑根白皮（一斤）

上八味，切，以水一斗二升，先煮枣并桑白皮、粳米五沸，后内诸药，煮取三升，分三服。忌生葱。《千金》同。）

（7）补肺溢汤

《深师方·治咳嗽上气肺痿肺痈诸病方·上气逆急不得卧方》

疗肺气不足，咳嗽上气，牵绳而坐，吐沫唾血，不能食饮。

苏子（一升） 桑白皮（五两） 半夏（六两，洗） 紫菀 人参 甘草（炙） 麻黄（去节）

五味子　干姜　杏仁（去尖、皮、两仁者。各一两）　细辛（一两半）　桂心（三两）　款冬花（一两）　射干（一两）

上十四味，切，以水一斗二升，煮取三升，分五服，日三夜再。忌海藻、菘菜、羊肉、饧、生葱、生菜。(《千金》同，方名补肺汤。)

（8）钟乳补肺汤

《太平惠民和剂局方·卷之四·治痰饮》

肺气不足，咳嗽上气，胸满上迫，喉咽闭塞，短气喘乏，连唾不已，寒从背起，口中如含霜雪，语无音声，甚者唾血腥臭，干呕心烦，耳闻风雨声，皮毛瘁，面色白。

钟乳（碎如米粒）　桑白皮　麦门冬（去心。各三两）　白石英（碎如米粒）　人参（去芦）五味子（拣）　款冬花（去梗）　肉桂（去粗皮）　紫菀（洗去土。各二两）

上除白石英、钟乳外，同为粗末，与白石英等同拌令匀。每服四钱，水二盏，入生姜五片，大枣一枚擘破，粳米三十余粒，同煎至一盏，用绵滤去滓，温服，食后。

（9）大阿胶圆

《太平惠民和剂局方·卷之四·治痰饮》

治肺虚客热，咳嗽气急，胸中烦悸，肢体倦疼，咽干口燥，渴欲饮冷，多吐涎沫，或有鲜血，肌瘦发热，减食嗜卧。

麦门冬（去心）　丹参　贝母（炒）　防风（去芦、叉、头）　柏子仁　茯神（去木）　杜仲（去粗皮，炒）　百部根（各半两）　干山药　阿胶（炒）　茯苓（去皮）　熟干地黄　五味子（各一两）　远志（去心）　人参（各一分）

上为细末，炼蜜和圆，每两作二十四圆。每服一圆，水一中盏，煎至六分，和滓温服，少少频呷，不拘时候。

（10）人参润肺圆

《太平惠民和剂局方·卷之四·续添诸局经验秘方》

治肺气不足，咳嗽喘急，痰涎不利，胸膈烦闷，涕唾稠黏，唇干口燥，及疗风壅痰实，头目昏眩，精神不爽；或肺胃俱虚，久嗽不已，渐成虚劳，肢体羸瘦，胸满短气，行动喘乏，饮食减少；或远年日近诸般咳嗽，并皆治之。

人参　款冬花（去梗）　细辛（去叶，洗）　杏仁（去皮、尖，麸炒）　甘草（爁。各四两）知母（六两）　肉桂（去粗皮）　桔梗（各五两）

上为细末，炼蜜为圆，如鸡头大。每服一圆，食后，细嚼，淡姜汤送下，含化亦得。

（11）紫菀汤

《三因极一病证方论·卷五·五运时气民病证治》

治肺虚感热，咳嗽喘满，自汗衄血，肩背瞀重，血便注下，或脑户连囟顶痛，发热口疮，心痛。

紫菀茸　白芷　人参　甘草（炙）　黄芪　地骨皮　杏仁（去皮、尖）　桑白皮（炙。各

等分）

上锉散。每服四钱，水盏半，枣一枚，姜三片，煎七分，去滓，食前服之。

（12）人参散

《三因极一病证方论·卷十二·咳嗽治法》

治咳嗽，肺虚不能制下，大肠泄泻，上气喘咳，服热药不效。

人参　款冬花　罂粟壳（等分，醋炙）

上为锉散。每服四大钱，水一盏半，阿胶一片，乌梅半个，同煎七分，去滓，睡正着时，急唤醒，服。

（13）佛手散

《妇人大全良方·卷二十一·产后虚羸方论第五》

治产后血虚劳倦，盗汗，多困少力，咳嗽有痰。

当归　川芎　黄芪（各一两）北柴胡　前胡（各一分）

上㕮咀，每服三钱。水一大盏，桃、柳枝各三寸，枣子、乌梅各一枚，姜三片，煎至六分，去滓温服。如有痰，去乌梅。

（14）白石英汤

《严氏济生方·卷之七·肺大肠虚实论治》

治肺气虚弱，恶寒咳嗽，鼻流清涕，喘息气微。

白石英　细辛（洗，去土）五味子　陈皮（去白）钟乳粉　阿胶（锉，蛤粉炒）桂心（不见火）人参　甘草（炙。各半两）紫菀（洗，一两）

上㕮咀，每服四钱，水一盏半，姜五片，煎至八分，去滓，温服，不拘时候。

（15）大建中汤

《严氏济生方·卷之四·虚损论治》

治诸虚不足，小腹急痛，胁肋䐜胀，骨肉酸痛，短气喘促，痰多咳嗽，潮热多汗，心下惊悸，腰背强痛，多卧少气。

黄芪（去芦）附子（炮，去皮、脐）鹿茸（酒蒸）地骨皮（去木）续断　石斛（去根）人参　川芎　当归（去芦，酒浸）白芍药　小草（各一两）甘草（炙，半两）

上㕮咀，每服四钱，水一盏半，生姜五片煎至七分，去滓，温服，不拘时候。咳嗽者，加款冬花；唾血者，加阿胶；便精遗泄者，加龙骨；怔忡者，加茯神。

（16）二母汤

《严氏济生方·卷之三·五劳六极论治》

治肺痨实热，面目苦肿，咳嗽喘急，烦热颊赤，骨节多痛，乍寒乍热。

知母　贝母（去心、膜）杏仁（去皮、尖，炒）甜葶苈（略炒）半夏（汤泡七次）秦艽（去芦）橘红（各一两）甘草（炙，半两）

上㕮咀，每服四钱，水一盏半，姜五片，煎至八分，去滓，温服，不拘时候。

（17）半夏汤

《严氏济生方·卷之三·五劳六极论治》

治肉虚极，体重，胁引肩背不可以动，动则咳嗽胀满，留饮痰癖，大便不利。

半夏（汤泡七次） 白术 茯苓（去皮） 人参 橘皮（去白） 附子（炮，去皮、脐） 木香（不见火） 桂心（不见火） 大腹皮 甘草（炙。各等分）

上㕮咀，每服四钱，水一盏半、姜五片，煎至七分，去滓，温服，不拘时候。

（18）蛤蚧圆

《严氏济生方·卷之四·劳瘵论治》

治积劳咳嗽，日久不瘥。

蛤蚧（一枚，酥炙） 皂角（不蛀者，酥炙，去皮、子，两锭） 款冬花 木香（不见火） 杏仁（去皮、尖，童子小便浸一昼夜，控干，蜜炒） 天麻 半夏（汤泡七次） 熟地黄（酒蒸，焙） 五味子（各一两） 丁香（半两）

上为细末，炼蜜为圆如梧桐子大。每服十五圆，加至二十圆，食后，生姜汤下。

（19）红椒圆

《世医得效方·卷第五大方脉杂医科·喘急·虚证》

治虚劳喘嗽，眩晕。

灵砂（一两，细研） 人参 木香（各二钱半） 大香附子（杵净） 大红椒（去合口并子，焙出汗。各半两）

上为末，糕糊圆如麻子大。每服二十圆，空心，橘皮汤下。

（20）蛤蚧散

《医学正传·卷之三·劳极》

治劳嗽，蛤蚧散。

白茯苓（一两，去皮，细切，入铫内，慢火炒） 知母（二两，去毛，用酥醋炙令黄熟） 杏仁（六两，去皮、尖及双仁者，炒干，用纸包敲出其油） 桑白皮（二两，以真酥炙黄色） 贝母（二两，用酥醋炙令黄色） 甘草（二两，酥醋炙三五次，紫黄色） 蛤蚧（雌雄一对，入酥醋内浸透，慢火干，再用酥醋别炙七次，令黄色，不得焦） 人参（一两，用酥醋炙三五次，令黄色，不得焦） 乳酥（真者四十两，切作骰子大块，入罐内溶成汁，入极酸上好米醋半斤和匀，用制前药，醋不宜多，多则稀不堪用）

上为末。每服二钱，水一盏，煎至七分，和渣服，忌油腻生冷毒物。久患嗽者，初服此药必斗嗽加甚，须勤服，久则可安须自保养为妙。

《世医得效方·卷第五大方脉杂医科·咳嗽·劳咳》

治虚劳咳嗽，咯血，潮热盗汗，不思饮食。

蛤蚧（一对，蜜炙） 人参（去芦） 百部（去心） 款冬花（去皮） 紫菀茸（各半两） 贝母 阿胶（蛤粉炒） 鳖甲（醋炙） 柴胡（去芦） 肉桂（去粗皮，炒） 黄芪（蜜炙） 甘草

杏仁（汤浸，去皮、尖） 半夏（生姜汁浸。各一两）

上为末。每服三钱，水一盏半，生姜三片，煎至一盏，不拘时温服。肉桂虽去风寒，有热人不肯服，则当改用细辛。

（21）养荣汤

《世医得效方·卷第八大方脉杂医科·虚损》

治肺与大肠俱虚，咳嗽下利，喘促少气，呕吐痰涎。

黄芪 当归 桂心 甘草 橘皮 白术 人参（各一两） 白芍药（三两） 熟地黄 五味子 茯苓（各三分） 远志（去心，姜炒，半两）

上锉散。每服三钱，生姜三片，红枣二枚煎，空腹服……咳嗽，加阿胶甚妙。

（22）黄芪汤

《世医得效方·卷第十二小方科·诸疳》

治疳痨。嗽喘不定，虚汗骨蒸，渴而复泻，乳食迟进。

黄芪（蜜炒） 当归 川芎 白芍药 生干地黄 蛤蟆（去足，炙焦） 鳖甲（醋炙焦。各三钱） 人参 白茯苓 橘皮 半夏曲 北柴胡 使君子（略煨） 甘草（各二钱。炙）

上锉散。每服二钱，水一盏，姜二片，枣一枚煎，食前服。

（23）逍遥散

《世医得效方·卷第十五产科兼妇人杂病科·烦热》

治血虚劳倦，五心烦热……又主室女血弱阴虚，营卫不和，痰嗽潮热，肌体羸瘦，渐成骨蒸。

白茯苓 白术（去芦） 当归（去芦，酒浸半日，微炒） 白芍药 北柴胡（去苗。各一两） 甘草（炙，两半）

上锉散。每服三钱，水盏半，姜三片，麦门冬二十粒去心煎，不拘时服。一方，加知母、地骨皮。

（24）人参散

《世医得效方·卷第十五产科兼妇人杂病科·喘嗽》

治血风劳嗽，乍寒乍热，伤寒咳嗽，起坐不能。

人参 知母 秦艽 款冬花 麻黄 杏仁 苦梗 马兜铃 寒水石 南星 地骨皮 粉草 半夏（各等分）

上锉散。每服三钱，水一盏半，麦门冬二十粒，去心煎，温服。喘嗽，加乌梅。气急，桑白皮。

（25）轻骨散

《医学正传·卷之三·劳极》

治劳嗽，轻骨散。

乌梅 龙胆草 胡黄连 贝母 知母 鳖甲（酥炙） 桔梗 秦艽 柴胡 甘草（炙） 栀

子　人参　青蒿（酒煮）　阿胶（炒成珠子）　杏仁（去皮、尖，炒）

上件各等分，晒干为末，用好京墨一块，以井花水磨，调前药末作饼子，如大指头大，透风处阴干二七日。每用一饼，以井花水磨化，又用没药五分，磨成一盏，更加黄柏末二钱，同煎数沸，倾入盏内，频频打转，于五更时轻轻起服，服后就睡仰卧，甚者不过三服。

（26）人参清肺汤

《医学原理·卷之五·咳嗽门·治咳嗽方》

治肺金虚败，火邪上乘，以致胸满烦热，喘嗽声喑。治宜补肺泄火为主。故用人参、阿胶补肺润肺止嗽；助桑白泄肺火，乌梅、粟壳收肺热以开喑，知母、地骨滋阴退热，生草泄火和药。

人参（甘温，二钱）　杏仁（苦辛温，七分）　阿胶（甘温，三钱）　桑白（酸平，七分）　乌梅（甘酸平，三枚）　粟壳（苦酸涩，七分）　知母（苦辛寒，钱半）　地骨（苦寒，二钱）　生草（甘寒，五分）

水煎。温服，临卧再服。

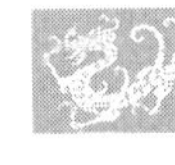

（27）太平丸

《济阳纲目·卷六十五·劳瘵·服药之法》

治劳证日久，咳嗽肺痿，痰涌肺痈，并宜噙化，服之决除根。

天门冬（去心）　麦门冬（去心）　知母　贝母（去心）　杏仁　款冬花（各二两）　当归　生地（姜酒炒）　熟地（砂仁炒）　黄连　阿胶（炒成珠。各一两半）　蒲黄　京墨　桔梗　荆芥（一方无此味）　薄荷（各二两）　麝香（少许）

上各依常法修制净，为细末，炼白蜜熟取讫，下诸药末搅匀，再入火内，麝香略熬二三沸，即丸如弹子大，每日三食后浓煎薄荷汤灌漱喉口，细嚼一丸，唾津下，再噙一丸，缓缓溶化，上床时噙化如前。如痰盛，先用饴糖津拌吞下消化丸一百丸，后即噙嚼此药，仰面而睡，使其药流入肺窍内，则肺清润，其嗽自除。此药服之一日夜，嗽止三分；二日夜，嗽止八分；四日夜，嗽止十分；五日夜，全除其嗽；七日夜，永绝其根。大凡咳嗽，只用此药。方至灵妙，诚笃君子，方可传之。

（28）虚痨久嗽加减主方

《痰火点雪·卷一·痰火咳嗽》

治阴虚劳嗽，脉来浮而芤濡虚大，迟缓无力，或沉而迟涩，弱细无力，皆虚而不足，宜于补者，以此主之。

黄芪（蜜炒，一钱，补虚泻火，止痰嗽自汗及咳脓血）　人参（五分，补肺气，降肺火及肺虚久嗽）　北五味（十五粒，收肺气，止咳嗽，乃火热必用之药）　紫菀（制过，一钱，止咳脓血，消痰益肺）　款冬花（八分，治肺热劳嗽连绵不绝，为温肺治嗽之要药）　生地黄（姜汁蒸，一钱，止咳嗽吐血）　玄参（忌铁，一钱，治肾水受伤，真阴失守，孤阳无根，发为火病咳嗽，唾血证） 沙参（一钱，益心肺，清肺火，治久嗽肺痿） 天门冬（去心、皮，一钱，保肺气，定喘促，为地黄之使） 麦门冬（去心，二钱，止劳嗽，定虚喘，除肺热，主心烦，治阴虚及口渴） 知母（去毛，忌铁，蜜炒，一钱，消痰止嗽，清心肺，疗骨热烦蒸）

上十一味作一剂，水煎，缓服。

若咳嗽痰结，咽喉不利，肺燥喘咳，加炒瓜蒌仁一钱；若劳嗽上气，胸胁不利，加贝母八分；若嗽而失声，由火燥烁金，损伤肺窍，极为难治，加诃子肉八分；若胸胁痞满，少食，此肝木贼脾，加山药、白芍，醋炒青皮少许；若咳而多汗，加酸枣仁微炒五分，倍黄芪；若咳而有血，加阿胶八分，磨犀角、藕汁、童便对服；若咳而遗滑，加茯神、山茱萸肉各一钱，间服六味丸；若咳而骨蒸，加地骨皮一钱。

（29）保真汤

《痰火点雪·卷二·痰火诸方补遗》

治诸虚百损、五劳七伤、骨蒸潮热、咳嗽、诸汗、诸血等症。

当归身（一钱） 人参（五分） 生地黄（一钱） 熟地黄（一钱） 黄芪（蜜炒，一钱） 白术（土炒，八分） 白茯苓（一钱） 甘草（炙，八分） 陈皮（去白，五分） 白芍药（一钱） 天门冬（一钱） 麦门冬（去心，一钱） 黄柏（蜜炒，一钱） 五味子（十五粒） 柴胡（去芦，一钱） 地骨皮（一钱） 知母（去毛，蜜炒，一钱）

上十七味作一剂，姜五斤，枣一枚，水煎，食后服。

（30）保肺饮

《丹台玉案·卷之四·咳嗽门·立方》

治久患咳嗽，肺金衰弱，上气喘急，口干喉哑，痰中带血丝，或咯出鲜血，或痰如灰色，将成肺痿。

知母 天门冬 五味子 川贝母 杏仁（各一钱） 天花粉 麦门冬 紫菀茸 款冬花 百合 桔梗 苏子 阿胶（各八分）

水煎，温服。

（31）凉肺汤

《医宗必读·卷之六·虚痨》

治肺痨实热，咳嗽喘急。

知母（去毛，炒） 贝母 天门冬（去心） 麦门冬（各一钱半） 黄芩 橘红（各一钱） 甘草（五分） 桑皮（八分）

水钟半，煎八分服。

（32）参芪散

《不居集·下集·卷之一·风劳例方》

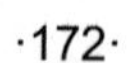

治劳嗽气喘，咯血声哑，潮热盗汗。

柴胡　阿胶　黄芪　茯苓　紫菀　当归　川芎　半夏　贝母　枳壳　桔梗　秦艽　甘草（各五钱）羌活　防风　五味子　人参　鳖甲（各二钱五分）桑皮　款冬花（各二钱五分）

上为末，每服二钱五分，姜、枣煎，食后服。

（33）全鳖丸

《不居集·下集·卷之一·风劳例方》

治劳热吐血喘嗽。

柴胡（二钱）川芎（一两）当归　阿胶（五钱）杏仁　知母　贝母（三两）

上为粗末。用活鳖一个，生宰去头，用酒五升，并药与血同浸一宿，厚纸密封，次早慢火同煮极烂，候香熟，取鳖肉，令病者随意食之。只留鳖甲，并骨并药，焙干为末，以浸药酒汁调米粉糊为丸，如梧桐子大。每服七十丸，不时米饮下。

（34）人参固本丸

《成方切用·卷二上·补养门》

治肺痨虚极。（肺主气，气者，人身之根本也，肺气既虚，火又克之，则成肺痨，有咳嗽、咯血、肺痿诸证也。）

人参（二两）天冬　麦冬　生地　熟地（四两）

蜜丸。

（35）紫菀汤（海藏）

《成方切用·卷二上·补养门》

治肺伤气极劳热久嗽，吐痰吐血（气极，六极之一也。肺主气，元气虚则阴火盛，壮火食气，故成气极。火炎肺系，故久嗽不已，甚则逼血上行也。），及肺痿变痈。

紫菀（洗净炒）阿胶（蛤粉炒成珠）知母　贝母（一钱）桔梗　人参　茯苓　甘草（五分）五味（十二粒）

劳而久嗽，肺虚可知即有热证，皆虚火也。海藏以保肺为君……久嗽者所必收也。

（36）琼玉膏

《金匮翼·卷三·虚劳·热劳》

治虚劳干咳。

生地黄（四斤）茯苓（十二两）人参（六两）白蜜（一斤）

上先将生地黄熬汁去滓，入蜜炼稠，再将参苓细末和入瓷罐封，水煮半日，白汤化服。臞仙加琥珀、沉香各五钱。

（37）驱二竖汤

《杂病源流犀烛·卷一脏腑门·咳嗽哮喘源流·治咳嗽方八十三》

肺痨生虫。

麦冬　炮姜　川椒　黄芪　人参　肉桂　百部　白术　远志肉　细辛　炙甘草　杏仁

蜜丸含化。

（38）润肺膏

《杂病源流犀烛·卷八·虚损痨瘵源流·附载葛可久治痨十方》

此方专治虚痨久嗽，肺痿。

羊肺（一具） 杏仁（另研） 柿 真酥 真蛤粉（各一两） 白蜜（一两二钱）

先洗净肺，次将水拌诸药，入肺中，白水煮霜熟，如常法食之，与一药相间服亦可。

（39）加味地黄丸

《罗氏会约医镜·卷十五妇科下·产后门·产后咳嗽八三》

治产后虚羸久咳。虽肺病，而实肾病也。子令母虚，宜滋肾以纳气，乃为司命上乘，而火不得上炎也。治产后肺虚火克而咳。

熟地（三五钱） 枣皮 淮山药（各二钱） 茯苓（钱半） 丹皮（二钱） 泽泻（八分） 麦冬（钱半） 五味（三分）

炼蜜为丸，早夜用淡盐水送八钱。

（40）虚症方

《时方妙用·卷二·咳嗽》

痨伤之人，土气日虚，不能生金，每至咳嗽，惟补其中土，则百病俱愈。宜六君子汤加干姜一钱五分，五味子、细辛各八分，水煎服。方中虽有人参，久咳肺燥之人不忌也。

（41）枇杷膏

《验方新编·卷三·劳伤吐血·劳症诸方》

专治劳伤虚损，吐血咳嗽，发烧，身体瘦弱，四肢酸软，精血疲倦，腰背疼痛，饮食不进，以及一切不足弱症。

枇杷叶（五十六片，新鲜者更佳，洗净毛） 大梨（二个，深脐者佳，皮心，切片用） 白蜜（半钟，先熬，滴水成珠，大便干燥者多加，大便溏泄者不用，以白糖代之） 大枣（半斤，或黑枣、徽枣亦可） 建莲肉（四两，不去皮）

先将枇杷叶放铜锅内（砂锅亦可），以河水煎出浓汤，用绸沥清汁，去叶与渣不用，后将梨、枣、莲、蜜和入煎熬，以莲肉融烂为止，用瓷瓶收贮，随意温热食之。凡虚病服药多，则脾胃受伤，饮食减少，病更加重。虚弱咳嗽者，若不早治，肺损难治，惟此方最益肺脏，治咳嗽应效如神。如虚弱并不咳嗽者，枇杷叶不用，只用河水同煮。咳嗽多痰者，加川贝母一两，研极细末，俟煮熟时入内，煮一二滚取起。若吐血，用藕节二十一个，捣汁同煮。冬月多制，久收不坏，夏月随食随制。

（42）加味四物汤

《验方新编·卷三·劳伤吐血·劳症诸方》

治劳热咳嗽如神。

当归 熟地（各三钱） 川芎 芍药（各二钱） 柳树根（一两，酒炒）

水煎服，奇效。

（43）雕胡饮

《验方新编·卷三·劳伤吐血·劳症诸方》

治虚劳咳嗽，吐血吐脓，虽垂危亦可用也。

茭菱细根（约三四两）

捣碎，用好陈酒煮服，每日一二次，半月全安。

五、咳嗽上气方剂

（1）皂荚丸

《金匮要略·上卷·肺痿肺痈咳嗽上气病脉证治第七》

咳逆上气，时时吐浊，但坐不得眠，皂荚丸主之。

皂荚（八两，刮去皮，用酥炙）

上一味，末之，蜜丸梧子大，以枣膏和汤服三丸，日三夜一服。

（2）厚朴麻黄汤

《金匮要略·上卷·肺痿肺痈咳嗽上气病脉证治第七》

咳而脉浮者，厚朴麻黄汤主之。

厚朴（五两） 麻黄（四两） 石膏（如鸡子大） 杏仁（半升） 半夏（半升） 干姜（二两） 细辛（二两） 小麦（一升） 五味子（半升）

上九味，以水一斗二升，先煮小麦熟，去滓，内诸药，煮取三升，温服一升，日三服。

（3）泽漆汤

《金匮要略·上卷·肺痿肺痈咳嗽上气病脉证治第七》

脉沉者，泽漆汤主之。

半夏（半升） 紫参（五两，一作紫菀） 泽漆（三斤，以东流水五斗，煮取一斗五升） 生姜（五两） 白前（五两） 甘草 黄芩 人参 桂枝（各三两）

上九味，㕮咀，内泽漆汁中，煮取五升，温服五合，至夜尽。

（4）麦门冬汤

《金匮要略·上卷·肺痿肺痈咳嗽上气病脉证治第七》

火逆上气，咽喉不利，止逆下气者，麦门冬汤主之。

麦门冬（七升） 半夏（一升） 人参（三两） 甘草（二两） 粳米（三合） 大枣（十二枚）

上六味，以水一斗二升，煮取六升，温服一升，日三夜一服。

（5）贝母饮

《深师方·治咳嗽上气肺痿肺痈诸病方·咳嗽短气方》

又疗上气，咽喉窒塞，短气不得卧，倚壁而息，腰背苦痛，支胁满，不能食，面色萎黄。

贝母 石膏（绵裹，碎） 桂心 麻黄（去节） 甘草（炙。各二两） 杏仁（三十枚，去

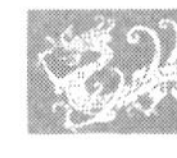

尖、皮、两仁者） 生姜（五两） 半夏（五两，洗）

上八味，切，以水一斗，煮取三升，去滓，分三服。忌海藻、菘菜、羊肉、生葱、饧等。

（6）苏子汤

《深师方·治咳嗽上气肺痿肺痈诸病方·杂疗咳嗽方》

疗气上迫满，或气不通，烦闷喘呕。

苏子（一升） 干姜（三两） 半夏（四两，洗） 桂心 人参（各一两） 橘皮 茯苓（各三两） 甘草（一两，炙）

上八味，切，以水八升，煮取二升半，分为三服。若虚热，去干姜，用生姜六两，加黄芩二两。忌海藻、菘菜、羊肉、饧、生葱、酢等物。

（7）补肺溢汤

《深师方·治咳嗽上气肺痿肺痈诸病方·上气逆急不得卧方》

疗肺气不足，咳嗽上气，牵绳而坐，吐沫唾血，不能食饮。

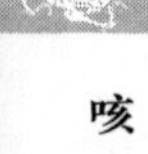

苏子（一升） 桑白皮（五两） 半夏（六两，洗） 紫菀 人参 甘草（炙） 麻黄（去节） 五味子 干姜 杏仁（去尖、皮、两仁者。各一两） 细辛（一两半） 桂心（三两） 款冬花（一两） 射干（一两）

上十四味，切，以水一斗二升，煮取三升，分五服，日三夜再。忌海藻、菘菜、羊肉、饧、生葱、生菜。（《千金》同，方名补肺汤。）

（8）钟乳丸方

《深师方·治咳嗽上气肺痿肺痈诸病方·上气逆急不得卧方》

疗诸咳病，上气胸满，昼夜不得卧，困笃。

钟乳（八分） 干姜（六分） 款冬花 细辛 桑白皮 半夏（洗。各四分） 贝母 附子（炮。各五分） 蜀椒（三分，汗） 川芎（四分） 紫菀（八分） 杏仁（三分）

上十二味，捣筛，蜜和。服如大豆二丸，日三。忌冷食、猪、羊肉、饧、生菜。

《深师方·治咳嗽上气肺痿肺痈诸病方·上气喉中水鸡鸣方》

疗咳逆上气，燥嗽冷嗽，昼夜甚，喉中水鸡鸣。

钟乳 人参 桂心 干姜（各八分） 附子（炮） 款冬花 细辛（各六两） 紫菀（十分） 杏仁（四分）

上九味，捣筛，蜜和。酒服如小豆二丸，日三。不知，稍稍加之。忌猪肉、冷水、生葱、生菜等物。

（9）二物散

《深师方·治咳嗽上气肺痿肺痈诸病方·上气方》

疗上气兼咳。

麻黄（一斤，去节） 杏仁（一百枚）

上药各别捣，合和下筛为散。上气发时，服方寸匕，可至三方寸匕，以气下为候，不必常服。(《古今录验》同。)

(10)麻黄汤

《深师方·治咳嗽上气肺痿肺痈诸病方·上气喉中水鸡鸣方》

疗上气，脉浮咳逆，咽喉中水鸡鸣，喘息不通，呼吸欲死。

麻黄(八两，去节) 射干(二两) 甘草(四两，炙) 大枣(三十颗)

上四味，切，以水一斗，先煮麻黄三沸，去上沫，内诸药，煮取三升，分三服，已用甚良。忌海藻、菘菜等。

(11)投杯汤

《深师方·治咳嗽上气肺痿肺痈诸病方·上气喉中水鸡鸣方》

疗咳逆上气，胸中塞不得息，卧不安席，牵绳而起，咽中如水鸡声。

款冬花(二十分) 杏仁(四十颗) 甘草(一两，炙) 大枣(二十颗) 桂心(二两) 麻黄(四两，去节) 生姜 半夏(洗。各三两) 紫菀 细辛(各一两)

上十味，切，以水八升，煮取二升，顿服之。一方分再服，卧令汗出，食粥数口，勿饱食，神良。忌海藻、菘菜、羊肉、饧、生葱、生菜。

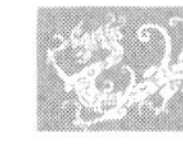

(12)白前汤

《深师方·治咳嗽上气肺痿肺痈诸病方·上气喉中水鸡鸣方》

疗久咳逆上气，体肿，短气胀满，昼夜倚壁不得卧，喉常作水鸡鸣。

白前(二两) 紫菀 半夏(洗。各三两) 大戟(切，七合)

上四味，切，先以水一斗，渍之一宿，明旦煮取三升，分三服。忌羊肉、饧。(《千金》《古今录验》同。)

(13)神验白前汤

《深师方·治咳嗽上气肺痿肺痈诸病方·上气逆急不得卧方》

疗上气及诸逆气。

白前(五两) 紫菀 杏仁 厚朴(炙。各三两) 半夏(洗) 麻黄(去节。各四两) 生姜(一斤。一方用八两) 人参 桂心(各二两) 甘草(一两，炙) 大枣(十四枚)

上十一味，切，以水八升，煮取二升半，分三服，良。忌海藻、菘菜、羊肉、生葱、饧。

(14)苏子煎

《深师方·治咳嗽上气肺痿肺痈诸病方·咳嗽上气方》

疗上气咳嗽。

苏子(二升) 生姜(汁二升) 白蜜(二升) 生地黄(汁，二升) 杏仁(二升)

上五味，捣苏子，以地黄、姜汁浇之，绢绞取汁，更捣，以汁浇，复绞，如此六七过，令味尽，去滓，熬杏仁令黄黑，捣令如脂，又以向汁浇之，绢绞取汁，往来六七过，令味尽，去滓，内蜜，和置铜器中，于重汤中煎之，令如饴，煎成。一服方寸匕，日三夜一。忌芜荑。(《千金》同。)

（15）射干煎

《深师方·治咳嗽上气肺痿肺痈诸病方·咳嗽上气方》

疗咳嗽上气。

射干（八两） 紫菀（半两） 胶饴（五两） 细辛（半两） 干姜（五两，末） 生竹沥（一升） 芫花根（半两） 桑根白皮 款冬花（各八两） 附子（半两，炮） 甘草（半两，炙） 白蜜（一升半）

上十二味，先切射干，合蜜、竹沥汁煎五六沸，绞去滓，㕮咀诸药，以水一升四合，渍一宿煎之，七上七下，去滓，乃合饴、姜末煎，令如铺。服酸枣一丸许，日三夜一。不知，稍增之。忌海藻、菘菜、猪肉、冷水、生菜。（《千金》同。）

（16）杏仁煎

《深师方·治咳嗽上气肺痿肺痈诸病方·咳嗽上气方》

疗咳上气，中寒冷，鼻中不利。

杏仁（五两） 五味子（三合） 甘草（四两，炙） 麻黄（一斤，去节） 款冬花（三合） 紫菀 干姜（各三两） 桂心（四两）

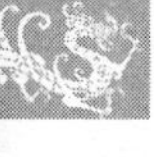

上八味，切，以水一斗，煮麻黄减二升，掠去沫，乃内诸药，煮取四升，绞去滓，又内胶饴半斤，白蜜一斤，合内汁中，搅令相得，汤中煎如饴成。先食服如半枣，日三。不知，稍加之。忌海藻、菘菜、生葱。（《千金》同。）

（17）紫菀丸

《深师方·治咳嗽上气肺痿肺痈诸病方·咳嗽上气方》

治咳嗽上气，喘息多唾方。

紫菀 款冬花 细辛 甘皮（一名橘皮） 干姜（各二两）

上五物，丸如梧子三丸，先食服，日三。

又方，如樱桃大，含一丸，稍咽其汁，日三。新久嗽，昼夜不得卧，咽中水鸡声，欲死者，治之甚良。

（18）一合汤

《深师方·治咳嗽上气肺痿肺痈诸病方·咳逆上气方》

疗咳逆上气，支满息欲绝，气结于胸中，心烦躁不安。

芫花（二分，熬） 桂心 干姜（各五分） 甘草（炙） 细辛（各四分） 荛花（二分）

上六味，切，以水三升，煮取一升。先食，服一合，日三夜一。又云合汤，亦得分六七服，一日尽便愈。一方有菖蒲四分，无荛花。忌海藻、菘菜、生葱、生菜等。

（19）沃雪汤

《集验方·卷第四·治咳喘上气肺胀方》

治上气不得息卧，喉中如水鸡声，气欲绝方。

麻黄（四两，去节） 细辛（二两） 五味子（半升） 桂心 干姜（各一两） 半夏（八枚，洗去滑，一方四两）

上六味，切，以水一斗，煮取三升，绞去滓，适寒温，服一升，投杯则卧，一名投杯麻黄汤。令人汗出不得卧，勿怪。亦可从五合，不知稍增，日再，凡煮麻黄先煎二沸，去上沫，又内余药。忌生葱、生菜、羊肉、饧。

（20）上气发热方

《集验方·卷第四·治咳喘上气肺胀方》

治大走马奔走喘乏，便饮冷水冷饮，因得上气发热方。

竹叶（三两） 橘皮（三两，切）

上二味，以水一斗半，煮取三升，去滓，分为三服，三日服一剂，良。

（21）半夏散

《太平惠民和剂局方·卷之十·吴直阁增诸家名方》

治小儿咳逆上气，心胸痰壅，不欲乳食。

紫菀（去苗，净洗） 五味子（拣净） 半夏（汤泡七次） 甘草（炙。各五两） 肉桂（去粗皮） 细辛（去苗。各二两半）

上件为细末。三岁儿每服一钱，水一盏，入生姜一片，煎至五分，去滓温服，不计时候，量儿大小加减服。

（22）紫苏饮

《世医得效方·卷第十一小方科·诸热·痰嗽》

治咳逆上气。因乳哺无度，内夹风冷，伤于肺气，或啼叫未定，与乳饮之，乳与气相逆，气不得下。

真苏子 诃子（去核） 萝卜子 杏仁（去皮、尖，麸炒） 木香 人参（去芦。各一两） 青皮 甘草（各七钱半重）

上锉散。每服一钱，水一盏，姜二片煎，量大小减益，温服。

六、咳嗽短气方剂

（1）海藻汤

《深师方·治咳嗽上气肺痿肺痈诸病方·咳嗽短气方》

疗咳而不利，胸中痞而短气，心中时悸，四肢不欲动，手足烦，不欲食，肩背痛，时恶寒。

海藻（四两） 茯苓（六两） 半夏（五合，洗） 五味子（五合） 细辛（二两） 杏仁（五十枚，去尖、皮、两仁者）

上六味，切，以水一斗，煮取三升，分三服。忌羊肉、饧、生葱、醋物。（一方有生姜一两，《千金》同。）

（2）五味子汤

《深师方·治咳嗽上气肺痿肺痈诸病方·咳逆及厥逆饮咳方》

疗咳嗽短气不得息，发热，胸苦满，不得饮食。

五味子（二两） 桂心 甘草（炙） 细辛（各一两） 干姜（三两） 紫菀（二两。一方一两） 大枣（二十枚，擘） 麻黄（二两，去节）

上八味，切，以水八升，煮取三升，分三服。无干姜，生姜亦得。忌海藻、菘菜、生菜、生葱。

（3）竹根汤

《深师方·治咳嗽上气肺痿肺痈诸病方·短气方》

治短气欲绝、不足以息、烦扰，益气止烦。

竹根（一斤） 麦门冬（一升） 甘草（二两） 大枣（十枚） 粳米（一升） 小麦（一升）

凡六物，水一斗，煮麦米，熟去之，内药，煮取二升七合，服八合，日三，不能饮，以绵滴口中。

（4）贲豚茯苓汤

《集验方·卷第四·治贲豚气方》

治短气，五脏不足，寒气厥逆，腹胀满，气贲走冲胸膈，发作气欲绝，不识人，气力羸瘦，少腹起腾踊，如豚子走上走下，驰往驰来，寒热，拘引阴器，手足逆冷，或烦热者方。

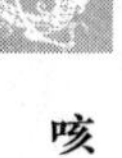

茯苓（四两） 生葛（八两） 甘草（二两，炙） 生姜（五两） 半夏（一升，汤洗） 人参（三两） 当归（二两） 川芎（二两） 李根白皮（切，一升）

上九味，切，以水一斗二升，煮取五升，服一升，日三夜二服。忌羊肉、饧、海藻、菘菜、酢物等。

按:《医心方·卷第九》，引《集验方》贲豚茯苓汤，用药同，并云：肥豚一头，三十斤者，逐走，令口中沫出，刺取血，治豚如食法，以水足淹豚，豚熟出之，澄取清汁，吹去上肥，得一斗两升。酒二升，并血合煮诸药，取五升，服八合，日三。

七、久咳嗽方剂

（1）麻黄汤

《深师方·治咳嗽上气肺痿肺痈诸病方·新久咳方》

疗新久咳嗽唾脓血，连年不瘥，昼夜肩息。

麻黄（去节，四两。一方二两） 桂心（二两） 甘草（二两） 大枣（十四枚，擘）

上四味，切，以水九升，煮取三升，去滓，分温三服，日三，数用有效。忌海藻、菘菜、生葱等物。

（2）前胡丸

《深师方·治咳嗽上气肺痿肺痈诸病方·新久咳方》

疗新久咳嗽。

前胡（六分） 乌头（炮，二枚） 桔梗 干姜（各二分） 桂心（八分） 蜀椒（八分，汗）

上六味，捣筛，蜜和如樱桃大一丸。含化，稍稍咽之，日三。又疗久咳，昼夜不得卧，咽中水鸡声，欲死者，疗之良。忌猪肉、冷水、生葱。

（3）款冬花煎

《深师方·治咳嗽上气肺痿肺痈诸病方·新久咳方》

疗新久咳嗽。

款冬花　干姜（为末）　芫花根（熟熬，为末。各二两）　五味子　紫菀（各三两）

上五味，先以水一斗煮三味，取三升半，去滓，内芫花、干姜末，加白蜜三升，合投汤中，令调于铜器中，微火煎，令如饴，可一升半。服枣核大含之，日三服。曾数用，甚良。忌蒜、面、腥、腻。（《千金》同。）

（4）芫花煎方

《深师方·治咳嗽上气肺痿肺痈诸病方·新久咳方》

治新久嗽。

芫花（二两，末）　干姜（二两）　白蜜（二升）

凡三物，内于蜜中，微火煎，服如枣核一枚，日三。

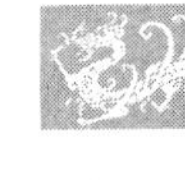

（5）五愈丸

《深师方·治咳嗽上气肺痿肺痈诸病方·积年久咳方》

疗五脏咳积年，剧则上气不得卧，喉中如有物，医所不疗。

桂心　细辛　干姜　白前　甘草（炙。各三分）　蜀椒（汗）　代赭　通草　款冬花　芫花（熬。各一分）　伏龙肝　紫菀　牡蛎（各二分，熬）

上十三味，捣筛，以饴糖和之，捣令调和。如枣核一丸含之，稍稍咽其汁尽，复含，令胸中热为候。不知，以意加之。其久病重者，昼夜二十余丸。若一岁咳者一月愈，十岁咳者百日愈。忌海藻、菘菜、生葱、生菜等。

（6）海藻丸

《深师方·治咳嗽上气肺痿肺痈诸病方·积年久咳方》

疗三十年咳，气奔上欲死，医所不疗，海藻丸。褚仲堪方。

海藻（三分）　麦门冬（五分，去心）　昆布　干姜　细辛　文蛤　桂心　蜀椒（汗。各二分）

上八味，捣筛，蜜和。服如杏仁许，夜卧一丸，着舌上，稍稍咽汁尽，更着一丸。忌生葱、生菜等。

（7）香豉丸

《深师方·治咳嗽上气肺痿肺痈诸病方·积年久咳方》

疗三十年咳嗽上气，短气久冷，五脏客热，四肢烦疼，食饱则剧，时有发，甚不能行步，夜不得卧，多梦。

香豉（四分，熬）　杏仁（二分，去尖、皮、两仁，熬）　紫菀（三分）　桂心（三分）　甘草（八分，炙）　干姜（二分）　细辛（三分）　吴茱萸（二分）

上八味，捣筛，蜜和。服如梧子四丸，日三。不知增之，能含嚼咽汁亦佳。忌海藻、菘菜、生葱、生菜。

（8）黑灵丸

《博济方·卷三·咳喘》

治咳嗽不已，日久年深，皆效。

羌活　独活（各一分）　巴豆（三十粒，不去皮，半夏三十个，同入瓶子内，盐泥固济，炭火三斤煅，取出，入前二味）

上同杵为末，炼蜜为丸如桐子大。每服一丸，以后味药煎汤下。

（9）定喘瑞应丹

《太平惠民和剂局方·卷之四·续添诸局经验秘方》

专治男子、妇人久患咳嗽，肺气喘促，倚息不得睡卧，累年不瘥，渐致面目虚浮。

蝉蜕（洗，去土、足、翅，炒）　杏仁（去皮、尖，炒）　马兜铃（各二两）　煅砒（六钱）

上为细末，蒸枣肉为圆，如蓉子大。每服六七圆，临睡用葱茶清放冷下。服后忌热物半日。（一本用知母六两，不用马兜铃。）

（10）白散子

《三因极一病证方论·卷十二·咳嗽治法》

治久年咳嗽不愈者。

附子（一枚，煨熟，新水浸一时久，去皮脐，焙干）

上为末。每服一钱，白砂蜜二钱，水一盏，煎七分，通口服。

（11）贝母汤

《世医得效方·卷第十五产科兼妇人杂病科·喘嗽》

治诸嗽久不瘥。

贝母（生姜汁浸半日）　北五味子　黄芩　干姜（热者减半）　陈皮（各一两）　半夏　桑白皮　桂心　北柴胡（各半两。热甚者加一半）　木香　甘草（各一分）

上锉散。每服五钱，水一盏半，杏仁七粒去皮、尖，碎之，生姜二片煎，热服。

（12）润肺除嗽饮

《医学正传·卷之二·咳嗽·祖传方》

治远年咳嗽如神。

人参　杏仁　生甘草　薄荷（各三分）　五味子（九粒）　款冬花　紫菀茸　麻黄　陈皮（去白）　石膏（煅）　桔梗　半夏　桑白皮（蜜炙）　枳壳（麸炒）　乌梅　粟壳（去瓤，蜜炙。各等分）

上细切，加生姜三片，细茶一撮，水一盏半，煎至一盏服。

（13）三圣丹

《医学正传·卷之二·咳嗽·祖传方》

治久嗽极效。

天南星（泡制，一两） 半夏（汤泡七次，二两） 甘草（生用，五钱）

先以星、夏二味研为细末，用生姜自然汁拌匀，盦作曲，春秋七日，冬十日，夏五日取出，再同甘草共研为细末，别取淡竹沥一碗，将前药末用竹沥拌匀作饼子，焙干，又将竹沥沃湿，又焙干，如此沃焙十数次，待竹沥尽为度，研为极细末，用白沙蜜调如饧，每临卧，抄一匙于口内噙化下，再用竹沥漱口咽之。

（14）异功散

《内科摘要·卷下·各症方药十一》

治久咳不已，或腹痛少食，面肿，气逆。又治脾胃虚弱，饮食少思等症。

人参 茯苓 白术 甘草 陈皮（各等分）

上每服三五钱，姜、枣，水煎。

（15）紫菀丸

《千金方衍义·卷十八》

积年咳嗽，喉中呀声，一发不得卧。

紫菀 桑根白皮 贝母 半夏 五味子 射干 百部（各五分） 款冬花 皂荚 干姜 橘皮 鬼督邮 细辛（各四分） 杏仁 白石英（各八分） 蜈蚣（二枚）

上为末，炼蜜为丸，如梧桐子大。每服十丸，稍加至二十丸，一日二次。

（16）加味百花膏

《杂病源流犀烛·卷一脏腑门·咳嗽哮喘源流·治咳嗽方八十三》

久咳不愈。

紫菀 款冬花（各一两） 百部（五钱）

每用末三钱，姜三片、梅一枚，煎汤下。

（17）加味甘桔汤

《罗氏会约医镜·卷十五妇科下·产后门·产后咳嗽 八三》

治久咳不止，涕唾稠黏，宜清肺宽中。

桔梗 茯苓（各二钱） 甘草 款冬花 贝母 麦冬 枳壳（各一钱） 五味（三分） 前胡（钱半） 淡竹叶（十五个）

水煎服。如产后吃盐太早太多而咳者，难治。宜知自禁。

（18）补肺阿胶散

《类证治裁卷之二·咳嗽论治·附方》

久咳。

人参 阿胶（各一两三钱） 茯苓 马兜铃 糯米（各五钱） 杏仁（二十粒） 炙草（四钱）

为末，每服三钱。

八、暴咳嗽方剂

（1）麻黄汤

《深师方·治咳嗽上气肺痿肺痈诸病方·卒咳嗽方》

疗卒咳逆，上气肩息，昼夜不止，欲绝。

麻黄（去节） 细辛（各二两） 甘草（半两，炙） 桃仁（二十枚，去皮、尖及两仁者，研。一本作杏仁）

上四味，切，以水七升，煮取三升，去滓，分三服。秘方。忌海藻、菘菜、生菜。

（2）半夏苏子汤

《深师方·治咳嗽上气肺痿肺痈诸病方·卒上气方》

疗卒上气，胸心满塞。

半夏（五两，洗） 苏子（一升） 生姜（五两） 大枣（四十枚，擘） 橘皮 桂心（各三两） 甘草（二两）

上七味，切，水七升，煮取二升七合，分三服，气即下。忌海藻、菘菜、羊肉、饧、生葱。

（3）竹筱下气汤

《深师方·治咳嗽上气肺痿肺痈诸病方·卒上气方》

疗卒急上气，胸心满。

生甘竹筱（一虎口） 石膏（一两） 生姜 橘皮（各三两） 甘草（三两，炙）

上五味，切，以水七升，煮竹筱取四升半，去滓，内诸药，煮取二升，分二服。此方疗忽上气不止者，服两三剂瘥。忌海藻、菘菜。

（4）杏仁煎

《三因极一病证方论·卷十二·咳嗽治法》

治暴咳，失声不语。

杏仁（去皮、尖，研，三两） 桑白皮 生姜（取汁） 蜜 砂糖（各一两半） 木通 贝母（各一两三钱） 紫菀茸 五味子（各一两）

上将桑白皮、木通、贝母、紫菀、五味子为锉散。以水三升，慢火熬取一升，裂去滓，入杏仁、糖、蜜、姜汁，微火熬成膏，旋含化。

九、冷咳嗽方剂

（1）四逆散

《伤寒论·卷第六·辨少阴病脉证并治第十一》

少阴病，四逆，其人或咳，或悸，或小便不利，或腹中痛，或泄利下重者，四逆散主之。

甘草（炙） 枳实（破，水渍，炙干） 柴胡 芍药

上四味，各十分，捣筛，白饮和服方寸匕，日三服。咳者，加五味子、干姜各五分，并主下利。

（2）猪苓汤

《伤寒论·卷第六·辨少阴病脉证并治第十一》

少阴病，下利六七日，咳而呕渴，心烦不得眠者，猪苓汤主之。

猪苓（去皮） 茯苓 阿胶 泽泻 滑石（各一两）

上五味，以水四升，先煮四物，取二升，去滓，内阿胶烊尽，温服七合，日三服。

（3）干姜汤

《深师方·治咳嗽上气肺痿肺痈诸病方·冷咳方》

疗冷咳逆气。

干姜（四两） 紫菀（一两） 杏仁（七十枚，去皮、尖、双仁，切） 麻黄（去节，四两） 桂心 甘草（炙。各二两） 五味子（一两）

上七味，切，水八升，煮取二升七合，分三服。平体人加射干一两，代干姜。忌海藻、菘菜、生葱等。

（4）芫花煎

《深师方·治咳嗽上气肺痿肺痈诸病方·冷咳方》

疗冷饮咳。

芫花（二两） 干姜（二两） 白蜜（二升）

上三味，捣筛二味，内蜜中搅令相和，微火煎令如糜。服如枣核一枚，日三夜一。欲利者多服。

（5）疗咳方

《深师方·治咳嗽上气肺痿肺痈诸病方·疗咳方》

巴豆（炮，去壳，勿伤肉）

白饮吞下，初日饮服二枚，二日三枚，良。忌野猪肉、芦笋。(《千金》同。)

（6）杏子汤

《世医得效方·卷第五大方脉杂医科·咳嗽·冷证》

治一切咳嗽，不问外感风寒，内伤生冷，痰饮停积。

人参 半夏（泡） 茯苓 细辛 干姜 官桂 杏仁 白芍药 甘草 五味子

上各等分，锉散。每服四钱，以水二盏，姜四片，煎至七分，去滓，温服，不以时。此药最宜冷咳，热咳非所宜……热服。

（7）胡椒理中圆

《世医得效方·卷第五大方脉杂医科·咳嗽·冷证》

治寒咳冷痰，吐白涎沫，续续不止，不能饮食。

款冬花（去梗） 胡椒 荜茇 陈皮 干姜 甘草 良姜 细辛（去叶。各二两） 白术（二两半）

上为末，蜜圆如梧子大。每服十圆，温汤、米饮任下，不拘时候。

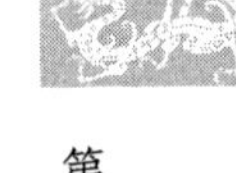

（8）加减麻黄汤

《金匮翼·卷七·咳嗽·咳嗽统论·冷嗽》

麻黄（去节，一两） 桂枝 炙甘草（各半两） 陈皮 半夏（各七钱） 杏仁（五十个，去皮、尖，微妙另研）

上细锉，每三钱，紫苏七叶，生姜四片，煎服。

（9）六君子汤

《杂病源流犀烛·卷一脏腑门·咳嗽哮喘源流·治咳嗽方八十三》

水冷金寒咳。

人参 茯苓 白术 甘草 半夏 广皮

十、干咳嗽方剂

（1）加味四物汤

《济阳纲目·卷二十八·咳嗽·治干咳嗽方》

干咳嗽乃痰郁火邪在肺，必用桔梗以开提之，补阴降火为主。

当归 川芎 芍药 熟地黄 桔梗 黄柏（炒。各一钱）

上锉，水煎，加竹沥服。

（2）阿胶散

《济阳纲目·卷二十八·咳嗽·治干咳嗽方》

治肺虚有火，嗽无津液，咳而哽气。

阿胶（一两半，蛤粉炒） 鼠黏子（炒香，二钱半） 马兜铃（焙） 甘草（炙，半两） 杏仁（去皮，七个） 糯米（一两）

上锉，水煎服。

十一、咳血方剂

（1）鸡子汤

《深师方·治咳嗽上气肺痿肺痈诸病方·咳逆唾脓血方》

疗咳逆唾脓血。

鸡子（一枚） 甘草（二分，炙） 甘遂（一分） 大黄（二分） 黄芩（二分）

上五味，切，以水六升，煮取二升，去滓，内鸡子搅令调。尽饮之，良。忌海藻、菘菜。

（2）款冬花丸

《深师方·治咳嗽上气肺痿肺痈诸病方·久咳嗽逆气喘唾血方》

疗咳逆，气喘不息，不得眠，唾血呕血，短气连年。

款冬花（十八分） 紫菀（十二分） 杏仁（八分，去尖、皮、两仁者，熬） 香豉（十分，熬） 人参（二分） 甘草（三分，炙） 蜀椒（三分，汗） 天门冬（六分，去心） 干姜 桂心

干地黄（各三分）

上十一味，捣筛，蜜和如弹丸。含稍稍咽汁，日四夜再，神良。忌海藻、菘菜、生葱、芜荑、鲤鱼。

（3）款冬花散

《删繁方·卷第五·肺损方》

疗肺偏损、胸中应肺偏痛，唾血气咳。

款冬花　当归（各六分）　桂心　川芎　五味子　附子（炮。各七分）　细辛　贝母（各四分）　干姜　干地黄（各八分）　白术　甘草（炙）　杏仁（去尖、皮。各五分）　紫菀（三分）

上十四味，捣筛为散。清酒服方寸匕，日二服。忌生葱、生菜、桃、李、雀肉、海藻、菘菜、猪肉、芜荑。

（4）温金散

《三因极一病证方论·卷十·劳瘵治法》

治积劳，咳嗽喘闷，咯痰中有血。

甘草（生用）　黄芩　桑白皮　防风（去叉）　杏仁（去皮、尖。以五味各一两，米泔浸一宿，取出握干，略炒）　麦门冬（一分，去心）　茯神（半两）

上为末。每服二大钱，水一盏，入黄蜡一片如指大，同煎至七分，食后热服。

（5）藁本汤

《类编朱氏集验医方·卷之七黄疸门·失血·失血评》

治男子咳嗽，吐红不止。（梁时发方，极有功效。）

藁本（二两）　晋矾　青皮　陈皮　罂粟壳（各一两）

上五味不犯铁器，杵烂，用瓦瓶煮，久煮为妙，食后服。

（6）参香丸

《类编朱氏集验医方·卷之七黄疸门·失血·失血评》

治咳嗽，吐红。

辰砂　人参　乳香

上三味等分。用乌梅肉为丸。麦门冬汤下。（京口朱医方。）

（7）人参救肺散

《明医杂著·卷之一·医论·丹溪治病不出乎气血痰郁》

治咳血、吐血等症。

升麻（一钱）　柴胡（一钱）　当归尾（二钱）　熟地黄（二钱）　白芍药（一钱）　苏木（五分）　黄芪（二钱）　人参（二钱）　甘草（五分）　苍术（一钱）　陈皮（五分）

上每服五钱，水二盏，煎至一盏，去渣，食前温服。

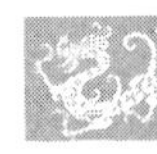

（8）和肺引子

《痰火点雪·卷二·痰火诸方补遗·痰火虚症主方》

治诸血后咳嗽多痰。

阿胶（炒珠，一钱） 人参（五分） 麦门冬（去心，一钱） 山药（一钱） 贝母（八分） 白茯苓（一钱） 百合（一钱） 杏仁（去皮、尖，八分） 甘草（炙，八分）

上九味作一剂，入黄蜡一块，水煎，食后服。

按：方意谓咯血后肺气已伤，用阿胶敛窍以益肺……所以泻火益脾以和中也。

（9）百部丸

《不居集·上集·卷之十四·唾血方》

治诸咳不得气息，唾血。

百部（二两） 升麻（五钱） 桂心 五味子 甘草 紫菀 干姜（各一两）

上七味，蜜丸桐子大。每服三十丸，日三次，知为度。忌生葱、海藻、菘菜。

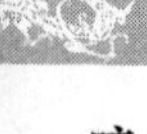

（10）阿胶散

《不居集·上集·卷之十四·唾血方》

治肺燥咳嗽不已及唾血。

阿胶（炒） 白及（各二钱） 天冬 北五味 人参 生地 茯苓（各一钱）

上以白及为细末，余药用水一钟半，入蜜二匙，秫米百粒，生姜五片同煎，入白及末调，食后温服。

（11）款冬散

《不居集·上集·卷之十四·唾血方》

治肺偏损，胸中虚；肺偏痛，唾血气咳。

款冬花 当归（各六分） 桂心 川芎 五味子 附子（炮。各七分） 细辛 贝母（各四分） 干姜 生地（各八分） 白术 炙甘草 杏仁（去皮。各五分） 紫菀（三分）

上为末，清酒服方寸匕，日二服。忌生葱、生菜、桃、李、雀肉、海藻、菘菜、猪肉、芜荑。

澄按：唾血、咳血属寒者少。今此二方，用姜、桂、附热剂，盖为肾足少阴脉是动病咳、唾血者设也。用者审之。

（12）醍醐膏

《不居集·上集·卷之十四·咳血方》

治一切咳血肺疾。

用好牛酥五个，熔三遍，取出醍醐，含服一合即瘥。

（13）独圣散

《成方切用·卷一下·理血门》

治多年咳嗽，肺痿，咯血，红痰。

白及

为末，每服二钱，临卧糯米汤下。人之五脏唯肺叶坏烂者，可以复生，白及苦辛收涩，得秋金之令，能补肺止血，故治肺损红痰，又能蚀败疽死肌，为去腐生新之圣药。

（14）五汁膏

《杂病源流犀烛·卷一脏腑门·咳嗽哮喘源流·治咳嗽方八十三》

虚劳咳血。

天冬　麦冬（各二钱半）　生地　薄荷（各二钱）　贝母　丹皮（各一钱）　茯苓（八分）　犀角　羚羊角（各五分）　梨汁　藕汁　莱菔汁　蔗汁　人乳汁各二杯，水八杯，将诸药煎至三杯，去渣，入五汁炼成膏，收蜜二两，重汤顿半日。

（15）清宁膏

《罗氏会约医镜·卷之九杂证·论失血二十六》

润肺不伤脾，补脾不碍肺。凡劳嗽吐血，常服极效。

麦冬（去心）　生地（酒炒。各五两）　广橘红（两半）　龙眼肉（四两）　桔梗　甘草（各一两）

煎成膏，加苡仁（炒，四两，研末）、川贝母（糯米拌炒，米熟去米，一两，研末）再煎退火，下真苏州薄荷净叶（研末，三钱）于内，搅匀，时时置口中含化。

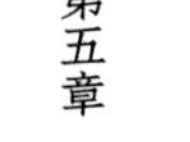

十二、嗽方剂

（1）四满丸方

《深师方·治咳嗽上气肺痿肺痈诸病方·五嗽方》

疗五嗽，一曰上气嗽，二曰饮嗽，三曰燥嗽，四曰冷嗽，五曰邪嗽。

干姜　桂心　踯躅花　川芎　紫菀　芫花根皮（各二分）　人参　细辛　甘草（炙）　半夏（洗）　鬼督邮（各一分）　蜈蚣（一枚，去头、足，炙）

上十二味，捣筛。蜜和服如大豆五丸，米饮下，日三。不知，加之至七八丸，服此丸无不瘥，方秘不传。忌羊肉、饧、生葱、生菜、海藻、菘菜。

（2）石夏丸

《类编朱氏集验医方·卷之五痰饮门·咳嗽》

治痰嗽。（鄂渚孟少师府方。）

半夏（一两，泡）　滑石（一两，火煅，去火毒）

上生姜糊为丸，如梧桐子大。不拘多少，白汤调下。

（3）杏仁汤

《类编朱氏集验医方·卷之五痰饮门·咳嗽》

治积年嗽。

阿胶（蚌粉炒）　罂粟壳（蜜炙）　白矾（飞过）　杏仁（去皮、尖。上等分）

四味粗末。三大钱，水一盏，姜三片，枣一枚，葱白三寸，煎六分。临卧时卧少顷，唤醒始服此药。

（4）半夏汤

《类编朱氏集验医方·卷之五痰饮门·咳嗽》

治嗽。

半夏（二十一个，每个切作四块，煨） 姜（一块，煨） 甘草（一寸，煨） 皂角（一寸，煨，无虫蛀者，去皮）

上为粗末。水两碗，煎一碗服。

（5）一服散

《类编朱氏集验医方·卷之五痰饮门·咳嗽》

治暴嗽。

阿胶（二片） 生姜（十片） 大乌梅（二个） 甘草（一钱） 紫苏（十叶） 杏仁（七个，去皮、尖） 大半夏（三个，泡） 罂粟壳（三个，炙）

上用水一碗，煎至六分，去滓服，临卧。

（6）钟乳散

《类编朱氏集验医方·卷之五痰饮门·咳嗽》

治寒嗽不止。

钟乳粉　人参　阿胶（炒）

上三味等分为末。糯米饮下。

（7）参芎汤

《类编朱氏集验医方·卷之五痰饮门·咳嗽》

治男子、妇人一切虚证冷嗽。

人参　川芎　甘草（炙） 白术　白茯苓　北芍药　白豆蔻仁（炒） 当归（酒浸，焙） 黄芪（蜜炙） 肉桂（去皮。各半两） 罂粟壳（蜜炙） 五味子（各一两）

上㕮咀。每服三钱，生姜三片，枣二枚，水一盏半，煎至八分，空心服。湘中黄应明三世用之有效。

（8）三圣饮

《类编朱氏集验医方·卷之五痰饮门·咳嗽》

治痰嗽。

苦梗（用百合子根煮一伏时） 甘草　贝母（姜汁炒）

上等分，细末。热酒调服。如作㕮咀，则用姜煎亦可。（萧行之方。）

（9）神效散

《类编朱氏集验医方·卷之五痰饮门·咳嗽》

治一切喘嗽。

皂角（一条，作两边，去子，每孔入巴豆肉一粒，线系定，童子小便浸一宿，火上炙令焦黄，去巴豆不用，或入一二粒亦不妨，却以杏仁、半夏各一合，入麻油内煎，令坼裂为度，同为细末）

每服一字，干柿点药，细嚼，或用白糖点吃亦可，临卧时服，服了不可吃汤水一应物。妙不可言。

（10）皱肺圆

《世医得效方·卷第五大方脉杂医科·咳嗽·冷证》

治久嗽。

款冬花　人参　五味子　官桂（去皮）　紫菀　白石英（微带青色者）　钟乳粉

上等分，为末，用羯羊肺一具，去皮、尖杏仁半斤，水煮肺烂为度，去筋膜，与杏仁同研极烂，和众药，圆如梧子大，阴干。每服五七十圆至百圆，糯米饮下，食后临卧服。

（11）如意丹

《丹台玉案·卷之四·咳嗽门·立方》

治嗽久不愈，诸火上升，口苦面赤，顽痰壅塞，气逆口疳。

青礞石（煅过）　硼砂　款冬花　薄荷叶（各四两）　黄芩（酒炒）　玄明粉　桔梗（各六钱）　大黄（酒蒸九次，五钱）

上为末，乌梅肉捣烂为丸，每服二钱，白滚汤送下。

（12）观音应梦饮

《医宗必读·卷之九·咳嗽·医案》

定嗽止喘。

人参（一钱）　胡桃（二枚，去壳，留衣）

水一钟，姜五片，枣二枚，临卧煎服。

（13）保和汤

《医宗必读·卷之九·咳嗽·医案》

治久嗽成痨。

知母（盐水炒）　贝母（去心）　天门冬（去心）　麦门冬（去心）　款冬花（各一钱）　天花粉　薏苡仁（砂）　杏仁（去皮、尖。各五分）　五味子（十二粒）　马兜铃　紫菀　桔梗　百合　阿胶（蛤粉炒）　当归　百部（各六分）　甘草（炙）　紫苏　薄荷（各四分）

水二钟，姜三片，煎七分，入饴糖一匙，食后服。吐血加炒蒲黄、生地黄、小蓟。痰多加橘红、茯苓、瓜蒌仁。喘去紫苏、薄荷，加苏子、桑皮、陈皮。

（14）紫金散

《医宗必读·卷之九·咳嗽·医案》

治久嗽，日夜不得眠。

天南星（去皮脐）　白矾　甘草（各五钱）　乌梅（净肉，二两）

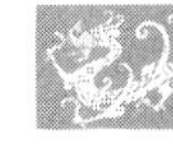

上为粗散，用慢火于银石器内炒令紫色，放冷，研为细末，每服二钱，临卧时身体入被内，用齑汁七分，温汤三分，暖令稍热，调前药末服之，咽下便仰卧低枕，想药入于肺中，须臾得睡，其嗽立止。

（15）人参蛤蚧散

《不居集·上集·卷之十四·嗽血方》

治二三年间肺气上喘，咳嗽咯吐脓血，满面生疮，遍身黄肿。

蛤蚧（一对，全者，河水浸五宿，逐日换水，洗去腥气，酥炙黄色） 杏仁（去皮、尖，五两） 甘草（炙） 人参 茯苓 贝母 知母（各三两） 桑白皮（二两）

上为细末，每日如茶点服，神效。

（16）经验方

《不居集·上集·卷之十四·嗽血方》

治咳嗽甚者，或有吐血。

鲜桑白皮（一斤，米泔浸三宿，净刮去上黄皮）

上锉细为末，糯米四两，焙干同捣末，每服一二钱，米饮下。

（17）五味黄芪散

《不居集·上集·卷之十四·嗽血方》

治咳嗽咯血成劳，眼睛疼痛，四肢困倦，脚膝无力。

五味子 人参 白芍 甘草（各五分） 黄芪 桔梗（各一钱五分） 熟地 麦冬（各一钱）

水二钟，煎八分，食后温服。

（18）宁嗽汤

《不居集·上集·卷之十四·嗽血方》

五味子（十五粒） 茯苓（一钱） 桑白皮（一钱二分） 陈皮 知母 川芎（各一钱） 马兜铃（一钱五分） 麦冬（一钱二分） 甘草（五分）

（19）六味竹叶石膏汤

《金匮翼·卷七·咳嗽·咳嗽统论·热嗽》

石膏（煅） 淡竹叶 桔梗 薄荷叶 木通 甘草（各一钱）

水煎服。

又治热嗽，诸药不效者方。

人参 石膏 甘草 半夏 麦冬 知母 五味 杏仁 枇杷叶

水煎服。

按：五味子治嗽，新病惟热伤肺者宜之。若风寒所客，则敛而不去矣。久病气耗者，非五味子不能收之，然热痰不除，则留固弥坚矣。

（20）元霜膏

《金匮翼·卷七·咳嗽·咳嗽统论·热嗽》

治虚劳热嗽，咯血唾血神效。

乌梅汁　梨汁　柿霜　白砂糖　白蜜　萝卜汁（各四两）　生姜汁（一两）　赤茯苓末（八两，用乳汁浸晒九次）　款冬花　紫菀（并末。各二两）

上共入砂锅内熬成膏，丸如弹子大，每一丸，临卧含化咽下。

（21）诃子饮

《金匮翼·卷七·咳嗽·咳嗽统论·咳嗽失音》

治久嗽语声不出。

诃子肉　杏仁（各一钱，炒）　通草（一钱半）

分二服，每服水二盅，姜三片，煎一盅，食远温服。一方诃子四个，有桔梗一两半，甘草二寸。

（22）二陈汤

《杂病源流犀烛·卷一脏腑门·咳嗽哮喘源流·治咳嗽方八十三》

寒嗽。

半夏　陈皮　茯苓　甘草

（23）参苏饮

《杂病源流犀烛·卷一脏腑门·咳嗽哮喘源流·治咳嗽方八十三》

风嗽。

人参　紫苏　葛根　半夏　前胡　桔梗　枳壳　广皮　茯苓　甘草　木香

（24）金沸草散

《杂病源流犀烛·卷一脏腑门·咳嗽哮喘源流·治咳嗽方八十三》

热嗽。

金沸草　麻黄　前胡　荆芥　甘草　半夏　赤苓　细辛

加姜、枣。

（25）清火止咳汤

《杂病源流犀烛·卷一脏腑门·咳嗽哮喘源流·治咳嗽方八十三》

火嗽。

枳壳　杏仁　黄芩　石膏　山栀　瓜蒌霜　桔梗　桑皮　知母　贝母　前胡　甘草

加生姜。

（26）白术汤

《杂病源流犀烛·卷一脏腑门·咳嗽哮喘源流·治咳嗽方八十三》

湿嗽。

白术（三钱）　半夏　橘红　茯苓　五味（各一钱半）　甘草（五分）　姜（五片）

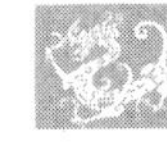

（27）人参饮子

《杂病源流犀烛·卷一脏腑门·咳嗽哮喘源流·治咳嗽方八十三》

天行嗽。

人参　桔梗　五味子　赤苓　半夏（各一钱半）　枳壳　甘草（各七分）

加姜。

（28）加味二陈汤

《杂病源流犀烛·卷一脏腑门·咳嗽哮喘源流·治咳嗽方八十三》

痰嗽。

茯苓　陈皮　半夏　甘草　枳壳　桔梗　瓜蒌仁　杏仁　黄芩　前胡　山栀

（29）消风宁嗽汤

《杂病源流犀烛·卷一脏腑门·咳嗽哮喘源流·治咳嗽方八十三》

新风嗽。

桔梗　枳壳　半夏　陈皮　前胡　葛根　茯苓　紫苏　杏仁　桑皮　甘草

（30）大安丸

《杂病源流犀烛·卷一脏腑门·咳嗽哮喘源流·治咳嗽方八十三》

食嗽。

白术　山楂　橘红　半夏　神曲　麦芽　茯苓　苏子　连翘　黄连

（31）补中益气汤

《杂病源流犀烛·卷一脏腑门·咳嗽哮喘源流·治咳嗽方八十三》

气虚嗽。

人参　黄芪　甘草　陈皮　白术　归身　升麻　柴胡

（32）阿胶四物汤

《杂病源流犀烛·卷一脏腑门·咳嗽哮喘源流·治咳嗽方八十三》

血虚嗽。

阿胶　川芎　当归　白芍　地黄

（33）劫劳散

《杂病源流犀烛·卷一脏腑门·咳嗽哮喘源流·治咳嗽方八十三》

虚劳嗽。

白芍　黄芪　人参　甘草　熟地　麦冬　茯苓　当归　五味　阿胶　半夏

（34）劫嗽丸

《杂病源流犀烛·卷一脏腑门·咳嗽哮喘源流·治咳嗽方八十三》

久嗽失气。

诃子　百药煎　荆芥

蜜丸，含化。

（35）噙化丸

《杂病源流犀烛·卷一脏腑门·咳嗽哮喘源流·治咳嗽方八十三》

久嗽。

熟地　阿胶　五味子　贝母　款冬花　杏仁　人参　炙草

蜜丸。

《类证治裁·卷之二·劳瘵论治·附方》

劳嗽。

玉露霜　柿霜　贝母　百合　茯苓　海石　秋石　甘草　薄荷　硼砂（少许）

蜜丸。

（36）款冬花散

《杂病源流犀烛·卷一脏腑门·咳嗽哮喘源流·治咳嗽方八十三》

风嗽。

麻黄　贝母　阿胶　杏仁　炙草　知母　桑皮　半夏　款冬花

加姜。

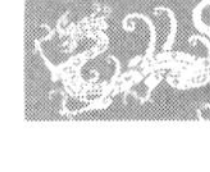

（37）半夏温肺汤

《杂病源流犀烛·卷一脏腑门·咳嗽哮喘源流·治咳嗽方八十三》

胃虚冷嗽。

半夏　细辛　桂心　旋覆花　陈皮　人参　桔梗　白芍　甘草（各一钱）　赤苓（六分）

加姜五片。

（38）桔梗汤

《杂病源流犀烛·卷一脏腑门·咳嗽哮喘源流·治咳嗽方八十三》

寒包热嗽。

桔梗（去白）　陈皮（各一两）　半夏（八钱）　枳实（二钱）

为粗末，每三钱，姜五片煎。

（39）洗肺散

《杂病源流犀烛·卷一脏腑门·咳嗽哮喘源流·治咳嗽方八十三》

热嗽。

半夏（三钱）　黄芩　天冬　麦冬（各二钱）　五味　杏仁（各一钱）　甘草（五分）　姜（五片）

（40）半黄丸

《杂病源流犀烛·卷一脏腑门·咳嗽哮喘源流·治咳嗽方八十三》

热痰嗽。

黄芩（一两半）　南星　半夏（各一两）

姜汁打糊丸，姜汤下三五十丸。

（41）诃黎勒丸

《杂病源流犀烛·卷一脏腑门·咳嗽哮喘源流·治咳嗽方八十三》

劳嗽。

诃子皮（五钱） 海粉 瓜蒌仁 青黛 便香附 杏仁 贝母（各二钱半）

姜汁和蜜丸，樱桃大，含化。

（42）人参芎归汤

《杂病源流犀烛·卷一脏腑门·咳嗽哮喘源流·治咳嗽方八十三》

嗽血。

当归 川芎 白芍（各一钱半） 赤苓 人参 陈皮 半夏 阿胶 细辛 五味 甘草（各七分）

加姜（三片）、枣（二枚）。

（43）杏仁膏

《杂病源流犀烛·卷八·虚损痨瘵源流·治虚损痨瘵方五十六》

喘嗽。

杏仁泥 姜汁 蜜 砂糖 桑皮 木通 紫菀 五味子

后四味先煎，去渣，入前四味熬膏，含化。

（44）立效方

《杂病源流犀烛·卷八·虚损痨瘵源流·治虚损痨瘵方五十六》

痰嗽。

贝母 杏仁 瓜蒌仁 五味子 款冬花 桔梗 天冬 葱白 川椒（每岁一粒）

共为末，纳猪肺中，荷叶包，蒸熟，五更作一次用薄烧酒食，食完再吃陈酒少许，安卧至晓。

（45）杏仁桑皮汤

《杂病源流犀烛·卷二十四·咽喉音声病源流·治音声病方八》

暴嗽。

杏仁（一两） 桑皮（五钱） 姜汁 白蜜 砂糖（各一两） 五味子 紫菀（各二钱） 通草 贝母（各四钱）

（46）蛤蚧丸

《杂病源流犀烛·卷八·虚损痨瘵源流·治虚损痨瘵方五十六》

久嗽。

蛤蚧（一对，去口、足，温水浸，去膜，刮了血脉，酥炙） 诃子 阿胶 生地 麦冬 炙甘草 细辛（各五钱）

蜜丸，含化。

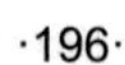

(47) 杏仁丸

《罗氏会约医镜·卷之九杂证·论咳嗽二十三》

治久嗽，及老人咳嗽喘急，不能睡卧，服此立愈。

杏仁（去皮、尖，炒） 胡桃肉（去皮）

等分，研为膏，加炼蜜为丸，如弹子大。每服一丸，细嚼，姜汤下。

(48) 桂枝汤

《类证治裁·卷之二·咳嗽论治·附方》

风嗽。

桂 芍 草 姜 枣

(49) 加味桂枝汤

《类证治裁·卷之二·咳嗽论治·附方》

风嗽。

即桂枝汤加防风、杏仁、前胡、细辛。

(50) 加味麻黄汤

《类证治裁·卷之二·咳嗽论治·附方》

寒嗽。

麻、桂、杏、草，名麻黄汤，此加半夏、橘红、苏叶、姜、枣。

(51) 都气丸

《类证治裁·卷之二·劳瘵论治·附方》

嗽喘。

六味丸加五味子。

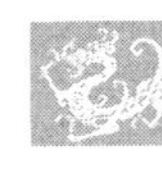

十三、妇科咳嗽方剂

(1) 旋覆汤

《太平惠民和剂局方·卷之九·续添诸局经验秘方》

治产后伤风，感寒，暑湿，咳嗽喘满，痰涎壅塞，坐卧不宁。

旋覆花 五味子 前胡 麻黄（去节） 赤芍药 半夏曲 杏仁（去皮、尖，麸炒） 茯苓（去皮） 甘草（炙） 荆芥（去梗）

上各等分，为粗末。每服四大钱，水一盏半，姜五片，枣一枚，煎至七分，去滓，食前服。

(2) 补肺汤

《妇人大全良方·卷五·妇人痨瘵序论第一》

治劳嗽。

桑白皮 熟地黄（各二两） 人参（去芦） 紫菀 黄芪 川五味子（各一两）

上为细末，每服二钱。水一盏，煎至七分，入蜜少许，食后温服。

（3）紫菀汤

《妇人大全良方·卷十三·妊娠咳嗽方论第七》

治妊娠咳嗽不止，胎不安。（六方出《产科》。）

甘草　杏仁（各一分）　紫菀（一两）　桑白皮（一分）　苦梗（三分）　天门冬（一两）

上㕮咀，每服三钱。水一盏，竹茹一块，煎至七分去滓，入蜜半匙，再煎二沸，温服。

（4）二母散

《世医得效方·卷第十四产科兼妇人杂病科·产后》

治产后恶露上攻，流入于肺经，咳嗽，宜服。如伤风痰喘，却以寻常伤风药治之。

知母　贝母　白茯苓　人参（各半两）　桃仁　杏仁（并生，去皮、尖。各一分）

上锉散。每服三钱，水一盏半煎，不以时温服。如觉腹痛，并服之，立有神效。

（5）二味参苏饮

《兰台轨范·卷八·妇人·妇人方》

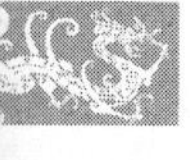

治产后瘀血入肺，咳嗽喘急。

人参（一两）　紫苏（二两，疑是苏木）

作一剂，水煎服。若既愈，当用六君子汤，以补脾胃。若口鼻黑气起，急用此药加附子五钱，亦有得生者。

（6）人参阿胶散

《罗氏会约医镜·卷十四妇科上·胎孕门·妊妇咳嗽四六》

治久咳不已，谓之子咳。引动其气，恐防坠胎。

人参　白术　茯苓　炙草　苏叶　阿胶（蛤粉炒）　桔梗（各一钱）

水煎，食后服。

（7）百合散

《罗氏会约医镜·卷十四妇科上·胎孕门·妊妇咳嗽四六》

治妊妇咳嗽，心胸不利，烦满不食，胎动不安。

百合　紫菀　麦冬　桔梗（各钱半）　桑白皮（一钱）　甘草（八分）　竹茹（一钱）

水煎去滓，入蜜二匙，再煎一二沸，食后温服。

（8）马兜铃散

《妇人大全良方·卷十三·妊娠咳嗽方论第七》

治妊娠胎气壅滞，咳嗽喘急。

马兜铃　苦梗　人参　甘草　贝母（各半两）　陈皮（去白）　大腹皮　紫苏　桑白皮（各一两）　五味子（七分半）

上㕮咀，每服四钱。水一盏，姜三片，煎至七分，去滓，无时候服。

(9）百合散

《妇人大全良方·卷十三·妊娠咳嗽方论第七》

治妊娠咳嗽，心胸不利，烦闷不食。

川百合　紫菀　麦门冬　苦梗　桑白皮（各一两）　甘草（半两）

上㕮咀，每服三钱。水一盏，竹茹一分，煎至六分，去滓，入蜜半匙，再煎二沸，温服。

（10）桔梗散

《妇人大全良方·卷十三·妊娠咳嗽方论第七》

治妊娠肺壅咳嗽、喘急，不食。

天门冬（去心，一两）　桑白皮　苦梗　紫苏（各半两）　赤茯苓（一两）　麻黄（去节，三分）　贝母　人参　甘草（各半两）

上㕮咀，每服四钱。水一盏，姜三片，煎至七分，去滓，不拘时候服。

（11）茯苓汤

《验方新编·卷九·妇人科调经门·经来咳嗽》

此症喉中出血，乃肺金枯燥，急用茯苓汤退其嗽，再用乌苏丸除其根。

茯苓　川芎　苏叶　前胡　半夏（制）　桔梗　枳壳　干姜　陈皮（各八分）　当归　生地　白芍（各一钱）　台党（五分）　桑白皮（六分）　甘草（三分）　姜（三片）

水煎，空心服。

（12）乌苏丸

《验方新编·卷九·妇人科调经门·经来咳嗽》

莱菔子（九钱）　贝母（四两）

共为末，蜜丸桐子大，空心滚开水送下五十丸。

（13）加减参苏饮

《验方新编·卷二十·妇科胎前门·子嗽》

凡妊娠子嗽，因外感风寒者，参苏饮去人参、半夏，加桑皮、杏仁。

苏叶　杏仁　橘红（各一钱）　枳壳（炒，七分）　前胡（八分）　木香（三分）　桔梗　干葛（各七分）　桑皮（七分）　甘草（四分）

水煎。喘加蒌仁二钱。

（14）加减二陈汤

《验方新编·卷二十·妇科胎前门·子嗽》

因火乘肺金者，二陈汤去半夏，加芩、连、枳壳、贝母。痰而喘者，加蒌仁、前胡、桑皮。

枯芩（二钱）　川连　橘红　川贝　茯苓　桑皮（各一钱）　前胡（七分）　枳壳（八分）　甘草（五分）　瓜蒌（一钱）

（15）生地饮

《验方新编·卷二十·妇科胎前门·子嗽》

如咳嗽吐血不止者，用生地饮。

生地（三钱） 犀角（三分） 白芍 知母 天冬 麦冬（各二钱） 黄芩（八分） 桔梗（八分） 当归（二钱） 紫菀（一钱五分） 甘草（四分）

喘加瓜蒌一钱。

（16）百合散

《验方新编·卷二十·妇科胎前门·子嗽》

如风壅相攻，胸满久嗽者，用百合散。

百合（二钱） 桑皮（七分） 前胡（八分） 桔梗（七分） 芍药（一钱） 赤苓（八分） 贝母（一钱） 橘红（一钱） 甘草（五分）

生姜引，水煎。一方有紫菀、款冬。

（17）加参宁肺汤

《验方新编·卷二十·妇科产后门·产后咳嗽》

产后旬日内外，感冒风寒，咳嗽鼻塞，身重恶寒，或兼身热头痛，宜服加参宁肺汤，毋用麻黄以发汗。

川芎（一钱） 当归（三钱） 人参（二钱） 杏仁（十粒） 桔梗 橘红（各四分） 款冬（一钱） 桑皮（七分） 半夏（八分） 知母（一钱）。

如虚人痰盛，加竹油一小盏，姜汁三匙，炙草四分。

（18）加味四物汤

《验方新编·卷二十·妇科产后门·产后咳嗽》

若半月干嗽有声而痰少者，可用加味四物汤治之。

川芎 蒌仁 知母 诃皮（各一钱） 当归 熟地（各二钱） 桔梗 兜铃（各四分） 款冬（六分）

水煎服。

（19）薛立斋参苏饮

《验方新编·卷二十·妇科产后门·产后咳嗽》

治产后瘀血入肺，咳嗽喘急。

人参（三分） 苏木（一分）

水煎。

十四、通治方

（1）紫菀七味汤

《小品方·卷第一·治咳嗽诸方》

治咳嗽。

紫菀（半两） 五味子（一两） 桂心（二两） 杏仁（七十枚，去皮、尖、两仁，碎） 干姜（四两） 麻黄（四两，去节） 甘草（二两，炙）

上药切，以水九升，前取二升半，去滓，温服七合，日三服。忌海藻、菘菜、生葱、蒜、面、腥腻。

（2）平气饮

《三因极一病证方论·卷十二·咳嗽治法》

治一切咳嗽，吐痰涎，恶风，不能食。

人参　白术　川芎　当归　五味子　甘草（炙，一分） 木瓜干　紫苏子（炒） 茯神　乌药（去木） 杏仁（去皮、尖，麸炒） 桂心　白芷（各等分）

上为末。每服二钱，水一盏，姜三片，枣一个，煎七分，温服。

（3）神效散

《三因极一病证方论·卷十二·咳嗽治法》

治老少喘嗽，神效。

杏仁（去皮、尖，炒，一两半） 甘草（炙） 旋覆花（各三两） 白术　莲肉（去心皮） 射干（米泔浸） 前胡　御米（略炒） 百合（水浸，去沫） 白扁豆（略炒） 川芎（各三两） 人参　白茯苓（各四两） 神曲（炒，五两） 桑白皮（炙） 干葛（各六两） 桔梗（七两）

上为细末，每服二钱，水一盏，姜三片，枣一个，煎七分，食前温服。

（4）蜡煎散

《世医得效方·卷第五大方脉杂医科·咳嗽·通治》

顺肺气，利咽膈，止咳嗽，化痰涎。

款冬花　紫菀（洗土，焙干） 甘草（炙。各七钱） 五味子（炒，半两） 桑白皮（炒） 桔梗　杏仁（去皮，炒） 紫苏叶（各一两）

上锉散。每服四钱，水一盏，黄蜡少许煎，食后临卧温服。

（5）嚼药防己散

《世医得效方·卷第五大方脉杂医科·咳嗽·通治》

薄荷　百药煎　枯矾　防己　甘草

上锉散，入口细嚼，旋旋咽下。治热嗽失声有效。

（6）星砂圆

《世医得效方·卷第五大方脉杂医科·咳嗽·通治》

治一切风痰。利胸膈，壮脾胃，及消痰积，温中顺气，内伤生冷，腹胁胀痛，酒后痰实呕吐，服之神效。

南星（四两，汤洗七次） 良姜　缩砂仁（各一两） 香附子（二两，炒去毛）

上为末，生姜自然汁煮面糊为圆，如梧桐子大。每服三十圆，生姜汤下，不计时候。夏月伤生冷尤宜服。

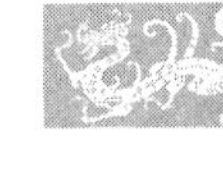

（7）捷径方（《世医得效方·卷第五大方脉杂医科·咳嗽·通治》

治久病痰嗽，百药未效。

橘红（一斤，去白，要陈久者） 甘草 盐（各四两）

上用水五碗，慢火煮前药，焙干为末，白汤点服。

（8）九宝汤

《世医得效方·卷第五大方脉杂医科·喘急·通治》

治经年咳嗽，通用。常服屡效。

麻黄（去节） 橘红 脑荷（各一两） 辣桂 紫苏 桑白皮（炒） 杏仁（去皮、尖） 大腹子（连皮） 甘草（炙。各半两）

上锉散。每服三钱，姜五片，乌梅一个，水一盏半同煎，食后临卧服，或入童子小便半盏，尤妙。

（9）炙肝散

《世医得效方·卷第五大方脉杂医科·喘急·通治》

治喘并痰嗽，两服病不复作。

白矾（飞过研） 五倍子（为末）

上每服各一钱，以生猪肝火上炙熟蘸药，食后临卧服。

（10）清膈散

《世医得效方·卷第五大方脉杂医科·喘急·通治》

治喘嗽吐唾不利，膈热，口中苦气。

南星（一两） 铅白霜（少许） 桑白皮（一两半） 白附子（五钱）

上锉散，生姜三片煎，食后临睡服。

（11）团鱼散

《世医得效方·卷第九大方脉杂医科·痨瘵·通治》

治骨蒸潮咳嗽累效。

贝母 前胡 知母 杏仁 北柴胡（各等分） 团鱼（三个）

上用药同团鱼煮，鱼熟提起，去头取肉，连汁食之。却将前药焙干为末，就用团鱼裙甲及骨，更煮汁一盏，和药为圆，如梧子大。每服二十圆，煎黄芪汤空心下。病安，仍服黄芪益损汤补理。（方见虚损类。）

（12）蛤蚧圆

《世医得效方·卷第九大方脉杂医科·痨瘵·通治》

治积劳，咳嗽日久不瘥，自汗，口中无味。

蛤蚧（一对，酥炙） 款冬花 皂角（不蛀者，酥炙，去皮子弦，二片） 木香（不见火） 熟地黄（酒蒸，焙） 杏仁（去皮、尖，童子小便浸一昼夜，控干，蜜炙） 五味子（各一两）

上为末，炼蜜圆，梧桐子大。每服十五二十圆，生姜汤送下，食后临睡服。

（13）五味子汤

《奇效良方·卷之九·伤寒门（附论）·伤寒通治方》

治伤寒喘促，脉伏而厥，及汗下后气闭咳血。

五味子（二钱） 麦门冬（去心，二钱） 人参（三钱） 杏仁（一钱，去皮、尖） 陈皮（二钱）

上作一服，水二盅，生姜七片，红枣三个，煎一盅，不拘时服。

（14）干咽妙功丸

《奇效良方·卷之十六·膈噎门（附论）·膈噎通治方》

治膈气，咽喉噎塞，咳嗽上气，痰盛喘满，气道痞滞，不得升降。

硼砂（二钱） 丹砂（四钱） 硇砂（一钱） 巴豆霜（三钱） 益智仁 官桂（各半两）

上各别研为极细末，拌和匀，用糯米粥为丸，如麻子大，每服一丸或二丸，食后临寝干咽下。

（15）薤白散

《奇效良方·卷之二十二·痨瘵门（附论）·痨瘵通治方》

治久患咳嗽，肺虚成劳瘵，及吐血咯血等证。

鳖甲（炙） 阿胶（煨。各二两） 鹿角胶（三分） 甘草（炙，一两。）

上为散，每服三钱，用水一盏，入薤白一茎，长二寸，煎至八分，去滓，食后服，先嚼薤，次服药，一日三服。

（16）甜葶苈散

《奇效良方·卷之二十二·痨瘵门（附论）·痨瘵通治方》

治骨蒸，肺痿咳嗽，上气不得眠卧，涕唾稠黏。

甜葶苈（二两，炒香） 陈皮（去白，焙） 枳壳（去瓤，麸炒） 紫菀（去土） 赤茯苓（各一两） 桑根白皮（三两，锉）

上锉散，每服三钱，以水一中盏，入生姜半分，枣三枚，煎至六分，去滓，不拘时温服。

（17）桂苓白术丸

《奇效良方·卷之二十三·咳逆门（附论）·咳逆通治方》

治痰逆，止咳嗽，散痞满壅塞，开坚结痛闷，进饮食，调和五脏。

辣桂 干生姜（各二钱半） 半夏（汤泡七次） 茯苓（去皮。各一两） 白术 陈皮（去白） 泽泻（以上各半两）

上为细末，面糊和丸，如小豆大，每服二三十丸，生姜汤下，日三服。病在膈上，食后服，病在下，食前服，病在中，不拘时服。一方用黄柏、黄连各半两，水丸服效。

（18）橘皮干姜汤

《奇效良方·卷之二十三·咳逆门（附论）·咳逆通治方》

治胃中有寒咳逆。

橘皮 干姜 通草 桂心 人参 甘草（各等分）

上为散，每服四钱，水一盏半，煎六分，温服，日三服。

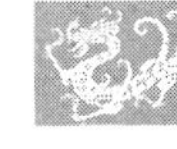

（19）羌活附子散

《奇效良方·卷之二十三·咳逆门（附论）·咳逆通治方》

止咳逆。

羌活　附子（炮，去皮脐）　茴香（炒。各半两）　木香　丁香　干姜（炮。各一两）

上为末，每服二钱，水七分盏，盐少许，煎数沸，空心服，一方无丁香，一方用丁香，不用木香。

（20）丁香散

《奇效良方·卷之二十三·咳逆门（附论）·咳逆通治方》

治咳逆噎汗。

丁香　柿蒂（各一钱）　良姜　甘草（炙。各半钱）

上为末，每服二钱，不拘时，用热汤乘热点服。

（21）香饮子

《奇效良方·卷之二十三·咳逆门（附论）·咳逆通治方》

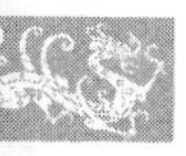

治咳逆不止。

上用干柿蒂十五枚为末，用水一盏，加白盐梅少许，煎至六分，不拘时温服。

（22）荜澄茄散

《奇效良方·卷之二十三·咳逆门（附论）·咳逆通治方》

治噫气咳逆，亦治伤寒咳逆，日夜不定。

荜澄茄　良姜（各二两）

上为末，每服二钱，水一盏，煎六分沸，投醋半盏；取出呷之。

（23）硫黄嗅法

《奇效良方·卷之二十三·咳逆门（附论）·咳逆通治方》

治咳逆服药无效者。

硫黄　乳香

上各等分为末，用酒煎，急令患人嗅之。

（24）温肺汤

《奇效良方·卷之三十·咳嗽门（附论）·咳嗽通治方》

治肺虚感冷，咳嗽呕吐痰沫。

干姜　辣桂　半夏（姜制）　五味子　杏仁　陈皮　甘草（以上各一钱半）　细辛　阿胶（炒。各半钱）

上作一服，用水二盅，生姜三片，红枣一个，煎至一盅，去滓，不拘时服。

（25）人参紫菀汤

《奇效良方·卷之三十·咳嗽门（附论）·咳嗽通治方》

治肺气不调，咳嗽喘急，久不愈者。

人参　紫菀茸　桂枝　五味子　杏仁　甘草（以上各一钱）　缩砂　罂粟壳（去瓤，姜制，炒。各二钱）

上作一服，用水二盅，生姜五片，乌梅二个，煎一盅，食远服。

（26）五拗汤

《奇效良方·卷之三十·咳嗽门（附论）·咳嗽通治方》

治感寒咳嗽，肺气喘急。

麻黄（不去节）　杏仁（不去皮）　甘草（生用）　荆芥穗　桔梗（各二钱）

上作一服，用水二盅，生姜三片，煎至一盅，食远服。咽喉痛者，煎熟后加朴硝少许。一方去荆芥、桔梗，用枳实、半夏。

（27）玉液丸

《奇效良方·卷之三十·咳嗽门（附论）·咳嗽通治方》

治风壅，化痰涎，利咽膈，清头目，止咳嗽，除烦热。

寒水石（煅令赤，出火毒，水飞过，三十两）　半夏（汤洗，为细末）　白矾（枯，碾细。各十两）

上研和匀，用面糊和丸，如梧桐子大，每服三十丸，食后，用淡生姜汤送下。

（28）人参养肺丸

《奇效良方·卷之三十·咳嗽门（附论）·咳嗽通治方》

治肺胃俱伤，气奔于上，客热熏肺，咳嗽喘急，胸中烦悸，涕唾稠黏，劳伤肺胃，吐血呕血，并皆治之。

人参（去芦）　黄芪（蜜炙。各一两八钱）　瓜蒌根　白茯苓（去皮。各六钱）　杏仁（炒，去皮，二两四钱）　皂角子（三十个，炒去皮）　半夏曲（四两，炒）

上为细末，炼蜜和丸，如弹子大，每服一丸，食后细嚼，用紫苏汤送下。如喘用桑白皮汤送下。

（29）温中化痰丸

《奇效良方·卷之三十·咳嗽门（附论）·咳嗽通治方》

治停痰留饮，胸膈满闷，头眩目晕，咳嗽涎唾，或饮酒过多，呕哕恶心。

良姜（炒）　青皮（去白）　干姜（炒）　陈皮（去皮。各半两）

上为细末，醋煮面糊为丸，如梧桐子大，每服五十丸，食后，用米饮送下。

（30）人参润肺丸

《奇效良方·卷之三十·咳嗽门（附论）·咳嗽通治方》

治肺气不足，咳嗽喘急，久年不愈，渐成虚劳，及疗风壅痰实，头目眩晕，口舌干燥，涕唾稠黏。

人参　款冬花　细辛（去叶）　杏仁（炒，去皮）　甘草（炙。以上各四两）　官桂（去皮）　桔梗（以上各五两）　知母（六两）

上为细末，炼蜜和丸，如鸡头实大，每服一丸，食后细嚼，用淡生姜汤送下。

（31）人参清肺汤

《奇效良方·卷之三十·咳嗽门（附论）·咳嗽通治方》

治肺胃虚寒，咳嗽喘急，坐卧不安，年久劳嗽，唾痰腥臭。

人参　阿胶（蛤粉炒）　杏仁（炒，去皮）　罂粟壳（去筋膜，蜜炒）　知母　桑白皮（炒）　乌梅（去核）　地骨皮　甘草（炙。各一钱）

上作一服，用水二盅，乌梅一个，红枣一个，煎一盅，食远服。

（32）人参丸

《奇效良方·卷之三十·咳嗽门（附论）·咳嗽通治方》

治远年近日咳嗽，诸药不效者。

人参　桔梗　甘草（炙。以上各一两）　阿胶（蛤粉炒，如珠）　五味子（各半两）　肉桂（去皮）　杏仁（汤去皮，炒）　乌梅肉（以上各二钱半）

上为细末，炼蜜和丸，每两作十五丸，每服一丸，用新绵裹定于汤内湿过，噙化咽津。

（33）平肺汤

《奇效良方·卷之三十·咳嗽门（附论）·咳嗽通治方》

治肺气上壅，喘嗽痰实，寒热往来，咽干口燥。

陈皮（一钱半）　半夏（汤泡七次）　桔梗（炒）　薄荷　紫苏　乌梅（去核）　紫菀　知母　杏仁（炒）　桑白皮（蜜炒）　五味子　罂粟壳　甘草（炙。各一钱）

上作一服，用水二盅，生姜五片，煎至一盅，食后服。

（34）祛痰丸

《奇效良方·卷之三十·咳嗽门（附论）·咳嗽通治方》

治风痰喘嗽。

人参（去芦）　陈皮（去白）　青皮（去白）　茯苓（去皮）　白术（煨）　木香　天麻（以上各一两）　槐角子　半夏（汤泡洗七次。各七钱半）　猪牙皂角（去皮、弦，酥炙，五钱）

上为细末，生姜汁煮面糊为丸，如梧桐子大，每服五七十丸，食后温酒送下，生姜汤亦可。

（35）宁肺汤

《奇效良方·卷之三十·咳嗽门（附论）·咳嗽通治方》

治荣卫俱虚，发热自汗，肺气喘急，咳嗽痰涎。

人参（去芦）　当归　白术　熟地黄　川芎　白芍药　五味子　麦门冬（去心）　桑白皮　白茯苓（去皮）　甘草（炙。以上各一钱）　阿胶（蛤粉炒，一钱半）

上作一服，用水二盅，生姜五片，煎至一盅，食后服。

（36）人参饮

《奇效良方·卷之三十·咳嗽门（附论）·咳嗽通治方》

治咳嗽痰饮通用。

人参　桔梗　半夏曲　五味子　细辛　枳壳　赤茯苓（去皮）　杏仁（以上各一钱半）　甘

草（炙，半钱）

上作一服，用水二盅，生姜五片，乌梅半个，煎至一盅，食后服。一方无杏仁，不用乌梅，煎服，痰嗽加紫菀，添甘草。

（37）贝母散

《奇效良方·卷之三十·咳嗽门（附论）·咳嗽通治方》

治暴发咳嗽，多日不愈。

贝母　杏仁（去皮、尖）　桑皮（以上各二钱）　五味子　知母　甘草（以上各一钱）　款冬花（一钱半）

上作一服，用水二盅，生姜三片，煎至一盅，食后服。

（38）人参散

《奇效良方·卷之三十·咳嗽门（附论）·咳嗽通治方》

治诸咳嗽喘急，语言不出，年久者多服见效。

人参　知母　贝母　马兜铃（去皮，用肉）　麻黄（去节）　杏仁（生用）　半夏（以上各一钱半）　天仙藤（一钱）

上作一服，用水二盅，乌梅一个，蜜一匙，煎至一盅，临睡服。

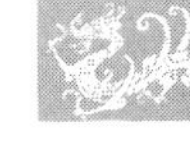

（39）人参养肺汤

《奇效良方·卷之三十·咳嗽门（附论）·咳嗽通治方》

治肺痿，咳嗽有痰，午后热并声嘶者。

人参（去芦）　阿胶（蛤粉，炒）　贝母　杏仁（炒）　桔梗　茯苓　桑皮　枳实　甘草（以上各一钱）　柴胡（二钱）　五味子（半钱）

上作一服，用水二盅，生姜三片，枣子一枚，煎一盅，食远服。

（40）紫苏半夏汤

《奇效良方·卷之三十·咳嗽门（附论）·咳嗽通治方》

治喘嗽痰涎。

紫苏　半夏（汤泡七次）　紫菀茸　陈皮（去白）　五味子（各一钱）　杏仁（去皮、尖，麸炒）　桑白皮（各二钱）

上作一服，用水二盅，生姜三片，煎至一盅，日进三服。

（41）知母茯苓汤

《奇效良方·卷之三十·咳嗽门（附论）·咳嗽通治方》

治肺痿，喘嗽不已，往来寒热，自汗。

知母　白术（各八分）　茯苓（去皮）　五味子　人参　半夏（汤泡七次）　柴胡　甘草（炙。以上各一钱）　薄荷　川芎　阿胶（以上各半钱）　款冬花　桔梗　麦门冬　黄芩（以上各七分）

上作一服，用水二盅，生姜五片，煎至一盅，食后服。

(42）人参款花散

《奇效良方·卷之三十·咳嗽门（附论）·咳嗽通治方》

治喘嗽久不已者。

人参（去芦） 款冬花 粟壳（炒。以上各二钱） 知母 贝母 半夏（以上各一钱半）

上作一服，用水二盅，乌梅一个，煎至一盅，临睡服。

(43）星香丸

《奇效良方·卷之三十·咳嗽门（附论）·咳嗽通治方》

治诸气嗽生痰。

南星 半夏（各三两） 白矾（一两，研，同水浸南星、半夏一宿） 陈皮（五两，泔浸一周时，去白，取三两） 香附子（三两，皂角水浸一周时，晒干）

上四味，俱不见火，碾为细末，用生姜汁煮面糊和丸，如梧桐子大，每服五十丸，食后用淡生姜汤送下。

(44）加减泻白散

《奇效良方·卷之三十·咳嗽门（附论）·咳嗽通治方》

治阴气在下，阳气在上，咳嗽呕吐痰喘。

桑白皮 地骨皮（各二钱） 陈皮（去白） 人参 甘草（以上各一钱） 白茯苓 青皮（各一钱半） 五味子（半钱）

上作一服，用水二盅，加粳米一百粒，煎至一盅，临睡服。

(45）人参宁肺汤

《奇效良方·卷之三十·咳嗽门（附论）·咳嗽通治方》

治日久咳嗽不止者。

人参 陈皮（各二钱） 粟壳 乌梅（各一钱半） 桑皮 甘草（各一钱）。

上作一服，用水二盅，煎至一盅，入蜜一匙，临睡服。

(46）清金汤

《奇效良方·卷之三十·咳嗽门（附论）·咳嗽通治方》

治丈夫、妇人远年近日咳嗽，上气喘急，喉中涎声，胸满气逆，坐卧不宁，饮食不下。

陈皮（去白） 薏苡仁 五味子 阿胶（炒） 茯苓（去皮） 紫苏 桑白皮 杏仁（去皮、尖，炒） 贝母（去心） 款冬花 半夏曲 百合（以上各一钱） 粟壳（蜜炒） 人参 甘草（炙。以上各半钱）

上作一服，用水二盅，生姜三片，枣子二枚，乌梅一个，煎至一盅，食后服。

(47）紫苏饮子

《奇效良方·卷之三十·咳嗽门（附论）·咳嗽通治方》

治脾肺虚寒，痰涎咳嗽。

紫苏叶 五味子 青皮（去白） 杏仁 桑白皮 麻黄 陈皮 半夏 人参 甘草（各一钱二分）

上作一服，用水二盅，生姜三片，煎至一盅，食后服。

（48）含化止嗽丸

《奇效良方·卷之三十·咳嗽门（附论）·咳嗽通治方》

治肺气不和，咳嗽。常服润养心肺，及治大人小儿一切咳嗽，服之皆效。

款冬花（炒） 杏仁（去皮、尖，麸炒） 贝母（去心，以上各一两） 吴白芷 甘草（炙，以上各一两半）

上为细末，炼蜜和丸，每两作十五丸，每服一丸或二丸，不拘时噙化。

（49）治嗽得效方

《奇效良方·卷之三十·咳嗽门（附论）·咳嗽通治方》

治诸嗽久不瘥。

人参 款冬花 白矾（枯） 佛耳草 甘草（以上各二钱）

上锉碎作一服，用水二盅，生姜三片，枣一枚，乌梅半个，煎至七分，食后服。

（50）治嗽方

《奇效良方·卷之三十·咳嗽门（附论）·咳嗽通治方》

半夏 杏仁 蛤粉 白矾 南星 白姜 薄荷 藿香（以上各一钱半）

上锉碎作一服，用水二盅，生姜三片，枣一枚，同煎至七分，食后服。

（51）治嗽补虚方

《奇效良方·卷之三十·咳嗽门（附论）·咳嗽通治方》

牛骨（一付，取髓） 白沙蜜（八两） 杏仁（四两，汤去皮、尖，另研如泥） 干山药（刮去皮，四两，研为细末） 胡桃肉（四两，去皮，另研如泥）

上将牛骨髓沙蜜，砂锅内煎熬沸，以绢帛滤去滓，盛在瓷瓶内，将山药、杏仁、胡桃三味亦入瓶内，以纸密封瓶口，重汤内煮一日一夜取出，每日早晨用白汤化一匙服。

（52）青州白丸子

《奇效良方·卷之三十·咳嗽门（附论）·咳嗽通治方》

治咳嗽。

大半夏（汤泡七次） 白附子（洗净，略炒） 川乌（略炮，去皮、尖） 天南星（洗净，略炮） 天麻 全蝎（各等分）

上为细末，用生姜自然汁煮面糊和丸，如梧桐子大，每服十丸至二十丸，食后用茶清或热水送下。如瘫痪风，用温酒下，日进三服。常服永无风痰膈壅之疾，小儿惊风服二丸，用薄荷汤化下。

（53）凤髓汤

《奇效良方·卷之三十·咳嗽门（附论）·咳嗽通治方》

治咳嗽，能润肺。

松子仁（一两，研） 胡桃（取肉，去皮，二两，研） 蜜（炼熟，半两）

上研和匀，每服一钱，食后用沸汤点服。

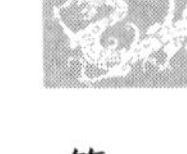

(54) 百合汤

《奇效良方·卷之三十·咳嗽门(附论)·咳嗽通治方》

治肺气壅滞,咳嗽喘闷,膈脘不利,气否多渴,腰膝浮肿,小便淋涩。

百合　赤茯苓　陈皮(汤浸,去白)　紫苏茎叶　人参　大腹皮　猪苓(去黑皮)　桑根白皮　枳壳(麸炒)　麦门冬(去心)　甘草(炙。以上各一两)　马兜铃(七枚,和皮)

上粗捣筛,每服四钱,水一盏半,入生姜一枣大,同煎至八分,去滓,不拘时温服。

(55) 通声煎

《奇效良方·卷之三十·咳嗽门(附论)·咳嗽通治方》

治咳嗽气促,胸中满闷,语声不出。

杏仁(去皮、尖及双仁,炒,一升,另研如泥)　木通　五味子　人参　桂心(去粗皮)　细辛　款冬花　菖蒲　竹茹　酥(以上各三两)　白蜜　生姜汁(各一升)　枣肉(二升)

上前九味,锉如麻豆大,以水五升,微火煎五七沸,去滓,内酥、蜜、姜汁并枣肉同煎为膏,每服一茶匙,用温酒一小盏化下。一方无酒含咽,效。

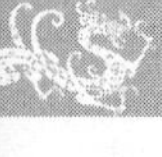

(56) 蛤蚧汤

《奇效良方·卷之三十·咳嗽门(附论)·咳嗽通治方》

治咳嗽吐脓血,及肺痿羸瘦,涎涕稠黏。

蛤蚧(酒浸,酥炙)　知母(焙)　贝母(焙)　鹿角胶(炙令燥)　枇杷叶(去毛,炙)　葛根　桑皮(炙)　人参　甘草(炙)　杏仁(去皮、尖、双仁,汤浸炒。以上各一两)

上锉碎,每服三钱,水一盏半,煎至八分,去滓,不拘时温服。

(57) 瓜蒌汤

《奇效良方·卷之三十·咳嗽门(附论)·咳嗽通治方》

治咳嗽咯血,喘满肺痿。

瓜蒌(一枚,取瓤,入蛤一匙,同炒黄)　马兜铃(炒)　杏仁(汤浸,去皮、尖、双仁,炒)　防己　葛根　贝母(去心)　甘草　阿胶(锉,入糯米二合同炒,去米。以上各二两)

上锉碎,每服三钱,水一盏,入蜜半匙,煎至七分,去滓,不拘时温服,日三夜一。

(58) 杏仁膏

《奇效良方·卷之三十·咳嗽门(附论)·咳嗽通治方》

治咳嗽喘急,喉中似有物,唾血不止。

杏仁(二两,汤浸,去皮、尖、双仁,炒微黄,研如膏)　酥(三两)　阿胶(二两,捣碎,炒黄为末)　白蜜(五合)　生姜汁(一合)　紫苏子(二两,微炒,研如膏)

上件相和,于银锅内以慢火熬成膏,每服一匙,不拘时以温粥饮调下,日四五服。

(59) 黄芪散

《奇效良方·卷之三十·咳嗽门(附论)·咳嗽通治方》

治咳嗽唾血。

黄芪　糯米（炒）　阿胶（炒。各等分）

上为细末，每服二钱，不拘时，用米汤调下。

（60）无名方

《奇效良方·卷之三十·咳嗽门（附论）·咳嗽通治方》

治一切肺病，咳嗽脓血，及唾血不止。

上用好酥三十斤，三遍炼，停取凝，当取醍醐一合，日三服，瘥止。一切药皆不出此神方。

（61）前胡散

《奇效良方·卷之三十·咳嗽门（附论）·咳嗽通治方》

治咳嗽涕唾稠黏，心胸不利，时有烦热。

前胡　桑白皮　贝母（煨。以上各一两）　麦门冬（一两半，去心）　杏仁（半两，汤浸，去皮、尖、双仁，炒）　甘草（一分，炙）

上为散，每服四钱，以水一中盏，入生姜半分，煎至六分，去滓，不拘时温服。

（62）宁气汤

《奇效良方·卷之三十·咳嗽门（附论）·咳嗽通治方》

治肺气不利，咳嗽声重，咽嗌干燥，痰唾稠黏，不得眠。

粟壳（二两半，蜜制）　陈皮（去白）　桑皮（炒）　紫苏叶　半夏（姜制）　甜葶苈　五味子　人参（以上各一两）　杏仁（去皮、尖，麸炒）　桔梗　紫菀　甘草（炙。以上各七钱半）

上㕮咀，每服五钱，用水一大盏，生姜七片，煎至六分，去滓，食后稍热服。

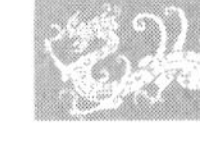

（63）安眠散

《奇效良方·卷之三十·咳嗽门（附论）·咳嗽通治方》

治上喘咳嗽，久而不愈者。

款冬花　麦门冬（去心）　乌梅肉　佛耳草（以上各二钱半）　陈皮（去白，半两）　粟壳（七钱半，蜜炙）　甘草（炙，三钱半）

上为细末，每服三钱，水一盏，入黄蜡如枣核许，同煎至八分，去滓，临睡温服。

（64）三奇散

《奇效良方·卷之三十·咳嗽门（附论）·咳嗽通治方》

治一切嗽，不问新旧，喘顿不止，日夜无度。

款冬花（二百文）　佛耳草（五十文）　熟地黄（二两）

上焙干碾为末，每用二大钱，装猛火于香炉中烧之，用纸作筒子，一头大一头小，如粽子样，安在炉上，以口吸烟尽为度，即以茶清咽下，有涎吐之。《经验方》陈氏云：予家一仆，久苦此疾，数令医治，如水浇石。偶在曲江，置得沅州一婢，新制此药，两服而愈。

（65）团参散

《奇效良方·卷之三十二·喘门（附论）·喘急通治方》

治肺气不利，咳嗽上喘。

紫团参　紫菀茸（各三钱）　款冬花（一钱）

上作一服，用水二盅，乌梅一枚，煎至一盅，食远服。

（66）杏仁半夏汤

《奇效良方·卷之三十二·喘门（附论）·喘急通治方》

治肺痿，涎喘不定，咳嗽不已，甚者寒热往来。

杏仁（去皮、尖）　半夏　桔梗　陈皮（去白）　茯苓（去皮）　汉防己（各一钱半）　薄荷（七分半）　猪牙皂角（二钱）　白矾　甘草（各一钱）

上作一服，用水二盅，生姜三片，煎至一盅，食后服。

（67）玉华散

《奇效良方·卷之三十二·喘门（附论）·喘急通治方》

治咳嗽上喘，调顺肺经，清利咽膈，安和神气。

甜葶苈（焙）　桑白皮（炒）　半夏（姜制）　贝母（炮）　天门冬（去心）　马兜铃　杏仁（去皮、尖）　紫菀（洗）　百合（蒸）　人参（以上各一钱）　百部　甘草（炙。各七分半）

上作一服，用水二盅，生姜三片，红枣二枚，煎一盅，食后服。

（68）定肺汤

《奇效良方·卷之三十二·喘门（附论）·喘急通治方》

治上气喘嗽。

紫菀　橘红（去白）　杏仁（去皮、尖，炒）　五味子　枳壳（麸炒）　半夏（姜制）　桑白皮（炒）　紫苏子（炒）　甘草（炙。以上各一钱半）

上作一服，用水二盅，生姜三片，紫苏五叶，煎一盅，食后服。

（69）杏苏饮

《奇效良方·卷之三十二·喘门（附论）·喘急通治方》

治上气喘嗽浮肿。

杏仁（去皮、尖，炒，一钱半）　紫苏叶（二钱）　五味子　大腹皮　乌梅（去核）　紫菀　甘草（炙。以上各一钱）　陈皮（去白）　麻黄（去节）　桑皮（炒）　阿胶（炒）　桔梗（以上各七分半）

上作一服，用水二盅，生姜五片，煎至一盅，食后服。

（70）安神散

《奇效良方·卷之三十二·喘门（附论）·喘急通治方》

治远年近日喘嗽不已。

粟壳（蜜炒）　人参　陈皮（以上各三钱）　甘草（炙，一钱半）

上为细末，每服一二钱，食后乌梅汤调服。

（71）五味子散

《奇效良方·卷之三十二·喘门（附论）·喘急通治方》

治肺虚寒，理喘下气，去痰饮。务观郎中姊，忽发喘嗽，服诸药皆不效，得此三服遂愈。

五味子　官桂（去粗皮）　茯苓（以上各一两）　陈皮（去白，三分）　干姜（炮）　甘草（炙。各半两）

上㕮咀，每服五钱，水一大盏，煎至六分，食远热服。

（72）调降汤

《奇效良方·卷之三十二·喘门（附论）·喘急通治方》

治喘嗽。

枳壳（一两）　半夏（制）　桔梗　青皮　陈皮　紫苏子　槟榔　茯苓　葶苈（隔纸炒。以上各半两）　缩砂仁　白豆蔻仁　紫苏叶（以上各二钱半）　甘草（炙，三分）

上锉散，每服三钱，生姜五片，水一盏，煎至七分，不拘时服。

（73）八仙丸

《奇效良方·卷之三十二·喘门（附论）·喘急通治方》

治喘嗽神效。

天南星（一两，炮）　半夏（洗）　款冬花　小皂角（炙黄，去弦子）　白矾（枯）　甘草（炒。以上各半两）　巴豆（七个）　杏仁（三十五个，去皮、尖，炒）　枣（三个，去核煨，裹巴豆，慢火烧烟尽）

上为细末，醋煮糊和丸，如梧桐子大，每服二三十丸，食后用温齑菜汁送下，或细嚼萝卜、栗子，生姜汤下。

（74）沉香散

《奇效良方·卷之三十二·喘门（附论）·喘急通治方》

定喘止嗽。

沉香　阿胶（炒）　人参　紫苏　陈皮（以上各半两）　桑白皮（拣，一两，微炒，气虚人减半）　甘草（炙，一分）

上为细末，每服三钱，水一大盏，生姜三片，煎至七分，去滓，通口服。原方只以枣汤调下。

（75）白云换肺丸

《奇效良方·卷之三十二·喘门（附论）·喘急通治方》

治远年近日喘嗽不止。

款冬花（一两）　寒水石　半夏　明矾（各二两）

上为细末，生姜汁煮糊和丸，如梧桐子大，每服三四十丸，不拘时用生姜汤送下。

（76）七七散

《奇效良方·卷之三十二·喘门（附论）·喘急通治方》

治喘嗽。

上用长皂荚三条，去黑皮，破开两边去子，一荚入巴豆十粒，一荚入半夏十粒，一荚入杏仁十粒，用生姜汁制杏仁，麻油制巴豆，蜜制半夏，各制三条皂荚毕。

又将皂荚火炙黄色，碾为细末，每服一字，安在手掌中，临睡用生姜汁调，舌舐吃，神效。

（77）白术木香散

《奇效良方·卷之四十·水肿门（附论）·水肿通治方》

治喘嗽肿满，变成水病者，不能食，不能卧，小便秘者，宜服。

白术　猪苓（去皮）　槟榔　赤茯苓　泽泻（以上各一钱半）　滑石（三钱）　官桂（七分）　木香　甘草（以上各一钱）　陈皮（二钱）

上作一服，水二盅，生姜三片，煎至一盅，食前服。

（78）半夏汤

《奇效良方·卷之四十二·积聚门（附论）·积聚通治方》

治肺积，息贲咳嗽。

半夏（汤泡去滑，焙干）　细辛（去苗叶）　桑根白皮（炙）　前胡（去芦。以上各一两半）　桔梗（炒）　贝母（去心）　柴胡（去苗）　诃黎勒（煨，去核）　人参（去芦）　白术　甘草（炙。各一两）

上㕮咀，每服三钱，水一盏，生姜三片，枣三枚，擘破，同煎至七分，去滓温服，食后夜卧各一服。

（79）人参前胡散

《奇效良方·卷之六十四·小儿门·诸热惊》

治小儿感风发热咳嗽。

人参（五分）　前胡　半夏（各七分）　茯苓　紫苏　陈皮（各五分）　干葛（七分）　枳壳　桔梗（各五分）　甘草（三分）

上作一服，用水一盅，生姜三片，煎至五分，不拘时服。

（80）橘苏半夏汤

《奇效良方·卷之六十四·小儿门·小儿证通治方·咳嗽通治方》

治小儿咳嗽，身热有痰。

橘红　半夏（姜制）　贝母（各七分）　紫苏　白术　杏仁（去皮、尖）　桑皮（各五分）　五味子　甘草（各三分）

加桔梗、黄芩（各五分）。

上作一服，用水一盅，生姜三片，煎至五分，食后服。

（81）泻白散

《奇效良方·卷之六十四·小儿门·小儿证通治方·咳嗽通治方》

治小儿肺脏气实，心胸壅闷，咳嗽烦喘，大便不利。

升麻　地骨皮　桔梗　瓜蒌仁（各五分）　半夏　桑皮　杏仁（各七分）　甘草（三分）

上作一服，用水一盅，生姜三片，煎至五分，食后服。

（82）补肺散

《奇效良方·卷之六十四·小儿门·小儿证通治方·咳嗽通治方》

治小儿肺气不足，咳嗽喘急。

阿胶　牛蒡子　杏仁（各一钱）　马兜铃（七分）　甘草（五分）　糯米（四十九粒）

上作一服，用水一盅，生姜三片，煎至五分，不拘时服。

（83）定喘芎苏散

《奇效良方·卷之六十四·小儿门·小儿证通治方·咳嗽通治方》

治小儿咳嗽气喘。

蓖麻子（去壳、膜，一钱）　川芎　紫苏（各七分半）　粟壳（蜜炙，五分）

上作一服，用水一盅，生姜三片，煎至五分，不拘时服。

（84）吕洞宾仙传芦吸散

《万病回春·卷之二·咳嗽》

治新久咳嗽，百药无功，服此立效。

款冬花蕊（五钱）　鹅管石（二钱五分）　陈皮（二钱五分）

年老人及虚者加人参（五分），冬月加肉桂（一钱五分）。

上忌铁器，为细末和匀，分作七帖，作七日服，每服一帖。夜仰卧将药一帖作三次入竹筒内，病者口噙竹筒，近咽喉用力一吸，将白温水一口送下。不可多吃水，忌诸般油腻、盐一七日。药服完之后，亦少用些油盐，至半月后不忌。

（85）噙化润金丹

《丹台玉案·卷之四·咳嗽门·立方》

治诸般咳嗽，久久不愈。此丹能清气化痰，生液保肺，滋阴降火，止嗽定喘。

玄参　贝母　款冬花　麦门冬（各五钱）　牛黄（一钱）　金沸草　知母（各二钱）　明硼砂（八分）　乌梅肉　当归（各一钱八分）

上为细末，以梨汁熬膏为丸，如芡实大，每次一丸，噙口内润化下。

（86）止嗽散

《医学心悟·第三卷·咳嗽》

治诸般咳嗽。

桔梗（炒）　荆芥　紫菀（蒸）　百部（蒸）　白前（蒸。各二斤）　甘草（炒，十二两）　陈皮（水洗，去白，一斤）

共为末。每服三钱，开水调下，食后临卧服。初感风寒，生姜汤调下。

予制此药普送，只前七味，服者多效……附论于此，以咨明哲。

（87）九仙散

《罗氏会约医镜·卷之九杂证·论咳嗽二十三》

治一切咳嗽不已。

人参（难办者，用沙参）　款冬花　桔梗　桑白皮　阿胶　贝母（各一钱）　五味子　乌梅肉（各五分）　粟壳（蜜炙，二钱）

姜一片，枣一枚，水煎服。若咳嗽未久者，忌服。

（88）罂粟丸

《罗氏会约医镜·卷之九杂证·论咳嗽二十三》

治一切劳嗽如神。

粟壳（新者一半，去蒂，焙。陈者一半，泡去筋膜，炒。各二两）

为末，蜜丸。临卧嚼服二钱，即睡。

十五、家传方

（1）殊圣散

《杨氏家藏方·卷第三·伤寒方一十一道》

治伤寒头痛，壮热，骨节酸疼，昏沉困倦，咳嗽鼻塞，不思饮食。

白术　甘草（炙）　五味子　石膏（以上四味各四两）　干姜（炮，三两半）

上件为细末。每服三钱，水一盏，生姜三片，枣一枚，同煎至七分，通口服，不拘时候。

（2）鸡苏圆

《杨氏家藏方·卷第三·积热方一十六道》

治虚热上壅，头目不清，面赤咽干，痰嗽烦渴。

鸡苏叶（半斤）　荆芥穗（一两）　防风（去芦头，一两）　黄芪（生用）　生干地黄（以上三味各半两）　桔梗（去芦头，炒。三味各半两）　甘草（炙）　川芎　甘菊花（三味各一分）　脑子（半钱，别研）

上件为细末，炼蜜为圆，每一两作一十圆。每服一圆，麦门冬去心，煎汤嚼下。一方：小便赤涩，加车前子一分，食后。

（3）十膈汤

《杨氏家藏方·卷第五·一切气方二十五道》

治惊忧气滞，冷热不调，或饮食过伤，停积不散，上喘痰嗽，心胸噎塞，渐至羸瘦。

人参（去芦头）　白茯苓（去皮）　厚朴（去皮，姜汁涂炙）　枳壳（去瓤，麸炒）　肉桂（去粗皮）　甘草（炙）　神曲（炒黄）　诃子（煨去核）　白术　陈橘皮（去白）　干姜（炮）　京三棱（煨、切。以上十二味各一两）　槟榔（一分）　木香（一分）

上件㕮咀。每服三钱，水一盏，生姜三片，枣二枚，盐少许同煎至八分，去滓热服，食前。

（4）圣金圆

《杨氏家藏方·卷第八·痰饮方一十八道》

治停痰宿饮，上喘咳嗽，呕逆头疼，全不入食。

半夏（用生姜自然汁浸两宿，取出切作片子，新瓦上焙干）　威灵仙（净洗去根土，焙干称）

上件各三两为细末，用不蚛皂角五七钱，河水一碗、井水一碗揉皂角为汁，滤去滓，用银、石器内熬成膏，和上件药圆如绿豆大。每服七圆，加至十圆，生姜汤下，空心、日午、临卧各一服。服至一月，饮食增进为验，忌茶。

（5）青金丹

《杨氏家藏方·卷第八·痰饮方一十八道》

治风涎壅嗽，咽膈不利。

晋矾（生） 半夏（生。二味各三两） 焰硝（二两） 天南星（生用，一两）

上件为细末，生姜自然汁煮面糊为圆如梧桐子大，青黛为衣。每服二十圆，生姜汤下，食后。

（6）生犀半夏圆

《杨氏家藏方·卷第八·痰饮方一十八道》

治心肺冷热不和，痰盛气促咳嗽。

生犀屑（半两，入药臼中捣为细末） 半夏（四两，用生姜四两，去皮细切，同捣令烂，制作曲） 白茯苓（去皮，一两） 桂心（七钱半）

上件为细末，以生姜自然汁煮面糊为圆如绿豆大。每服三十圆，生姜、人参汤送下，食后。

（7）枳实半夏汤

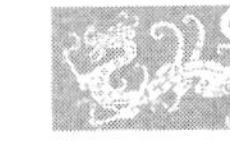

《杨氏家藏方·卷第八·痰饮方一十八道》

治痰饮停留，胸膈痞闷，或咳嗽气塞，头目昏重，呕哕恶心，项背拘急。

半夏（一两，切作片子，汤洗七次，去滑） 陈橘皮（去白，一两） 枳实（汤浸，去瓤，薄切，麸炒黄，半两）

上件㕮咀。每服五钱，水一盏半，生姜十片，煎至一盏，去滓温服，不拘时候。

（8）木乳圆

《杨氏家藏方·卷第八·痰饮方一十八道》

治风痰上盛，咳嗽连声，唾出稠黏。

皂角（去皮、弦、子，焙干） 天南星（生用） 半夏（汤洗七次，焙干） 白附子（生用） 晋矾（生用。以上五味各一两）

上件为细末，用生姜自然汁煮面糊和圆，如梧桐子大。每服二十圆至三十圆，浓煎生姜汤下，食后，临卧。

（9）温肺圆

《杨氏家藏方·卷第八·痰饮方一十八道》

治肺胃不和，胸膈停痰，呕吐恶心，吞酸噫醋，心腹痞满，咳嗽不止，头目昏痛。

白术（一两） 丁香（一分） 半夏（二两，汤浸洗七遍，生姜汁浸一夜，焙干） 干姜（一两，炮）

上件同捣，罗为细末，生姜汁煮面糊和圆，如绿豆大。每服二十圆，生姜汤下。腹痛食前，呕逆食后。

（10）阿胶圆

《杨氏家藏方·卷第八·痰饮方一十八道》

治肺受风寒，咳嗽不止，痰涎并多，上喘气促，睡卧不安，或肺经客热，咳而面赤，久不已者，亦宜服之。

阿胶（一分，用蚌粉炒令黄色） 贝母（七枚，中等者，炮） 天南星（一枚，重一分，炮令黄） 款冬花（一分） 紫菀（一分，净洗） 知母（一分） 白矾（一分，熬干）

上件为细末，炼蜜为圆如绿豆大。每服二十圆，煎生姜汤下，食后。

（11）八味香苏散

《杨氏家藏方·卷第八·痰饮方一十八道》

治肺感风寒，咳嗽不已，痰涎喘满，语声不利，面目浮肿，肺气不顺。

紫苏叶　半夏曲　紫菀　五味子　陈橘皮（去白） 甘草（炙。以上六味各半两） 杏仁（二两，汤浸，去皮、尖，麸炒） 桑白皮（一两半）

上件㕮咀。每服四钱，水一盏，生姜三片，同煎至七分，去滓，食后、临卧热服。

（12）瓜蒌圆

《杨氏家藏方·卷第八·痰饮方一十八道》

治风热咳嗽，痰涎壅盛，头目不利，鼻塞不通。

瓜蒌（一枚大者，去瓤） 天南星（炮） 半夏（汤洗七次） 细辛（去叶土） 防风（去芦头） 当归（洗焙） 寒水石　白矾（以上七味各半两）

上件除瓜蒌外，余七味为末，入在瓜蒌内，用纸数幅紧裹，于饭上蒸两次后却于新瓦上焙干，碾为细末，醋糊为圆如绿豆大。每服二十圆，生姜、蜜汤送下，食后。

（13）梅膏圆

《杨氏家藏方·卷第八·痰饮方一十八道》

化痰止咳嗽，定喘消停饮。

乌梅（四两） 巴豆（十四粒，去壳，用水三碗同乌梅一处煮水尽，留巴豆七粒，同乌梅肉研为膏） 白矾（一两，生用） 半夏（二两，汤洗七次，焙干） 葶苈子（炒） 款冬花　皂角（炙令黄，去黑皮称） 马兜铃　人参（去芦头。各一分）

上件为细末，入膏子内圆如绿豆大。每服五七圆，用生姜汤送下，食后服。如喘促痰咳，煎桑白皮、萝卜汤送下。

（14）神草汤

《杨氏家藏方·卷第八·痰饮方一十八道》

治肺与大肠俱受风冷，咳嗽喘急，不进饮食，大便泄利，时作寒热。

人参（去芦头） 白术　白茯苓（去皮。以上三味各一两） 当归（去芦头，切，酒浸一宿，焙干，称一两半） 黄芪（二两） 五味子（二两） 细辛（去叶、土，一两） 干姜（一两，炮） 陈橘皮（去白） 肉桂（去粗皮，一两半） 白芍药（一两） 桑白皮（八钱，微炒） 甘草（八钱，炙）

上件㕮咀。每服五钱，水一盏半，入生姜三片，乌梅一枚，同煎至八分，去滓温服，不拘时候。

（15）人参紫菀煎

《杨氏家藏方·卷第八·痰饮方一十八道》

治肺感寒邪，咳嗽喘急，胸膈痞闷，肢体烦疼。

人参（去芦头） 紫菀 百合 贝母（炮） 款冬花 杏仁（汤浸，去皮、尖，麸炒） 甘草（炙） 桔梗（以上八味各一两） 细辛（去叶、土，半两）

上件为细末，次研杏仁令细，同前药和匀，炼蜜为圆，每一两作一十五圆。每服一圆，细嚼，温熟水送下，食后，临卧。

（16）款冬花膏

《杨氏家藏方·卷第八·痰饮方一十八道》

治肺气虚寒，咳嗽不止，痰唾并多，或吐血、咯血、劳嗽，并皆治之。

款冬花 紫菀 百部（以上三味各半两） 人参（去芦头） 白术 甘草（炙。以上三味各一两） 干姜（二两，炮）

上件为细末，炼蜜为圆，每一两作一十五圆。每服一圆，含化，食后，临卧。

（17）大五味子圆

《杨氏家藏方·卷第八·痰饮方一十八道》

治肺胃受寒，咳嗽不已，呕吐痰沫，胁肋引痛，喘满气短，睡卧不安。

五味子（一两） 干姜（一钱，炮） 肉桂（去粗皮，三分） 甘草（一钱半，炙） 款冬花（二钱） 紫菀（一钱半）

上件为细末，炼蜜和圆，每一两作一十五圆。用热汤化下，食空。

（18）钟乳养肺圆

《杨氏家藏方·卷第八·痰饮方一十八道》

治肺脏虚损，咳嗽不已，渐至羸瘦。

钟乳粉（二两） 人参（去芦头） 紫菀（去土，洗焙） 黄芪（蜜炙） 款冬花（以上四味各半两） 桑白皮（一分，锉）

上件为细末，炼蜜为圆如梧桐子大。每服三十圆，米饮下，食后。

（19）紫金圆

《杨氏家藏方·卷第八·痰饮方一十八道》

治虚劳咳嗽、咯血，涎痰壅盛。

新绵灰（炒，一钱） 汉防己（一两） 甘草（炙，半两） 阿胶（半两，蛤粉炒） 麝香（半钱，别研） 乳香（半钱，别研）

上件为细末，研匀，滴水为圆如梧桐子大。每服二十至三十圆，腊茶清下，食后或临卧。

（20）马兜铃圆

《杨氏家藏方·卷第八·痰饮方一十八道》

消壅化痰，治嗽定喘。

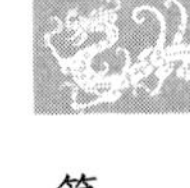

马兜铃（二两） 半夏（二两，汤浸，去滑） 杏仁（一两半，研） 巴豆（二十粒，去油）

上件为末，用不蚛皂角五锭，炮过去皮，用水一大碗揉皂角汁，滤去滓，于锅内慢火熬成膏子，入上件药末和为圆，如梧桐子大，用雄黄为衣。每服五七圆，乌梅汤下，临卧。

（21）齑汁丸

《杨氏家藏方·卷第八·痰饮方一十八道》

治嗽并酒食所伤。

杏仁（七粒，去皮、尖） 巴豆（一粒，去皮膜） 朱砂（少许）

上件一处研成膏，圆如黄米大。每服三圆，淡齑汁下，临卧服。小儿服一圆。如酒积，温酒送下。

（22）姜汁圆

《杨氏家藏方·卷第八·痰饮方一十八道》

治肺气壅盛，喘满咳嗽，呕吐饮食，便溺不利。

半夏（汤洗七次） 干生姜（各一两） 巴豆（二钱半，去皮、心、膜、油，取霜）

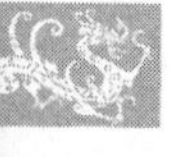

上二味为细末，入巴豆霜再研匀，姜汁面糊为圆如黍米大。每服十圆，生姜汤下，食后。

（23）七星散

《杨氏家藏方·卷第八·痰饮方一十八道》

治肺气虚寒，咳嗽不已，渐成劳证者。

成炼钟乳粉（别研） 款冬花 佛耳草 肉桂（去粗皮。四味各半两） 白矾（三钱，飞过） 甘草（三钱，炙）

上件为细末。每服半钱，分七处，用芦管逐一吸之，用温白汤少许送下，食后。

（24）九珍散

《杨氏家藏方·卷第八·痰饮方一十八道》

治肺脏乘寒，咳嗽喘急，喉中有声。

细辛（去叶土） 射干 半夏（汤洗七次） 麻黄（去根节） 黄芩 白芍药 五味子 款冬花 甘草（炙）

上件九味各等分，㕮咀。每服三钱，水一盏半，生姜七片，煎至八分，去滓热服，食后、临卧。

（25）蜡煎散

《杨氏家藏方·卷第八·痰饮方一十八道》

治久嗽不止，痰多气喘，或虚劳咯血，并宜服之。

百合（去苗） 人参（去芦头） 麦门冬（去心，焙称） 干山药 贝母（去心，微炒称） 白茯苓（去皮） 甘草（炙） 黄明鹿角胶（炙，如无，以阿胶代之） 杏仁（去皮、尖，双仁者不用，麸炒黄，秤，别研）

上件九味各等分，㕮咀，将杏仁别研拌匀。每服二钱，水一中盏，入黄蜡一皂子大，煎至七分，去滓温服。食后、临卧。

（26）立安散

《杨氏家藏方·卷第八·痰饮方一十八道》

治一切咳嗽喘急，坐卧不宁。

麻黄（九两，去根不去节，炒焦黄） 石膏（一两半，生用） 罂粟壳（一两，蜜炒） 苦葶苈（半两，微炒） 藿香（半两） 人参（去芦头，一分）

上件为细末。每服二钱，白沸汤调下，食后、临卧。

（27）如圣饮子

《杨氏家藏方·卷第八·痰饮方一十八道》

治肺气虚寒，咳嗽喘急。

人参（去芦头，一两） 款冬花（一两） 罂粟壳（去瓤，二两炙） 乌梅（一两，捶碎）

上件㕮咀。每服五钱，用水二盏煎至一盏，去滓热服，食后、临卧。

（28）细辛五味子汤

《杨氏家藏方·卷第八·痰饮方一十八道》

治肺受风邪，胸膈停寒，头目昏运，鼻塞声重，咳嗽哕逆，心腹痞满，胁下刺痛。

五味子（九两，炒） 细辛（去叶、土，五两） 陈橘皮（去白，二两） 高良姜（一两，锉炒） 甘草（二两，锉炒）

上件㕮咀。每服三钱，水一盏半，煎至七分，去滓热服，不拘时候。

（29）止红散

《杨氏家藏方·卷第八·痰饮方一十八道》

治心肺客热，咳嗽吐血。

柴胡（去苗，一两） 胡黄连 宣连（各半两）

上件为细末，入朱砂少许研匀。每服二钱，水一盏，煎至半盏，通口服，食后。

（30）知母散

《杨氏家藏方·卷第十·虚劳方一十二道》

治虚劳心肺有热，咳嗽唾脓血。大能解劳除热，调顺荣卫。

黄芪（一两，蜜炙） 白芍药 生干地黄 黄芩 麦门冬（去心） 人参（去芦头） 白茯苓（去皮） 桔梗（去芦头） 知母（以上八味各三分） 甘草（炙，半两）

上件㕮咀。每服五钱，水二盏入生姜三片，淡竹叶三十叶，小麦五十粒，同煎至一盏，去滓温服，不拘时候。

（31）人参紫菀散

《杨氏家藏方·卷第十·虚劳方一十二道》

治虚劳咯血，痰涎上盛，咳嗽喘急，寒热往来，肩背拘急，劳倦少力，盗汗发渴，面目浮肿，并皆治之。

人参（去芦头，一两） 紫菀（洗，去芦头，一两） 陈橘皮（去白，一两） 贝母（去心，二两） 甘草（半两，炙） 紫苏叶（四两） 桑白皮（二两） 白茯苓（去皮，半两） 杏仁（去皮、尖，半两，用麸炒令熟） 五味子（二两）

上件为细末。每服三钱，水一盏，生姜五片，煎至七分温服，不拘时候。

【评述】

一、咳嗽药物评述

（一）历代古籍关于咳嗽药物的记载概况

《神农本草经》（以下简称《本经》）记载可以治疗咳嗽的药物，经与现代临床用药对比，去掉大毒者，可止咳降逆的主要药物有石菖蒲、远志、细辛、蘼芜、白芝、五味子、淮木、牡桂（肉桂）、茯苓、海蛤、干姜、当归、紫菀、白鲜皮、款冬花、竹叶、半夏、射干、莨草、蜀椒等。《本经》并无药物的归经阐述，只载功效，以上诸药以"止咳逆、上气"为主要临床功效。这些药物有通过"益气、补不足"而止咳逆上气；有通过"温而主结气、喉痹"治疗咳逆上气；有通过"温而主胸中寒热结气"治疗咳逆上气；抑或通过"性平而益气止咳，补虚下气而止咳"。

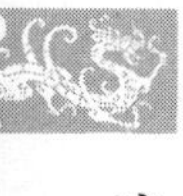

《敦煌古医籍考释》中收载有"《本草经集注》甲本"，治疗上气咳嗽的药物有麻黄、杏仁、白前、橘皮、紫菀、款冬花、五味、细辛、蜀椒、半夏、生姜、干姜、桃仁、紫苏子、射干、芫花根、百部根等味。这些药物仍是当今临床用于治疗咳嗽的常用药。如载射干，曰："射干味苦、平，微温，有毒。主咳逆上气，喉痹咽痛，不得消息，散结气，腹中邪逆，食饮大热。"与《本经》比较，"《本草经集注》甲本"增加了麻黄这一止咳药物。

《千金翼方》有大量关于止咳药物的记载。如《千金翼方·卷第二本草上》载"白芝"，曰："主咳逆上气，益肺气，通利口鼻，强志意，勇悍，安魄。"此种记载体例与《本经》大同小异，说明汉唐时期医家使用白芝，通过补益肺气、通利口鼻、安魄强志意而起到止咳的作用。又如载"生姜"，曰："主伤寒，头痛，鼻塞，咳逆上气，止呕吐。"此外，该书增加贝母、杜衡、女菀、牡荆实、枇杷叶等止咳药。

《医学入门》对咳嗽用药有较为翔实的阐述，分为总括与药物分类，其中"治风门""治热门""治湿门""治燥门""治寒门""治疮门"等均有咳嗽用药的内容。无论是"阳证"还是"阴证"，该书皆对咳嗽用方有详细阐述，且针对用方下所载药物有翔实的药解。

《本草纲目》在"百病主治药上"之"伤寒热病""暑""火热""哕啘""喘逆"中皆有治疗咳嗽上逆的药物记载，其中单列有"百病主治药上·咳嗽"。其将主治咳嗽的药物分为风寒、痰湿、痰火、虚劳、外治五部分，如在"风寒"下分别对白前、百部、牛蒡根、佛耳草、生姜、干姜等药物的功用主治进行阐述，并有配伍用药的相关记录。针对痰湿咳嗽用药，该书首论半夏，次谈天南星；痰火咳嗽用药中，首谈黄芩；虚劳咳嗽用药，则首载黄芪；外治咳嗽用药，则是以木鳖子为先，曰："肺虚久嗽，同款冬花烧烟，筒吸之。"此外，《本草纲目》还单列"百病主治药上·肺痿肺痈"，亦涉及咳嗽吐血等用药篇章，分为两部分，即"排逐"和"补益"。如"排逐"部分，首论鸡苏，其曰："肺痿吐血咳嗽，研末米饮服。""补益"部分，首论天门冬，曰："肺痿，咳涎不渴，捣汁入饴、酒、紫菀末丸含。"同时，《本草纲目》尚记载有"百病主治药上·咳嗽血"，记载了杏仁、白前、猪胰、猪肺等。由此可见，李时珍对咳嗽用药的阐述与历代医家对咳嗽病的认识一脉相承，除单列有咳嗽用药以外，尚单列有"肺痿肺痈"用药，虽不在于治咳，但实则起到了治疗咳嗽的效果，是记载咳嗽用药的集大成之作。

《万病回春》是一部重要的内科临床古籍文献。该古籍特色之处在于将咳嗽用药以歌诀方式呈现，即"药性歌"两首，共计对 12 味药物进行了性味及功用主治特点的描述，不但朗朗上口，而且特色鲜明，可供医学生学习初期使用。

《医宗说约》在"卷之首"也列有咳嗽药物的炮制歌诀，主要有苍术、苏子、柴胡、麦冬、五味子、百部、射干、葶苈等药物的性味主治功用歌诀。

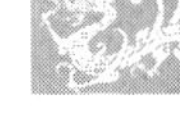

《伤寒瘟疫条辨》是又一部对咳嗽用药进行高度概括的古籍。首先，该书的药物分类不同，将药物分为补剂类、润剂类、寒剂类、消剂类、涩剂类、散剂类、汗剂类、补剂类等。如补剂类，将补益药生黄芪与五味子在同一类下加以阐述，有归经、功用、主治特色等的介绍。其次，该书从临床用药角度出发，首论药物的炮制，炮制后阐述性味、归经，重点阐述对所归经脏腑的气机升降所发挥的调节作用，进而阐述其止咳功效，或清伏火而止咳，或益气而止咳，或发汗解表而止咳，或润肺而止咳，或降气而止咳，或敛肺气而止咳等，紧紧围绕咳嗽病因病机展开药物的叙述，是对临床用药较有参考价值的一种实用性古籍。

（二）以病因病机为核心阐述咳嗽用药的特点

咳嗽用药的特点是以病因病机为核心，表现在以下几点。

其一，以风邪为主用药，主要是祛风寒、祛风热、祛风燥药及久病入络的虫类药物。风邪是引发咳嗽的常见因素，国医大师晁恩祥将风邪视为咳嗽变异性哮喘、支气管哮喘、慢性阻塞性肺疾病的主要致病因素。以上几种疾病皆以咳嗽为主要临床表现，如以阵咳、咽痒、气急为主要表现者，其咳以干咳为主，少痰或无痰，具有阵发性、痉挛性的特点，常突然发作，骤然而止。以上症状符合"风性善行而数变""风甚则痉挛"的特点，故治疗以"疏风宣肺，缓急止咳"为大法。疏风宣肺治法中的典型用药有麻黄、桔梗、前胡、紫苏、枇杷叶、牛蒡子等；降气止咳平喘用药主要有杏仁、厚朴、紫菀、苏子、白果等；疏风解痉类药物主要有蝉蜕、地龙、白僵蚕、全蝎等，最终以达疏风宣肺、缓急解痉、利咽止咳之目的。

其二，以寒邪为主用药。《伤寒瘟疫条辨》将麻黄置于"汗剂类"，曰："麻黄味辛，气温，气味俱薄，轻清而浮，升也，阳也。入心与大肠、膀胱，实肺家专药。发汗解表，治冬月正伤寒里胜，泻卫实去荣寒，利血脉通九窍，开毛孔除身热头疼，疗咳逆气喘。"通过发汗以达解表祛除寒邪之目的。《医学入门》将药物分为治寒门、治风门、治热门、治湿门、治燥门等几类，每门皆有咳嗽用药的记载。《本草纲目》在“百病主治药上·咳嗽”中将主治咳嗽的药物分为风寒、痰湿、痰火、虚劳、外治五部分，如在“风寒”下分别对白前、百部、牛蒡根、佛耳草、生姜、干姜等药物功用主治加以详述，并有配伍用药的相关阐述。

其三，以虚为主用药。除调理风邪、寒邪、燥邪及气机失常为主用药特点外，因慢性咳嗽在古代和现代临床中发病率更高，且迁延难愈，常虚实并见，寒热错杂，发病时间较长，发展到后期往往以虚为主，故治疗尤要注重补益药物的恰当使用。如《本经》就记载白芝有补益止咳之效，曰：“白芝，味辛，平。主咳逆上气，益肺气，通利口鼻，强志意，勇悍，安魄。久食轻身不老，延年神仙。一名玉芝。”《本草纲目》的“百病主治药上·咳嗽”中，虚劳为单独门类，说明李时珍将虚劳视为引发咳嗽的一个重要因素，如载黄芪，曰：“黄芪，补肺泻火，止痰嗽、自汗及咳脓血。”又如：“人参，补肺气。肺虚久嗽，同鹿角胶末煎服。化痰止嗽，同明矾丸服。喘嗽有血，鸡子清五更调服。小儿喘嗽，发热自汗，有血，同天花粉服。”再如：“五味子，收肺气，止咳嗽，乃火热必用之药。久咳肺胀，同粟壳丸服。久嗽不止，同甘草、五倍子、风化硝末噙，又同甘草、细茶末噙。”

其四，以水饮（水气凌肺）为主要病机的咳嗽用药思路。《伤寒论》明确提出小青龙汤治疗水饮所致咳嗽，见治伤寒表不解，心下有水气，干呕发热而渴，或利，或噎，或小便不利，少腹满，或喘，治疗用药为麻黄、芍药、细辛、干姜、甘草、桂枝、半夏、五味子。临床中，外感寒邪表证不解者，常见伴有咳或喘者，治疗以祛表邪，细辛以行少阴里水之功，配合干姜以散胸前之满，半夏以降上逆之气。此虽无典型止咳药，但可达止咳目的，提示临床医师治疗咳嗽必须审因论治，方能取得更佳疗效。

其五，咳嗽病位在肺，胃气上逆为关键病机。《素问·卷第十·咳论篇第三十八》曰：“五脏六腑皆令人咳，非独肺也。”说明咳嗽的主要病位在肺，而脾胃为气机升降之枢纽。刘完素治咳理念亦为“治咳先治痰，气顺则痰消”。《伤寒兼证析义·素患咳家兼伤风寒论》谈道：“胃气不清之咳，其病在胃，客邪所伤在经……故凡脏腑诸咳，咸聚于胃而关于肺也。所谓胃气不清者，言水谷之气不能如雾之上蒸于肺而转溉诸脏，势必留积于胃，随热气而化为痰，随寒气而化为饮，胃中既为痰饮所滞，则输肺之气亦必不清，而为诸咳之患矣。”因此，在治疗咳嗽中要尤其关注此条病机用药。《咳嗽中医诊疗专家共识意见》中单独列有一证型，即胃气上逆证，主要表现有阵发性呛咳、气急，咳甚时呕吐酸苦水，平卧或饱食后症状加重，平素上腹部不适，常伴嗳腐吞酸、嘈杂或灼痛等，病机为胃气上逆，痰浊壅中，肺胃失和，气道受累，所用药物主要为旋覆花、代赭石、法半夏、党参、干姜、黄芩、黄连、枇杷叶等。

其六，咳嗽特色用药。《医学入门·本草总括》曰：“凡嗽以五味子为君，有痰者半夏为佐，有喘者阿胶为佐，有热无热者黄芩为佐，但分两多少不同耳……内伤痰嗽，须用五味子，喘者用阿胶。”这是李梴对“嗽”总体治疗用药的概述。其他诸如对麻黄、旋覆花等的论述，确为现代临床证明起效的咳嗽特殊用药。麻黄为治疗风寒咳喘的第一要药，辛温发散风寒，宣肺止咳平喘，特别是辅以紫苏叶、防风之后，其散寒宣肺之力更强。三药合用，共散表寒，使寒邪不再束肺，肺气得宣，不致气上逆，咳喘自缓。此外，用药突出一个“清”字。旋覆花调气机，理肺胃，功泽三脏，正所谓“旋覆花，其性沉降，味辛、咸。辛则善散善行，故能宣散肺气达于皮毛；咸能入肾，故能纳气下行以归根，并引胃中之痰涎或水饮息息下行而从浊道出，不复上逆犯肺，肺自清虚。是一药之功，三脏戴泽，三焦通利矣，实为治咳之要药”。《滇南本草》云苦杏仁：“止咳嗽，清痰润肺，润肠胃。”现代药理研究报道，苦杏仁具有祛痰、镇咳、平喘、抗炎的作用，多用于慢性气管炎、急慢性呼吸道感染等。桔梗味苦、辛，性平，归肺经，具有宣肺、利咽、祛痰、排脓的功效，主治咳嗽痰多、咽喉肿痛、音哑、肺痈吐脓、胸满胁痛、疮疡脓肿。《本草汇言》云其：“主利肺气，通咽膈，宽中理气，开郁行痰之要药也。”现代药理研究表明，桔梗有祛痰、镇咳与抗炎作用，可治疗肺炎。罂粟壳味微酸，性平，具有敛肺涩肠固肾的作用，可治久嗽、久痢等，嗽、痢初期及兼外感者忌用。《济阳纲目》云：“切不可骤用罂粟、诃子之剂止涩之。又有寒邪未除者，亦不可便用补药。”又云：“治嗽之要，切不可用乌梅、粟壳酸涩之药，其寒邪未除，亦不可便用补药。”

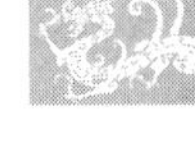

（三）小结

治疗咳嗽的本草古籍文献十分丰富，然而编者尤其关注传承下来的现存最早的中药学著作《神农本草经》，以及具有广泛学术与深远临床影响的《本草纲目》。评述主要针对咳嗽临床用药，着重对药物的主治功用、配伍、性味、归经及咳嗽的特色用药进行探索，将咳嗽与不同病因病机相结合，阐发不同病因致咳的临床用药，并将“此皆聚于胃，关于肺”之咳嗽病机与临床结合进行深度探讨。同时，编者亦从临床需求出发，阐述了治疗咳嗽的特殊药物及咳嗽禁忌药物，总体落脚于临床。

二、咳嗽方剂评述

为窥探历代医家医籍中有关咳嗽方剂使用的全貌，编者收集上起秦汉、下至明清多部古籍中关于咳嗽的相关方剂记载，基于混合分类法进行整理，发现古代咳嗽方剂十分丰富，有专论咳方，有专论嗽方，有咳嗽合论方，有通治方，亦有家传方等。历代文献中关于咳嗽，主要涉及咳、嗽、咳嗽、咯血、齁、呷嗽、上气、喘急、短气等不同名称，且皆有相应方剂对应。

（一）秦汉时期——仲景疗咳经方奠定了临床基础

咳嗽病名始见于《素问·卷第二·阴阳应象大论篇第五》，原文记载：“秋伤于湿，冬生咳嗽。”《素问·卷第十·咳论篇第三十八》也指出，咳嗽为“皮毛先受邪气”所致。“五脏六腑皆令人咳，非独肺也”这一名句使医家认识到咳嗽非一脏所为，乃数脏皆可为的病机宗旨，但鲜见咳嗽方剂论述。

《伤寒论》只言咳不言嗽，相关论述散见于“辨太阳病脉证并治”“辨阳明病脉证并治”和

"辨少阳病脉证并治"篇，涉及方剂有第 40 条："伤寒表不解，心下有水气，干呕，发热而咳，或渴，或利，或噎，或小便不利、少腹满，或喘者，小青龙汤主之。"第 41 条："伤寒，心下有水气，咳而微喘，发热不渴。服汤已渴者，此寒去欲解也。小青龙汤主之。"第 96 条："伤寒五六日，中风，往来寒热，胸胁苦满，嘿嘿不欲饮食，心烦喜呕，或胸中烦而不呕，或渴，或腹中痛，或胁下痞硬，或心下悸、小便不利，或不渴、身有微热，或咳者，小柴胡汤主之。"第 316 条："少阴病，二三日不已，至四五日，腹痛，小便不利，四肢沉重疼痛，自下利者，此为有水气。其人或咳，或小便利，或下利，或呕者，真武汤主之。"第 318 条："少阴病，四逆，其人或咳，或悸，或小便不利，或腹中痛，或泄利下重者，四逆散主之。"第 319 条："少阴病，下利六七日，咳而呕渴，心烦，不得眠，猪苓汤主之。"由此可知，张仲景以小青龙汤、小柴胡汤、真武汤、四逆散及猪苓汤疗咳，为咳嗽诊治奠定了坚实的学术和临床基础。

《金匮要略》咳嗽相关内容可见于"肺痿肺痈咳嗽上气病脉证治第七"和"痰饮咳嗽病脉证并治第十二"篇。仲景将咳嗽大抵分为寒、热、虚及痰饮四类，多以内伤为主因，或由外感诱发。寒咳者以麻黄汤为代表方，表虚证喘家以桂枝加厚朴杏子汤为代表方，寒饮内停射肺以小青龙汤等为代表方。由此可知，仲景以"姜辛夏"为核心的散寒逐饮组合，一直沿用至今，为当代医家所学用。热咳如水热互结伤阴之猪苓汤证，虚咳如阳虚水泛之真武汤证等，皆为临床医家所遵循。痰饮分为痰饮、悬饮、溢饮、支饮四类，支饮可表现为咳嗽。其中，寒饮伏肺者，宜用苓甘五味姜辛汤以温肺化饮；若兼表邪，则用射干麻黄汤以解表化饮；痰浊壅肺者，当用皂荚丸以宣壅涤痰；脾虚不运、水饮内停者，宜用泽漆汤以培土逐水；水饮郁而化热者，用厚朴麻黄汤以清热化饮等。

《删繁方》麻黄引气汤即在厚朴麻黄汤的基础上演化而来。麻黄引气汤主治肺痨实热咳嗽喘急，因劳役而邪并于肺，症见气喘息，鼻张，面目苦肿，故用厚朴麻黄汤中麻黄、石膏、细辛以泄肺满，泽漆汤中半夏、生姜、白前、桂心以涤痰，掺入紫苏、橘皮、竹叶以助麻黄、半夏、石膏之力，引清气上升，浊气下降，喘息面肿随手可愈。《备急千金要方·卷第十八大肠腑·咳嗽第五》载："咳而大逆，上气胸满，喉中不利，如水鸡声，其脉浮者，厚朴麻黄汤方。"现代医家每以此方用于肺气肿或肺心病证见咳嗽气喘者，取效良好，不但运用"姜辛夏"的经典组合，而且加入桂心以温助心阳。

同时，《金匮要略》首创肺痈、肺痿病名。肺痈咳嗽主方以解毒排脓之桔梗汤或泻肺化痰止咳之葶苈大枣泻肺汤为主要代表。桔梗汤为后世医家所沿用并用于咳嗽的治疗。如《深师方》之桔梗汤，主治肺痈、肠痈伴见咳嗽。肺痈以桔梗配甘草，肠痈证者以薏苡仁配伍败酱，再加干地黄、当归活血以消痈，白术补脾健肺，桑白皮泻肺利水。《明医杂著》之桔梗汤，主治肺痈已成，病机为热毒壅滞，热盛肉腐，瘀已成脓。方以黄芪托毒生肌，加贝母、瓜蒌仁、薏苡仁、桑白皮、甜葶苈、防己、地骨皮等清热解毒，泻火散结。肺痈者，当有胸气不利，故以瓜蒌仁、枳壳宽胸散结。血瘀肉腐者，则以当归活血化瘀，再以桑白皮、葶苈泻肺水。除肺痈脓痰，加桔梗、杏仁宣肺止咳。肺痈类似于西医学的肺部感染与肺脓肿，治疗需抗炎、祛痰。肺胀是多种肺系疾患迁延不愈，致肺脾肾虚损。肺气壅滞者表现为咳嗽、喘息气促、胸满，仲景以越婢汤加半夏汤或小青龙加石膏汤以治之。越婢加半夏汤具有清肺化痰、降逆平喘之功效。《医宗必读》《罗氏会约医镜》《类证治裁》皆对其加以继承并应用于肺胀咳嗽的治疗。

（二）魏晋南北朝隋唐时期——咳嗽方剂体现了医经与经方融合的特点

魏晋南北朝时期，以东晋葛洪《肘后备急方》和南北朝《深师方》为治疗咳嗽的代表方剂著作。《肘后备急方》中设专篇论治咳嗽，将咳嗽以“卒得咳嗽”或“久咳”“劳嗽”等明确按病程长短进行分类分治。如“治卒得咳嗽方。用釜月下土一分，豉七分。捣，为丸，梧子大，服十四丸”。药虽仅二味，却寓意深刻。其一，体现了葛洪重视中焦脾胃的思想。其二，体现了葛洪注重阴阳五行在咳嗽治疗中的运用。灶心土色黄属土，而豆豉分为黑豆豆豉和黄豆豆豉，前者可温肾，后者可健脾，先后天同补。其三，灶心土健脾补虚，可培土生金。豆豉可散寒清热，故“卒得咳嗽”不论新久，皆可治之。

深师疗咳，选方用药与常医有较大区别，自成体系，具有以下几个特点。其一，深师尤其重视对仲景之方的收录，对经方的变化加减，有一定代表性。如《深师方》中的麻黄汤即是对仲景方的化裁，曰：“深师疗新久咳嗽，唾脓血，连年不瘥，昼夜肩息，麻黄汤方。”是在仲景麻黄汤的基础上去杏仁，加大枣；“疗上气咳嗽，喉中水鸡鸣，唾脓血腥臭，麻黄汤方”，是在仲景麻黄汤的基础上加生姜。其二，虽遵古而不泥古，医学风格独具特色，形成鲜明的创新性。如疗“肺气不足，咳逆唾脓血，咽喉闷塞，胸满上气，不能饮食，卧则短气”的补肺汤，药用钟乳、白石英、干姜、桂心、款冬花、麦冬、五味子、桑白皮、粳米、大枣，显然是肺气虚寒的治疗方，但温补肺气而不忘养阴清肃，其用药寓有金水相生和培土生金之理。又如治疗“诸咳，心中逆气，气欲绝”的杏仁煎方，药用杏仁、猪膏、白蜜、生姜汁，以药食同方，甘辛润肺。治疗上气咳嗽的苏子煎，以紫苏子、生姜汁、白蜜、生地黄、杏仁组方，降气润肺。这种用药方法，后世名医如叶天士等，无不奉为圭臬。其三，喜用温补药物，重视中土思想。在深师治疗咳嗽的方剂中，除润肺用药款冬花、紫菀等外，还有麻黄、贝母、杏仁、紫苏子、半夏、钟乳石、射干、厚朴、白前、硝石、皂荚等，大多为温性药物。其四，《深师方》中单验方最多。这与南北朝时期战争仍频所形成的医方简便廉验之风盛行相关。

魏晋南北朝隋唐时期的方书，多散佚不见，后世所见者大多辑自《外台秘要》《医心方》等传世文献，如《范汪方》《小品方》《集验方》《深师方》《删繁方》中记载了不少诊疗咳嗽的方剂。编者观察以上方书所载诸方，发现这些方剂一般突出寒邪在咳嗽发病中的作用，不论外感寒邪、饮食之寒或阳虚内寒，如王焘提及：“肺感于寒，微者则成咳嗽，久咳嗽是连滞岁月，经久不瘥者是也。”继承了《内经》“形寒饮冷则伤肺”的学术观点。此外，尚有痰饮、风邪和热邪等病理因素，如：“饮气嗽经久不已，渐成水病……吐痰饮涎洟沫。”“久咳嗽上气者，是肺气虚极，风邪停滞。”“肺气嗽者，不限老少，宿多上热，后因饮食将息伤热，则常嗽不断，积年累岁。”一般疗咳亦以辛温药物为主，如桂心、干姜、紫菀、款冬花、麻黄、细辛等温药，可见以麻黄汤为代表的辛温治法是当时治疗慢性咳嗽的主要方法；有些方剂中甚至出现了附子、乌头、吴茱萸等辛温大热的药物，然却极少出现黄芩等现代临床治疗咳嗽常用的清肺药。此外，一些出现频率很高的药物如芫花根、蜀椒等，目前已很少用于咳嗽的治疗，但在以上方书中有所出现，甚至名为芫花煎。编者查阅《本经》，芫花确有止咳之用，或可为当代疑难咳嗽临床论治提供借鉴。

（三）宋金元时期——形成咳嗽方剂的分科诊疗

北宋时期，咳嗽治疗方剂以政府颁布方书为主，个人方书为辅。其中，以《太平惠民和剂局方》（以下简称《局方》）和《圣济总录》最具政府官方的代表性。《局方》继承了仲景偏于辛温散寒止咳的学术思想，在药物选择与方剂组合上沿袭使用温燥之方药，如治“寒壅咳嗽，鼻塞声重，涕唾稠黏，痰涎壅盛，气急满闷，并宜服之”的消风百解散，“治小儿咳逆上气，心胸痰壅，不欲乳食”的半夏散，以及广泛使用的二陈汤为后世历代所沿用。同时，《局方》咳嗽成药的剂型十分丰富，体现了成药使用的多样化。《圣济总录》中列有“咳嗽门”专篇，所收方剂众多，对咳嗽论治颇详。认为风寒侵袭和邪热是咳嗽病因，尤其是风寒邪气，所谓“微寒微咳，咳嗽之因，属风寒者十居其九”，亦提到咳嗽呕吐是肺胃受寒所致，而咳逆短气则因寒邪所伤，咳嗽面目浮肿则因寒气“聚于胃，关于肺”。《圣济总录》亦多用温热药物，使肺得温则气宣通，咳嗽自止，如治肺胃有寒咳嗽之半夏汤，治冷嗽之干姜汤、细辛散，治咳嗽上气之蜀椒丸，所用麻黄、细辛、蜀椒、乌头、半夏、干姜、丁香等，多药性温热，能散寒止咳，而寒凉之品的应用则较少，仅有马兜铃、黄芩等物。

个人方书以陈言《三因极一病证方论》为代表，其特色是论述了时气咳嗽的方剂使用。如“五运时气民病证治”所载“治肺经受热，上气咳喘，咯血痰壅”之麦门冬汤。首先，此麦门冬汤非《金匮要略》的麦门冬汤，仲景的麦门冬汤主要针对咳逆上气。陈无择在参考经方麦门冬汤的基础下，创制了运气麦门冬汤。其中，麦冬、甘草、人参、半夏与经方麦门冬汤一致，但经方麦门冬汤的君药是七升，而运气麦门冬汤则是与其他药物等分。经方麦门冬汤的君药为麦冬，而运气麦门冬汤则比较复杂，由白芷、紫菀、竹叶、桑白皮等清轻之品组成，综合发挥宣肺滋阴作用。

此外，咳嗽方剂不单出现在综合性方书中，而且在家传方、外科、妇科等古籍中均有所涉列，如家传方代表《杨氏家藏方》，多关注虚劳咳嗽，故篇幅有所增长，同时通治方记载亦颇多，外科咳嗽治验代表《世医得效方》，妇科《妇人大全良方》，儿科《洪氏集验方》，以及其他各科的代表古籍《严氏济生方》《类编朱氏集验医方》。这些方剂多根据科别及体质因素组方，方剂的药物组成及炮制服用亦体现其特殊性。如针对妇人妊娠咳嗽，陈自明认为多属寒湿阻肺、肺气不利或虚劳所致，如“治妊娠咳嗽不止，胎不安”的紫菀汤，“治妊娠外伤风冷，痰逆，咳嗽不食”的麻黄散等。陈氏喜在祛邪的基础上加白术安胎。对于产后咳嗽，陈氏认为：“夫肺者主气，因产后血虚，肺经一感微邪，便成咳嗽。或风、或热、或寒、或湿，皆令人咳嗽也。”产后多虚、多瘀，其方剂组方常以当归、川芎、黄芪、熟地黄等养血益气，配伍柴胡、前胡、陈皮、桔梗等，组成黑神散、五积散或佛手散。《局方》疗小儿咳嗽，一般以寒或痰论。《世医得效方》仿《局方》创龙脑丸用于脾疸咳嗽，并以清肺汤用于肺疳咳嗽。《洪氏集验方》亦载儿科咳嗽，一般认为咳嗽与痰湿蕴肺有关，常以白矾、天南星、半夏等组成坠涎丸、辰砂丸等，以安惊化痰止咳。

（四）明清时期——咳嗽用方体系化与高峰化

《明医杂著》载丹溪治咳不出乎气血痰郁，尤为重视痰火，提出“痰因火动，逆上作嗽者，先治火，次治痰”的治疗大法，因此，清热润肺类方剂增多，如治“咳嗽，皮肤干燥，唾中有血，胸膈疼痛等症”的五味子汤；疗“咳血、吐血”等症的人参救肺散等方剂。同时，劳瘵专著《痰火点雪》，亦注重痰火咳嗽的临床辨治，载阴虚劳嗽、肺痿咳嗽等具有代表性的方剂，如“治虚劳咳嗽咯血，潮热盗汗，不思饮食”之蛤蚧散；“治肺痿骨蒸，已成劳咳，或寒或热，声不出，体虚自汗，四肢倦怠”之秦艽扶羸汤。

张景岳根据咳嗽病因将本病分为外感咳嗽和内伤咳嗽。西医学多以急性、慢性、亚急性咳嗽来论。多数学者认为，急性咳嗽即外感咳嗽，慢性咳嗽即内伤咳嗽。明清时期，随着温病学派形成，不同于宋代之前以辛温方药治疗咳嗽的主流，在外感咳嗽方面，辛凉、清肺、轻宣之品的运用逐渐增多。叶天士对外感风邪咳嗽主张“辛以散邪，佐微苦以降气为治”；对温邪咳嗽主张用辛甘凉润剂；暑邪咳嗽当“以辛凉清润，不可表汗，以伤津液”。如用于风热咳嗽的桑菊饮、气分热证之麻杏甘石汤、暑湿咳嗽之六一散、燥邪咳嗽之桑杏汤等。常用药物有牛蒡子、紫苏梗、薄荷等疏风散邪；杏仁、薏苡仁、桔梗、桑白皮、枳壳宣肺化痰止咳；燥邪犯肺选枇杷叶、杏仁、梨汁、甘蔗汁、芦根、沙参、麦冬；湿邪阻滞气机，多选紫苏子、杏仁、莱菔子、白芥子、厚朴、通草、薏苡仁等宽胸散结，理气化痰。内伤咳嗽则以虚证为主，责之肺、脾、肾功能失调。如叶氏针对内伤咳嗽，其方剂主要用于纠正肺阴亏虚、肺脾气虚、肺肾两虚等，如沙参麦冬汤、黄芪建中汤、都气丸等。沈金鳌的《杂病源流犀烛》中亦提出：“盖肺不伤不咳，脾不伤不久咳，肾不伤火不炽、咳不甚，其大较也。”不仅指出肺、脾、肾是咳嗽主要病变所在，还指出咳嗽累及的脏腑是随着病情的加重而由肺及脾，由脾及肾。他主张治肺之要以调气为先，久咳气虚当升举中气，外感致肺气壅遏者宜调达肺气。其认为“血生于脾，统于心，藏于肝，宣布于肺，根于肾”，从临床角度全面解读了“五脏六腑皆令人咳，非独肺也”的病机宗旨，记录了许多五脏六腑咳嗽方剂。

明清时期，古籍数量较前代大幅增加，咳嗽方剂数量达到顶峰，大部分载于综合性医著，包括内、外、妇、儿、五官各科病证。医案古籍对咳嗽病案所用方剂记录逐渐增多，如《内科摘要》《临证指南医案》等。咳嗽内容多为专篇专论，如《不居集·卷之十四·唾血方》《张氏医通·卷十三·专方·咳嗽门》等。

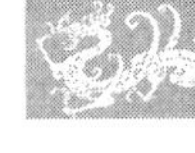

（五）小结

《内经》载："五脏六腑皆令人咳，非独肺也。"从五脏六腑角度出发论咳，而"此皆聚于胃，关于肺"则是医家论治咳嗽的核心病机。外来客气是刘完素提出的"寒、暑、燥、湿、风、火六气，皆令人咳"的六淫致咳病因病机认识的进一步发展。历代所出治疗咳嗽方剂皆不出其范畴。总体而言，治咳方剂可以分为辨证论治与辨病论治两类，或为辨病论治与辨证论治相结合。

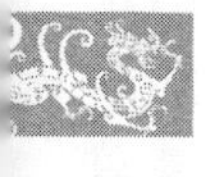

第六章

外治集萃

第六章

[illegible]

第一节
针灸推拿

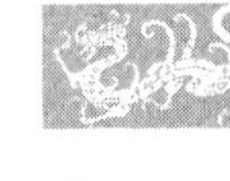

一、经脉变动

《灵枢·卷之三·经脉第十》：肺手太阴之脉，起于中焦，下络大肠，还循胃口，上膈属肺，从肺系横出腋下，下循臑内，行少阴、心主之前，下肘中，循臂内上骨下廉，入寸口，上鱼，循鱼际，出大指之端；其支者，从腕后直出次指内廉，出其端。是动则病肺胀满，膨膨而喘咳，缺盆中痛，甚则交两手而瞀，此为臂厥。是主肺所生病者，咳，上气喘喝，烦心胸满，臑臂内前廉痛厥，掌中热。气盛有余，则肩背痛，风寒汗出中风，小便数而欠。气虚则肩背痛寒，少气不足以息，溺色变。为此诸病，盛则泻之，虚则补之，热则疾之，寒则留之，陷下则灸之，不盛不虚以经取之。盛者寸口大三倍于人迎，虚者则寸口反小于人迎也。

肾足少阴之脉，起于小指之下，斜走足心，出于然谷之下，循内踝之后，别入跟中，以上腨内，出腘内廉，上股内后廉，贯脊，属肾，络膀胱。其直者，从肾上贯肝膈，入肺中，循喉咙，挟舌本；其支者，从肺出络心，注胸中。是动则病饥不欲食，面如漆柴，咳唾则有血，喝喝而喘，坐而欲起，目䀮䀮如无所见，心如悬若饥状，气不足则善恐，心惕惕如人将捕之，是为骨厥。是主肾所生病者，口热舌干，咽肿上气，嗌干及痛，烦心心痛，黄疸肠澼，脊股内后廉痛，痿厥嗜卧，足下热而痛。为此诸病，盛则泻之，虚则补之，热则疾之，寒则留之，陷下则灸之，不盛不虚以经取之。灸则强食生肉，缓带披发，大杖重履而步。盛者寸口大再倍于人迎，虚者寸口反小于人迎也。

《针灸问对·卷之下·十二经见证歌》：肺经多气而少血，是动（因气动也）则病喘与咳，肺胀膨膨缺盆痛，两手交瞀为臂厥。所生病者（不因气动）为气嗽。

肾经多气而少血，是动病饥不欲食，喘嗽唾血喉中鸣，坐而欲起面如垢。

二、治则治法

《难经·六十八难》：五脏六腑，各有井、荥、输、经、合，皆何所主？然：经言，所出为井，所流为荥，所注为输，所行为经，所入为合。井主心下满，荥主身热，输主体重节痛，经主喘咳寒热，合主逆气而泄。此五脏六腑其井、荥、输、经、合所主病也。

《针灸甲乙经·卷七·六经受病发伤寒热病第一下》：振寒瘛疭，手不伸，咳嗽唾浊，气膈善呕，鼓颔，不得汗，烦满，目昀纵衄，尺泽主之。左窒刺右，右窒刺左。

两胁下痛，呕泄，上下出，胸满，短气，不得汗，补手太阴以出之。

《针灸问对·卷之下》：或曰：嗽病多灸肺俞、风门何如？曰：肺主气，属金，行秋之令，喜清而恶热，受火所制。为华盖，居四脏之端，饮食入胃，热气上蒸，兼之六部有伤，痰火俱作，发而为咳，为嗽。其痰多者，显是脾之湿浊，随火上升为嗽；其痰少者，肺火抑郁不得宣通为咳。咳形属火，痰形属湿。风门、肺俞二穴，《明堂》《铜人》皆云治嗽。今人见有痰而嗽，无痰而咳，一概于三伏中灸之，不计壮数。二穴切近华盖，而咳与嗽本因火乘其金，兹复加以艾火燔灼，金欲不伤得乎？况三伏者，火旺金衰，故谓之伏。平时且不可灸，而况于三伏乎？夫治嗽当看痰与火孰急。无痰者，火旺金衰，十死七八，泻火补金，间或可生；痰多者，湿盛也，降火下痰，其嗽自愈。纵灸肺俞、风门，不过三壮、五壮，泻其热气而已，固不宜多灸，三伏之中更不宜灸也。

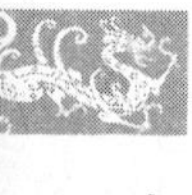

三、穴位主治

《针灸甲乙经·卷七·六经受病发伤寒热病第一下》：热病发热，烦满而欲呕哕，三日以往不得汗，怵惕，胸胁痛，不可反侧，咳满溺赤，大便血，衄不止，呕吐血，气逆，噫不止，嗌中痛，食不下，善渴，舌中烂，掌中热，饮呕，劳宫主之。

振寒，小指不用，寒热汗不出，头痛，喉痹舌卷，小指之间热，口中热，烦心心痛，臂内廉及胁痛，聋，咳，瘛疭，口干，头痛不可顾，少泽主之。

热中少气，厥阳寒，灸之热去。烦心不嗜食，咳而短气，善喘，喉痹身热，脊胁相引，忽忽善忘，涌泉主之。

胁痛咳逆，不得息，窍阴主之，及爪甲与肉交者，左取右，右取左，立已，不已复取。

《针灸甲乙经·卷八·五脏传病发寒热第一下》：咳上气，喘，暴喑不能言，及舌下夹缝青脉，颈有大气，喉痹，咽中干，急不得息，喉中鸣，翕翕寒热，项肿肩痛，胸满腹皮热，衄，气短哽心痛，隐疹头痛，面皮赤热，身肉尽不仁，天突主之。

寒热胸背急，喉痹，咳上气，喘，掌中热，数欠伸，汗出善忘，四肢厥，善笑，溺白，列缺主之，胸中膨膨然，甚则交两手而瞀，暴痹喘逆，刺经渠及天府，此谓之大俞。寒热咳呕沫，掌中热，虚则肩臂寒栗，少气不足以息，寒厥，交两手而瞀，口沫出，实则肩背热痛，汗出，四肢暴肿，身湿摇，时寒热，饥则烦，饱则善，面色变，口噤不开，恶风泣出，列缺主之。烦心，咳，寒热善哕，劳宫主之。

寒热，唇口干，喘息，目急痛，善惊，三间主之。胸中满，耳前痛，齿痛，目赤痛，颈肿，寒热，渴饮辄汗出，不饮则皮干热，曲池主之。寒热，颈疬适，咳呼吸难，灸五里，左取右，右取左。

寒热目𥇀𥇀，善咳喘逆，通谷主之。

《针灸甲乙经·卷九·邪在肺五脏六腑受病发咳逆上气第三》：邪在肺则病皮肤痛，发寒热，上气喘，汗出，咳动肩背。取之膺中外俞，背三椎之傍，以手疾按之，快然乃刺之，取缺盆中以越之。

阳气大逆，上满于胸中，愤䐜肩息，大气逆上，喘喝坐伏，病咽噎不得息，取之天容。

其咳上气，穷诎胸痛者，取之廉泉。取之天容者，深无一里。取廉泉者，血变乃止。

咳逆上气，魄户及气舍主之。

咳逆上气，譩譆主之。

咳逆上气，咽喉鸣喝喘息，扶突主之。

咳逆上气，唾沫，天容及行间主之。

咳逆上气，咽喉壅肿，呼吸短气，喘息不通，水突主之。

咳逆上气，喘不能言，华盖主之。

咳逆上气，唾喘短气不得息，口不能言，膻中主之。

咳逆上气，喘不得息，呕吐胸满，不得饮食，俞府主之。

咳逆上气，涎出多唾，呼吸喘悸，坐卧不安，彧中主之。

胸满咳逆，喘不得息，呕吐烦满，不得饮食，神藏主之。

胸胁支满，咳逆上气，呼吸多喘，浊沫脓血，库房主之。

咳喘不得，坐不得卧，呼吸气素，咽不得，胸中热，云门主之。

胸胁支满，不得俯仰，瘨痈，咳逆上气，咽喉喝有声，太溪主之。

咳逆不止，三焦有水气，不能食，维道主之。

咳逆烦闷不得卧，胸中满，喘不得息，背痛，太渊主之。

咳逆上气，舌干胁痛，心烦肩寒，少气不足以息，腹胀，喘，尺泽主之。

咳，干呕，满，侠白主之。

咳上气，喘不得息，暴痹内逆，肝肺相传，鼻口出血，身胀，逆息不得卧，天府主之。

悽悽寒嗽，吐血，逆气，惊，心痛，手阴郄主之。

咳而胸满，前谷主之。咳面赤热，支沟主之。咳喉中鸣，咳唾血，大钟主之。

《黄帝明堂经·背自第一椎两傍侠脊各一寸五分下至节凡四十二穴第八》：肺俞，在第三椎下两傍各一寸五分。刺入三分，留七呼，灸三壮。主肺寒热，呼吸不得卧，咳上气，呕沫，喘气相追逐，胸满背膺急，息难，振栗，脉鼓，气膈，胸中有热，支满不嗜食，汗不出，腰脊痛。肺胀。瘨疾，憎风时振寒，不得言，得寒益甚，身热狂走欲自杀，目反妄见，瘛疭，泣出，死不知人。

心俞，在第五椎下两傍各一寸五分。刺入三分，留七呼，灸三壮，主痎疟。寒热，心痛循循然，与背相引而痛，胸中悒悒不得息，咳唾血，多涎，烦中善噎，食不下，呕逆，汗不出，如

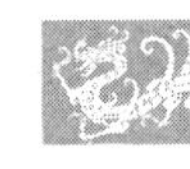

疟状，目䀮䀮，泪出悲伤，心胀。

膈俞，在第七椎下两傍各一寸五分。刺入三分，留七呼，灸三壮。主悽悽振寒，数欠伸。痓。咳而呕，膈寒，食饮不下，寒热，皮肉骨痛，少气不得卧，胸满支两胁，膈上竞竞，胁痛腹䐜，胃脘暴痛，上气，肩背寒痛，汗不出，喉痹，腹中痛，积聚，嘿嘿嗜卧，怠惰不欲动，身常湿湿，心痛无可摇者，大风汗出，癫狂，周痹，身背痛，无可大汗出。

肝俞，在第九椎下两傍各一寸五分。刺入三分，留六呼，灸三壮。主痓，筋痛急互引。咳而胁满急，不得息，不得反侧，腋胁下与脐相引，筋急而痛反折，目上视，眩，目中循循然，眉头痛，惊狂，衄，少腹满，目䀮䀮生白翳，咳引胸痛，筋寒热，唾血，短气，鼻酸，肝胀，癫狂。

肾俞，在第十四椎下两傍各一寸五分。刺入三分，留七呼，灸三壮。主热痓，寒热，食多，身羸瘦，两胁引痛，心下䐜痛，心如悬，下引脐，少腹急痛，热，面黑，目䀮䀮，喘咳少气，溺浊赤，骨寒热，溲难，肾胀，腰痛不可俛仰反侧，风头痛如破，足寒如水，头重身热，振栗，腰中四肢淫泺，欲呕，腹鼓大，寒中洞泄，食不化，骨寒热，引背不得息。

《黄帝明堂经·背自第二椎两傍侠脊各三寸下至二十一椎下两傍侠脊凡二十六穴第九》：魄户，在第三椎下两傍各三寸，足太阳脉气所发。正坐取之，刺入五分，灸五壮。主肩髆间急，悽厥恶寒，项背痛引颈，咳逆上气，呕吐烦满。

《黄帝明堂经·颈凡十七穴第十二》：廉泉，一名本池。在颔下，结喉上舌本，阴维、任脉之会。刺入二分，留三呼，灸三壮。主舌下肿，难以言，舌纵涎出，咳逆上气，喘息呕沫，齿噤。

天容，在耳下曲颊后，手少阳脉气所发。刺入一寸，灸三壮。主寒热，疝积，胸中痛，不得穷屈，咳逆上气唾沫，肩痛不可举，颈项痈肿不能言，耳聋嘈嘈无所闻，喉痹，瘿，咽肿。

水突，一名水门。在颈大筋前，直人迎下，气舍上，足阳明脉气所发，刺入一寸，灸三壮。主咳逆上气，咽喉痈肿，呼吸短气，喘息不通。

气舍，在颈，直人迎，侠天突陷者中，足阳明脉气所发。刺入三分，灸三壮。主咳逆上气，肩肿不得顾，喉痹，瘤瘿。

扶突，一名水穴。在曲颊下一寸，人迎后，手阳明脉气所发，仰而取之。刺入四分，灸三壮。主咳逆上气，咽中鸣，喝喝喘息，暴忤，喑，气哽与舌本出血。

《黄帝明堂经·肩凡二十八穴第十三》：肩中俞，在肩甲内廉，去脊二寸陷者中。刺入三分，留七呼，灸三壮。主寒热，目不明，咳上气，唾血。

缺盆，一名天盖。在肩上横骨陷者中。刺入二分，留七呼，灸三壮。主寒热瘰适，胸中满，有大气，缺盆中满痛者死，外溃不死，肩痛引项，臂不举，缺盆中痛，汗不出，喉痹，咳唾血。

《黄帝明堂经·胸自天突循任脉下行至中庭凡七穴第十四》：天突，一名玉户。在颈结喉下五寸中央宛宛中，阴维、任脉之会。刺入一寸，留七呼，灸三壮。主咳逆上气，喘，暴喑不能言及舌下侠缝青脉，颈有大气，喉痹，咽中干急，不得息，喉中鸣，翕翕寒热，颈肿肩痛，胸满腹皮热，衄，气哽，心痛，隐疹，头痛，面皮赤热，身肉尽不仁。

华盖，在璇玑下一寸陷者中，任脉气所发。仰头取之。刺入三分，灸五壮。主咳逆上气，喘不能言，胸胁支满，骨痛引胸中。

紫宫，在华盖下一寸六分陷者中，任脉气所发。仰头取之。刺入三分，灸五壮。主胸胁支满，痹痛骨疼，饮食不下，咳逆上气，烦心。

膻中，一名元儿。在玉堂下一寸六分直两乳间陷者中，任脉气所发。仰而取之。刺入三分，灸五壮。主胸痹心痛，烦满，咳逆上气，唾，喘，短气不得息，口不能言。

《黄帝明堂经·胸自输府侠任脉两傍各二寸下行至步廊凡十二穴第十五》：输府，在巨骨下，去璇玑傍各二寸陷者中，足少阴脉气所发。仰卧而取之。刺入四分，灸五壮。主咳逆上气，喘不得息，呕吐，胸满，不得饮食。

彧中，在输府下一寸六分陷者中，足少阴脉气所发。仰卧而取之。刺入四分，灸五壮。主咳逆上气，涎出多唾，呼吸喘悸，坐不得安。

神藏，在彧中下一寸六分陷者中，足少阴脉气所发。仰而取之。刺入四分，灸五壮。主胸满咳逆，喘不得息，呕吐，烦满，不得饮食。

神封，在灵墟下一寸六分陷者中，足少阴脉气所发。仰而取之。刺入四分，灸五壮。主胸胁支满不得息，咳逆，乳痈，洒淅恶寒。

《黄帝明堂经·胸自气户侠输府两傍各二寸下行至乳根凡十二穴第十六》：库房，在气户下一寸六分陷者中，足阳明脉气所发。仰而取之。刺入四分，灸五壮。主胸胁支满，咳逆上气，呼吸多唾浊沫脓血。

《黄帝明堂经·胸自云门侠气户两傍各二寸下行至食窦凡十二穴第十七》：云门，在巨骨下，气户两傍各二寸陷者中，动脉应手，足太阴脉气所发。举臂取之。刺入七分，灸五壮，刺太深令人逆息。主暴心腹痛，疝积时发，上冲心，咳逆，喘不得息，坐不得卧，呼吸气索咽不得，胸中热，喉痹，胸中暴逆。先取冲脉，后取三里、云门皆泻之。肩痛不可举，引缺盆。脉代不至寸口，四逆，脉鼓不通。

中府，肺募也，一名膺中俞。在云门下一寸，乳上三肋间动脉应手陷者中。手足太阴之会。刺入三分，留五呼，灸五壮。主肺系急，咳，胸中痛，恶寒，胸满悒悒然，善呕食，胸中热，喘逆，逆气相追逐，多浊唾不得息，肩背风汗出，面腹肿，膈中不下食，喉痹，肩息肺胀，皮肤骨痛，寒热，烦满。

周荣，在中府下一寸六分陷者中，足太阴脉气所发。仰而取之。刺入四分，灸五壮。主胸胁支满，不得俛仰，咳唾陈脓秽浊。

天溪，在胸乡下一寸六分陷者中，足太阴脉气所发。仰而取之。刺入四分，灸五壮。主胸中满痛，乳肿溃痈，咳逆上气，咽喉有声。

《黄帝明堂经·腹自鸠尾循任脉下行至会阴凡十五穴第十九》：鸠尾，一名尾翳，一名髑骬，在臆前蔽骨下五分，任脉之别。不可灸刺（鸠尾盖心上，人无蔽骨者，当从上歧骨下行一寸半）。

主心中寒，胀满不得食，息贲时唾血，血瘀，热病，胸中痛不得卧，心腹痛不可按，善哕，心疝，太息，面赤，心背相引而痛，数噫喘息，胸满咳呕，腹皮痛，瘙痒，喉痹，食不下。

《黄帝明堂经·腹自幽门侠巨阙两傍各半寸循冲脉下行至横骨凡二十二穴第二十》：幽门，一名上门。在巨阙两傍各五分陷者中，冲脉、足少阴之会。刺入五分，灸五壮。主胸胁背相引痛，心下溷溷，呕吐多唾，饮食不下，善哕支满，积不能食，数咳善忘，泄有脓血，呕沫吐涎，少腹坚，善唾，女子心疝逆气，善吐，食不下。

《黄帝明堂经·腹自不容侠幽门两傍各一寸五分至气冲凡二十四穴第二十一》：不容，在幽门傍一寸五分，去任脉二寸，直四肋端，相去四寸，足阳明脉气所发。刺入五分，灸五壮。主呕血，肩息，胁下痛，口干，心痛与背相引，不可咳，咳则引肾痛。

《黄帝明堂经·腹自期门上直两乳侠不容两傍各一寸五分下行至冲门凡十四穴第二十二》：期门，肝募也，在第二肋端，不容傍各一寸五分，上直两乳，足太阴、厥阴、阴维之会。举臂取之。刺入四分，灸五壮。主痓，腹大坚不得息。咳，胁下积聚，喘逆，卧不安席，时寒热。心下大坚。奔豚胁下气上下，胸中有热。伤食，胁下满，不能转展反侧，目青而呕。霍乱泄注。喑不能言。妇人产余疾，食饮不下，胸胁支满，眩目，足寒，心切痛，善噫，闻酸臭，胀痹，腹满，少腹尤大。

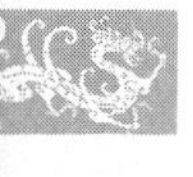

《黄帝明堂经·腹自章门下行至居髎凡十二穴第二十三》：章门，脾募也，一名长平，一名胁窌。在大横外，直脐，季肋端，足厥阴、少阳之会。侧卧屈上足，伸下足，举臂取之。刺入八分，留六呼，灸三壮。主奔豚，腹肿，石水，腹中肠鸣盈盈然，食不化，胁痛不得卧，烦热，口干燥不嗜食，胸胁支满，喘息而冲膈，呕，心痛及伤饱，身黄，酸痟，羸瘦，腰痛不得转侧，腰清脊强，四肢懈堕，善怒，咳，少气郁郁然不得息，厥逆，肩不可举，马刀肿瘘，身瞤。

维道，一名外枢。在章门下五寸三分，足少阳、带脉之会。刺入八分，灸三壮。主呕，咳逆不止，三焦有水气，不能食。

《黄帝明堂经·手太阴及臂凡一十八穴第二十四》：肺出少商，少商者，木也。在手大指端内侧，去爪甲角如韭叶，手太阴脉之所出也，为井。刺入一分，留一呼，灸一壮。主热病象疟，振栗鼓颔，腹胀，睥睨，喉中鸣。疟，寒厥及热烦心，善哕，心满而汗出，刺少商出血，立已。寒濯濯，寒热，手臂不仁，唾沫，唇干引饮，手腕挛，指支痛，肺胀上气，耳中生风，咳喘逆，指痹，臂痛，呕吐，饮食不下膨膨。

流于鱼际，鱼际者，火也。在手大指本节后内侧散脉中，手太阴脉之所流也，为荥。刺入二分，留三呼，灸三壮。主寒厥及热烦心，少气不足以息，阴湿痒，腹痛不下饮食，肘挛支满，喉中焦干渴。痓，上气，热病振栗鼓颔，腹满，阴萎，咳引尻，溺出，虚也，膈中虚，食饮呕，身热汗不出，数唾涎下，肩背寒热，脱色，目泣出，皆虚也，刺鱼际补之。唾血，时寒时热，泻鱼际，补尺泽。厥心痛，卧若从居，心痛间，动作痛益，色不变者，肺心痛。短气心痹，悲怒逆气，恐，狂易。胃逆，霍乱逆气。虚热，洒淅起毛，恶风，舌上黄，身热，热争则喘咳，痹走胸膺背不得息，头痛不堪，汗出而寒，刺鱼际及阳明出血。

注于太渊，太渊者，土也。在（手）掌后陷者中，手太阴之所注也，为输。刺入二分，留二呼，灸三壮。主病温身热，五日以上汗不出，刺太渊，留针一时取之，未满五日禁不可刺。痎疟，臂厥，肩膺胸痛，目中白眼青，转筋，掌中热，乍寒乍热，缺盆中相引痛，数欠，喘不得息，臂内廉痛，上膈，饮已烦满。痹逆气，寒厥急热烦心，善唾，哕噫，胸满噭呼，胃气上逆，心痛。咳逆，烦闷不得卧，胸中满，喘不得息，背痛。唾血，振寒，嗌干。口僻，刺太渊，引而下之，狂言，妬乳。

行于经渠，经渠者，金也。在寸口陷者中，手太阴脉心之所行也，为经。刺入三分，留三呼，不可灸，伤人神明。主寒热，胸背急痛，喉中鸣，咳，上气，喘，掌中热，数欠，汗出。胸中膨膨然，甚则交两手而瞀，暴瘅内逆，刺经渠及天府，此谓之大俞。臂内廉痛，喘逆，心痛欲呕。

列缺，手太阴之络，去腕上一寸五分，别走阳明者。刺入三分，留三呼，灸五壮。主热病先手臂痛，身热瘛疭，唇口聚，鼻张，目下汗出如转珠，两乳下三寸坚，胁下满悸。疟寒甚热，惊痫如有见者，列缺主之，并取阳明络。善忘，四肢逆厥，善笑，溺白。寒热咳唾沫，掌中热，虚则肩背寒栗，少气不足以息，寒厥交两手而瞀，为口沫出，实则肩背热痛，汗出，四肢暴肿，身湿，摇时寒热，饥则烦，饱则面色变，口噤不开，恶风泣出。

入于尺泽，尺泽者，水也。在肘中约上动脉，手太阴脉也之所入也，为合。刺入三分，留三呼，灸三壮。主振栗瘛疭，手不伸，咳嗽唾浊，气膈善呕，鼓颔不得汗，烦满身痛，目�纵衄，尺泽主之，左窒刺右，右窒刺左。两胁下痛，呕泄上下出，胸满短气，不得汗，补手太阴以出之。心膨膨痛，少气不足以息。咳逆上气，舌干胁痛，心烦满乱，肩背寒，腹胀，喘，手臂不得上头，肘痛，癫疾，喉痹。

侠白，在天府下，去肘五寸动脉，手太阴之别。刺入四分，灸五壮。主心痛，咳，干呕，烦满。

天府，在腋下三寸，臂臑内廉动脉，手太阴脉气所发。禁不可灸，使人逆气，刺入四分，留三呼。主咳，上气，喘不得息，暴瘅内逆，肝肺相搏，鼻口出血，此胃大输，身胀，逆息不得卧。风汗出，身肿，喘喝多唾，恍惚善忘，嗜卧不觉。

《黄帝明堂经·手厥阴心主及臂凡一十六穴第二十五》：流于劳宫，劳宫者，火也，一名五里。在掌中央动脉，手心主脉之所流也，为荥。刺入三分，留六呼，灸三壮。主热病发热，烦满而欲呕，哕，三日以往不得汗，怵惕，胸胁痛，不可反侧，咳满溺赤，大便血，衄不止，呕吐血，气逆，噫不止，嗌中痛，食不下，善渴，口中烂，掌中热，烦心，咳，寒热，善哕，少腹积聚，胸胁支满，风热，善怒，心中悲，喜思慕歔欷，善笑不休，黄瘅目黄，大人小儿口中腥臭，热痔。

入于曲泽，曲泽者，水也。在肘内廉下陷者中，屈肘得之，手心主脉之所入也，为合。刺入三分，留七呼，灸三壮。主心澹澹然善惊，身热，烦心，口干，手清，逆气，呕唾，肘瘛，善摇头，颜清，汗出不过眉，伤寒温病。心痛卒咳逆，曲泽主之，出血则已。

《黄帝明堂经·手少阴心主及臂凡一十六穴第二十六》：阴郄，手少阴郄，在掌后脉中，去腕五分。刺入三分，灸三壮。主凄凄寒，咳吐血，气惊心痛。

《黄帝明堂经·手阳明及臂凡二十八穴第二十七》：五里，在肘上三寸，行向里大脉中央，手阳明脉气所发，禁不可刺，灸十壮。左取右，右取左。主痎疟，心下胀满痛，上气，寒热，颈疠适，咳，呼吸难。嗜卧，四肢不欲动摇，身体黄。�目，目䀮䀮，少气。

《黄帝明堂经·手少阳及臂凡二十四穴第二十八》：行于支沟，支沟者，火也。在腕后三寸两骨之间陷者中，手少阳脉之所行也，为经。刺入二分，留七呼，灸三壮。主咳，面赤热，马刀肿瘘，目痛，肩不举，心痛支满，逆气，汗出，口噤不可开，热病汗不出，互引，颈嗌外肿，肩臂酸重，胁腋急痛，四肢不举，痂疥，项不可顾，霍乱，男子脊急，目赤，暴喑不能言。

《黄帝明堂经·手太阳及臂凡一十六穴第二十九》：小肠上合手太阳，出于少泽，少泽者，金也，一名少吉。在手小指之端，去爪甲下一分陷者中，手太阳脉之所出也，为井。刺入一分，留二呼，灸一壮。主振寒，小指不用，寒热汗不出，头痛喉痹，舌急卷，小指之间热，口中热，烦心，心痛，臂内廉及胁痛，聋，咳，瘛疭，口干，项痛不可顾，痎疟。

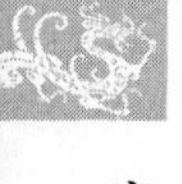

流于前谷，前谷者，水也。在手小指外侧，本节前陷者中，手太阳脉之所流也，为荥。刺入一分，留三呼，灸三壮。主痎疟，寒热，咳而胸满，劳瘅，小便赤难，肘臂腕中痛，颈肿不可以顾，头项急痛，眩，淫泺，肩胛小指痛，臂不可举，头项痛，咽肿不可咽，热病汗不出，狂，互引，癫疾，目中白翳，目痛泣出，甚者如脱，耳鸣，鼻不利，喉痹。

《黄帝明堂经·足太阴及股凡二十二穴第三十》：行于商丘，商丘者，金也。在足内踝下微前陷者中，足太阴脉之所行也，为经。刺入三分，留七呼，灸三壮。主寒热善呕，厥头痛，面肿起。脾虚令人病寒不乐，好太息，腹满向向然，不便，心下有寒痛，阴股内痛，气痈，狐疝走上下，引少腹痛，不可俛仰，痔，骨蚀，骨痹烦满。癫疾，狂，多食，善笑不发于外，烦心，渴，善厌梦，管疽，喉痹，绝子，小儿咳而泄，不欲食，痫瘛，手足扰，目昏，口噤，溺黄，疟寒，腹中痛，痛已汗出，筋挛痛。

《黄帝明堂经·足厥阴及股凡二十二穴第三十一》：流于行间，行间者，火也。在足大指间动脉应手陷者中，足厥阴脉之所流也，为荥。刺入六分，留十呼，灸三壮。主心痛色仓仓然如死灰状，终日不得太息，肝心痛也，咳逆上气，唾沫，善惊悲不乐，厥，胫足下热，面尽热，嗌干渴。溺难痛，白浊，卒疝，少腹肿，咳逆呕吐，卒阴跳腰痛不可以俛仰，面仓黑，热，腹中䐜满，身热厥痛。腹痛上抢心，心下满，癃，茎中痛，怒䐜不欲视，泣出，长太息，癫疾，短气，呕血，胸背痛，喉痹气逆，口㖞，喉咽如扼状，月事不利，见血而有身反败，阴寒。

《黄帝明堂经·足少阴及股并阴跻四穴阴维二穴凡二十穴第三十二》：流于然谷，然谷者，火也，一名龙渊。在足内踝前，起大骨下陷者中，足少阴脉之所流也，为荥。刺入三分，留三呼，灸三壮，刺之多见血，使人立饥欲食。主热病烦心，足寒清，多汗，先取然谷，后取太溪、大指间动脉，皆先补之。痉，互引，身热，寒热。石水，不嗜食，心如悬，哀而乱，善恐，嗌内肿，心惕惕恐如人将捕之，多涎出，喘，少气，吸吸不足以息，癃疝。胸中寒，脉代时不至，上重下轻，足不能安地，少腹胀，上抢心，胸胁支满，咳唾有血，痿厥，癫疾，洞泄，消渴，黄瘅，足一寒一热，舌纵烦满，喉痹。女子不字，阴暴出，经水漏，小儿脐风，口不开，善惊，男子精溢，胫酸不能久立。

注于太溪，太溪者，土也。在足内踝后跟骨上动脉陷者中，足少阴脉之所注也，为输。刺入三分，留七呼，灸三壮。主热病汗不出，默默嗜卧，溺黄，少腹热，嗌中痛，腹胀内肿，涎下，心痛如锥针刺，疟，咳逆心闷不得卧，呕甚，热多寒少，欲闭户牖而处，寒厥，足热，胞中有大疝瘕积聚，与阴相引而痛，苦涌泄上下出，补尺泽、太溪、手阳明寸口，皆补之，消瘅，善噫，气走喉咽而不能言，手足清，溺黄，大便难，嗌中肿痛，唾血，口中热，唾如胶。

大钟，在足跟后冲中，别走太阳，足少阴络。刺入二分，留七呼，灸三壮。主疟多寒少热。咳，喉中鸣，咳唾血。喘，少气不足以息，腹满，大便难，时上走胸中鸣，胀满，口舌干，口中吸吸，善惊，咽中痛，不可内食，善怒，惊恐不乐。实则闭癃，凄凄然腰脊痛，宛转，目循循然，嗜卧，口中热，虚则腰痛，寒厥，烦心闷。

《黄帝明堂经·足少阳及股并阳维四穴凡二十八穴第三十四》：胆出于窍阴，窍阴者，金也。在足小指次指之端，去爪甲角如韭叶，足少阳脉之所出也，为井。刺入一分，留三呼，灸三壮。主胁痛咳逆不得息，窍阴主之（即爪甲上与肉交者，左取右，右取左立已，不已复取之），手足清，烦热，汗不出，手肢转筋，头痛如锥刺之，循循然不可以动，动益烦心，喉痹舌卷，口干，臂内廉痛不可及头，耳聋鸣。痈疽。

行于阳辅，阳辅者，火也。在足外踝上辅骨前绝骨端，如前三分许，去丘墟七寸，足少阳脉之所行也，为经。刺入五分，留七呼，灸三壮。主寒热，酸痟，四肢不举，腋下肿，马刀瘘，喉痹，髀膝胫骨摇酸，痹不仁，腰痛如小锤居其中，怫然肿痛，不可以咳，咳则筋缩急，诸节痛，上下无常处。

《黄帝明堂经·足太阳及股并阳跻六穴凡三十六穴第三十五》：流于通谷，通谷者，水也。在足小指外侧本节前陷者中，足太阳脉之所流也，为荥。刺入二分，留五呼，灸三壮。主身疼痛，善惊，互引，鼻鼽衄，痎疟，寒热，目晾晾，善咳喘逆，狂癫疾，善唏，头眩项痛，烦满，振寒。

《备急千金要方·卷第三十针灸下·心腹第二·咳逆上气》：天容、廉泉、魄户、气舍、譩譆、扶突，主咳逆上气，喘息呕沫齿噤。

头维，主喘逆烦满，呕沫流汗。

缺盆、心俞、肝俞、巨阙、鸠尾，主咳唾血。

期门，右手屈臂中横纹外骨上，主咳逆上气。

缺盆、膻中、巨阙，主咳嗽。

然谷、天泉、陷谷、胸堂、章门、曲泉、天突、云门、肺俞、临泣、肩井、风门、行间，主咳逆。

维道，主咳逆不止。

天府，主上气，喘不得息。

扶突，主咳逆上气，咽中鸣喘。

魄户、中府，主肺寒热，呼吸不得卧，咳逆上气，呕沫喘气相追逐。

肺俞、肾俞，主喘咳少气百病。

彧中、石门，主咳逆上气，涎出多唾。

大包，主大气不得息。

天池，主上气喉鸣。

天突、华盖，主咳逆上气喘暴。

紫宫、玉堂、太溪，主咳逆上气心烦。

膻中、华盖，主短气不得息，不能言。

俞府、神藏，主咳逆上气，喘不得息。

彧中、云门，主咳逆上气，涎出多唾，呼吸喘悸，坐不安席。

步廊、安都，主膈上不通，呼吸少气喘息。

气户、云门、天府、神门，主喘逆上气，呼吸肩息，不知食味。

库房、中府、周荣、尺泽，主咳逆上气，呼吸多唾浊沫脓血。

中府，主肺系急，咳辄胸痛。

经渠、行间，主喜咳。

鸠尾，主噫喘，胸满咳呕。

期门，主喘逆，卧不安席，咳，胁下积聚。

经渠，主咳逆上气，喘，掌中热。

侠白，主咳，干呕烦满。

大陵，主咳逆寒热发。

少海，主气逆，呼吸，噫，哕，呕。

少商、大陵，主咳逆，喘。

太渊，主咳逆胸满，喘不得息。

劳宫，主气逆，噫不止。

三里，主咳嗽多唾。

支沟，主咳，面赤而热。

肩俞，主上气。

前谷，主咳而胸满。

咳喘，曲泽出血立已。又主卒咳逆，逆气。

咳唾，噫善咳，气无所出，先取三里，后取太白、章门。

《太平圣惠方·卷第九十九·今具列一十二人形共计二百九十穴》：大杼二穴，在项后第一椎下，两傍各一寸半陷中是穴。足太阳、手少阳之会。理风劳气，咳嗽气急，头痛目眩，腹痛。

针入五分，留七呼。禁灸。

浮白二穴，在耳后入发际一寸是穴。足太阳之会。主寒热喉痹，咳逆疝积，胸中满，不得喘息，胸痛，耳聋嘈嘈无所闻，颈项痈肿，不能言，及瘿，肩不举也。针入三分，灸三壮。

经渠二穴者，金也，在寸口陷者中是穴。手太阴脉之所行，为经也。主疟寒热，胸背急，胸中膨膨痛，喉痹，掌中热生，嗽逆上气，喘息，数欠，热病汗不出，暴痺喘逆，心痛欲呕。针入二分，留三呼。不可灸，灸即伤人神。

《太平圣惠方·卷第一百·具列四十五人形》：天池二穴，在乳后一寸，着胁直腋撅肋间。灸三壮。主寒热痎疟，热病汗不出，胸满颈痛，四肢不举，腋下肿，上气，胸中有喉鸣也。

《铜人腧穴针灸图经·卷四·膺腧第二行左右凡一十二穴》：灵墟二穴。在神藏下一寸六分陷中，仰而取之，足少阴脉气所发。治胸胁支满，痛引胸不得息，咳逆呕吐，胸满不嗜食。针入三分，可灸五壮。

《铜人腧穴针灸图经·卷四·腹第三行左右凡二十四穴》：不容二穴。在幽门两傍各一寸五分，去任脉二寸，直四肋端，足阳明脉气所发。治腹满，痃癖不嗜食，腹虚鸣呕吐，胸背相引痛，喘咳口干，痰癖，胁下痛重肋，疝瘕。针入五分，可灸五壮。

《铜人腧穴针灸图经·卷五·手太阴肺经左右凡一十八穴》：尺泽二穴。水也。在肘中约上动脉中，手太阴脉之所入也，为合。治风痹肘挛，手臂不得举，喉痹上气，舌干，咳嗽唾浊，四肢暴肿，臂寒短气。针入三分，可灸五壮。

孔最二穴。在腕上七寸，手太阴郄。治热病汗不出，此穴可灸三壮即汗出。咳逆臂厥痛，针入三分，灸五壮。

列缺二穴。去腕侧上一寸五分，以手交叉，头指末筋骨罅中，手太阴络别走阳明。疗偏风口㖞，手腕无力，半身不遂，咳嗽掌中热，口噤不开，寒疟呕沫，善笑纵唇口，健忘。针入二分，留三呼，泻五吸即可，灸七壮。慎酒面、生冷物等。

《铜人腧穴针灸图经·卷五·手阳明大肠经左右凡二十八穴》：商阳二穴。金也。一名绝阳。在手大指次指内侧，去爪甲角如韭叶，手阳明脉之所出也，为井。治胸中气满，喘咳支肿，热病汗不出，耳鸣且聋，寒热痎疟，口干颐颔肿，齿痛恶寒，肩背急相引缺盆痛，目青盲。可灸三壮，右取左，左取右，如顷食立已，针入一分，留一呼。

五里二穴。在肘上三寸行向里大脉中央。治风劳惊恐吐血，肘臂痛，嗜卧，四肢不得动摇，寒热瘰疬，咳嗽，目视䀮䀮，痎疟心下胀满。可灸十壮，禁不可针。

《铜人腧穴针灸图经·卷五·手太阳小肠经左右凡一十六穴》：前谷二穴。水也。在手小指外侧本节之前陷中，手太阳脉之所流也，为荥。治热病汗不出，痎疟，癫疾，耳鸣，颔肿喉痹，咳嗽衄血，颈项痛，鼻塞不利，目中白翳，臂不得举。可灸一壮，针入一分。

《铜人腧穴针灸图经·卷五·手厥阴心主脉左右凡一十六穴》：天泉二穴。一名天湿。在曲腋下二寸，举臂取之。治心病胸胁支满，咳逆，膺背胛间臂内廉痛。针入六分，可灸三壮。

《铜人腧穴针灸图经·卷五·手少阳三焦经左右凡二十四穴》：天井二穴。土也。在肘外大骨后，肘后上一寸两筋间陷中，屈肘得之，手少阳脉之所入也，为合。甄权云：曲肘后一寸，叉手按膝头取之，两筋骨罅。治心胸痛，咳嗽上气，唾脓不嗜食，惊悸瘛疭，风痹臂肘痛，捉物不得。可灸三壮，针入三分，慎如常法。

《铜人腧穴针灸图经·卷五·足厥阴肝经左右凡二十二穴》：行间二穴。火也。在足大指间，动脉应手陷中，足厥阴脉之所流也，为荥。治溺难，又白浊，寒疝，少腹肿，咳逆呕血，腰痛不可俛仰，腹中胀，心痛，色苍苍如死状，终日不得息，口㖞，四肢逆冷，嗌干烦渴，瞑不欲视，目中泪出大息，癫疾短气。可灸三壮，针入六分，留十呼。

《铜人腧穴针灸图经·卷五·足少阳胆经左右凡二十八穴》：窍阴二穴。金也。在足小指次指之端，去爪甲如韭叶，足少阳脉之所出也，为井。治胁痛咳逆不得息，手足烦热汗不出，转筋，痈疽，头痛心烦，喉痹舌强口干，肘不可举，卒聋不闻人语。可灸三壮，针入一分。

《铜人腧穴针灸图经·卷五·足少阴肾经左右凡二十穴》：涌泉二穴。木也。一名地冲。在足心陷中，屈足卷指宛宛中，足少阴脉之所出也，为井。治腰痛大便难，心中结热，风疹，风痫，心痛不嗜食，妇人无子，咳嗽身热喉痹，胸胁满目眩，男子如蛊，女子如妊娠，五指端尽痛，足不得践地。可灸三壮，针入五分，无令出血。淳于意云：汉北齐王阿母，患足下热，喘满，谓曰，热厥也，当刺之足心立愈。

然谷二穴。火也。一名龙渊。在足内踝前起大骨下陷中，足少阴脉之所流也，为荥。治咽内肿，心恐惧如人将捕，涎出喘呼少气，足跗肿不得履地，寒疝少腹胀，上抢胸胁，咳唾血，喉痹淋沥，女子不孕，男子精溢，酸不能久立，足一寒一热，舌纵烦满消渴，初生小儿脐风口噤，痿厥洞泄。可灸三壮，针入三分，不宜见血。

太溪二穴。土也。在足内踝后跟骨上动脉陷中，足少阴脉之所注也，为输。治久疟咳逆心痛，如锥刺其心，手足寒至节，喘息者死，呕吐口中如胶，善噫寒疝，热病汗不出，默默嗜卧，溺黄消瘅，大便难，咽肿唾血，今附痃癖，寒热咳嗽，不嗜食，腹胁痛，瘦脊手足厥冷。可灸三壮，针入三分。

太钟二穴。在足跟后踵中，走太阳足少阴络。治实则小便淋闭，洒洒腰脊强痛，大便秘涩，嗜卧口中热，虚则呕逆多寒，欲闭户而处，少气不足，胸胀喘息舌干，咽中食噎不得下，善惊恐不乐，喉中鸣，咳唾血。可灸三壮，针入二分，留七呼。

《针经指南·定八穴所在》：列缺二穴。手太阴肺之经，在手腕后一寸半。两手相叉指头尽处，筋骨罅间取之是。合照海。

咳嗽寒痰，肺……上件病证，列缺悉主之。先取列缺，后取照海。

《针灸大成·卷七·治病要穴·背部》：大杼，主偏身发热，瘅疟，咳嗽。

风门，主易感风寒，咳嗽痰血，鼻衄，一切鼻病。

肺俞，主内伤外感，咳嗽吐血，肺痈，肺痿，小儿龟背。

《针灸大成·卷七·治病要穴·手部》：列缺，主咳嗽风痰，偏正头风，单蛾风，下牙疼。

《针灸大成·卷七·经外奇穴》：聚泉一穴。在舌上，当舌中，吐出舌，中直有缝陷中是穴。

哮喘咳嗽，及久嗽不愈，若灸，则不过七壮。灸法用生姜切片如钱厚，搭于舌上穴中，然后灸之。如热嗽，用雄黄末少许，和于艾炷中灸之；如冷嗽，用款冬花为末，和于艾炷中灸之。灸毕，以茶清连生姜细嚼咽下。又治舌苔，舌强，亦可治，用小针出血。

《勉学堂针灸集成·卷一·别穴》：聚泉一穴……在舌。以舌出口外使直，有缝陷中。治哮喘，咳嗽久不愈。用生姜切薄片，搭舌上中，灸七壮，不宜多灸。热喘，用雄黄末少许，和艾炷灸。冷喘，用款冬花末少许，和艾炷灸，灸毕，即用生姜茶清微呷下。若舌苔、舌强，少刺出血。

直骨二穴……在乳下大约离一指头，看其低陷处与乳直对不偏者是；妇人按乳头直向下，乳头所到处正穴也，慎勿差误。主积年咳嗽。艾炷如小豆大，男左女右，灸三壮。如不愈者，不可治。

四、针灸治疗

《脉经·卷第六·肺手太阴经病证第七》：肺病，其色白，身体但寒无热，时时咳，其脉微迟，为可治……春当刺少商，夏刺鱼际，皆泻之；季夏刺太渊，秋刺经渠，冬刺尺泽，皆补之。又当灸膻中百壮，背第三椎二十五壮。

《备急千金要方·卷第三十针灸下·妇人病第八》：女子无子，咳而短气，刺涌泉入三分，灸三壮。在足心陷者中。

《千金翼方·卷二十七针灸中·肝病第一》：膏肓俞两穴主无病不疗方：

先令病人正坐曲脊，伸两手以臂着膝前，令正直，手大指与膝头齐，以物支肘，勿令臂得动也。从胛骨上角摸索至胛骨下头，其间当有四肋三间，灸中间依胛骨之里，去胛骨容侧指许，摩胎去表肋间空处，按之自觉牵引肩中。灸两胛内各一处至六百壮，多至千壮，数百壮当气下，砻砻然如流水，当有所下，若停痰宿疾亦必下也。此灸无所不治，主诸羸弱瘦损虚劳，梦中失精，上气咳逆，及狂惑妄误，皆有大验。若病人已困，不能正坐，当令侧卧，挽上臂令前，索孔穴灸之，求穴大较，以右手从左肩上住指头表所不及者是也，左手亦然。及以前法灸。若不能久正坐伸两臂者，亦可伏衣幞上，伸两臂，令人挽两胛骨使相远。不尔，甲骨覆穴不可得也。所伏衣幞，当令大小有常，不尔，则前却失其穴也。此穴灸讫后，令人阳气盛，当消息自养，令得平复。其穴近第五椎相准望求索。

《千金翼方·卷二十七针灸中·胆病第二》：吐血唾血，上气咳逆，灸肺俞，随年壮。

《千金翼方·卷二十七针灸中·肺病第七》：肺胀气抢胁下热痛，灸侠胃管两边相去一寸，名阴都，随年壮。

又，刺手太阴出血，主肺热气上咳嗽，寸口是也。

肺胀胁满，呕吐上气等，灸大椎并两乳上第三肋间各三壮。

凡肺风气痿绝，四肢胀满，喘逆胸满，灸肺俞各两壮，肺俞对乳引绳度之。

肺俞，主喉痹气逆咳嗽，口中涎唾，灸七壮，亦随年壮，可至百壮。

《千金翼方·卷二十七针灸中·大肠病第八》：治咳嗽法。肝咳，刺足太冲；心咳，刺手神门；脾咳，刺足太白；肺咳，刺手太泉；肾咳，刺足太溪；胆咳，刺阳陵泉；厥阴咳，刺手太阴。

嗽，灸两乳下黑白肉际各一百壮，即瘥。

又，以蒲当乳头周匝围身，令前后正平，当脊骨解中，灸十壮。

又，以绳横度口中，折绳从脊，灸绳两边各八十壮，三报之。三日毕，两边者口合度也。

又，灸大椎，下数下行，第五节下，第六节上，穴中间一处，并主上气。

呀嗽，灸两屈肘裹大横纹下头，随年壮。

上气咳逆，短气气满，食不下，灸肺募五十壮。

上气咳逆，短气，风劳百病，灸肩井二百壮。

上气短气咳逆，胸背彻痛，灸风门、热府百壮。

上气咳逆，短气胸满多唾，唾血冷痰，灸肺俞随年壮。(《千金》云：五十壮。)

上气气闷咳逆，咽塞声坏，喉中猜猜，灸天瞿五十壮。(一名天突。)

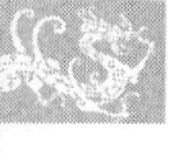

上气，胸满短气，灸云门五十壮。

上气咳逆，胸痹彻背痛，灸胸堂百壮，忌刺。

上气咳逆，灸膻中五十壮。

上气咳逆，胸满短气，牵背彻痛，灸巨阙、期门各五十壮。

灸咳，手屈，臂中有横纹，外骨捻头得痛处二七壮。

又，内踝上三寸，绝骨宛宛中，灸五十壮。主咳逆虚劳，寒损忧恚，筋骨挛痛。又主心中咳逆，泄注腹痛，喉痹，项颈满，肠痔逆气，痔血阴急。鼻衄骨疮，大小便涩，鼻中干燥，烦满，狂易走气。凡二十二种病，皆当灸之也。

论曰：凡上气，有服吐药得瘥，亦有针灸得除者，宜深体悟之。

治痰饮法：

诸结积、留饮、澼囊、胸满饮食不消，灸通谷五十壮。

又，灸胃管三百壮，三报之。

心下坚，积聚冷热，腹胀，灸上管百壮，三报之。

《千金翼方·卷二十八针灸下·消渴第一》：消渴咳逆，灸手厥阴，随年壮。

《扁鹊心书·卷上·附：窦材灸法》：虚劳咳嗽潮热，咯血吐血六脉弦紧，此乃肾气损而欲脱也，急灸关元三百壮，内服保元丹可保性命。

一咳嗽病，因形寒饮冷，冰消肺气，灸天突穴五十壮。

一久嗽不止，灸肺俞二穴各五十壮即止。若伤寒后或中年久嗽不止，恐成虚劳，当灸关元三百壮。

《扁鹊心书·卷中·虚劳》：其证始则困倦少食，额上时时汗出，或自盗汗，口干咳嗽，四肢常冷，渐至咳吐鲜血，或咯血多痰，盖肾脉上贯肝膈，入肺中，肾既虚损，不能上荣于肺，故有是病，治法当同阴证治之。先于关元灸二百壮，以固肾气，后服保命延寿丹，或钟乳粉，服三五两，其病减半，一月全安。若服知、柏、地黄、当归之属，重伤脾肾，是促其死也，切忌房事。然此病须早灸，迟则无益，丹药亦不受矣，服之反发热烦，乃真脱故也。若童男女得此病，乃胎秉怯弱，宜终身在家，若出嫁犯房事，再发必死。

治验：

一幼女病咳嗽，发热，咯血，减食。先灸脐下百壮，服延寿丹、黄芪建中汤而愈。

病人发热咳嗽、吐血少食，为灸关元二百壮，服金液、保命、四神、钟乳粉，一月痊愈。

《扁鹊心书·卷下·产后虚劳》：生产出血过多，或早于房事，或早作劳动，致损真气，乃成虚劳。脉弦而紧，咳嗽发热，四肢常冷，或咯血吐血，灸石门穴三百壮，服延寿丹、金液丹，或钟乳粉，十日减，一月安。

《针灸神书·卷二·琼瑶神书地部·治咳嗽有红痰二百五十法》：红痰咳嗽病传深，提补百劳灸共针，肺俞提从按刮弹，补从列缺艾加临，仍将三里取气下，脾俞补来提用心，中脘盘盘膏肓灸，四花提补妙中寻。

《针灸神书·卷二·琼瑶神书地部·肺壅咳嗽二百五十二法》：肺壅咳嗽泻膻中，肺俞先提后补攻，三里烧来取气下，先提后补列缺同，曲池要补咳生呕，中脘盘盘三次通，穴法已分先后取，其中妙用要依从。

《扁鹊神应针灸玉龙经·一百二十穴玉龙歌·咳嗽鼻流清涕》：腠理不密咳嗽频，鼻流清涕气昏沉。喷嚏须针风门穴，咳嗽还当艾火深。

风门：在第二椎下，两旁各一寸半陷中。

《世医得效方·卷四大方脉杂医科·咳逆·热证》：乳下一指许，正与乳相直，骨间陷处。妇人即屈乳头度之，乳头齐处是穴。艾灸炷如小豆大，灸三壮。男左女右，只灸一处，火到肌即瘥。不瘥，不可治也。其穴只当取乳下骨间动脉处是。

《世医得效方·卷五大方脉杂医科·咳嗽·通治》：灸法。上气咳逆，短气，胸满多唾，唾恶冷痰，灸肺俞五十壮。又法，灸两乳下黑白际各百壮，即差。咳嗽咽冷，声破喉猜猜，灸天突五十壮，穴与灸喘急同。膏肓俞在四椎下五椎上各去脊三寸，近胛骨仅容一指许，多灸之亦效。

《补要小儿袖珍方论·卷十·小儿明堂灸经》：小儿咳嗽久不瘥，灸肺俞五壮，在第三胸椎下两旁各一寸半。

《针灸聚英·卷四下·杂病十一穴歌·痰喘咳嗽》：咳嗽列缺与经渠，须用百壮灸肺俞，尺泽鱼际少泽穴，前谷解溪昆仑限，膻中七壮不可少，再兼三里实相宜。咳嗽饮水治太渊，引两胁痛肩俞间；引尻痛兮鱼际上，咳血列缺三里湾，肺俞百劳乳根穴，风门肺俞咳血关。

《针灸大成·卷八·续增治法·杂病》：咳嗽，有风、寒、火、劳、痰、肺胀、湿。灸天突、肺俞、肩井、少商、然谷、肝俞、期门、行间、廉泉、扶突，针曲泽（出血立已）、前谷。

面赤热咳：针支沟。

《针灸大成·卷九·治症总要·第二十四》：鼻流清涕。上星、人中、风府。

问曰：此症缘何而得？

答曰：此因伤风不解，食肉饮酒太早，表里不解，咳嗽痰涎，及脑寒疼痛，故得此症。复针后穴：百会、风池、风门、百劳。

《针灸大成·卷九·治症总要·第一百一》：妇女血崩不止。丹田、中极、肾俞、子宫。

问曰：此症因何而得？

答曰：乃经行与男子交感而得，人渐羸瘦，外感寒邪，内伤于精，寒热往来，精血相搏，内不纳精，外不受血，毒气冲动子宫，风邪串入肺中，咳嗽痰涎，故得此症。如不明脉之虚实，作虚劳治之，非也。或有两情交感，百脉错乱，血不归元，以致如斯者。再刺后穴：百劳、风池、膏肓、曲池、绝骨、三阴交。

《针灸大成·卷九·治症总要·第一百四十一》：咳逆发噫。膻中、中脘、大陵。

问曰：此症从何而得？

答曰：皆因怒气伤肝，胃气不足。亦有胃受风邪，痰饮停滞得者；亦有气逆不顺者，故不一也。刺前未效，复刺后穴：三里、肺俞、行间（泻肝经怒气）。

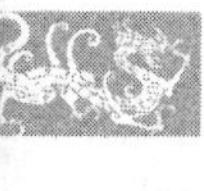

《简易备验方·卷十四·惊风（并癫痫、感冒、咳嗽）》：灸法。治咳嗽不瘥。肺俞穴，在背上第三椎骨下，两旁各一寸五分，各灸二七壮，三七壮，愈。

《灸法秘传·应灸七十症·咳嗽》：先贤论咳嗽，以有声为咳，有痰为嗽，有声有痰为咳嗽。其初起多因于风寒，延久多成于虚损。若咳甚欲吐，灸身柱。因痰而嗽，灸足三里。气促咳逆，觉从左升，易于动怒者，灸肝俞。咳嗽见血者，灸肺俞，或灸行间。吐脓者，灸期门。日久成劳者，灸膏肓弗误。

《灸法秘传·应灸七十症·血症》：书谓吐血成升斗者，属胃血也，其余咯血属心，呕血属肝，咳血属肺，唾血属肾。凡有一概血症，总当先灸胆俞。血痰灸其上脘。咯血喉中有声，灸其天突。如五劳七伤，诸虚百损，而患血者，灸其膏肓，弗可缓也。据（管见），暴患之血症，实火为多，不宜辄灸；灸患之血症，虚火不少，用灸无妨，切须辨之。

《灸法秘传·应灸七十症·肺痈》：咳不已，胸中隐隐而疼，吐痰腥臭，或吐血脓，是为肺痈。痈者，壅也。良由风寒内郁，郁久成火，火刑金脏而成。法当灸其天突，兼服清肺之方，庶几有效。

《灸法秘传·太乙神针·背面穴道》：身柱穴（大椎穴下三节骨下间。督脉）。凡脊膂强痛、咳吐、瘛疭、发热，针此穴。

肺俞穴（三椎骨下，两旁各开二寸。足太阳）。凡传尸骨蒸、肺痿、吐血、咳嗽、气喘，针两穴。

膏肓穴（四椎节下两旁各开三寸五分。足太阳）。凡劳伤虚损、肺痿、咯血、咳嗽吐痰、寒热、四肢无力，针两穴。

足三里穴（膝下三寸行外廉，以手掌按膝头，中指尖到处，股外旁也。足阳明）。凡翻胃、气膈、肠鸣膨胀、痃癖、胸胃蓄血、咳嗽稠痰、足痿失履，针两穴。

《针灸逢源·卷五·证治参详·咳嗽哮喘门》：咳嗽，有声无痰，曰咳，伤于肺气也。有痰无声曰嗽，动于脾湿也。有声有痰，名曰咳嗽，因伤肺气，复动脾湿也。

天突、膻中、乳根（三壮）、风门、肺俞、经渠、列缺、鱼际、前谷、三里。

咳逆，因喘咳以至气逆，咳嗽之甚者也。

肺俞、肺募、大陵、三里、行间。

《针灸逢源·卷五·证治参详·徐氏八法证治》：伤风感寒，咳嗽胸满：风府、风门、合谷、膻中。

咳嗽寒痰，胸膈闭痛：肺俞、膻中、三里。

久嗽不愈，咳唾血痰：太渊、风门、膻中。

《勉学堂针灸集成·卷二·咳嗽》：咳逆不止，自大椎至五椎节上，灸随年壮。

又方，期门三壮立止。

又方，在乳下容一指许，正与乳相直肋间陷中灸三壮，女人则屈乳头取之，灸男左女右到肌，立止。

肺痈咳嗽上气，天突、膻中、膏肓俞、肺俞皆灸。骑竹马穴七壮，诸穴之效，无逾于此穴也。

咳喘饮水，太渊、神门、支沟、中渚、合谷。

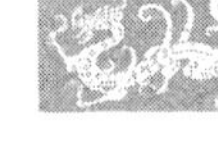

五、推拿治疗

《针灸大成·卷十·阳掌图各穴手法仙诀》：一掐肺经，二掐离宫起至乾宫止，当中轻，两头重，咳嗽化痰，昏迷呕吐用之。

总位者，诸经之祖，诸症掐效。嗽甚，掐中指一节。痰多，掐手背一节。手指甲筋之余，掐内止吐，掐外止泻。

《针灸大成·卷十·婴童杂症》：小儿咳嗽，掐中指第一节三下，若眼垂，掐四心。

《小儿推拿秘诀·看五脏六腑定诀歌》：肺经有病咳嗽多，可把肺经久按摩。

《小儿推拿秘诀·汗吐下说·吐法》：凡遇孩童风寒水湿伤乳伤食，或迷闷不爽，胃中饱懑，不进乳食，或咳嗽多痰，并呕吐，一切急慢惊风，不论暂感久感，即先用前法取汗毕。随将左手托住后脑，令头向前。用右手中指插入喉间，按住舌根，令其呕哕，或有乳者即吐乳，有食者吐食，有痰者吐痰。若初感者，一吐之后，病即霍然大减矣，随再照症推之，无不立愈。但孩童有齿者，并牙关紧者，照前拿牙关法，拿开牙关，随用硬物，如笔管之类，填其齿龈，然后入指，庶不被咬，又须入指从容，恐指甲伤及病者喉腭。（此吐法，系除病第一捷径，较汗下之取效甚速，予每以此救人甚多。盖小儿之病，不过风寒伤乳伤食，久之停积胃脘之间，随成他证，诚一吐之而病自愈耳。就是胃间无停积者，用此亦能通其五脏六腑之滞，医者留心。又有板门推下横纹则吐者，然不若按舌根吐之快也。有用药吐者，风斯下矣。）

《小儿推拿秘诀·阳掌诀法》：推肺经，二揉掐离乾，离上起，乾上止，当中轻，两头重。

咳嗽化痰，昏迷呕用之。

《小儿推拿秘诀·歌云》：人间发汗如何说，只在三关用手诀，再掐心经与劳宫，热汗立至何愁雪，不然重掐二扇门，大汗如甫便休歇。若沾痢疾并水泻，重推大肠经一节，侧推虎口见功夫，再推阴阳分寒热。若关男女咳嗽诀，多推肺经是法则。八卦离起到乾宫，中间宜乎轻些些，凡运八卦开胸膈，四横纹掐和气血。

《小儿推拿广意·卷中·咳嗽门》：咳嗽虽然分冷热，连声因肺感风寒，眼浮痰盛喉中响，戏水多因汗未干。

夫咳嗽者，未有不因感冒而成也。经曰：肺之令人咳，何也？岐伯曰：皮毛者，肺之合也。皮毛先受邪气，邪气得从其合，则伤于肺，是令嗽也。乍暖脱衣，暴热遇风，汗出未干，遽尔戏水，致令伤风咳嗽。初得时面赤唇红，气粗发热，此是伤风，痰壅作嗽。若嗽日久，津液枯耗，肺经虚矣。肺为诸脏华盖，卧开而坐合，所以卧则气促，坐则稍宽，乃因攻肺下痰之过，名曰虚嗽，又当补脾而益肺，借土气以生金，则自愈矣。

治宜：推三关，六腑，肺经（往上一百二十），二扇门，二人上马，五总（六转六掐），多揉肺俞穴，掐五指节，合谷，运八卦，多揉大指根，掐精宁穴，涌泉，天门入虎口，板门。

痰壅气喘，掐精灵穴，再掐板门。痰结壅塞，多运八卦。干咳，退六腑。痰咳，退肺经，推脾，清肾，运八卦。气喘，掐飞经走气，并四横纹。

《幼科推拿秘书·卷二·穴象手法·按穴却病手法论·各穴用法总歌（须熟读细玩）》：咳嗽痰涎呕吐时，一经清肺次掐离。离宫推至乾宫止，两头重实中轻虚。（咳者肺管有风，久咳肺系四垂不收，推肺肾为主，久者不易治。）

《幼科推拿秘书·卷二·穴象手法·按穴却病手法论·手法治病歌》：掐肺经络节与离，推离往乾中要轻。冒风咳嗽并吐逆，此筋推掐抵千金。

《幼科推拿秘书·卷三·推拿手法注释·手法注释四十二条·推离往乾》：离在将指根下，乾在二人上马之左旁。以我大指，从儿离宫推至乾宫。打个圆圈，离乾从重，中要轻虚，男左女右。盖因冒风咳嗽，或吐逆，掐肺经指节之后，必用此法为主。

《幼科推拿秘书·卷三·推拿手法注释·手法注释四十二条·揉膻中风门》：膻中在胸前堂骨洼处，风门在脊背上，与膻中相对。揉者，以我两手按小儿前后两穴。齐揉之，以除肺家风寒邪热，气喘咳嗽之症。

《幼科推拿秘书·卷四·推拿病症分类·咳嗽门·咳嗽歌》：咳嗽连声风入肺，重则喘急热不退。肺伤于寒嗽多，肺经受热声壅滞。寒宜取汗热宜清，实当泄之虚补肺。嗽而不止便成痫，痰盛不已惊风至。眼眶紫黑必伤损，嗽而有血难调治。总法宜分阴阳，运八卦，肺经热清寒补。揉二扇门，运五经，二人上马，掐五指节，掐精宁穴，揉天枢，前揉膻中，后揉风门。两手一齐揉，补脾土，侧推三关。心经热凉寒补，按弦走搓摩，离上推至乾上止。中虚清，揉肺俞穴，拿后承山穴。面青发喘，清肺经。发热清天河，捞明月小许。痰喘推法尽此矣。方用麦门冬煎汁，入洋糖晚煎，次早热服。（五次即愈。）

《幼科铁镜·卷一·推拿代药赋》：旋推止嗽，效争五味冬花。

《动功按摩秘诀·痰火哮喘症》：设有咳嗽寒疾之症，可于列缺掐五七十度，擦五七十度，兼用静功。列缺穴乃手太阴肺经在手腕后上侧寸半，两手相叉，食指尽处，高骨缝间是穴也。间有哮喘用天突、灵台、少冲、小指端，久嗽用三里，痰火用百劳、三里，痰火气用巨阙、中脘，皆宜查明穴法参用。

《动功按摩秘诀·痨症》：凡咳嗽吐血，坐墩儿，两手搭顶上，蹲身闭息二十一口。如气急难忍，轻轻放出，日行五次。

《动功按摩秘诀·痰火》：凡咳嗽、痰火，以两手掐子纹作五雷诀，用力竖起，躬身低头，以两手扳足尖三下。仍将拳用力竖，作前诀，弓身起仰，将口中津液吞下，三五次乃止。

《厘正按摩要术·卷二·立法·吐法》：小儿外感风寒，内伤乳食，致咳嗽呕吐，痰涎积聚，宜先用汗法，随将左手托病者脑后，令头向前，用右手中、食两指，插入喉间捺舌根，令吐。有乳吐乳，有食吐食，有痰吐痰。如初感，于一吐之后，病即告退，再按证以手法施治，则愈矣。但孩儿已生牙齿，按牙关穴，牙关立开。须用竹箸、笔杆之类，填牙龈，再入手指，庶免咬伤，须从容入口，恐伤喉腭。即或胃无积滞，用此一吐，亦舒通脏腑之气。若由板门推下横纹令吐者，不若按舌之快也。

《厘正按摩要术·卷三·取穴·运内八卦法》：法治心热痰迷。医用左手拿儿左手四指，掌心朝上，右手四指托儿手背，以大指自乾运起至震卦略重，又轻运七次为定魄。再自巽起推至兑四卦，照前七次为安魂。又自坤至坎七次能退热。又自艮至离七次能发汗。若咳嗽，自离运至乾七次，再坎离二宫直推七次，为水火既济。

《厘正按摩要术·卷四·列证·咳嗽》：肺为华盖，职司肃清。自气逆而为咳，痰动而为嗽。其证之寒热虚实，外因内因，宜审辨也。肺寒则嗽必痰稀，面白，畏风多涕，宜温肺固卫。肺热则嗽必痰稠，面红，身热，喘满，宜降火清痰。肺虚则嗽必气逆，汗出，颜白，飧泄，宜补脾敛肺。肺实则嗽必顿咳，抱首，面赤，反食，宜利膈化痰。外因在六淫，内因在脏腑，亦各有治法，而外治诸法，要不可缓。

分阴阳（二百遍），推三关（一百遍），退六腑（一百遍），推肺经（二百遍），掐二扇门（二十四遍），掐二人上马（二十四遍），揉肺俞穴（二百遍），掐五指节（二十四遍），掐合谷（二十四遍），运八卦（一百遍），揉大指根（一百遍），掐精宁（二十四遍），天门入虎口（五十遍）。痰壅气喘，加掐精灵（三十六遍），掐板门（二十四遍）。痰结壅塞，加运八卦（一百遍）。干咳，加退六腑（一百遍）。痰咳，加推肺经，加推脾经，加清肾水，加运八卦（各一百遍）。气喘，加飞经走气（五十遍）。凡推用葱水。

按：先贤言诸病易治，咳嗽难医。以咳嗽病因，头绪纷烦也。徐洄溪历三十年而后能治咳嗽，其治咳嗽之难，有如此者，司命者应如何辨证，如何施治，必求百治百效，庶不愧为良工。（惕厉子。）

第二节
外治药物

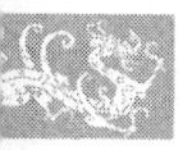

一、熏蒸法给药

《肘后备急方·卷之三·治卒上气咳嗽方第二十三·附方》：崔知悌疗久嗽熏法。每旦取款冬花如鸡子许，少蜜拌花使润，内一升铁铛中，又用一瓦碗钻一孔，孔内安一小竹筒，笔管亦得，其筒稍长，作碗铛相合，及撞筒处，皆面泥之，勿令漏气，铛下着炭，少时款冬烟自从筒出，则口含筒吸取烟咽之。如胸中少闷，须举头，即将指头捻筒头，勿使漏烟气。吸烟使尽，止。凡如是五日一为之，待至六日，则饱食羊肉馎饦一顿，永瘥。

《备急千金要方·卷第十八大肠腑·咳嗽第五》：治嗽熏法。以熟艾薄薄布纸上，纸广四寸，后以硫黄末薄布艾上，务令调匀，以荻一枚如纸长卷之，作十枚，先以火烧缠下去荻，烟从孔出，口吸烟咽之，取吐止，明旦复熏之如前。日一二止，自然瘥。行食白粥，余皆忌之，恐是熏黄如硫黄，见火必焰矣。

又方，熏黄研令细一两，以蜡纸并上熏黄，令与蜡相入，调匀，卷之如前法，熏之亦如上法，日一，一二止，以吐为度，七日将息后，以羊肉羹补之。

又方，烂青布广四寸，布上布艾，艾上布青矾末，矾上布少熏黄末，又布少盐，又布少豉末，急卷之，烧令著，内燥罐中，以纸蒙头，更作一小孔，口吸取烟，细细咽之，以吐为度。若心胸闷时，略歇，烟尽止，日一二用，用三卷不尽，瘥。三七日慎油腻。

《太平圣惠方·卷第四十六·治咳嗽熏法诸方》：治咳嗽腹胀，上气不得卧，用药熏方。

上用蜡纸一张，以熟艾匀薄布遍纸上，熏黄末一分，款冬花末二三分，并布艾上。着一苇筒卷之，每取三寸，以粗线系定，烧下头，吸烟咽之。尽三剂即瘥，若后断盐、醋一百日。

《圣济总录·卷第六十五·咳嗽门·久嗽》：治久冷痰咳嗽，及多年劳嗽，服药无效者，药熏法。

雄黄（通明不夹石者）一两　雌黄（不夹石者，半两。二味同研极细）　蜡三两上三味，先熔蜡成汁，下药末搅匀，候凝刮下，用纸三五段，阔五寸，长一尺，熔药蜡，涂其面令厚，以箭卷成筒子，令有药在里，干令相着，乃拔去箭。临卧熨斗内盛火，燃筒子一头，令有烟，乃就筒子长引气吸取烟，陈米饮送下又吸，每三吸为一节。当大咳，咯出冷涎，即以衣复卧，良久汗出。若病三五年者，二三吸即瘥。十年以上嗽甚，咳声不绝，胸中常有冷痰，服药寒温补泻俱无效者，日一为之，不过五七日愈。昔有人病嗽，胸中常如冰雪，三年治之莫愈，用此法即瘥。

《奇效良方·卷之三十·咳嗽门（附论）·咳嗽通治方》：秘方烟筒儿，治远年近日一切咳嗽，妇人胎前产后嗽皆治。

雄黄（半两） 人参 艾叶（各三钱） 款冬花 佛耳草（各二钱半）

上为细末，以蜡纸厚纸阔四寸，长八寸，长卷一眼，装药在内，烧烟熏喉。

《古今医鉴·卷四·咳嗽》：吸药如神散。治风入肺中，久嗽不愈。

雄黄 佛耳草 鹅管石 款冬花 甘草 寒水石 青礞石（煅过） 白附子 枯矾 孩儿茶（各等分）

上为细末，纸燃烧烟，令病人吸之。

《医学六要·治法汇·三卷·咳嗽门·胁痛嗽》：久嗽必用熏，用款花、鸡子清将蜜拌花润，入有嘴壶中烧，以口于嘴中吸烟咽之。若胸中闷，须举起头，以指捻着烟，稍间再吸，五日一次，至六日饱食羊肉馄饨妙。

《医宗必读·卷之九·咳嗽·医案》：风寒久嗽，非此不除。

天南星 款冬花 鹅管石 佛耳草 雄黄

等分为末，拌艾，以姜一厚片，置舌上，次于艾上烧之，须令烟入喉中为妙。

二、贴敷法给药

《外科大成·卷一·主治方·膏药类方》：绀珠膏。治一切痈疽肿毒，流注乳毒，瘰疬痰核，并跌扑损伤，风寒湿痹，骨节冷疼，再顽臁血风等疮，及头痛牙痛，心腹痛腰腿痛，火眼咳嗽，五痞下痢等症，悉验。

制麻油四两煎滚，入制松香一斤，文火化，柳枝搅。候化尽，离火入细药末二两三钱，搅匀，即倾水内，拔扯数十次，易水浸之听用。

跌扑肿毒瘰疬等症，但未破者，再加魏香散，随膏之大小，患之轻重，每加半分至三二分为率。已破者，则另加生肌散。然此膏贴破疮少痛，未若于黑膏内加生肌散为妙。而有毒深脓不尽者，及顽疮、对口等症，虽溃必用此膏，获效。未破者，贴之勿揭，揭则作痒。痛亦勿揭，能速于成脓，患在平处，纸摊贴。患在弯曲转动处，绢帛摊贴。

跌扑肿毒疼痛等症，贴本处。臁疮及臀腿寒湿等疮，先用茶清入白矾少许洗净，贴之，刻日见效。

风寒咳嗽，贴背心。头痛，贴太阳穴。牙疼，塞牙缝内。火眼，贴鱼尾。

小儿疳痢，丸绿豆大，神曲为衣，每服三二十丸，米汤下。内痈等症，用蛤粉为衣服。便毒痰核多，加魏香散。疬疮，再加铜青。鳝攻头癣毒，验。

《外科大成·卷一·主治方·家传西圣膏方》：治男、妇、小儿，远年近日，五劳七伤，左瘫右痪，手足麻木，遍身筋骨疼痛，咳嗽痰喘，疟疾痢疾，痞疾走气，遗精白浊，偏坠疝气，寒湿脚气，及妇人经脉不调，赤白带下，血山崩漏，并跌打损伤，一切肿毒瘰疬，顽疮结毒，臭烂，筋骨疼痛不能动履者，贴之悉验。

当归　川芎　赤芍　生地　熟地　白术　苍术　甘草　节陈皮　半夏　青皮　香附　枳壳　乌药　何首乌　白芷　知母　杏仁　桑皮　金银花　黄连　黄芩　黄柏　大黄　白蒺藜　栀子　柴胡　连翘　薄荷　威灵仙　木通　桃仁　玄参　桔梗　白鲜皮　猪苓　泽泻　前胡　升麻　五加皮　麻黄　牛膝　杜仲　山药　益母草　远志　续断　良姜　藁本　青风藤　茵陈　地榆　防风　荆芥　两头尖　羌活　独活　苦参　天麻　南星　川乌　草乌　文蛤　巴豆仁　芫花（以上各五钱）　细辛　贝母　僵蚕　大风子　穿山甲（各一两）　蜈蚣（二十一条）　苍耳头（二十一个）　虾蟆（七个）　白花蛇　地龙　全蝎　海桐皮　白及　白蔹（各五钱）　木鳖子（八两）　桃、柳、榆、槐、桑、楝或杏、楮（或椿七枝各三七寸）　血余（四两）

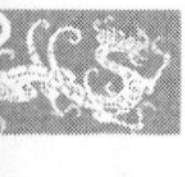

用真麻油十三斤浸之，春五夏三，秋七冬半月。日数毕，入大锅内，慢火煎至药枯，浮起为度。住火片时，用布袋滤净药渣，将油称准，将锅展净，复用细绢滤油入锅内，要清净为美。投血余，慢火熬至血余浮起。以柳棒挑看，似膏溶化之象方美。熬熟，每净油一斤，用飞过黄丹六两五钱，徐徐投入，火加大些。夏秋亢热，每油一斤加丹五钱，不住手搅。俟锅内先发青烟，后至白烟，叠叠旋起，气味香馥者，其膏已成，即便住火。将膏滴入水中，试软硬得中，如老加熟油，若稀加炒丹少许，渐渐加火。务要冬夏老嫩得所为佳。掇下锅来，搅俟烟尽，下细药搅匀，倾水内。以柳棍搂成块，再换冷水浸片时，乘温每膏半斤拔扯百转成块，又换冷水投浸。用时取一块，铜勺内溶化摊用。细药开后：

乳香　没药　血竭（各一两）　轻粉（八钱）　潮脑（二两）　龙骨（二两）　赤石脂（二两）　海螵蛸（五钱）　冰片　麝香（三钱）　雄黄（二两）

共为末，加入前膏内。五劳七伤，遍身筋骨疼痛，腰脚酸软无力，贴膏肓穴、肾俞穴、三里穴。

痰喘，气急咳嗽，贴肺俞穴、华盖穴、膻中穴。

《验方新编·卷三·咳嗽·胸膈胀满咳嗽不安》：并治各项咳嗽。外治法，用宫粉、香油，入铁器内，熬数滚，离火，用头发一团蘸粉擦胸膈，数次即愈。又方，荞面、鸡蛋清和成团擦之，亦效。

《理瀹骈文·存济堂药局修合施送方并加药法·清阳膏》：统治四时感冒，头疼发热，或兼鼻塞咳嗽者。风温、温症，头疼发热不恶寒而口渴者。热病、温疫、温毒，风热上攻，头面腮颊耳前后肿盛，寒热交作，口干舌燥，或兼咽喉痛者。

又风热上攻，赤眼、牙疼、耳鸣、耳聋、耳痛、口糜、口疮、喉闭、喉风、喉蛾等症，热实结胸，热毒发斑，热症衄血、吐血、蓄血、便血、尿血，热淋，热毒下注，热秘，脚风，一切脏腑火症。大人中风热症，小儿惊风痰热，小儿内热，妇人热入血室，妇人血结胸，妇人热结血闭。外症痈毒红肿热痛者并治。如毒攻心，作呕不食，贴胸背可护心。患处多者，麻油调药扫之。

自来医之难，难于识症。膏用通治，取巧在此。加药却不能蒙混，能者固以是见长，不能者即以是见拙。余虽开此一门，用者务必细心斟酌，毋贻笑于画蛇添足，切嘱切嘱。诸膏皆如此。

薄荷（五两） 荆穗（四两） 羌活 防风 连翘 牛蒡子 天花粉 元参 黄芩 黑山栀 大黄 朴硝（各三两） 生地 天冬 麦冬 知母 桑白皮 地骨皮 黄柏 川郁金 甘遂（各二两） 丹参 苦参 大贝母 黄连 川芎 白芷 天麻 独活 前胡 柴胡 丹皮 赤芍 当归 秦艽 紫苏 香附子 蔓荆子 干葛 升麻 藁本 细辛 桔梗 枳壳 橘红 半夏 胆南星 大青 山豆根 山慈菇 杏仁 桃仁 龙胆草 蒲黄 紫草 苦葶苈 忍冬藤 红芽大戟 芫花 白丑头 生甘草 木通 五倍子、猪苓 泽泻 车前子 瓜蒌仁 皂角 石决明 木鳖仁 蓖麻仁 白芍 生山甲 白僵蚕 蝉蜕 全蝎、犀角片（各一两） 羚羊角 发团（各二两） 西红花 白术 官桂 蛇蜕 川乌 白附子（各五钱） 飞滑石（四两）

生姜（连皮） 葱白（连须） 韭白 大蒜头（各四两） 槐枝（连花角） 柳枝 桑枝（皆连叶） 白菊花（连根叶） 白凤仙草（茎花子叶全用一株。各三斤） 苍耳草（全） 益母草（全） 马齿苋（全） 诸葛菜（全） 紫花地丁（全，即小蓟） 芭蕉叶（无蕉用冬桑叶） 竹叶 桃枝（连叶） 芙蓉叶（各八两） 侧柏叶 九节菖蒲（各二两。以上皆取鲜者，夏秋合方全，内中益母、地丁、蓉叶、凤仙等，如干者一斤用四两，半斤用二两）

两共用小磨麻油三十五斤（凡干药一斤用油三斤，鲜药一斤用油一斤零），分两起熬枯去渣，再并熬，俟油成（油宜老），仍分两起，下丹，免火旺走丹（每净油一斤，用炒丹七两收）。再下铅粉（炒，一斤），雄黄、明矾、白硼砂、漂青黛、真轻粉、乳香、没药（各一两）、生石膏（八两）、牛胶（四两，酒蒸化。俟丹收后，搅至温温，以一滴试之，不爆，方下，再搅千余遍，令匀，愈多愈妙。勿炒珠，炒珠无力，且不黏也）。

诸膏皆照此熬法，如油少，酌加二三斤亦可。凡熬膏，总以不老不嫩合用为贵。

《理瀹骈文·存济堂药局修合施送方并加药法·行水膏》：统治暑湿之邪，与水停不散，或为怔忡，干呕而吐，痞满而痛，痰饮，水气喘咳，水结胸，阳黄疸，阳水肿满，热胀，小便黄赤。或少腹满急，或尿涩不行，或热淋，大便溏泄，或便秘不通，或肠痔。又肩背沉重，肢节疼痛，脚气肿痛，妇人带下。外症湿热凝结成毒，成湿热烂皮，皆可用。

上贴心口，中贴脐眼，并脐两旁，下贴丹田及患处。

苍术（五两） 生半夏 防己 黄芩 黄柏 苦葶苈 甘遂 红芽大戟 芫花 木通（各三两） 生白术 龙胆草 羌活 大黄 黑丑头 芒硝 黑山栀 桑白皮 泽泻（各二两） 川芎 当归 赤芍 黄连 川郁金 苦参 知母 商陆 枳实 连翘 槟榔 郁李仁 大腹皮 防风

细辛 杏仁 胆南星 茵陈 白丑头 花粉 苏子 独活 青皮 广陈皮 藁本 瓜蒌仁 柴胡 地骨皮 白鲜皮 丹皮 灵仙 旋覆花 生蒲黄 猪苓 牛蒡子 马兜铃 白芷 升麻 川楝子 地肤子 车前子 杜牛膝 香附子 莱菔子 土茯苓 川萆薢 生甘草 海藻 昆布 瞿麦 萹蓄 木鳖仁 蓖麻仁 干地龙 土狗 山甲（各一两） 发团（二两） 浮萍（三两） 延胡 厚朴 附子 乌药（各五钱） 龟板（三两） 飞滑石（四两）

生姜 韭白 葱白 榆白 桃枝（各四两） 大蒜头 杨柳枝 槐枝 桑枝（各八两） 苍耳草益母草 诸葛菜 车前草 马齿苋 黄花地丁（鲜者。各一斤） 凤仙草（全株，干者用二两） 九节菖蒲 花椒 白芥子（各一两） 皂角 赤小豆（各二两）。

两共用油三十斤，分熬丹收。再入铅粉（炒，一斤）、提净松香（八两）、金陀僧、生石膏（各四两）、陈壁土、明矾、轻粉（各二两）、官桂、木香（各一两）、牛胶（四两，酒蒸化，如清阳膏下法）。

如外症拔毒收水，可加黄蜡和用。又龙骨、牡蛎皆收水，亦可酌用。

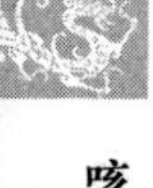

《理瀹骈文·存济堂药局修合施送方并加药法·清肺膏》：治一切咳喘等症属肺热者。凡风热，暑热，燥热，伤肺咳喘上气，或酒煿过度，邪火伤肺致咳喘者，衄血，消渴，肺胀，肺积，肺痿，肺痈，咽喉、大肠诸火症。贴喉中央、胸口、背后、脐上、脐下或患处。

凡用加药者，须照医书审症立方之意，而以文中外治之法运之，则精切而有效。此膏所注，亦可例推。

生黄芩（三两） 南薄荷 桑白皮 地骨皮 知母 贝母 天冬 麦冬 连翘 苏子 花粉 葶苈 芫花（各二两） 桔梗 橘红 郁金 香附 荆穗 枳壳 牛子 山豆根 瓜蒌 旋覆花（即金沸草） 苦杏仁 川芎 白芷 马兜铃 前胡 蒲黄 防风 苏梗 青皮 胆南星 防己 射干 白前 白槟榔 白丑头 款冬花 五倍子 玄参 生地 生甘草 忍冬藤 归尾 白芍 赤芍 丹皮 木通 车前子 枳实 黄连 黄柏 黑山栀 白及 白蔹 大黄 芒硝 木鳖仁 蓖麻仁 山甲（各一两） 滑石（四两）

生姜（连皮） 葱白（各二两） 冬桑叶 白菊花（连根） 槐枝 柳枝 桑枝（各八两） 枇杷叶（四两） 竹叶 柏叶 橘叶（各二两） 凤仙（全株） 百合 莱菔子（各一两） 花椒 乌梅（各五钱）

两共用油二十斤，分熬丹收。再入生石膏（四两）、青黛、海石、蛤粉、硼砂、明矾、真轻粉（各一两）、牛胶（四两，酒蒸化，如清阳膏下法）。

《理瀹骈文·存济堂药局修合施送方并加药法·温肺膏》：治一切咳喘等症属肺寒者。凡风寒客于肺，咳喘上气；或生冷伤肺，咳喘上气；或中焦脾胃虚寒，有痰水冷气，心下汪洋嘈杂，时吐清水者；或下焦无火，肾水泛上为痰，水冷金寒者；或肺胃两虚，气上逆者；或肺肾两虚，不纳气者。亦治冷哮、冷痿等症。

上贴心口，中贴脐眼，下贴丹田，或并贴。

生半夏（姜汁现炒，三两） 杏仁 苏子 炙桑皮 五味子 麻黄 细辛 干姜 陈皮 官

桂　葶苈子（炒）白蒺藜（各二两）西党参　白术　苍术　黄芪　炙甘草　川芎　白芷　荆穗　独活　防风　百部　南星　当归　酒芍　桔梗　枳壳　青皮　灵仙　砂仁　沙蒺藜　旋覆花　制香附　乌药　大腹皮　巴戟天　大茴香　破故纸　吴萸　荜茇　良姜　款冬花　芫花　紫菀　厚朴　黑丑　泽泻　车前子　白附子　巴豆仁　诃子肉　川乌　白及　白蔹　皂角　木瓜　木鳖仁　蓖麻仁　炮山甲（各一两）

生姜　葱白　槐枝　柳枝　桑枝（各四两）凤仙草（全株，干者用二两）白芥子　川椒　胡椒　核桃仁（连皮）石菖蒲　莱菔子　白果仁　大枣　乌梅　粟壳（各一两）

两共用油十六斤，分熬丹收。再入肉桂、丁香、木香、降香（沉香更佳）、白蔻仁（各一两）、牛胶（四两，酒蒸化，如清阳膏下法）。

《理瀹骈文·存济堂药局修合施送方并加药法·滋阴壮水膏》：治男子阴虚火旺，午后发热，咳嗽痰血，或郁热衄血吐血，或涎唾带血，或心烦口干，惊悸喘息，眼花耳鸣，两颧发赤，喉舌生疮，盗汗梦遗，腰痛脊酸，足痿。妇人骨蒸潮热，或经水不调，或少腹热痛及一切阴虚有火之症。

上贴心背，中贴脐眼，下贴丹田。阴无骤补之法，膏以久贴见效。故不多加药。

生龟板（一斤，腹黑者佳，黄色及汤板不可用），用小磨麻油三斤浸熬去渣听用，或下黄丹收亦可。

元参（四两）生地　天冬（各三两）丹参　熟地　萸肉　黄柏　知母　麦冬　当归　白芍　丹皮　地骨皮（各二两）党参　白术　生黄芪　川芎　柴胡　连翘　桑白皮　杜仲（炒断丝）熟牛膝　南薄荷　川郁金　羌活　防风　香附　蒲黄　秦艽　枳壳　杏仁　贝母　青皮　橘皮　半夏　胆星　黑荆穗　桔梗　天花粉　远志肉（炒）女贞子　柏子仁　熟枣仁　紫菀　菟丝饼　钗石斛　淮山药　续断　巴戟天　黑山栀　茜草　红花　黄芩　黄连　泽泻　车前子　木通　生甘遂　红芽大戟　生大黄　五味子（炒）五倍子　金樱子　炒延胡　炒灵脂　生甘草　木鳖仁　蓖麻仁　炮山甲　羚羊角　镑犀角　生龙骨　生牡蛎　吴萸（各一两）飞滑石（四两）

生姜　干姜（炒。各一两）葱白　韭白　大蒜头（各二两）槐枝　柳枝　桑枝　枸杞根　冬青枝（各八两）凤仙草　旱莲草　益母草（各一株）冬霜叶　白菊花　侧柏叶（各四两）菖蒲　小茴香　川椒（各一两）发团（二两）

两共用油二十四斤，分熬去渣，合龟板油并熬丹收。再加铅粉（炒，一斤）、生石膏（四两）、青黛、轻粉（各一两）、灵磁石（醋煅，二两）、官桂、砂仁、木香（各一两）、牛胶（四两，酒蒸化，如清阳膏下法）、朱砂（五钱）。

《理瀹骈文·存济堂药局修合施送方并加药法·大补延龄膏》：调和五脏，配合阴阳。凡气血两衰，不论何病何痛，皆可用，或加桂、麝以为引，更妙。

党参　丹参　元参　黄芪　于术　木通　生地　熟地　酒川芎　酒当归　酒白芍　川乌　萸肉　香白芷　淮山药　羌活　防风　柴胡　秦艽　苍术　厚朴　青皮　陈皮　乌药　杏仁　香

附子　苏子　贝母　生半夏　生南星　枳实　丹皮　地骨皮　桑白皮　菟丝子　蛇床子　杜仲　牛膝　续断　炙甘草　破故纸　黄柏　知母　锁阳　巴戟天　胡桃仁　五味子　天冬　麦冬　枣仁（炒）　柏子仁　远志肉（炒）　肉蔻仁　吴萸　大茴　灵仙　覆盆子　川楝子　车前子　泽泻　益智仁　黄连　黄芩　黑山栀　大黄　桂枝　红花　木鳖仁　蓖麻仁　炮山甲　金樱子　五倍子　龙骨　牡蛎（各一两）

生姜　干姜　葱白　薤白　韭蒜头　干艾　侧柏叶（各二两）　槐枝　柳枝　桑枝　桃枝　冬青枝野菊花（各八两）　苍耳草　凤仙草（各一株）　石菖蒲　白芥子　莱菔子　花椒　大枣　乌梅（各一两）　发团（三两）

两共用油二十斤，分熬丹收。再入铅粉（炒，一斤）、陀僧、净松香（各四两）、赤石脂、木香、砂仁、官桂、丁香、檀香、雄黄、明矾、轻粉、降香、乳香（制）、没药（制。各一两）。另用龟胶、鹿胶（各二两，酒蒸化，如清阳膏牛胶下法）。

《外治寿世方初编·卷一·咳嗽》：咳嗽熏法。天南星、款冬花、石钟乳、郁金、雄黄各等分，为末，以生姜一片含舌上，用艾烧药，含烟入喉中，取效。

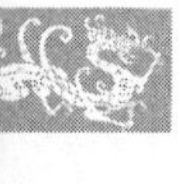

久嗽不止，罂粟壳末，或五倍子末，掺于膏药贴脐上，即止。又方，咳从脐下起者，用补骨脂末，掺膏药贴，纳气归肾，自止。

干咳嗽，火郁也。姜汁和蜜擦背佳。

咳嗽呛逆，雄黄（一钱，研细），黄纸（三张），用鸡蛋白将雄黄调匀，搽于黄纸上，晒干。卷成纸管，插入笔管或烟筒内，烧燃吸之，如同吃烟，少顷呕吐、嗽止。一日一次，忌食诸物七日，惟食白粥。如嫌气味难受，食白煮猪肉，即解。

【评述】

一、《灵枢》是首部记载咳嗽外治法的典籍

中医外治法源远流长，是中医治疗学的重要组成部分。它与内治法并行，两者既在理论源流上一脉相承，又自成体系。广义的外治法包含针灸、推拿、拔罐、刮痧等治法；狭义的外治法主要指通过中药外用或借助其他器具施治于体表或从体外进行治疗的方法。《灵枢》是中医经络学、针灸学及其临床的理论渊源，论述了脏腑、经络、病因、病机、病证、诊法等内容。其中对咳嗽，主要从病状、病机及治疗角度出发进行记载。

在诊断上，《灵枢·卷之一·邪气脏腑病形第四》通过诊察脉象判断五脏病状，提出咳唾血、咳引小腹可分别与肺脉微急、肝脉微大相应。《灵枢·卷之三·经脉第十》通过“是动则病”记载当肺脉和肾脉发生病变时，都可能出现咳嗽的情况。在病理上，《灵枢·卷之六·五癃津液别第三十六》和《灵枢·卷之七·本脏第四十七》分别将心肺关系和肺脏形态位置与发咳之症状

互相关联，说明那时的人们已在试图理解脏腑间相互影响的生理状况及肺脏的生理状况，并以此为依据对肺脏疾病的易感性进行解释。《灵枢·卷之九·水胀第五十七》提出了水饮致咳的病因病机。在治疗上，《灵枢·卷之十一·刺节真邪第七十五》针对“其咳上气穷诎胸痛者”提出了治疗方法，即“取之廉泉”进行外治。

《难经》对咳嗽的诊断和取穴原则进行阐发。《难经·六十八难》提出五输穴之“经穴”主治喘咳寒热的取穴原则，认为“经穴”当主喘咳寒热。《难经·七十四难》基于五行学说，阐发了五输穴与节令的关系，认为秋季邪在肺，故秋季肺病，针刺应以刺“经穴”为主。《难经·八十一难》以肝脏与肺脏为例，探讨五脏辨证治疗中应重视虚实判断，临床针刺补泻应避免“实实虚虚”之误。

二、《针灸甲乙经》首次以单篇记载咳逆

《黄帝明堂经》是对汉代及汉代以前针灸腧穴文献的一次全面总结。该书对腧穴的名称、部位、主治病症及刺灸法诸方面进行了系统归纳，记录了大量对咳嗽诊治有效的腧穴，这些腧穴主要分布于胸背肩腹、手足及腕踝部位。《针灸甲乙经》是我国现存最早的一部理论联系实际的针灸学专著，其记载的治疗咳嗽的腧穴，部分即源自《黄帝明堂经》，但表述形式有别。《针灸甲乙经·邪在肺五脏六腑受病发咳逆上气第三》以“咳逆”为主题单独成篇，根据咳逆程度及有无咳唾咳血、寒热、烦闷等伴随症状，针对性地记载了相应腧穴。同时，其记载了咳嗽作为兼症的主治腧穴，大大增加了临床实用性。

三、方书记载针灸疗咳的代表医籍

孙思邈重视针灸文献的收集与整理，在针灸论治咳嗽方面亦作出了巨大贡献。《备急千金要方》散见多处咳嗽针灸处方，《千金翼方》则设专篇单论针灸。如《备急千金要方·卷第三十针灸下·咳逆上气病》对治疗咳逆上气的腧穴进行高度汇总。《备急千金要方·卷第三十针灸下·妇人病第八》记载了女子不孕咳嗽的针刺疗法和灸法。《千金翼方·卷第二十七针灸中·肝病第一》提出了以灸膏肓俞治疗各种虚损性疾病，咳嗽亦为之一。《千金翼方·卷第二十七针灸中·胆病第二》明确了肺俞穴治疗咳逆及吐血的灸法。《千金翼方·卷第二十七针灸中·肺病第七》及《千金翼方·卷第二十七针灸中·大肠病第八》则载有刺血法、针刺法、灸法等咳嗽外治法。

《太平圣惠方》虽为方书，亦十分重视针灸疗法，对于经络、腧穴及刺灸法治疗咳嗽的腧穴有所补充，如《太平圣惠方·卷九十九·具列一十二人形共计二百九十穴》所载大杼与浮白；《太平圣惠方·卷一百·具列四十五人形》所载璇玑与解溪。《世医得效方》设立“咳逆”篇和“咳嗽”篇，并记载相应灸法。《补要小儿袖珍方论·卷十·小儿明堂灸经》记载灸肺俞以疗小儿久咳。《简易备验方·卷十四·小儿科》不但记载了肺俞治疗小儿久咳的灸法，而且对施灸具体情况的介绍更为详尽。

四、针灸专著对针灸法治疗咳嗽的记载

《针灸神书》介绍了治疗咳嗽的多种针刺补泻手法，亦有与灸法结合情况的介绍。如《针灸神书·卷二·治咳嗽有红痰二百五十法》《针灸神书·卷二·肺壅咳嗽二百五十二法》均记载了以提、补、按、刮、弹等手法对肺俞等穴位进行操作，并记载以艾灸补列缺穴的诊疗方法。《针经指南·定八穴所在》提出了寒痰咳嗽“先取列缺，后取照海”的治则。《扁鹊神应针灸玉龙经》记载了针刺风门穴治疗咳嗽鼻流清涕。《针灸问对》是针灸史上首部全面评议刺灸法的专著，以五行解释五输穴主病机理，认为咳嗽多为痰火致病，故肺俞、风门治疗咳嗽时应慎用灸法。《针灸聚英·卷四下·痰喘咳嗽》以歌诀形式记载痰喘咳嗽的针灸取穴方式。《针灸大成》是对明代以前针灸学术的又一次总结。除记载治疗咳嗽的针刺手法、腧穴之外，《针灸大成·卷七·经外奇穴》还记载了在艾炷中加入款冬花的艾灸方法。《针灸大成·卷十》记载了治疗小儿咳嗽的推拿方法。《灸法秘传》既对咳嗽不同证型的适用灸法进行总结，又记载了太乙神针治疗疾病、药方及针法；而对咳嗽治疗用穴的记载与其他古籍略有不同。《勉学堂针灸集成》分部论述了各部疾病的针灸疗法。《勉学堂针灸集成·卷二·咳嗽》记载用灸法治疗多种咳嗽，如灸期门、天突、膻中、膏肓俞、肺俞等穴位。

五、以熏蒸法治疗咳嗽的代表医籍

咳嗽的外用药物应用以熏法多见，即以药物点燃后将烟吸入以达到治疗效果的外治方法。同时，将药物制成膏药或其他剂型贴敷于皮肤、穴位表面以治疗咳嗽的方法亦有记载，多见于外科专著，其所治疗的咳嗽多为其他疾病的兼症。如《理瀹骈文》载有清阳膏、行水膏、清肺膏、温肺膏、滋阴壮水膏、大补延龄膏、安胎膏、卫产膏。咳嗽外用药多见于综合性方书或外科专著，如《肘后备急方·卷之三·附方》《备急千金要方·卷第十八大肠腑·咳嗽第五》《太平圣惠方·卷第四十六·治咳嗽熏法诸方》《圣济总录·卷第六十五·咳嗽门》《仁斋直指附遗方论·卷之八·咳嗽》《景岳全书·宙集·卷之六十·古方八阵·因阵》等古籍皆有针对咳嗽使用熏法疗嗽的记载，雄黄、款冬花、艾叶为常用药物。

六、明清时期以推拿疗法用于咳嗽治疗为特点

推拿疗法是临床上常用的外治方式，尤其对于小儿咳嗽有较好的疗效，在明清古籍中记载较多。《针灸大成·卷十》保存了现存最早的小儿按摩专书，即《小儿按摩经》，记载了以掐法为主要手段的小儿咳嗽外治内容。《小儿推拿广意》归纳了小儿常见疾病的推拿经验，其中涉及小儿咳嗽的治法，如《小儿推拿广意·卷中·咳嗽门》认为，小儿咳嗽多因感冒而成，其应用的推三关、六腑、肺经等手法至今仍为临床常用。《幼科推拿秘书》提出咳嗽为肺气所伤，治疗注重穴位配伍，提出了推离往乾的治疗咳嗽推拿手法，并根据咳嗽证型提出了“分阴阳”“运八卦”“肺经热清寒补”的治疗总则，根据证治配以相应腧穴和手法。《幼科铁镜·卷一·推拿代

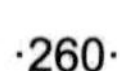

药赋》将推拿手法与药物功效相类比，认为“旋推止嗽”功效可与款冬、五味子相似。《动功按摩秘诀》主要阐述气功、按摩手法对疾病的治疗，其中与咳嗽相关的病证有劳伤、耳闭、痰火哮喘、痨症、痰火咳嗽等。《厘正按摩要术》是取《小儿推拿秘诀》进行删繁、订正、增补、重编而成。该书对治疗咳嗽的按法、掐法等手法进行了详细描述，且强调内治外治相结合的思路。

第七章

预防调护

第一节
咳嗽预防调护理论

《养老奉亲书·下籍·秋时摄养第十一》：秋属金，主于萧杀。秋，肺气王，肺属金，味属辛，金能克木。木属肝，肝主酸。当秋之时，其饮食之味，宜减辛增酸，以养肝气。肺气盛者，调呬气以泄之，顺之则安，逆之则太阴不收，肺气焦满。秋时凄风惨雨，草木黄落。高年之人，身虽老弱，心亦如壮，秋时思念往昔亲朋，动多伤感。季秋之后，水冷草枯，多发宿患，此时，人子最宜承奉，晨昏体悉，举止看详。若颜色不乐，便须多方诱说，使役其心神，则忘其秋思。其新登五谷，不宜与食，动人宿疾。若素知宿患，秋终多发，或痰涎喘嗽，或风眩痹癖，或秘泄劳倦，或寒热进退。计其所发之疾，预于未发以前，择其中和应病之药，预与服食，止其欲发。

《养老奉亲书·下籍·冬时摄养第十二》：冬属水，主于敛藏。冬肾气王，属水，味属咸。水克火，火属心，心主苦。当冬之时，其饮食之味，宜减咸而增苦，以养心气。肾气盛者，调吹气以平之。顺之则安，逆之则少阴不藏，肾之水独沉。三冬之月，最宜居处密室，温暖衾服，调其饮食，适其寒温。大寒之日，山药酒、肉酒时进一杯，以扶衰弱，以御寒气，不可轻出，触冒寒风。缘老人血气虚怯，真阳气少，若感寒邪，便成疾患，多为嗽、吐逆、麻痹、昏眩之疾。冬燥煎炉之物尤宜少食。冬月阳气在内，阴气在外，池沼之中，冰坚如石，地裂横璺，寒从下起，人亦如是。故盛冬月，人多患膈气满急之疾，老人多有上热下冷之患。如冬月阳气在内，虚阳上攻，若食炙煿燥热之物，故多有壅、噎、痰嗽、眼目之疾。亦不宜澡沐，阳气内蕴之时，若加汤火所逼，须出大汗。高年阳气发泄，骨疏薄，易于伤动，多感外疾。惟早眠晚起，以避霜威。晨朝宜饮少醇酒，后进粥。临卧，宜服微凉膈化痰之药一服。

《寿世保元·卷一·五脏六腑脉病虚实·肺脏脉病虚实》：肺象金，旺于秋，其脉如毛而浮，其候鼻，其声哭，其臭腥，其味辛，其液涕，其养皮毛，其藏气，其色白，其神魄，手太阴其经也，与大肠合，大肠为腑主表，肺为脏主里。肺气盛为气有余，则病喘咳上气，肩背痛，汗出，尻阴股膝腨胫足皆痛，是为肺气之实也，则宜泻之。肺气不足，则少气不能报息，耳聋嗌干，是为肺气之虚也，则宜补之。于四时，病在肺，愈在冬，冬不愈，甚在夏，夏不死，持于长夏，起于秋。于日，愈在壬癸，壬癸不愈，加于丙丁，丙丁不死，持于戊己，起于庚辛。禁寒饮食、寒衣。于时，下晡慧，夜半静，日中甚。肺欲收，急食酸以收之，以辛泄之。

《医学心悟·首卷·保生四要》：四曰：戒嗔怒。东方木位，其名曰肝。肝气未平，虚火发焉，诸风内动，火性上炎。无恚无嗔，涵养心田，心田宁静，天君泰然。善动肝气，多至呕血，血积于中，渐次发咳。凡人举事，务期有得，偶尔失意，省躬自克。戒尔嗔怒，变化气质，和气迎人，其仪不忒。

《医学心悟·卷三·咳嗽》：患咳者，宜戒口慎风。毋令久咳不除，变为肺痿、肺痈、虚损、劳瘵之候，慎之戒之！

《不居集·上集·卷之二十七·虚损禁忌·戒肥浓》：盖土弱金伤，咳嗽多痰，再以黏腻之物滞脾，则痰必增而嗽益甚，食必减而热益加……曾治一友人虚损，咳嗽痰多，不食肥浓，甘于淡薄，惟淡食白豆腐一年而愈。

《罗氏会约医镜·卷十五·产后门·产后咳嗽》：如产后吃盐太早太多而咳者，难治。宜知自禁。

《友渔斋医话·第一种·一览延龄一卷》：肺为华盖倘受伤，咳嗽劳神能伤命。慎忽将盐去点茶，分明引贼入人家。下焦虚冷令人瘦，伤肾伤脾防病加。

《友渔斋医话·第三种·上池涓滴一卷》：肺为白帝，为相傅之官。象如悬磬，色如缟映红。居五脏之上，对胸若覆盖，故曰华盖。肺者，勃也（言其气勃郁也）。重三斤六两，六叶两耳，总计八叶，中有二十四空，行列分布，以行诸脏之气。在经为手太阴。脾之子，肾之母也。其音商，其味辛，其臭腥，在液为涕，其合皮也，其荣毛也，开窍于鼻；主藏魄，在志为忧，在变动为咳，与大肠相为表里。肺气通，则鼻知香臭；肺受邪，则鼻塞而出涕，多汗而畏风，或吐痰血，喘咳气逆，胸、背、四肢痛，翕翕发热。肺虚则多恐惧，皮毛焦悴，不耐烦劳，干咳失音，或梦见白物争战、哭泣飞扬，气短不能调息；肺气劳则好睡，肺气壅则肠鸣，肺气燥则喉干。肺病寒热，必旦善暮甚，或生疮疹，皮肤燥痒，皆肺病也。肺苦气上逆，急食苦以泄之；肺欲收，急食酸以收之，用酸补之，以辛泻之。禁食寒冷之物，忌衣薄雨湿，受病最易。

第二节
咳嗽饮食（药食同源）调护

《太平圣惠方·卷第九十六·食治咳嗽诸方》：粳米桃仁粥，治上气咳嗽，胸膈妨痛，气喘，粳米桃仁粥方。

粳米（二合） 桃仁（一两，汤浸，去皮、尖、双仁，研）

上以桃仁和米煮粥，空腹食之。

鹿髓煎，治伤中筋脉，急上气，咳嗽，鹿髓煎方。

鹿髓（半斤） 蜜（三合） 生地黄汁（四合） 酥（三合） 桃仁（三两） 杏仁（三两。二味各汤浸，去皮、尖、双仁，研碎，以酒浸，绞取汁一升）

上煎地黄、杏仁、桃仁等，汁减半，内鹿髓、酥、蜜，煎如稀饧，收瓷盒中，每取一匙，搅粥半盏，不计时候食之。

灌藕方，益心润肺，作胸膈烦躁，除咳嗽，灌藕方。

生藕（五挺，大者） 生百合（二两） 生薯药（三两） 白茯苓（三两，末） 枣（三七枚，去皮核） 生天门冬（二两，去心，细切） 面（四两） 牛乳（二合） 蜜（六合）

上将百合、薯药、天门冬烂研，入蜜更研取细，次入枣瓤，次入茯苓，次入面，溲和，干则更入黄牛乳，调看稀稠得所，灌入藕中逐渐窍令满，即于甑中蒸熟，每饭后或临卧时，少少食之。

《太平圣惠方·卷第九十七·食治骨蒸劳诸方》：杏仁粥，治骨蒸烦热，咳嗽，杏仁粥方。

杏仁（半两，汤浸，去皮、尖、双仁，水研，取汁） 生地黄（三两，研，取汁） 生姜（一分，研，取汁） 蜜（半匙） 粳米（一合） 酥（半两）

上先将米煮作粥，次入杏仁等汁，及蜜，更煮令熟，不计时候食之。

葱豉粥，治骨蒸烦热咳嗽，四肢疼痛，时发寒热，葱豉粥方。

豉（一分） 葱白（一握，去须，切） 粳米（二合）

上以水二大盏半，煮葱豉取汁一盏半，绞去葱豉，入米煮作粥，不计时候食之。

《圣济总录·卷第一百八十九·食治门·食治久新咳嗽》：气喘方，治上气咳嗽，胸膈妨满，气喘方。

猪胰（细切，一具） 生地黄（捣碎，六两） 饧（四两）

上三味，先炒猪胰，即下地黄、姜、葱、盐豉，候熟下饧，以瓷器盛，每日吃半盏许。

《圣济总录·卷第一百九十·食治大肠诸疾》：糯米粥方，治肺痿劳嗽，胸膈痛，大便秘，糯米粥方。

糯米（淘净，两合） 槟榔（炮，锉，捣取末一分） 郁李仁（汤浸，去皮，研成膏，一分） 大麻子（两合）

上四味。先研大麻子令烂，以水三升与大麻仁搅匀，生绢滤取汁，煮糯米作粥，将熟，入槟榔末、郁李仁膏搅匀，空心食之。

《杨氏家藏方·卷第二十·汤方一十七道》：凤髓汤，润肺，疗咳嗽。

松子仁（四两） 胡桃肉（汤浸，去皮。各一两） 蜜（半两，炼）

上件研烂，次入蜜和匀。每服一钱，沸汤点服。

《奇效良方·卷第三十·咳嗽门（附论）·咳嗽通治方》：羊肺汤，治咳，昼夜无间，息气欲绝，肺伤唾血。

牡蛎（煅） 桂心 生姜（以上各六两） 钟乳粉 白石英 半夏（洗。以上各五两） 五味子 百部根 贝母 橘皮 桃仁（去皮、尖） 射干（以上各三两） 厚朴 款冬花 甘草（炙。以上各二两） 羊肺（一具，切碎）

上先以羊肺，用水二斗三升煮至一斗，去肺内诸药，再煮取三升，分作四服，日三夜一。忌海藻、菘菜、羊肉、饧、生葱。

《医学入门·内集·卷二·本草分类·食治门·米谷部》：黍米益气味甘温，肺病相宜多则烦，赤者微苦止咳嗽，霍乱泄痢作粥餐，秫熟能润大肠燥，酿酒蜷急自然伸。性宜高燥而寒，故北地有。似粟而非粟，谷之类也；似芦高丈余，穗黑色，实圆重。大概有二种，米黏者为秫，不黏者为黍。黍又有丹、赤、黑数种。无毒。肺之谷也，肺病宜食。益气安中，补不足，宜脉。不可久食，多热，令人烦闷，昏五脏，好睡，发宿疾，缓筋骨，绝血脉。合葵菜食，成痼疾；合牛肉、白酒食，生寸白虫。赤黍米，皮赤米黄，味苦，微寒，无毒。主咳嗽咳逆，霍乱，止泄痢，除热止渴，下气。

《医学入门·内集·卷二·本草分类·食治门·果部》：胡桃甘温滋肺肾，润肌黑发解腰病，通经活血治扑伤，多食动风痰火盛。出羌胡。生时外有青皮，形如桃也。无毒。滋肺止嗽，润肌。治酒齄鼻赤，和橘核研酒服之。补肾，治腰痛，黑发，通经络，活血脉，疗压打损伤，捣烂和酒顿服便差。多食动风，利小便，能脱人眉，生痰伤肺，助右肾相火。丹溪云：属土而有火，性热也。单方：治瘰疬，取肉烧存性，和松脂研敷。汤泡去肉上薄皮，研去油用。夏至后不堪食。

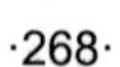

梨果食多脾气伤，金疮乳妇不宜尝，宽胸止咳消烦渴，若吐风痰可作浆。味甘、酸，平，

无毒。丹溪云：梨者，利也，流利下行之谓也。酒病烦渴者宜，多食动脾，令人中寒下利，产妇、金疮并血虚者戒之。除心肺客热，烦热，胸中痞结，咳嗽气喘，止渴，捣汁作浆服之，吐风痰，治中风失音不语，及伤寒发热惊狂，利大小便，孕妇临月食之易产。

柿干性平润肺心，化痰止咳又止血，耳聋鼻塞气可通，建胃厚肠止痢泄，火干稍缓性亦同，服药欲吐者堪啮。日干者性平，疗肺痿心热，化痰止咳，止吐血，润喉声。丹溪云：属金而有土，为阴，有收之义。止血治嗽可为助也。耳聋鼻塞者，干柿三枚和粳米、豆豉煮粥食之，即通其气。又健脾厚胃，消瘀涩中，治肠澼不足，止泻止痢，杀腹中虫，多食去面皯，及金疮火疮生肌止痛。单方：干柿二斤，用蜜半斤，酥一斤煎之，每日食三五枚，疗男妇脾虚肚薄，食不消化。又产后咳逆气乱，水煮热呷之。火干者性暖，功用大同。服药口苦欲吐者，食少许立止。一种柿色青，性冷甚于柿。味甘，无毒。主压石药发热，利水解酒热，去胃热，止渴润心肺，除腹脏冷热。久食寒中，不入药用，惟油堪作漆。

银杏，俗名白果。味甘，寒，有毒。清肺胃浊气，化痰定喘止咳，多食昏神杀人。

《医学入门·内集·卷二·本草分类·食治门·兽部》：羊肉味甘性大热，补脏虚寒形羸劣，安心止汗又止惊，益肾壮阳坚骨节，骨治寒中头退热，血止诸血及晕血……肺，主咳嗽，止渴，三月至五月其中有虫如马尾，不可食。

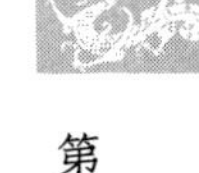

牛乳甘寒补血虚，清热止渴润肌肤，羊乳性温补肾气，更润心肺咬蜘蛛，酥酪醍醐俱乳作，马驴乳同治热躯……醍醐，作酪时上一重凝者为酪，其面上如油者为醍醐，熬之即出，不可多得。性滑，以物盛之皆透，惟鸡子壳及葫瓢盛之不出。味甘，平，无毒。治一切肺病咳嗽，脓血不止，及风湿痹气，皮肤瘙痒，通润骨髓，止惊悸，明目，补虚，其功优于酥也。

鹿肉补虚又疗风，血止诸血治肺痈，阴痿腰疼俱可服，髓坚筋骨治伤中，麋肉补气脂逐痹，虚劳血病羡角茸……髓，甘，温。主男妇伤中绝脉，筋骨急痛，咳逆，以酒和服。又同地黄煎膏填骨髓，蜜煮食壮阳，令人有子。脑髓，堪入面脂。

獭肉甘寒疗时疫，逐水通肠宜少食，肝治咳嗽传尸痨，屎主鱼脐疮浸蚀。獭，濑也，好生滩濑。又獭祭鱼，知报本，非无赖者。肉及五脏，主时疫瘟病及牛马疫，皆煮汁停冷灌之，消水肿胀满，利大小肠、女人经络不通、血脉不行，亦治男子，多食损阳。肝，甘，温，有毒。主虚劳骨蒸，上气咳嗽，传尸痨极，肠风下血，并鬼疰蛊毒，鱼鲠，并烧灰服之。

《医学入门·内集·卷二·本草分类·食治门·禽部》：鸡子甘平除烦热，淡煮却痰益气血，蜡煎治痢酒治风，白疗目赤火烧裂，壳能出汗磨翳睛，衣止久嗽敷疮疖……卵白，微寒。疗目赤、火烧疮，除心下伏热，止烦满，咳逆，小儿下泄，妇人产难，胞衣不出。醋渍一宿，疗黄疸。多食动心气，和葱食气短，和鳖食损人。又不可合獭肉、蒜、李同食。卵壳，细研磨障翳。又伤寒劳复，炒黄为末，热汤下，汗出即愈，卵中白皮，名凤凰衣。主久嗽结气，得麻黄、紫菀和服之，立已。小儿头身诸疮，烧灰猪脂调敷。

《医学入门·内集·卷二·本草分类·食治门·虫鱼部》：鲤鱼止渴消浮肿，腹有癥瘕食不宜，骨主女人崩赤白，青盲白翳胆尤奇……鲤，理也。三十六鳞，文理明也。肉，甘平，无毒。

止渴，消水肿、黄疸、脚气，主咳嗽上气喘促。安胎。治怀孕身肿，煮为汤食之。破冷气，痃癖气块，横关伏梁，作鲙和蒜齑食之。腹有宿瘕及天行病后俱不可食之，食之再发即死。久服天门冬人不可食。凡溪涧砂石中者有毒，多在脑内，不得食头。凡修理可去脊上两筋，黑血有毒及目傍有骨如乙字，食之令人鲠。肉忌葵菜，卵忌猪肝，鲊忌豆叶，同食害人。

海粉无毒气寒咸，能治热燥湿顽痰，更疗肺胀多咳喘，海石痰火病相兼。出闽、广。海粉、海石同种。石，其根也。近有造海粉法，终不如生成为美。海粉，治肺燥，郁胀咳喘。热痰能降，湿痰能燥，块痰能软，顽痰能消，取其咸以软坚也。止入丸药，水洗晒干，另研。又有造成者，汤、丸俱宜。八月取紫口蛤蜊，火煅为末，取黄瓜蒌皮、子共捣和为饼，阴干，次年听用。海石，味淡，气平。治痰燥在咽不出，痰块，血块，食块，痰火，痛风，心痛，疝痛，泄泻，咳血，遗精，白浊，带下。入药火煅或醋煮，研用。

蚬，小于蛤，黑色，生水泥中，候风雨能以壳为翅飞者。肉，冷，无毒。去暴热，明目，利小便，下热气、脚气、湿毒，开胃，解酒毒，目黄。多食发嗽并冷气，消肾。又煮汁饮，治时气，压丹石药，下乳汁。生浸取汁服，止消渴，洗疔疮。陈烂壳，温。烧灰饮下，主反胃吐食，除心胸痰水，咳嗽不止，止痢及失精，治阴疮。

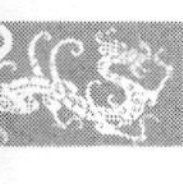

虾，平，小毒。食之不益人。主五痔，引风动瘘发疥疮。小儿食之，令脚屈不能行，有风病、嗽病者忌食。小儿赤白游肿，生捣汁涂之。生水田沟渠中，小者有小毒。海虾长一尺，作鲊毒人至死。有无须及煮色白者，不可食。

鲟鱼生江中。背如龙，长一二丈。甘，平，无毒。主益气补虚，令人肥健。煮汁饮之，止血淋。鼻上肉作脯，补虚下气。然味虽甘美，而发诸药毒及一切疮疥，动风气。与干笋同食，发瘫痪风，服丹石人食之，令少气；小儿食之，结癥瘕及嗽；大人久食；令卒患心痛、腰痛。子，如小豆，食之肥美，杀腹内小虫。鲊，世人虽重，亦不益人。

《医学入门·内集·卷二·本草分类·食治门·火（与热门参用）》：薄荷茶，治火动咳嗽、便闭及妇人经水不调。细茶、薄荷各四两，用水七碗煎至二碗，去渣，入蜂蜜四两，候冷入童便二茶盅，露一宿，每空心温服一盅，童子痨加姜汁少许。

《医学入门·内集·卷二·本草分类·食治门·气（郁同）》：杏仁粥，治上气喘嗽。用杏仁去皮、尖二两，研烂，或加猪肺，和粳米三合煮粥食之。

桃仁粥，治上气咳嗽及冷心气痛，和米煮粥食之。

猪肪汤，治上气喘嗽，身体壮热，口干渴燥，用猪肪膏一斤，切碎入沸汤中煮，临熟入盐、豉调和食之。

《医学入门·内集·卷二·本草分类·食治门·血》：猪胰片，治肺损嗽血、咯血。用煮熟猪胰切片，蘸薏苡末，微空心食之。盖薏苡能补肺，猪胰引入经络耳。如肺痈用米饮调服或水煎服。

《医学入门·内集·卷二·本草分类·食治门·痰》：桂花饼桂花一两，儿茶五钱，诃子七个，甘草五分，为末，桂花水调为丸饼，每嚼一丸，滚水下，清痰降火，止嗽生津。

蒸梨法，治咳嗽，胸膈痞结，用雪梨去心，纳蜜蒸熟或煨熟，停温食之，热食反令咳甚。肺寒者，去心纳椒五七粒，以面裹煨熟，停冷去椒食之。又捣汁，和地黄，蜜煎膏含咽，皆治嗽喘。伤梨者，作羊肉汤饼，饱食之即安。

《医学入门·内集·卷二·本草分类·食治门·热（忌酒）》：甘蔗粥，主虚热口燥晒干，鼻涕稠黏，止咳嗽，润心肺。用甘蔗捣汁一升，和米三合煮粥，空心食之。

《鲁府禁方·卷三·康集·咳嗽》：小儿咳嗽方，用生姜四两，煎浓汤，沐浴即愈。

治小儿痰嗽方，甜梨一个，入硼砂一分，纸包，水湿，火煨，熟吃，立愈。

治咳嗽方，杏仁（去皮尖）、胡桃肉（各等分）。上二味为膏，入蜜少许。每一匙，临卧姜汤下服之。

《寿世保元·卷三·咳嗽》：一论年老人日久咳嗽，不能卧者，多年不愈，用猪板油（四两）、蜂蜜（四两）、米糖（四两）。上三味，熬化成膏，时刻挑一匙，口中噙化，三五日其嗽自止。

《寿世保元·卷四·劳瘵》：又须病者坚心爱命，绝房劳，戒恼怒，息妄想，节饮食，广服药，以自培其根可也。万一毫厘不谨，则诸症迭起，纵庐扁复生，亦难为矣，可不慎乎！

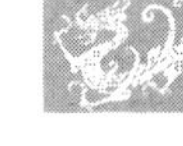

《寿世保元·卷十·单品杂治·生姜治验》：一咳嗽，连咳四五十声者，用连皮生姜自然汁一合，加白蜜二茶匙，同放茶钟内，顿滚，温服，三四次即愈。

一老人咳嗽喘息，烦热，不下食，食即吐逆，腹胀满，生姜汁十五合，白砂糖四两，二味相和，微火温之，一二十漱，即止。每度含半匙，渐渐下汁。

《简明医彀·卷之四·咳嗽》：久嗽肺痈，薏苡仁（三两），水一大钟，煎三分，入酒一分，服。

《医方集解·卷上·补养之剂第一》：唐郑相国方，治虚寒喘嗽，腰脚酸痛（肺虚气乏而痰多则喘嗽，肾虚则脚酸痛）。

破故纸（十两，酒蒸为末）　胡桃肉（二十两，去皮，烂捣）

蜜调如饴。每晨酒服一大匙，不能饮者，熟水调。忌芸薹、羊肉（芸薹，油菜也）。

此手太阴、足少阴药也。破故纸属火，入心包、命门，能补相火以通君火，暖丹田、壮元阳；胡桃属木，能通命门，利三焦，温肺润肠，补养气血，有木火相生之妙。气足则肺不虚寒，血足则肾不枯燥，久服利益甚多，不独上疗喘嗽，下强腰脚而已也。（古云：黄柏无知母、破故纸无胡桃，犹水母之无虾也。李时珍曰：命门在两肾中央，为生命之原，相火之主，肾命相通，藏精而恶燥。胡桃状颇相类，皮汁青黑，故入北方，佐破故纸润燥而调血，使精气内充，血脉通调，诸疾自然愈矣。）

《张氏医通·卷十一·婴儿门上·咳嗽》：百日内嗽者，名乳嗽，甚难调理，桔梗汤，随证加薄荷、紫苏、羌活、前胡、葱白、香豉之类，更须禁其吮乳，但与粥汤乃效。

《临证指南医案·卷十·幼科要略·春温风温》：春月暴暖忽冷，先受温邪，继为冷束，咳嗽痰喘最多。辛解忌温，只用一剂。大忌绝谷，若甚者，宜昼夜竖抱勿倒三四日。夫轻为咳，重为喘，喘急则鼻掀胸挺。

《种福堂公选良方·卷二·咳嗽》：治痰嗽诸虚奇验方，藕汁、梨汁、萝卜汁、人乳、姜汁、白糖、沙糖、童便（各四两）。将八味放瓷瓶内，用炭火熬煎，只剩一斤为止。每日空心白滚汤送下四钱，服完即愈，如能常服，则精神强健，永无虚损。

《冷庐医话·卷一·慎疾》：余在台州时，同官王愚庵先生，年五旬余，患时感症，坚守不服药为中医之戒，迁延数日，邪热内闭神昏，家人延医诊治，无及而卒。又余戚秀水王氏子，年方幼稚，偶患身热咳嗽，父母不以为意，任其冒风嬉戏，饮食无忌，越日疹发不透，胸闷气喘，变症毕现，医言热邪为风寒所遏，服药不效而卒。此皆不即调治所致也。

《冷庐医话·卷四·杂病》：消渴、水肿、下疳、咳嗽、吐血等症，皆以戒盐为第一要义，若不能食淡，方药虽良，终难获效。

《冷庐医话·卷四·妇科》：产后喜咸爱酸而致咳嗽者，必致痼疾，终身须自慎之。

《冷庐医话·补编·宜忌·常食之物》：医家谓枣百益一损，梨百损一益，韭与茶亦然。余谓人所常食之物，凡和平之品，如参、苓、莲子、龙眼等，皆百益一损也。凡峻削之品，如槟榔、豆蔻仁、烟草、酒等，皆百损一益也。有益无损者，惟五谷，至于鸦片烟之有损无益，人皆知之，而嗜之者日众，亦可悯矣。

第三节
咳嗽运动导引调护

《养生导引法·气门》：一法，两手向后，合手拓腰向上极势，振摇臂肘来去七。始得手不移，直向上向下尽势来去二七。去脊心肺气壅闷。二法，两足两指相向，五息止，引心肺。去厥逆上气。极用力，令两足相向，意止引肺中气出，病人行肺内外展转屈伸，随无有违逆。

《养生导引法·补益门·导引行气法》：伏，前侧卧，不息六通，愈耳聋目眩。还卧，不息七通，愈胸中痛咳。抱两膝自企于地，不息八通，愈胸以上至头颈耳目咽鼻邪热。去枕，握固不息，自企于地，不息九通，东首，令人气上下通。微鼻内气，愈羸，不能从阴阳。法，大阴勿行之。蜷卧，不息七通，治胸中痛、咳嗽。

《养生导引法·补益门·彭祖谷仙卧引法》：彭祖谷仙卧引法，除百病，延年益寿。居常，解衣被，卧……两足内相向，五息止，引心肺。去咳逆上气。

《保生心鉴·太清二十四气水火聚散图序》：小暑六月节，运主少阳三气。月令温风至，蟋蟀居壁，鹰乃学习。时配手太阴肺湿土。行功：每日丑寅时，两手踞，屈压一足，直伸一足，用力掣三五度，叩齿，吐纳，咽液。治病：腿膝腰脾风湿，肺胀满，嗌干喘咳，缺盆中痛，善嚏，脐右小腹胀引腹痛，手挛急，身体重，半身不遂，偏风，健忘，哮喘，脱肛，腕无力，喜怒不常。

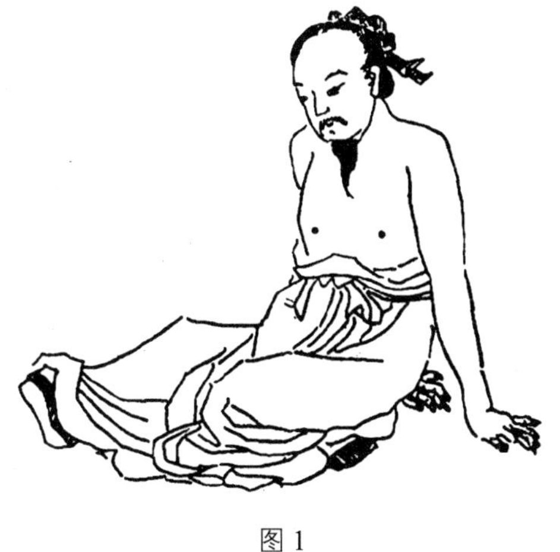

图 1

大暑六月中，运主太阴四气。月令腐草为萤，土润溽暑，大雨时行。时配手太阴肺湿土。行功：每日丑寅时，双拳踞地。返首肩引作虎视，左右各三五度，叩齿，吐纳，咽液。治病：头项胸背风毒，咳嗽上气，喘渴烦心，胸满臑臂痛，中热，脐上或肩背痛，风寒，汗出中风，小便数欠，溏泄，皮肤痛及麻，悲愁欲哭，洒淅寒热。

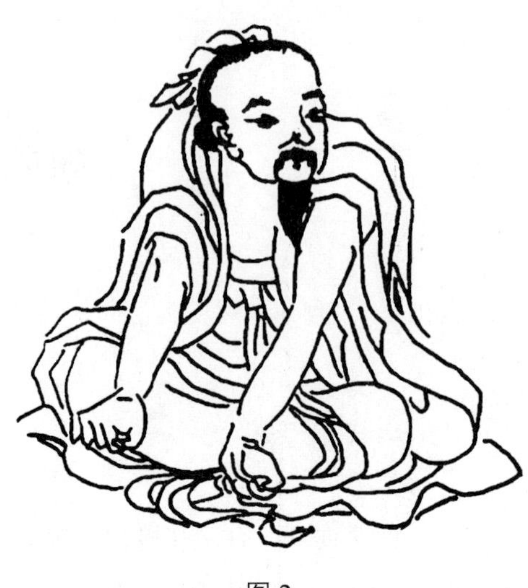

图2

处暑七月中，运主太阴四气。月令鹰乃祭鸟，天地始肃，禾乃登。时配足少阳胆相火。行功：每日丑寅时，正坐，转头，左右举引就返，两手捶背之上，各五七度，叩齿，吐纳，咽液。治病：风湿留滞，肩背痛，胸痛，脊膂痛，胁肋、髀膝、经络外至胫、绝骨外踝前及诸节皆痛，少气咳嗽，喘渴上气，胸背脊膂积滞之气。

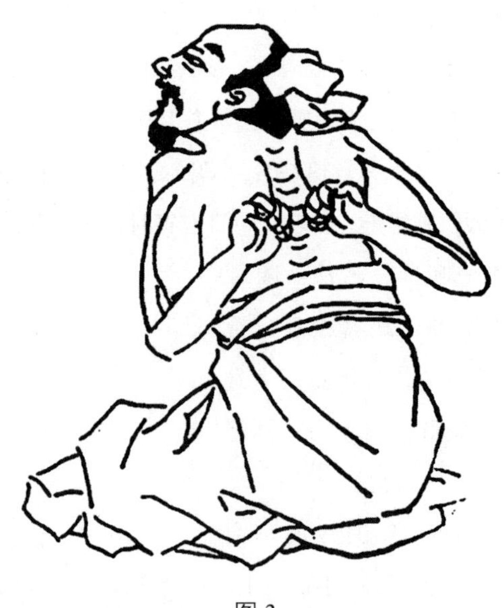

图3

大雪十一月节，运主太阳终气。月令鹖鸟不鸣，虎始交，荔挺出。时配足少阴肾君火。行功：每日子丑时，起身仰膝，两手左右托，两足左右踏，各五七度。叩齿，吐纳，咽液。治病：

脚膝风湿毒气，口热舌干，咽肿，上气嗌干及肿，烦心，心痛，黄疸，肠澼，阴下湿，饥不欲食，面如漆，咳唾有血，渴喘，目无所见，心悬如饥，多恐，常若人捕等病。

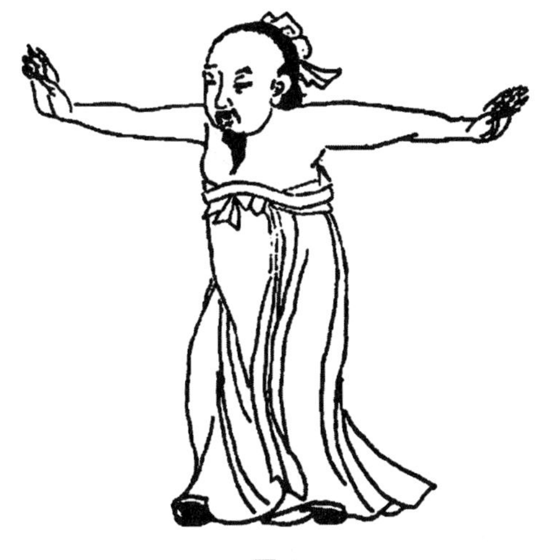

图 4

冬至十一月中，运主太阳终气。月令蚯蚓结，麋角解，水泉动。时配足少阴肾君火。行功：每日子丑时，平坐，伸两足，拳两手，按两膝，左右极力三五度，吐纳，叩齿，咽液。治病：手足经络寒湿，脊、股内后臁痛，足痿厥，嗜卧，足下热痛，脐、左胁下、背、肩、髀间痛，胸中满，大小腹痛，大便难，腹大，颈肿咳嗽，腰冷如冰及肿，脐下气逆，小腹急痛，泄下，肿，足胻寒而逆，冻疮，下痢，善思，四肢不收。

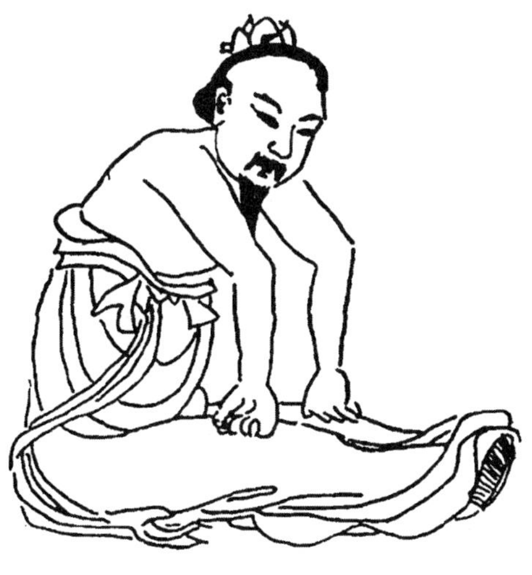

图 5

第四节
愈后咳嗽调护

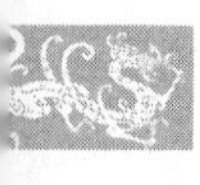

《医学六要·治法汇·三卷·咳嗽门·气虚》：病后气促，咳嗽色黄白，脉虚大，多属肺虚，生脉散主之。

《医学六要·治法汇·三卷·咳嗽门·胁痛嗽》：因感冒，已经发散而咳不止，脉数无力，属阴虚，六味地黄作汤服，大验。

《伤寒指掌·卷之二·瘥后诸病述古》：解后咳嗽，如热退之后，尚有咳嗽未除，此余热在肺也，宜滋养肺胃之阴，其嗽自止，如南沙参、麦冬、骨皮、知母、象贝、川斛、花粉、茯苓、杏仁、桑皮、蔗汁、梨汁之类，或加生地、玉竹之类。

《伤寒指掌·卷之三·伤寒变症·癍疹》：咳嗽，痧后咳嗽，余热在肺也，宜泻白散，加贝母、橘红、杏仁、枯芩、知母、花粉、甘、桔、梨浆之类清之。

《温病条辨·卷三下焦篇·风温、温热、温疫、温毒、冬温》：温病愈后，嗽稀痰而不咳，彻夜不寐者，半夏汤主之。

《六因条辨·中卷·伏暑条辨第四》：伏暑热渐甚，咳逆不眠，胸胁刺痛，痰多舌白，此痰滞肺络，肺气失降。宜用旋覆花、新绛、枳壳、桔梗、桑皮、薏仁、苏子、降香、枇杷叶、芦根、滑石等味，降气通络也。上条热不解，而传布三焦，此条热不解，而邪与痰沍，阻滞肺络。若不通调，恐致痿痈缠绵。故用《金匮》旋覆花汤，借新绛、青葱，一通气分，二通血络，再兼枳、桔、桑皮、苏子、降香，开肺降气，苡仁、枇杷叶、芦根、滑石，甘淡之味，清热泄湿也。

《六因条辨·中卷·伏暑条辨第五》：伏暑发热，喘不得卧，痰嘶胸板，此暑滞肺络。宜用葶苈大枣汤合六一散、枇杷叶等味，彻清肺饮也。上条胁痛痰多而咳，此条胸板痰嘶而喘，病甚深于咳矣。虽喘有虚实之分，治有肺肾之异。今由伏暴内发，身热胸板痰嘶，其候舌必黄腻，脉必滑数，溺必黄赤，体必丰盛，斯为肺实，故宜葶苈苦寒以泻肺热。然古人犹恐损胃，合大枣之甘以缓之，得渐驯以除上焦之饮。凡用葶苈而不用大枣者，未识仲景之心法也。再兼六一、枇杷叶，清气利湿也。

《六因条辨·下卷·斑疹条辨第九》：斑疹既退，咳嗽声低，热炽舌赤少苔，此痧热逗留，肺胃阴伤。宜用沙参、花粉、甜杏、地骨皮、川贝、生甘草、桑白皮、绿豆壳、枇杷叶等味，清肺养胃也。肺胃为斑疹往来之路，兹病退热炽，咳声不扬，舌赤少苔，是余热逗留，消烁肺胃。故用沙参、杏仁、川贝、桑皮、地骨皮、枇杷叶，一派清肺润津，合绿豆壳、生甘草、粳米养胃解毒，毋使热留肺底，酿成痨瘵，最宜慎之。

《六因条辨·下卷·阴症八难》：此言阴阳平补之后，阳虽回复，而阴已受伤。其人即素有热痰，得阴寒之病，而已化为寒，其寒虽去，而痰仍在。即有咳逆烦渴，舌赤喜饮，慎勿遽投寒凉，亦勿再服姜、附。宜用《金匮》麦门冬汤加乌梅、白芍，合甘酸化阴，和胃生津，协合阴阳之法。

【评述】

一、咳嗽预防调护相关理论

《黄帝内经》奠定了咳嗽预防调护的理论基础。《素问·卷第十·咳论篇第三十八》基于“五脏六腑皆令人咳，非独肺也”之旨，在咳嗽预防与调摄方面不仅注重肺脏本身，同时也需要注意对其他脏器的调养。原文载：“其寒饮食入胃，从肺脉上至于肺则肺寒，肺寒则外内合邪因而客之，则为肺咳。五脏各以其时受病，非其时，各传以与之。”又如《素问·卷第七·脏气法时论篇第二十二》：“五谷为养，五果为助，五菜为充，五肉为益。”《素问·卷第二十·五常政大论篇第七十》载：“谷、肉、果、蔬、食养尽之，无使过之，伤其正也。”《寿世保元》针对咳嗽预防谈道：“所以为咳为嗽……又须病者坚心爱命，绝房劳，戒恼怒，息妄想，节饮食，广服药，以自培其根可也。万一毫厘不谨，则诸症迭起，纵庐扁复生，亦难为矣，可不慎乎！”

《济阳纲目·卷二十四·痰饮·论》曰：“集略论曰：人之一身，气血清顺，则津液流通，何痰之有？痰因肾虚脾湿而生，各经有病，皆能致痰，当随其各病之根而治之。七情郁结，或饮食过伤，或色欲无度，或六淫侵胃，当汗不汗，或资禀充实，表密无汗，皆使津液不行，聚为痰饮。其为病也，为喘，为咳，为呕……调养之法，平七情以舒郁，摄肾水以防邪，谨出入以避六淫，绝厚味以除蕴热……”并在咳嗽论治中强调：“最忌忧思过度，房室劳伤，否则多成瘵疾。”而针对嗽的治疗，该书曰：“治嗽之要，切不可用乌梅、粟壳酸涩之药，其寒邪未除，亦不可便用补药。须慎调养，忌忧思，戒房事，薄滋味。若性躁及脱营之人，终觉难疗。”这是对素体羁患嗽病的患者提出的调养忌讳。

《医学心悟·卷一·保生四要》言：“四曰：戒嗔怒。东方木位，其名曰肝。肝气未平，虚火发焉，诸风内动，火性上炎。无恚无嗔，涵养心田，心田宁静，天君泰然。善动肝气，多至呕血，血积于中，渐次发咳。凡人举事，务期有得，偶尔失意，省躬自克。戒尔嗔怒，变化气质，和气迎人，其仪不忒。”该书尤其针对咳嗽的调护，强调：“患咳者，宜戒口慎风。毋令久咳不除，变为肺痿、肺痈、虚损、劳瘵之候，慎之戒之！”

《不居集》提出咳嗽调护禁忌。针对咳嗽多痰者，当“戒肥浓”，曰：“盖土弱金伤，咳嗽多痰，再以黏腻之物滞脾，则痰必增而嗽益甚，食必减而热益加……曾治一友人虚损，咳嗽痰多，不食肥浓，甘于淡薄，惟淡食白豆腐一年而愈。”同时，其又提到任何小病治疗不当或者不加调护，终究会酿成大病。如针对“伤风”，其谓：“澄按：伤风，小疾也。日久不治，则入于肺，必成咳嗽，壅滞经络，发为蒸热。里气不清，则吐稠痰，风郁为热，则动血络，风热内炽，消人肌肉，宛若虚损，即费调理矣。”

《温病条辨·卷三下焦篇》曰：“病后调理，不轻于治病，若其治病之初，未曾犯逆，处处得法，轻者三五日而解，重者七八日而解，解后无余邪，病者未受大伤，原可不必以药调理，但以饮食调理足矣，经所谓食养尽之是也。”由此可见，吴鞠通将病后调理提升到与治疗同等的高度进行认识，说明预防在中医诊疗过程中的重要性。

二、咳嗽饮食调护、药食同源的记载

药食同源是人们对食物和药物关系认识的高度总结，深刻影响着人们的养生保健和防病治病。

咳嗽食疗既有单味药，又包括复方，且以膏剂、丸剂等特殊剂型为主。鸡鸣丸是治疗男女老少咳嗽的通治食疗方，见于《万病回春》，具有宣肺化痰、理气定喘之效。方剂由知母四两（炒），杏仁（去皮、尖）二钱，桔梗（去芦）、人参各五钱，阿胶（麸炒）、五味子、款冬花各四钱，葶苈（火上焙）、半夏（姜汁炒）各三钱，甘草（炙）、陈皮（去白）、兜铃、麻黄、旋覆花各一两共同组成，是咳嗽食疗的丸剂代表方。银杏膏用于年久咳嗽吐痰者，载于《寿世保元·卷三》，主要药物包括陈细茶四两（略焙，为细末），白果肉四两（一半去白膜，一半去红膜，擂烂），核桃肉四两（擂），家蜜半斤，是咳嗽食疗的膏剂代表方。还有《临证指南医案》之“治痰嗽诸虚奇验方”，由藕汁、梨汁、萝卜汁、人乳、姜汁、白糖、沙糖、童便（各四两）组成。

咳嗽食疗的食用禁忌亦应注意。《医方集解》记有唐郑相国方，用于虚寒喘嗽、腰脚酸痛等，使用破故纸（十两，酒蒸为末），胡桃肉（二十两，去皮烂捣）。蜜调如饴，每晨酒服一大匙，不能饮者熟水调。同时，在药食治疗时需忌芸薹、羊肉。

三、咳嗽运动调护相关记载

导引术作为传统慢性肺系疾病的中医特色治疗、康复方法，运用理念是以调息为主导带动调身与调心同时进行，对呼吸系统疾病症状的改善有明显疗效。如在《诸病源候论》的“卷之十三”载有“卒上气候”，以“两手交叉颐下……急牵来着喉骨”，结合呼吸的颈部导引按摩法治疗暴气咳。相较于《诸病源候论》，后世所记载的导引法肢体运动的幅度有所增加，如《养生导引法·气门》记载：“一法：两手向后，合手拓腰向上极势，振摇臂肘来去七。”《保生心鉴》为明代铁峰居士所作，是一部气功养生著作，将导引方法按照行功时间、行功动作及所治疗疾病三方面记载，且与经络结合紧密。每小节首先记载时令与相应经脉，其次配以行功与治病功用。如《保生心鉴·太清二十四气水火聚散图序》记载："小暑六月节坐功图……时配手太阴肺湿土。行功：每日丑寅时，两手踞，屈压一足，直伸一足，用力掣三五度，叩齿，吐纳，咽液。治病：腿膝腰髀风湿，肺胀满，嗌干，喘咳，缺盆中痛，善嚏……"《杂病源流犀烛》在"卷一·咳嗽哮喘源流"中辑录了《保生秘要》所记载的导引与运功方法，可治疗"或感风寒而嗽，或因心火妄动"之咳嗽。

四、愈后咳嗽调护相关记载

愈后咳嗽是指患外感病后其他症状大减，而咳嗽症状不除的病证，与现代医学感染后咳嗽相近。中医古籍中也有相关病证的记载和治疗方案，如《医学六要·治法汇·三卷·咳嗽门·胁痛嗽》中的"胁痛嗽"，以"六味地黄作汤"治疗"因感冒，已经发散而咳不止"病证；《温病条辨》在"卷三"以泻白散治疗痧后咳嗽；同时《温病条辨》在其"卷三"所载"下焦篇"以半夏汤治疗"温病愈后，嗽稀痰而不咳"；《六因条辨》在"下卷"之"斑疹条辨第九"记载了以养阴清热之药物治疗"斑疹既退，咳嗽声低"之病证。

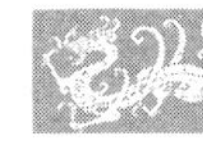

五、小结

中医诊疗历来重视预防，早在《内经》就提出了"治未病"的预防思想。《素问·卷第一·四气调神大论篇第二》曰："圣人不治已病治未病，不治已乱治未乱……夫病已成而后药之，乱已成而后治之，譬犹渴而穿井，斗而铸锥，不亦晚乎。"咳嗽作为临床常见多发病，虽属于中医的优势病种之一，但其缠绵难愈，病程较长，常引发患者的焦虑与不适，因此，在诊疗中必须重视预防的重要性，提高医者及患者的预防意识十分重要。

第八章

医案医话

第一节
医案

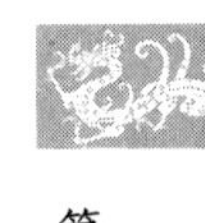

一、伤寒咳嗽医案

（一）风袭肺卫医案

《明医杂著·卷之五·伤风流涕》

小儿八岁以下无伤寒，虽有感冒伤风，鼻塞流涕，发热咳嗽，以降痰为主，略加微解。凡散利、败毒，非幼稚所宜。或冒轻者，不必用药，候二三日，多有自愈。

《临证指南医案·卷二·咳嗽·风》

某（三十），风袭肺卫，咳嗽鼻塞，当以辛凉解散。

杏仁　嫩苏梗　桑皮　象贝　桔梗　苡仁

夏（五二），风郁，咳不止。

薄荷　前胡　杏仁　桔梗　橘红　桑皮　连翘　枳壳

《临证指南医案·卷五·风·风伤卫》

某（二一），风邪外袭肺卫，畏风发热，咳嗽脘闷，当用两和表里。

淡豆豉（一钱半）　苏梗（一钱）　杏仁（三钱）　桔梗（一钱半）　连翘（一钱半）　通草（一钱）

《续名医类案·卷二十七·咳嗽》

一痘五朝，匀泽红润稀朗，顶平陷，痰嗽甚，此伤风失表，邪客肺经。但脓期患此，难于补托，用甘、桔、前、芩、桑、杏、橘、蒌而愈。

《类证治裁·卷之一·伤风论治·伤风脉案》

某风伤卫阳，咳，频嚏多涕，怯风，头目重眩，宜辛以散之。用防风、苏叶、杏仁、川芎、桔梗、甘菊、姜，微汗而愈。

《类证治裁·卷之二·咳嗽论治·咳嗽脉案》

王姓儿秋凉感风，夜热，顿咳连声，卧则起坐，立即曲腰，喘促吐沫，汗出痰响。由风邪侵入肺俞，又为新凉所束，痰气交阻。法宜辛散邪，苦降逆。用桔梗、紫苏、杏仁、前胡、橘红、淡姜，热嗽减。一外科以为症感秋燥，用生地、五味、白芍、贝母等药。予曰：风邪贮肺，可酸敛乎？痰涎阻气，可腻润乎？即单用姜汁一杯，温服可也。频以匙挑与而愈。

《问斋医案·肺部第三·咳嗽》

风袭肺络，痰嗽不舒，现在春令发陈。宜于和解法中参人清和之品。

老苏梗　苦杏仁　赤茯苓　炙甘草　制半夏　陈橘皮　瓜蒌皮　前胡

风伤肺卫，痰嗽食减。现交夏令，心先受之。当以和解法中佐以清凉之品。

赤茯苓　炙甘草　制半夏　新会皮　黄芩　大贝母　白知母　苦杏仁

《慎五堂治验录·卷六》

昆邑陆裕林，年四旬余，患咳嗽见血一次，延医疗治，不奏寸功。壬午九月请余诊视，余曰：此小恙也。即书云：伤风不醒耳，轻宣肺气即可愈矣。彼口是而腹非之，服之果效。今以其症详明之。盖初病咳嗽、鼻塞、畏风、头痛，明是风邪伤肺，奈何误认为虚，妄投补敛，病乃日甚，纠缠六载，肌不瘦削何？一非伤风失表耶？如果劳损，不应无盗汗、内热，而肌肤不削。吴鞠通曰：咳嗽一症如不可治，则早死矣。如可治，何数载而不痊哉？故多年之咳，必因误治而然也。方用桑叶、菊花、牛蒡子、前胡、象贝、薄荷、杏仁、旋覆花、石斛、冬瓜子、射干等，不数剂而霍然。由是观之，伤风一症非可轻忽也。甲申季春，因劳过度，咳喘大作，动则益甚，大便完谷，小溲渐少，足肿至腹，胸腹膨脝，脉细如丝，舌苔薄白。彼犹以伤风为语，余曰：非也，此乃命门之阳不旺，太阳气化失司，水湿上泛成痰，下流成肿，非寻常小恙也。遂以车、膝、苡、茯、桑皮、益智、陈皮、五加等，以黄土汤煎汤，四剂肿退喘减便正，加于术、远志，十剂而收全功。

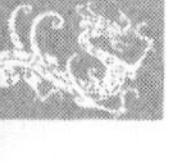

《邵兰荪医案·卷一·风》

渔庄沈，迩夹风邪，咳嗽尤甚，脉形浮弦，舌滑腻，形寒，左腋刺痛。宜清肺、和络、疏风。（十一月望。）

百部（七分，蒸）　桔梗（钱半）　橘红（一钱）　金沸草（三钱，包煎）　炙草（八分）　紫菀（钱半）　荆芥（钱半）　丝瓜络（三钱）　象贝（三钱）　广郁金（三钱）　前胡（钱半，引）　枇杷叶（五片，去毛）

两帖。

（二）外感风寒医案

《明医杂著·卷之二·咳嗽》

冬多风寒外感，宜解表行痰，加麻黄、桂枝、半夏、干姜、防风各一钱。肺金素有热者，再加酒炒黄芩、知母各五分。若发热，头痛，鼻塞声重，再加藁本、川芎、前胡、柴胡各一钱。

《临证指南医案·卷二·咳嗽·寒》

某（五三），寒伤卫阳，咳痰。

川桂枝（五分） 杏仁（三钱） 苡仁（三钱） 炙草（四分） 生姜（一钱） 大枣（二枚）

某（三九），劳伤阳气，形寒咳嗽，桂枝汤加杏仁。

某（四四），寒热咳嗽，当以辛温治之，桂枝汤去芍，加杏仁。

某（五十），形寒咳嗽，头痛口渴，桂枝汤去芍，加杏仁花粉。

王（三一），脉沉细，形寒咳。

桂枝（一钱） 杏仁（三钱） 苡仁（三钱） 炙草（五分） 生姜（一钱） 大枣（二枚）

《续名医类案·卷十五·咳嗽》

来天培治一妇，年二旬余，季夏酷热，患咳嗽头痛，发热，胸膈不舒，或以苏、杏、前、贝、生地、黄芩，治之转甚。视其面色浮肿，懒言气怯，咳嗽声微，胸膈胀满，饮食不下，六脉微弱，此风寒内伏，里虚致感也。始宜以参苏饮倍姜、枣，一二剂可已。今增虚矣，非姜、附不能瘳也。以补中益气汤去升麻、柴胡，加川芎、炮姜、附子，一剂汗出遍身，肿胀渐消，再剂热退。改用八珍加姜、附，二剂而咳嗽除。终以归脾加熟地、炮姜，四剂声高食进矣。彼云：旧有风症，两手不能举，今服药乃能举于头矣。此治病必求其本之谓欤。

《续名医类案·卷二十七·夹疹》

一儿身热咳嗽，疹出隐隐，以药发之，而不见不没。此风寒郁而不散，此瘾疹也，非正疹论，芎苏散治愈。

《续名医类案·卷二十七·咳嗽》

一痘收靥，厚而干黑，身热咳嗽，风寒客肺也，麻黄汤愈。

一痘收痂，厚而干黑，身热咳嗽，乃风寒客肺也，麻黄汤得微汗而愈。

（三）风热犯肺医案

《张氏医通·卷四·诸气门下·咳嗽》

又治通政劳书绅太夫人，年五十余，素秉气虚多痰。数日来患风热咳逆，咳甚则厄厄欲吐，且宿有崩淋，近幸向安。法当先治其咳，因以桔梗汤加葳蕤、白薇、丹皮、橘皮、蜜煎生姜四剂撤其标证，次与六君子加葳蕤以安其胃气，继进乌骨鸡丸方疗其固疾。而夫人以久不茹腥，不忍伤残物命，改用大温经汤加鹿茸、角腮作丸，药虽异而功则一也。

《续名医类案·卷二十七·夹斑》

一发斑身热，头疼咳嗽，由于风热，芎蓟散、葛根汤而愈。

《续名医类案·卷二十七·咳嗽》

一痘收疤，咳嗽，咽膈不利，用甘、桔、翘、防、蒡、陈皮、射干、元参辈愈。

《龙砂八家医案·戚云门先生方案》

左脉细弱，右寸滑大，向患腰痛，近因风热客邪，袭伤肺络，先议清凉清上。

桔梗　杏仁　半夏　薄荷　桑叶　沙参　橘红　茯苓　甘草

（四）寒包火医案

《石山医案·卷之上·咳嗽》

一妇年逾五十，其形色脆弱。每遇秋冬，痰嗽气喘，自汗体倦，卧不安席，或呕恶心。诊之，脉皆浮缓而濡。

曰：此表虚不御风寒，激内之郁热而然。遂用参、芪各三钱，麦门冬、白术各一钱，黄芩、归身、陈皮各七分，甘草、五味各五分，煎服十余帖而安。每年冬寒病发，即进此药。

次年秋间，滞下，腹痛后重，脉皆濡细稍滑。

予曰：此内之郁热欲下也。体虽素弱，经云：有故无殒。遂以小承气汤，利两三行。腹痛稍除，后重未退。再以补中益气汤加枳壳、黄芩、芍药煎服，仍用醋浇热砖布裹，坐之而愈。是年遇寒，嗽喘亦不作矣。

《临证指南医案·卷二·咳嗽·寒包热》

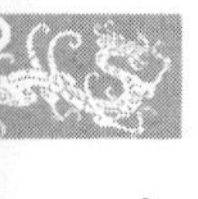

吴（四一），咳嗽，声音渐窒，诊脉右寸独坚。此寒热客气，包裹肺俞，郁则热。先以麻杏石甘汤。

（五）外寒内饮医案

《素圃医案·卷四·女病治效》

张其相兄未出室令爱，首春咳嗽，乃恣食生冷，肺受寒邪，所谓形寒饮冷则伤肺也。前医初作伤风，以苏、前解表。殊不知邪不在表，而直伤肺，不知温肺，致寒不解，咳甚吐血。前医见血，遂改用归、芍、丹皮、苏子、杏仁、贝母，以清滋肺热。服二剂，遂发寒战栗，手足厥冷，身痛腰疼，咳吐冷水，脉沉细紧，表里皆寒，正合小青龙加附子证，用麻黄、桂枝、细辛、赤芍、干姜、附子、半夏、茯苓、杏仁、甘草，二剂手足回温，四剂通身冷汗大出，咳止大半。再去麻黄、附子，二剂痊愈。若泥吐血阴虚，迟疑其间，安得有此速效耶。

《吴鞠通医案·卷四·痰饮》

僧（四十二岁），脉双弦而紧，寒也；不欲饮水，寒饮也；喉中痒，病从外感来也；痰清不黏，宜寒饮也；咳而呕，胃阳衰而寒饮乘之，谓之胃咳也；背恶寒，时欲厚衣向火，卫外之阳虚，而寒欲乘太阳经也；面色淡黄微青，唇色淡白，亦寒也。法当温中阳而护表阳，未便以吐血之后而用柔润寒凉，小青龙去麻、辛，加枳实、广皮、杏仁、生姜汤主之。用此方十数帖而愈。

《温氏医案·咳嗽》

丁伯度司马之子，年甫一龄，于冬日患咳嗽之症，时医用润肺止咳之剂，愈服愈咳，一连十余日，更易数医，形愈沉重，夜间尤甚，一咳百余声，大有不起之势，始延余诊视。见其经纹，直透三关，色黯而沉，吼喘不止，鼻孔扇动，神识昏迷，已濒于危。余云：此症系寒入肺窍，因医误用滋润之品，以致寒邪闭锢，清道壅塞，是以如此。斯时急宜用小青龙汤驱寒外出，其咳自止。伯度晚年得子，见有麻黄、细辛，恐其过于发散，意尚犹豫，余力肩其任，斯时病至危笃，非此方不能挽回，若再用寻常套方，不可救药。伯度见其言之确凿，始行与服，一剂而减去大半，因闭锢太深，三剂痊愈。盖小儿之病，除痘麻而外，与大人无异。仲景之方，只要认证的确，用之无不神效。然医不难于用药，而难于认证。又况时医，并不读仲景之书，何由知仲景之方，误人不少，良可慨叹。

《静香楼医案·上卷·咳喘门》

久嗽脉不数，口不干，未必即成损证，此为肺饮郁伏不达故也。

厚朴　煨姜　桑皮　杏仁　广皮　甘草　半夏

诒按：此属饮寒伤肺，乃内因之实证也。

《丁甘仁医案·卷四·咳嗽（附痰饮、哮喘案）》

朱（左），新寒引动痰饮，渍之于肺。咳嗽气急又发，形寒怯冷，苔薄腻，脉弦滑。仿《金匮》痰饮之病，宜以温药和之。

川桂枝（八分）　云苓（三钱）　生白术（五钱）　清炙草（五分）　姜半夏（二钱）　橘红（一钱）　光杏仁（三钱）　炙远志（一钱）　炙白苏子（五钱）　旋覆花（包，五钱）　莱菔子（炒，研，二钱）　鹅管石（一钱，煅）

二、温病咳嗽医案

（一）风温咳嗽医案

《临证指南医案·卷二·咳嗽·风温》

沈，脉右搏数，风温呛咳。

桑叶　杏仁　象贝　苡仁　瓜蒌皮　白沙参

《临证指南医案·卷二·咳嗽·风温化燥》

邱，向来阳气不充，得温补，每每奏效。近因劳烦，令阳气弛张，致风温过肺卫以扰心营，欲咳心中先痒，痰中偶带血点。不必过投沉降清散，以辛甘凉理上燥，清络热。蔬食安闲，旬日可安。

冬桑叶　玉竹　大沙参　甜杏仁　生甘草　苡仁

糯米汤煎。

《临证指南医案·卷二·咳嗽·风温化燥伤胃阴》

某，风温客邪化热，劫烁胃津，喉间燥痒，呛咳。用清养胃阴，是土旺生金意。

《金匮》麦门冬汤。

陆（二三），阴虚体质，风温咳嗽，苦辛开泄肺气加病。今舌咽干燥，思得凉饮，药劫胃津，无以上供。先以甘凉，令其胃喜，仿经义，虚则补其母。

桑叶　玉竹　生甘草　麦冬　元米（炒）　白沙参　蔗浆

《临证指南医案·卷十·痘·肝肾蕴毒闷症》

郑，痘发犹然身热咳嗽，乃风温入肺未解。诊其点粒黏着不爽，温邪郁滞气血，更体质素虚。议开肺气以宣之，活血以疏动之，冀其形色充长。若一进沉降，恐无好音。

连翘　桔梗　红花　牛蒡　甘草　炒楂　郁金　丹皮　鸡冠血

《吴鞠通医案·卷五·咳嗽》

李女，四岁，己丑二月初十日。

风温夹痰饮喘咳，肚热太甚。势甚危急，勉与宣肺络、清肺热法。

生石膏（二钱）　杏仁（五钱）　黄芩（三钱，炒）　苦葶苈（三钱）　芦根（五钱）

十二日，风温夹痰饮喘咳。

生石膏（二两）　杏仁（四钱）　冬瓜仁（三钱）　芦根（五钱）　茯苓皮（三钱）　苦葶苈（钱半）

煮三小杯，分三次服。服二帖，烧热退。

《类证治裁·卷之一·伤风论治·伤风脉案》

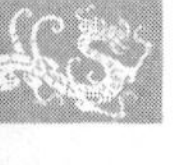

某，风温伤肺，咳而眩。用轻凉肃上，丹皮、杏仁、桑叶、山栀、贝母、枇杷叶。再服效。

《王旭高临证医案·卷四·咳嗽门》

唐，七旬有六之年，面色红润，脉形坚搏，外似有余，里实不足。屡患咳嗽，娇脏暗伤。本月初旬，微感风温，咳嗽又作。舌苔薄白，底有裂纹，饮食略减。风温久恋，劫胃津，灼肺阴。不可再投辛散，当以甘润生津。

花粉　沙参　玉竹　麦冬　苡仁　杏仁　川贝　桑叶

某，素有寒嗽，时发时止。上年岁底发时，寒热六七日方止。至春初，喉痛三日，声音遂哑，而咳嗽作。总因风温袭于肺部。宜宣邪降气，冀免喘急。

旋覆花　荆芥　杏仁　款冬花　前胡　苏子　枳壳　川贝　川芎　桔梗　蛤壳　枇杷叶

（二）春温咳嗽医案

《吴鞠通医案·卷五·咳嗽》

刘，十七岁，乙酉五月二十四日。

三月间春温，呛咳见吐，现在六脉弦细，五更丑寅卯时，单声咳嗽甚。谓之木扣金鸣，风本生于木也。议辛甘化风，甘凉柔木。

苦桔梗（三钱）　连翘（三钱）　银花（二钱）　甘草（二钱）　薄荷（一钱）　鲜芦根（三钱）　桑叶（三钱）　麦冬（三钱）　细生地（三钱）　茶菊（三钱）　天冬（一钱）

二十八日，咳嗽减，食加，脉犹洪数，左大于右。效不更方，再服四五帖。

六月初二日，木扣金鸣，与柔肝清肺已效，左脉洪数已减，与前方去气分辛药，加甘润。

沙参（三钱）　玉竹（三钱）　麦冬（三钱）　冰糖（三钱）

《类证治裁·卷之二·咳嗽论治·咳嗽脉案》

李，春温痰火壅肺，宵咳上气，卧不着枕，心神恍惚，脉浮洪，舌绛口干溺赤。治宜肃清太阴，兼佐除烦。杏仁、蒌仁、桔梗、贝母、豆豉、山栀、连翘、枇杷叶、蔗汁。二服嗽稀得寐，因远客劳神，心营耗损，参用养营安神。生地、百合、枣仁、杏仁、茯神、贝母、沙参、甘草。二服心神安，胃阴亦复，可冀加餐，嗣因内人语言枨触，气郁生涎，改用温胆汤而痊。

麋，六旬，素患失血，今冬温夹虚，痰嗽气阻，咳则胁痛汗出，热烦口干，脉歇止。医用消散，痰嗽益剧。更医乃用炒术、半夏、朴、柴等味。余曰：术、夏守而燥，朴、柴温而升，此症所忌，况质本阴亏，温易化燥，宜辛润以利肺气则安。用杏仁、瓜蒌、贝母、桑皮（蜜炙）、橘皮、钗斛、前胡、赤苓。一服安寐，嗽去八九，胁痛顿减，脉亦和。乃用燕窝汤煎潞参、茯神、杏仁、贝母、山药、栝楼、桑皮。再服更适，转侧如意矣。

《诊余集·冬温咳嗽》

常熟瞿桥倪万泰染坊何司务，于庚寅除夕得病，寒热，咳嗽痰多，他医进以豆豉、栀子、杏仁、蒌、贝、蛤壳、茆根之类，更剧，一日吐出柔腻之痰数碗。辛卯正月初四，邀余诊之，脉紧肌燥无汗，咳喘，痰白如胶饴，日吐数碗，胁痛。余曰：此乃寒饮停胸，再服凉药，即危矣。进小青龙汤原方，略为加减，重加桂、姜。服三剂，症忽大变，猝然神识如狂，舌红口燥，起坐不安，即食生梨两枚。明晨又邀余去诊，症似危险，诊之脉紧已松，口渴舌红，又已化火，阳气已通，可保无虞，后转服化痰润肺之剂，仍每日吐柔腻白痰碗余。十余日后，再服六君子等和胃药十余剂而愈。庚寅冬温，愈于温药者多，死于凉药者广。然亦要临症活变，断不可拘执也。

（三）湿温咳嗽医案

《沈菊人医案·卷上·温邪》

张，温邪夹湿，病来五日。神志乍昏，呓语寒战，肢冷囊缩，头痛，舌红，苔白，口渴不嗜饮，饮下即吐，脉沉数，咳嗽气急便溏。此肺胃温邪因病前夺精，阴气先伤，阳邪乘虚内陷阴经而致。阳独治上，阴独治下，营卫二气不和，邪不达表而陷于里，阴道虚之故也。以仲圣黄连汤两和阴阳，非偏寒偏热之法也。

黄连　黄芩　枳实　瓜蒌　郁金　桂枝　生姜　法夏　杏仁

又，肢温寒热稍轻，咳嗽气急，苔白舌红，呕恶面赤，呓语夜重日轻，脉右浮数，疹点隐隐，便溏，是肺胃温邪欲达未达也，仍以和之。

川桂枝　细生地　杏仁　神曲　半夏　淡黄芩　淡豆豉　枳壳　陈皮

（四）暑邪咳嗽医案

《临证指南医案·卷二·咳嗽·气分热》

某，嗽已百日，脉右数大。从夏季伏暑内郁，治在气分。

桑叶　生甘草　石膏　苡仁　杏仁　苏梗

《临证指南医案·卷二·咳嗽·暑风》

某（二九），咳嗽，头胀口渴，此暑风袭于肺卫。

杏仁（三钱） 香薷（五分） 桔梗（一钱） 桑皮（一钱） 飞滑石（三钱） 丝瓜叶（三钱）

《临证指南医案·卷二·咳嗽·暑湿》

张（二五），形瘦脉数，昼凉暮热，肺失和为咳。小暑后得之，亦由时令暑湿之气。轻则治上，大忌发散。

大竹叶 飞滑石 杏仁 花粉 桑叶 生甘草

《临证指南医案·卷五·暑·暑伤气分上焦闭郁》

某（二二），身热，头胀脘闷，咳呛，此暑邪外袭于肺卫，当清上焦。

丝瓜叶（三钱） 大杏仁（三钱） 香薷（七分） 通草（一钱半） 飞滑石（三钱） 白蔻仁（五分）

《阮氏医案·卷三》

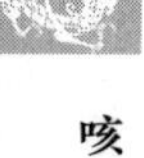

鲍，暑伤肺络，咳而不止，兼之身热口燥。仿吴氏桑菊饮治之。

白菊花（一钱半） 苏薄荷（八分） 苦杏仁（钱半） 淡芦根（二钱） 鲜桑叶（五幅） 北桔梗（八分） 连翘壳（钱半） 生甘草（八分） 川贝母（钱半） 鲜竹茹（钱半）

（五）秋燥咳嗽医案

《医学入门·外集·卷五·小儿门·五脏形证虚实相乘》

肺燥（喘嗽）鼻干手掐目，实则喘而气盛，或渴，泻白散润之。手循眉目鼻面者，甘桔汤主之。肺只伤寒则不胸满；肺热复有风冷，胸满短气喘嗽，泻白散、大青膏主之。

《东皋草堂医案·燥》

一老人，患嗽经年，喉间作痒，大便干结。诊其脉，数中兼涩，所服多寒散之药。余曰：此燥症也，可勿药而愈，只须日啖猪肉半斤，醇酒几杯，常令肠胃滋润，便是良药矣。病人喜形于色，果如余言，嗽止便调。后定丸方：熟地四两，当归三两，山药三两，枸杞子三两，山萸肉二两，白芍二两，生地二两，肉苁蓉二两，玄参一两。此乃大补地黄丸减去黄柏、知母也，善治精枯血涸，一切燥热。

《静香楼医案·上卷·咳喘门》

内热与外热相合，肺胃受之，则咳而不能食，头胀肌热心烦。宜清上中二焦。

竹叶 芦根 花粉 杏仁 贝母 知母 桔梗 橘红

诒按：此外感温燥之咳，故专用清泄。

《临证指南医案·卷一·中风·肾阴虚肝风动》

又，近交秋令，燥气加临，先伤于上，是为肺燥之咳。然下焦久虚，厥阴绕咽，少阴循喉，往常口燥舌糜，是下虚阴火泛越。先治时病燥气化火，暂以清润上焦，其本病再议。

白扁豆（勿研，三钱） 玉竹（三钱） 白沙参（二钱） 麦冬（去心，三钱） 甜杏仁（去皮、尖，勿研，二钱） 象贝母（去心，勿研，二钱） 冬桑叶（一钱） 卷心竹叶（一钱）

洗白糯米七合清汤煎。

《临证指南医案·卷二·咳嗽·风温化燥》

又，风邪郁蒸化燥，发热后，咳嗽口干喉痒。先进清肺。

杏仁　花粉　苏子　象贝　山栀　橘红

《临证指南医案·卷二·咳嗽·燥》

陈，秋燥，痰嗽气促。

桑叶　玉竹　沙参　嘉定花粉　苡仁　甘草　蔗浆

陆（女），燥风外侵，肺卫不宣，咳嗽痰多，不时身热，当用轻药，以清上焦。

桑叶　杏仁　花粉　大沙参　川贝　绿豆皮

《临证指南医案·卷十·幼科要略·秋燥》

翁姓子，方数月，秋燥潮热，咳嗽如疟。幼科用发散药二日不效，忙令禁乳。更医用泻白散，再加芩、连二日，昼夜烦热，喘而不咳，下痢黏腻，药后竟痢药水。延余诊之，余曰：稚年以乳食为命，饿则胃虚气馁，肺气更不爽矣。与玉竹、甘草、炒广皮、竹叶心，一剂热缓。继与香粳米、南枣、广皮、甘草、沙参二剂，与乳少进，令夜抱勿倒，三日痊愈。

《南雅堂医案·卷一·咳嗽门》

秋间燥金司令，咳嗽头胀，胸膈不舒，脉见弦象，是燥气上侵，肺气不宣之故，用轻清之品以清上焦可矣。方列下：

霜桑叶（三钱） 枇杷叶（二钱，去净毛） 杏仁（二钱，去皮、尖） 桔梗（一钱） 冬瓜仁（二钱） 川贝母（一钱，去心） 玉竹（一钱）

水同煎。

《类证治裁·卷之一·燥症论治·燥脉案》

徐，老年上盛下虚，呛咳上气，声哑嗌干，咳则起坐，卧不安枕，溺黄便硬。此由温邪化燥，渐传入腑，脉虚涩，两寸俱大。治仍清上。用生地、麦冬、竹叶、沙参、贝母、玉竹、山栀、甘草、枇杷膏，数服遂平。

王女，秋感风燥，头晕热烦，咳连胸胁震痛，吸气有音。治宜清肃上焦，勿令气痹。豆豉、杏仁、贝母、橘红、蒌皮、桑皮（蜜炙）、桔梗、嫩桑叶，枇杷膏和服。三剂而平。

《王氏医案三编·卷三》

癸丑孟春，陈舜廷自宁波旋杭，迓孟英诊视。云：去冬患痰嗽，彼处医家初以疏散，继则建中，诸药备尝，日渐羸困。左胁跃跃跳动，胸次痒如虫行，舌素无苔，食不甘味，嗽甚则汗，夜不安眠，痰色清稀，便溏溲短，恐成肺痿，惟君图之。孟英诊曰：病始肺伤于燥，治节不行。体质素属阴亏，风阳内煽，烁其津液，故右脉软滑而虚。温以辛甘，致左脉浮弦且数。虽非肺痿，而上下交虚。治先保液息风，续宜壮水，可奏肤功。徒化痰理嗽，见病治病，有何益乎？爰以沙参、苇茎、冬瓜子、丝瓜茹、竹茹肃肺气，甘草、石斛、燕窝生津液，冬虫夏草、石英、牡蛎息风阳。投剂即嗽减能眠。旬日后去冬子、石斛，加归身、麦冬、茯苓。服数帖，两脉较和，餐加溺畅，再去牡蛎、甘草、丝瓜络，加熟地、盐橘红。十余剂，各恙皆安，以高丽参易沙参，善后而康。

《时病论·卷之六·临证治案·感受秋凉燥气》

城西戴某之女，赋禀素亏，忽患微寒微热，乏痰而咳。前医用芪皮、桂芍和其荣卫，百合、款冬润其干咳，西党、归身补其气血，方药似不杂乱，但服下胸膈更闭。咳逆益勤，寒热依旧不减。丰诊其脉，浮弦沉弱，舌苔白薄，此感秋凉之燥气也。即用苏梗、橘红、蝉衣、淡豉、叭哒、象贝、前胡，二剂寒热遂减，咳逆犹存，病家畏散不敢再服，复未邀诊，丰曰：邪不去则肺不清，肺不清则咳不止。倘惧散而喜补，补住其邪，则虚损必不可免。仍令原方服二剂，其咳日渐减矣，后用轻灵之药而愈。可见有是病当用是药，知其亏而不补者，盖邪未尽故也。

《时病论·卷之六·临证治案·血亏液燥加感燥气》

云岫钱某之妹，素来清瘦，荣血本亏，大解每每维艰，津液亦亏固已。迩来畏寒作咳，胸次不舒，脉象左部小涩，而右部弦劲，此属阳明本燥，加感燥之胜气，肺经受病，气机不宣，则大便益不通耳。遂用苏梗、杏仁、陈皮、桔梗、蒌皮、薤白、淡豉、葱叶治之。服二剂，畏寒已屏，咳逆亦疏，唯大解五日未行。思丹溪治肠痹之证，每每开提肺气，使上焦舒畅，则下窍自通泰矣。今照旧章加之兜铃、紫菀、柏子、麻仁，除去苏、陈、葱、豉。令服四煎，得燥屎数枚，肛门痛裂，又加麦冬、归、地、生黑芝麻，服下始获痊愈。

《时病论·卷之七·临证治案·燥气伏邪作咳》

括苍冯某，阴虚弱质，向吃洋烟，患干咳者，约半月矣。曾经服药未验，十月既望，来舍就医。两手之脉极数，余部皆平。丰曰：据此脉形，当有咳嗽。冯曰：然。曾服散药未效何？丰曰：散药宜乎无效，是证乃燥气伏邪之咳，非新感风寒之咳，理当清润肺金，庶望入彀。遂用清宣金脏法去兜铃、杷叶，加甘、菊、梨皮。服一剂，减一日，连服五剂，咳逆遂屏。后归桑梓，拟进长服补丸。

《时病论·卷之七·临证治案·燥气刑金致使咳红》

鄂渚阮某之妾，干咳喉痛，缠绵匝月，始延丰治。未诊即出前方阅之，初用辛散之方，后用滋补之药，不但罔效，尤增咳血频频。细诊其脉，左部缓小，右部搏指，舌尖绛色而根凝黄。此属燥之伏气，化火刑金，虽干咳吐红，真阴未损。前以辛散治之固谬，以滋补治之亦非，斯宜清畅其肺，以理其燥，肺得清肃，则咳自平，而血不止自止。即用桑叶、杏仁、兜铃、浙贝、栀皮、杷叶、蒌壳、梨皮，再加橄榄为引。请服三煎，忌食煎炒之物，服下稍知中窾，继进三剂，遂获全可。

《时病论·卷之七·临证治案·阴虚之体伏燥化火刑金》

古黔刘某妇，素吸洋烟，清癯弱体，自孟冬偶沾咳逆，一月有余，未效来商丰诊。阅前所用之药，颇为合理，以桑、菊、蒌、蒡、杏、苏、桔、贝等药，透其燥气之邪。但服下其咳益

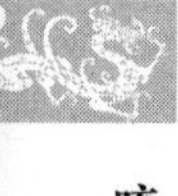

增，其体更急，昼轻夜剧，痰内夹杂红丝，脉形沉数而来，舌绛无苔而燥。丰曰：此属真阴虚损，伏燥化火刑金之候也。思金为水之母，水为金之子，金既被刑，则水愈亏，而火愈炽。制火者，莫如水也，今水既亏，不能为母复仇。必须大补肾水，以平其火，而保其金。金得清，则水有源，水有源，则金可保，金水相生，自乏燎原之患。倘或见咳治咳，见血治血，即是舍本求末也。丰用知柏八味除去山萸，加入阿胶、天、麦，连进五剂，一如久旱逢霖，而诸疴尽屏却矣。

（六）温热咳嗽医案

《临证指南医案·卷十·痧疹·温邪》

袁，温邪痰嗽，气喘肚膨，四日不解，防发痧。

连翘　山栀　牛蒡　杏仁　石膏

《类证治裁·卷之一·温症论治·温症脉案》

蒋，劳力伤阴，感温，呛咳不寐，鼻衄痰红，下利血沫，脉虚大不数。误用柴葛升散，劫液动风。法以甘酸平润调之。阿胶（水化）、麦冬、炙草、潞参、茯神、白芍、枣仁、五味、生地、红枣，二服神安血止，即饮糜粥。原方去胶加甜杏仁、山药，再剂而痊。（此邪伤血络，用调补得愈者。）

（七）伏邪咳嗽医案

《临证指南医案·卷二·咳嗽·胃咳》

某，伏邪久咳，胃虚呕食，殆《内经》所谓胃咳之状耶。

麻黄　杏仁　甘草　石膏　半夏　苡仁

《沈菊人医案·卷上·温邪》

沈，伏邪为疟变病，兼以风温上袭，咳嗽不畅，痰亦难咯，神识昏昏如寐，时有形惊栗神烦之苦，病延匝月，热邪内炽，肺胃津伤，阴气拖虚，以致耳聋，舌干，苔灰，口渴。脉象虚弦，无神。白痦屡布，而未透达。寒热依然蒸灼太甚，阴气重伤，忽忽奄奄告变在迩，未可泛称无事也。拟承阴、救津、化邪，以冀挽回于万一。

生洋参　鲜霍斛　炒芩　青蒿　杏仁　枇杷叶　益元散　细生地　羚羊角　丹皮　川贝　芦根　连翘心

三、内科杂病咳嗽医案

（一）肺本脏咳医案

1. 肺气不利医案

《沈菊人医案·卷下·咳嗽》

金，上实下虚，咳嗽咽梗，腰痛如折，脉细，阴乏上承，肺气痹阻，少阴阴虚也。

前胡　蒌皮　款冬　茯苓　甘草　杏仁　苏子　象贝　橘红

2. 肺热壅盛医案

《明医杂著·卷之二·咳嗽》

夏多火热炎上，最重，宜清金降火，加桑白皮、知母、黄芩（炒）、麦门冬、石膏（各一钱）。

《石山医案·卷之上·咳嗽》

一人形长色苍瘦，年逾四十。每遇秋凉，病痰嗽，气喘不能卧，春暖即安，病此十余年矣。医用紫苏、薄荷、荆芥、麻黄等以发表，用桑白皮、石膏、滑石、半夏以疏内，暂虽轻快，不久复作。予为诊之，脉颇洪滑。

曰：此内有郁热也。秋凉则皮肤致密，热不能发泄，故病作矣。内热者，病本也。今不治其本，乃用发表，徒虚其外，愈不能当风寒；疏内，徒耗其津，愈增郁热之势。遂以三补丸加大黄酒炒三次，贝母、瓜蒌丸服，仍令每年立秋以前服滚痰丸三五十粒，病渐向安。

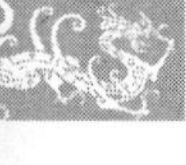

一妇产后咳嗽痰多，昼轻夜重，不能安寝，饮食无味，或时自汗。医用人参清肺汤，嗽愈甚。予为诊之，脉浮濡近驶。曰：此肺热也。令服保和汤五帖而安。

一童子八岁，伤寒咳嗽，痰少面赤，日夜不休。丁氏小儿科治以参苏饮，数日嗽甚。予为诊之，脉洪近驶。

曰：热伤肺也。令煎葛氏保和汤，二服如失。

《石山医案·卷之中·吐血（咳血）》

一人形色颇实，年四十余。病嗽咯血而喘，不能伏枕。医用参苏饮、清肺饮，皆不效。予诊之，脉皆浮而近驶。

曰：此酒热伤肺也。令嚼太平丸六七粒，其嗽若失。

《慎斋遗书·咳嗽·验案》

一妇恼怒后，身热咳嗽，吐血痰，臭气难闻，胸膈饱闷，背胀。此郁火，宜发之。紫苏、干葛、桔梗、前胡、枳壳、半夏、杏仁、五味、白芍、甘草、苡仁、生姜，一服而痊。

《医学穷源集·卷五·土运年·己未》

邹姓（三十三），久患房劳，咳嗽阴虚，腰脊疼痛，气急多汗。脉浮洪有力。

案：阳明、少阴二火相烁，故肺俞不清也。

大麦冬（六钱，连心）　连翘心（一钱）　桔梗（二钱）　苡仁（三钱）　竹叶心（钱半）　沙苑蒺藜（二钱）　黑豆皮（三钱）　黑芝麻（二钱，去油）　女贞子（三钱）　苦楝子（一钱）　胡桃肉（钱半）　浮小麦（一撮）

《张氏医通·卷二·诸伤门·伤寒》

国学郑墨林夫人，素有便红，怀妊七月，正肺气养胎时，而患冬温咳嗽，咽痛如刺，下血如崩，脉较平时反觉小弱而数，此热伤手太阴血分也。与黄连阿胶汤二剂，血止。后去黄连加葳蕤、桔梗、人中黄，四剂而安。

《临证指南医案·卷二·吐血·阴虚阳升》

赵（二八），屡遭客热伤阴，逢夏气泄，吐血。下午火升咳嗽，液亏阴火自灼，胃口尚健，安闲绝欲可安。

熟地　萸肉　龟甲　淡菜胶　五味　山药　茯苓　建莲

蜜丸。

《续名医类案·卷二十七·渴》

一痘八朝浆满，身热而渴，咳有痰涎，火盛津液涸也，用白虎汤而愈。

《续名医类案·卷二十七·咳嗽》

万密斋治陶氏子，痘将靥，咳嗽喘急，用甘桔汤加麦冬、牛蒡未效。此肺有火邪，火郁宜发之，乃去麦冬，加紫苏、地骨皮，一服而安。

《续名医类案·卷二十八·小儿科·瘄疹》

孙文垣治仆子孙守，以麻（即瘄子）、咳嗽无痰、上唇厚、体肿热、大便燥、声哑、燥火为患。以麦冬、知母、瓜蒌、甘草、白芍、桑皮（是症宜去白芍、桑皮，入牛蒡、桔梗）、地骨皮、石斛、枳壳，服后嗽减其七，乃去瓜蒌、枳壳。以其大便已溏，加生地、当归、苡仁，调理而安。（此症加生地，合否当酌之。）

《续名医类案·卷三十·嗽》

蒋仲芳治盛氏女，十余岁，患内热，干咳特甚。医与清火滋阴麦冬、黄芩之品，服之不效。脉得弦数，脉症汤药甚相合也，因何不愈？沉思间，忽闻女衣有烟火气，询其曾卧火箱中乎？曰：然。即以前方与之，令其迁卧床上，遂不终剂而愈。问故，曰：咳嗽，火热烁金，以清火润肺之品治之甚当，其如外火复逼，一杯水，其能救车薪之火乎？今离却外火，其病自愈耳。（可见药即对症，而饮食起居调摄失宜，亦致不效，非如此细心体察，鲜不误矣。）

《类证治裁·卷之二·咳嗽论治·咳嗽脉案》

杨氏，秋间呛嗽，子午刻尤甚，咳则倾吐，晡后热渴面赤，经期错乱。此肺受燥邪，不司肃降为标；金受火克，不能生水为本。急则治标，先于润剂兼佐咸降。用杏仁、蒌仁、苏子、半夏、丹皮、麦冬、百合。三服咳吐已止，能纳食而虚火已退。后用燕窝清补肺气，再用六味丸料，加白芍、五味、淡菜熬膏，蜜收服愈。

《王氏医案三编·卷二》

赵菊斋外孙华颖官，易患痰嗽，幼科治之，渐至发热，口渴便泻，汗多烦哭。以为将成慢惊，参入温补，日以加剧。孟英视之曰：肺热也。投苇茎汤，加滑石、黄芩、枇杷叶、桑叶、地骨皮。旬日而愈。

《张聿青医案·卷五·咳嗽》

简左，感风入肺，肺失清肃。咳嗽痰色黄厚，夜重日轻，脉象带数。宜肃肺化痰。

粉前胡（一钱）　马兜铃（一钱五分）　牛蒡子（三钱）　茯苓（三钱）　橘红（一钱）　炒杏仁（三钱）　竹沥　半夏（一钱五分）　冬瓜子（三钱）　象贝（二钱）　肺露（一两）

二诊：咳仍不止，痰黄而厚，咽痒头胀。风温外薄，肺胃内应，气热而肺失肃耳。肃肺以清气热。

山栀皮（三钱） 川贝母（二钱） 粉前胡（一钱） 花粉（二钱） 桔梗（一钱） 冬瓜子（四钱） 马兜铃（一钱五分） 炒杏仁（三钱） 枇杷叶（去毛，四片）

三诊：咳渐减疏，口燥咽干轻退。再清金润肺，而化气热。

北沙参（四钱） 川贝母（二钱） 光杏仁（二钱） 炒枳壳（一钱） 桔梗（一钱） 冬瓜子（四钱） 马兜铃（一钱五分） 炒竹茹（一钱） 枇杷膏（五钱）

《柳宝诒医案·卷三·咳嗽》

杜，咳嗽内热，右脉浮数如沸，左脉细数。热蕴于上，肺脏受伤。急与清肺化热，冀其速退。

鲜沙参　前胡　杏仁　苏子　青蒿　白薇　丹皮　淡黄芩　旋覆花　桑白皮　地骨皮　枇杷叶　芦根

二诊：肺中浊热未清。咳逆不剧，脉象左细数，右浮数，痰色黏黄。仍宜清金化热。

鲜生地　鲜沙参　丹皮　桃仁　连翘　银花炭　象贝　苡仁　冬瓜仁　川百合　蛤壳　枇杷叶　芦根

刘，络气不通，咳逆引痛，痰色腥黄而秽。浊热内壅，肺金不降。宜清肺和络。

鲜沙参　冬瓜仁　苡仁　桃仁　旋覆花　归须　橘红　瓜蒌皮　桑叶　皮滑石（杏仁同打，绢包）芦根　枇杷叶

3. 热毒壅肺医案

《临证指南医案·卷十·痘·肝肾蕴毒闷症》

陆，（五朝）点虽不密，色滞形痿，痰多呛逆如嘶。是痘虽发出，毒犹在内，上冲心肺，故有喘咳不宁之象。进凉血透毒法。

羚羊　桔梗　甘草　紫草　丹皮　川贝　连翘　元参　射干　天虫　西牛黄（一分）

吴，（十四朝）呛咳，呕逆，腹膨，都是余毒内闭。小便少，大便溏不得爽，倘再加喘急，便是棘手。必得疡毒外发，可望挽回。

桑白皮　大腹皮　绿豆皮　茯苓皮　飞滑石　生甘草梢

《续名医类案·卷二十七·夹疹》

一疹后，痘出三日，痰咳喘急，亦失于解散，甘、桔、蒡、膏、陈、枳壳、蝉蜕、苏子，疏邪解毒清金而愈。

《续名医类案·卷二十七·咳嗽》

一痘七朝，不易起胀，喘咳吐食，此毒壅也，清理解散而愈。

《续名医类案·卷二十七·失血》

一痘靥后，咳嗽不已，此毒郁于肺，清金开郁解毒而愈。

4. 肺气虚弱医案

《明医杂著·卷之二·咳嗽》

一男子，神劳，冬月患咳嗽，服解散之剂，自以为便。余曰：此因肺气虚弱，腠理不密，而外邪所感也。当急补其母，是治本也。始服六君子汤，内去参、术，反加紫苏、枳壳之类，以致元气益虚，生肺痈而殁。

《石山医案·卷之中·吐血（咳血）》

一人年逾三十，形近肥，色淡紫。冬月感寒咳嗽，痰有血丝，头眩体倦。医作伤寒发散，不愈。更医，用四物加黄柏、知母，益加身热自汗，胸膈痞闷，大便滑泻，饮食不进，夜不安寝。诣予诊治，右脉洪缓无力，左脉缓小而弱。

曰：此气虚也。彼谓痰中有红，或咯黑痰者，皆血病也，古人云黑人气实，今我形色近黑，何谓气虚？予曰：古人治病，有凭色者，有凭脉者。丹溪云：脉缓无力者，气虚也。今脉皆缓弱，故知为气虚矣。气宜温补，反用寒凉，阳宜升举，反用降下，又加以发散，则阳气之存也几稀。遂用参、芪各四钱，茯苓、白芍、麦门冬各一钱，归身八分，黄芩、陈皮、神曲各七分，苍术、甘草各五分，中间虽稍有加减，不过兼以行滞散郁而已。煎服百帖而安。

《静香楼医案·上卷·咳喘门》

咳而吐沫，食少恶心，动作多喘，中气伤矣。非清肺治咳所能愈也。

人参　半夏　麦冬　炙草　茯苓　粳米　大枣

诒按：此胃虚咳嗽也。方宗《金匮》大半夏、麦门冬两汤之意。

《临证指南医案·卷九·调经·后期郁伤久嗽肺气虚》

姚（二二），久嗽背寒，晨汗，右卧咳甚，经事日迟，脉如数而虚，谷减不欲食。此情志郁伤，延成损怯。非清寒肺药所宜。

黄芪　桂枝　白芍　炙草　南枣　饴糖

肺为气出入之道，内有所伤，五脏之邪，上逆于肺则咳嗽。此则久嗽，背寒晨汗，全是肺气受伤。而经事日迟，不但气血不流行，血枯肝闭，可想而知。脉数，虚火也，虚则不可以清寒，况谷减不欲食，中气之馁已甚，可复以苦寒损胃乎？与黄芪建中，损其肺者益其气，而桂枝、白芍，非敛阴和血之妙品乎？

《王九峰医案·副卷·咳嗽》

言乃心之声，赖肺气以宣扬。金空则鸣，金实则哑，金破则嘶。素劳倦过度，劳力感风，肺气不展，声音不扬，已延一载有余，防成肺痿。

苏杏二陈汤加孩儿参、炒牛子、桔梗、鸡子清、青橘叶。

服药以来，肺胃渐开，音声渐朗，现溽暑流行，火气发泄，必得养阴益气。

二陈汤加旁枝、苏梗、太子参、党参、生地、白扁豆、淮山药。

5. 肺阴亏虚医案

《静香楼医案·上卷·咳喘门》

肺阴不足，肺热有余，咳则涕出，肌体恶风。此热从窍泄，而气不外护也。他脏虽有病，宜先治肺。

阿胶　贝母　沙参　马兜铃　杏仁　茯苓　炙草　糯米

诒按：此等证，虚实错杂。若粗工为之，或与疏散，或与补涩，均足致损。

咳甚于夜间，肌热于午后，此阴亏也。浊痰咳唾，鼻流清涕，是肺热也。病本如是，奏功不易。拟甘咸润燥法。

阿胶　燕窝　沙参　海浮石　瓜蒌霜　川贝　杏仁　甘草

诒按：此证痰必干黏，故用药如是。

《续名医类案·卷三十·虚损》

缪仲淳治里中一童子，年十五，患寒热咳嗽，面赤鼻塞，夜剧。家人以为伤风，缪视之曰：阴虚也。盖伤风之症，面色宜黯，今反赤而明。伤风发热，必昼夜无间。今夜剧鼻塞者，因虚则火上升壅肺，故鼻塞，以是知其阴虚也。投以麦冬、五味、桑皮、贝母、百部、生地、鳖甲、黄沙参，不四剂而瘳。

《王氏医案续编·卷四》

毕方来室，患痰嗽碍眠，医与补摄，而至涕泪全无，耳闭不饥，二便涩滞，干嗽无痰，气逆自汗。孟英切脉，右寸沉滑，左手细数而弦。乃高年阴亏，温邪在肺，未经清化，率为补药所锢，宜开其痹而通其胃。与蒌、薤、紫菀、兜铃、杏、贝、冬瓜子、甘、桔、旋、茹之剂而安。逾二年以他疾终。亦少善后之法。

《曹沧洲医案·咳嗽门》

左，阴虚伏热烁肺作咳，咳久音哑，咽关红丝满布，脉细数。病道深远，须逐渐调理。

桑白皮（三钱五分，蜜水炙）　鲜沙参（五钱）　川贝（三钱，去心）　元参（三钱）　橘络　地骨皮（二钱）　黛蛤散（一两，绢包）　冬瓜子（一两）　甘中黄（一钱）　蝉衣（七分）　海浮石（四钱）　料豆衣（三钱）　加枇杷露（一两，冲服）　玉蝴蝶（三分）

6. 痰湿阻肺医案

《续名医类案·卷三十·嗽》

吴孚先治一小儿咳嗽，动便作痰声，喉如曳锯，脉数洪滑，纹如鱼刺，用加减二陈汤，兼服神仙玉露散而痊。

《问斋医案·肺部第三·咳嗽》

风伤于肺，湿动于脾，风湿化痰，咳嗽不已。咳以痰凝，痰随嗽溢。河间云：咳嗽当以治痰为先，治痰必以顺气为主，是以南星、半夏胜其痰，而咳自已；枳壳、陈皮利其气，而痰自下。宗法主之。

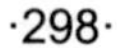

制南星　制半夏　枳壳　陈橘皮　旋覆花　紫苏子　白芥子　莱菔子

咳经五载有余，每到凉秋举发，入冬益甚，开春渐止，至夏方平。显系湿痰盘踞于脾，风伏于肺，已成痼疾。

大熟地　麻黄　鹿角胶　白芥子　桂枝　制附子　赤茯苓　炙甘草　制半夏　陈橘皮　生姜

《王氏医案续编·卷五》

谢某患嗽，卧难偏左。孟英切其脉，右寸软滑，曰：此肺虚而痰贮于络。以苇茎、丝瓜络、生蛤粉、贝母、冬瓜子、茯苓、葳蕤、枇杷叶、燕窝、梨肉投之，果愈。

《王氏医案续编·卷八》

陈舜廷之父，年逾花甲，患痰嗽气逆，惟饮姜汤则胸次舒畅，医者以为真属虚寒矣，连投温补之剂，驯致咽痛不食，苔色灰刺，便秘无溺，求孟英诊之。脉至双弦，按之索然，略无胃气，曰：渴喜姜汤者，不过为痰阻清阳之证据耳，岂可妄指为寒，叠投刚烈？胃阴已竭，药不能为矣。

《费伯雄医案·风湿痰》

肺气不降，脾有湿痰，上为呛咳，下则溏泄。宜培土生金，参以和中化浊。

当归身　冬白术　云茯苓　台乌药　桑白皮　白苏子　象贝母　江枳壳　小青皮　陈橘红　车前子　生苡仁　生姜　冰糖

《时病论·卷之七·临证治案·伏湿作嗽认为冬温》

鉴湖沈某，孟冬之初，忽患痰嗽，前医作冬温治之，阅二十余天，未能奏效。延丰诊治，右部之脉极滞，舌苔白滑，痰多而嗽，胸闭不渴。丰曰：此即《内经》"秋伤于湿，冬生咳嗽"之病，非冬温之可比也。冬温之病，必脉数口渴，今不数不渴者非。冬温治在乎肺，此则治在乎脾，张冠李戴，所以乏效。遂用加味二陈法去米仁一味，加苏子、芥子治之。三剂而胸开，五剂而痰嗽减，后用六君子汤增损，获痊愈矣。

《时病论·卷之七·临证治案·伏湿致嗽》

南乡张某，左脉如平，右关缓滞，独寸口沉而且滑，痰嗽缠绵日久，外无寒热，内无口渴。前医用散不效，改补亦不见功。不知此证乃系伏湿酿痰，痰气窜肺而致嗽，即《经》所云"秋伤于湿，冬生咳嗽"也。当理脾为主，利肺为佐，即以制夏、化红、茯苓、煨姜、杏仁、绍贝、苏子、甘草治之。约服三四剂，痰嗽遂减矣。后循旧法出入，调治旬日而安。

《张聿青医案·卷五·咳嗽》

鲍左，久咳而痰滞肺络，痰为阴类，所以每至暮夜，则凝聚郁塞，窒碍肺气，气逆咳频，至日中阴得阳化，咳即大减。若非祛尽宿痰，则根株不能杜截。但为病已久，不易祛逐耳。

制半夏　炙紫菀　茯苓　炒黄川贝　苦桔梗　海蛤壳　炒枳壳　橘红　苦杏仁　桑叶络　生甘草　苏子霜

水泛为丸，每服三钱。

7. 痰饮阻肺医案

《静香楼医案·上卷·痰饮门》

秋冬咳嗽，春暖自安，是肾气收纳失司，阳不潜藏，致水液变化痰沫，随气射肺扰喉，喘咳不能卧息，入夜更重，清晨稍安。盖痰饮乃水寒阴浊之邪，夜为阴时，阳不用事，故重也。仲景云：饮病当以温药和之。《金匮》饮门，短气倚息一条，分外饮治脾，内饮治肾，二脏阴阳含蓄，自然潜藏固摄。当以肾气丸方，减牛膝、肉桂，加骨脂以敛精气。若以他药发越阳气，恐有暴厥之虑矣。

肾气丸减牛膝、肉桂，加补骨脂。

诒按：此案推阐病原，极其精凿。

久遗下虚，秋冬咳甚，气冲于夜，上逆不能安卧，形寒足冷，显然水泛而为痰沫。当从内饮门治，若用肺药则谬矣。

桂枝　茯苓　五味　炙草　白芍　干姜

诒按：古人云内饮治肾。据此证情，似可兼服肾气丸，以摄下元。

《静香楼医案·上卷·咳喘门》

久嗽脉不数，口不干，未必即成损证。此为肺饮，郁伏不达故也。

厚朴　煨姜　桑皮　杏仁　广皮　甘草　半夏

诒按：此属饮寒伤肺，乃内因之实证也。

浮肿咳喘，颈项强大，饮不得下，溺不得出，此肺病也。不下行而反上逆，治节之权废矣。虽有良剂，恐难奏效。

葶苈大枣泻肺汤。

诒按：此痰气壅阻之证，故重用泻肺之剂。

《临证指南医案·卷五·痰饮·饮上逆肺气不降》

方（氏），冷暖失和，饮泛气逆，为浮肿，喘咳，腹胀，卧则冲呛。议用越婢方。

石膏　杏仁　桂枝　炒半夏　茯苓　炙草

《吴鞠通医案·卷四·痰饮》

乙酉五月二十七日，董，四十五岁。

脉沉细弦弱，咳嗽夜甚，久而不愈，饮也。最忌补阴，补阴必死，以饮为阴邪，脉为阴脉也。经曰：无实实。

桂枝（六钱）　小枳实（二钱）　干姜（三钱）　五味子（一钱）　白芍（四钱）　半夏（五钱）　炙甘草（一钱）　广皮（三钱，炒）

煮三杯，分三次服。

六月初一日，复诊加云苓（三钱）、枳实（二钱）。

十七日，其人本有痰饮，服小青龙胃口已开。连日午后颇有寒热，正当暑湿流行之际，恐成疟疾。且与通宣三焦。

茯苓皮（五钱） 杏仁（三钱） 姜半夏（四钱） 生薏仁（五钱） 小枳实（三钱） 青蒿（二钱） 藿香梗（三钱） 白蔻仁（一钱五分） 广皮（三钱）

煮三杯，分三次服。

十九日，寒热已止，脉微弱。去蔻仁、青蒿，加桂枝、干姜以治其咳。

二十二日，咳减，寒热止，胃口开，嗽未尽除，脉尚细小。效不更方，服至不咳为度。

《张聿青医案·卷五·咳嗽》

杨左，咳嗽气逆痰多，遍身作痛，脉象弦滑。痰饮阻肺，肺失降令，络隧因而不宣。姑辛温寒以开饮邪。

川桂枝（五分） 白茯苓（三钱） 光杏仁（三钱） 炒苏子（三钱） 煨石膏（三钱） 广橘红（一钱） 甜葶苈（五分） 制半夏（一钱五分）

二诊：辛温寒合方，咳嗽气逆，十退五六。的是肝气夹饮上逆，再以退为进。

姜半夏（二钱） 炒苏子（三钱） 白茯苓（三钱） 猩绛（五分） 炙黑草（三分） 广橘红（一钱） 川桂枝（四分） 旋覆花（二钱） 上川朴（七分） 青葱管（三茎）

三诊：痰喘大退，咳嗽未定，两胁作痛亦止。再为温化。

白芥子（四分，炒，研） 广橘红（一钱） 茯苓（三钱） 旋覆花（二钱，包） 光杏仁（三钱） 制半夏（一钱五分） 炒苏子（三钱） 枳壳（一钱） 广郁金（一钱五分） 猩绛（五分）

《丁甘仁医案·卷四·咳嗽案（附痰饮、哮喘案）》

屈左，痰饮咳嗽已有多年，加之遍体浮肿，大腹胀满，气喘不能平卧，腑行溏薄，谷食衰少，舌苔淡白，脉象沉细。此脾肾之阳式微，水饮泛滥横溢，上激于肺则喘，灌溉肌腠则肿，凝聚膜原则胀，阳气不到之处，即是水湿盘踞之所，阴霾弥漫，真阳埋没，恙势至此步，已入危险一途。勉拟振动肾阳，以驱水湿，健运太阴而化浊气。真武、肾气、五苓、五皮合黑锡丹，复方图治，冀望离照当空，浊阴消散，始有转机之幸。

熟附子块（二钱） 生于术（三钱） 连皮苓（四钱） 川桂枝（八分） 猪苓（二钱） 泽泻（二钱） 陈皮（一钱） 大腹皮（二钱） 水炙桑皮（二钱） 淡姜皮（五分） 炒补骨脂（五钱） 陈葫芦瓢（四钱） 黑锡丹（一钱，吞服） 济生肾气丸（三钱，清晨另吞）。

8. 痰热蕴肺医案

《沈氏医案·咳嗽》

东洞庭山陈康源，去冬感受寒邪，胃中之痰火，为寒邪所郁，不得发泄，上干于肺而咳嗽。又不忌荤酒，不避风寒，误服滋阴凝滞之药，肺窍闭而声哑，已经半载，不能却去，脉息左手弦大，右手滑大有力。察其面色红亮，其痰亦不易咳出。乃郁痰郁火为患，失于调治而然也。理宜豁痰理气之药治之。

半夏、瓜蒌、枳壳、黄芩、石膏、杏仁、苏子、广皮、莱菔子、桔梗、甘草、桑白皮，加生姜煎。

《沈氏医案·痰火·咳嗽见血》

乍浦路又高，向有咳嗽之病，遇风寒即发，此痰火咳嗽也。今交夏令火旺之候，胃中痰火为外邪触动，上干肺家而咳嗽愈作。误认为劳症，以何首乌、熟地、枸杞温补之药，闭其肺窍，加之肥腻不忌，咳嗽日甚。咳久，火炎于上，扰其胃中之血而吐血，内火不清，销烁肌肉。凝滞之药入胃，纠结成痰，不知饥饱，饮食不进，已经两月，精神困惫。脉息左手带弦，右手滑大带数。此肝火妄动，胃中之痰火燔灼肺金，兼之舌苔紫色，知伏火在内无疑也。理宜和胃豁痰清火之药治之。

半夏、广皮、苏子、杏仁、瓜蒌、桔梗、黄芩、枳壳、桑皮、山栀、石膏、甘草，加生姜。

《类证治裁·卷之二·失音论治·失音脉案》

某，肺受冬温，蕴而成热，脉洪搏指，痰阻喉痒，呛咳失音。与苦辛泄降痰火，清音自出，所谓金空则鸣也。用杏仁、桑皮、蒌皮、川贝、麦冬、橘红、竹叶。三服呛嗽平，惟溺赤，间有寒热，前方加香豉、栀皮、赤苓、灯心。二服寒热除，膈间觉燥，去桑皮、香豉，加白蜜三匙和服，二剂音渐复。

王氏室女，久嗽失音，呼吸痰响，劳则发热颊红，干饭稍纳，粥入随出。肺气既失肃降，痰火升逆，扰及中宫，胃土运纳不安，然胃虚谷少，脉来微数，非火涤痰所得效。治以平气降逆，兼培胃气，倘痰火一清，声音可出。海浮石、苏子、贝母、前胡、茯苓、山药、炙草、姜汁、竹沥和服。呼吸利，痰嗽平。再去前胡，加诃子、蛤粉，数服哮止而音渐复。

《王氏医案续编·卷二》

郑妪患咳嗽，自觉痰从腰下而起，吐出甚冷。医作肾虚水泛治，渐至咽喉阻塞，饮食碍进，即勉强咽之，而胸次梗不能下，便溏溲频，无一人不从虚论。孟英诊曰：脉虽不甚有力，右部微有弦滑，苔色黄腻，岂属虚证？以苇茎汤含雪羹，加贝母、知母、花粉、竹茹、麦冬、枇杷叶、柿蒂等药，进十余剂而痊。

《王氏医案三编·卷二》

一机匠久患寒热，兼以痰嗽，形消肌削。人皆以劳怯治之，久而不愈，或嘱其就诊于孟英，脉弦缓而大，畏冷异常，动即气逆，时欲出汗，暮热从骨髓中出，痰色绿而且臭，便坚溺赤。曰：痰火为患耳，误投补药矣。以苇茎汤合雪羹，加白薇、花粉、旋覆、蛤壳，服二十剂体健加餐，其病如失。

《王旭高临证医案·卷四·咳嗽门》

李，咳嗽喉痒，痰或稀或浓，浓则腥臭。脉象右弦而滑，左弦小数。肝经有郁勃之热，肺家有胶黏之痰。此痰为火郁而臭，并非肺痈可比。当以平肝开郁，参清金化痰。

沙参　橘红　苏子　杏仁　石决明　川贝　茯苓　丹皮　蛤壳　枇杷叶　陈海蜇（漂淡）地栗

《凌临灵方·寒水袭肺》

某（七月三十日初，平诊），夏秋阳气发泄，皮毛疏豁，偶逢豪雨寒水之气内袭太阴，咳逆

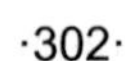

痰稠，迁延日久，邪郁化火。酿痰，痰青咽痛是其候也，脉右郁滑近弦，病本在肺，何瞶瞶乎竟从肝肾主治耶，拟从麻杏甘石汤法加味度中肯綮。

水煮麻黄　炒兜铃　炙紫菀　白茯苓　白杏仁　清炙草　薄橘红　冬瓜子　冰糖水　炒石膏　旋覆花　丝瓜络

《费绳甫先生医案·咳哮喘》

南京蒋寿山，发热咳嗽，烦躁难以名状。余诊脉弦滑，邪热夹痰，销烁肺津。治必生津泄邪，清热豁痰。

香豆豉（三钱）　黑山栀（钱半）　冬桑叶（一钱）　薄荷叶（一钱）　天花粉（三钱）　象贝母（三钱）　瓜蒌皮（三钱）　冬瓜子（四钱）　鲜竹沥（二两）

进二服，热退躁止，惟咳嗽口干引饮，苔黄溲赤，此邪热外泄，而痰热未清也。照前方去豆豉、山栀、薄荷，加石斛三钱、竹茹钱半、梨五片，进两剂，口干引饮、苔黄溲赤皆退，惟咳嗽尚未止。痰热虽化，肺津暗耗，清肃无权。照前方去桑叶、象贝、竹沥，南沙参四钱，川贝母三钱，杭菊花钱半。连进三剂，霍然而愈。

9. 湿热犯肺医案

《明医杂著·卷之二·咳嗽》

秋多湿热伤肺，宜清热泻湿，加苍术、桑白皮（各一钱）、防风、黄芩、山栀（炒）。各五分。

《临证指南医案·卷二·咳嗽·湿热》

陆（二二），湿必化热，熏蒸为嗽。气隧未清，纳谷不旺，必薄味静养，壮盛不致延损。

飞滑石　南花粉　象贝　苡仁　绿豆皮　通草

《临证指南医案·卷五·癍痧疹瘰·湿热郁肺》

朱（十二），痧后痰多，咳嗽气急。

芦根（一两）　杏仁（一钱半）　桔梗（一钱）　飞滑石（一钱半）　桑皮（八分）　通草（一钱）

《沈菊人医案·卷下·咳嗽》

温，阳明旺于未午后，灼热脉数，溲黄，咳嗽，苔灰。肺胃湿郁热蒸不化，仍以清泄。

川黄连（盐水炒）　杏仁　羚羊角　川郁金　芦根　黑山栀　丹皮　枇杷叶　川通草　滑石

10. 寒痰阻肺医案

《医学穷源集·卷六·水运年·丙辰》

岑氏（三十八），冷嗽痰饮，气急不眠，脉虚滑，左寸沉，右寸数。

案：此痰系寒积而成。今气运适在戊己之分，故举发较重也。

肉苁蓉（钱半）　山慈菇（三钱）　砂仁（一钱）　红曲（一钱）　白花百合（三钱）　玉竹（二钱）　郁金（钱半）　茯苓（二钱）　石菖蒲（二钱）　降香末（一钱）　北沙参（一钱）　木瓜（钱半）　金石斛（钱半）　车前子（钱半）　胆星（五分）

服五剂。

《尚友堂医案·上卷·论咳嗽发热症治》

新建陶君瘦珊，咳嗽发热已经半载，屡服滋阴润肺之品，时愈时发，诣省就医，延余诊治。切得左手寸脉三至而弱，肝脉四至，重按不弦，余皆不足。论夏月心脉当旺，今不旺则为失令。据咳嗽有痰，则为形寒伤肺，故面色青白；据午后发热则为阳邪陷入阴分，若阴亏内热，何以脉不沉数？口不作渴？果内脏有热，非服凉药不解，何以每日间有退伏？能起能伏，唯寒痰之往来耳。且寸为阳，寸脉弱，阳气虚也；脾主四肢，四肢冷，脾有痰也。脾喜温恶湿。痰之本，水也。水临土位，制其所不胜。必使脾胃强健，而后气血之源裕，周流四体，痰亦无从而生也。即两尺俱虚，法宜阴阳平补。要知阳生阴长，补右尺而左尺自旺。要知阴长阳消，彼滋阴之药由口入胃，是肾未受荫而胸中与脾中之阳气先伤，既滋痰而咳不能止，复减食而肌肉渐消，非善治也。《内经》云：阳气者，若天与日，不可一日失所。又云：人身不可无春夏气，不可有秋冬气，贵体是也。兹承明问，故详言之。

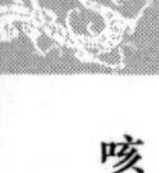

《问斋医案·肺部第三·咳嗽》

冬有咳嗽上气疾，乃秋伤于湿，冬寒束肺。非小青龙加减，无能奏效。

麻黄　桂枝　炙甘草　赤芍药　炮姜炭　北细辛　制半夏　赤茯苓　制苍术

（二）肺脾咳嗽医案

1. 脾胃虚弱医案

《续名医类案·卷二十七·咳嗽》

一痘后伤风，咳嗽发热，用解表药，反汗喘。用二陈汤加桑、杏、山栀，反加搐搦。此脾胃虚弱也，用补中益气汤加麦冬、五味、钩藤而愈。

《南雅堂医案·卷一·咳嗽门》

咳嗽为劳伤之渐，未可以寻常视之，诊得脉象微细，形瘦肌削，食少痰多，音低，懒于言语，症属气虚，拟用补中益气汤加味治之，方列于下。

炙黄芪（一钱五分）　炒白术（一钱）　人参（一钱）　炙甘草（一钱）　陈皮（五分）　当归身（五分）　制半夏（一钱）　麦门冬（一钱）　紫菀（五分）　升麻（三分）　柴胡（三分）　加生姜（两片）　大枣（三枚）

同煎服。

《王氏医案续编·卷八》

谢谱香，体属久虚，初冬患嗽痰减食。适孟英丁艰，邀施某视之，云是肾气不纳，命火无权，叠进肾气汤月余，遂致呕恶便溏，不饥无溺，乃束手以为必败矣。季冬，仍延孟英诊之，脉甚弦软，苔腻舌红，乃中虚而健运失职，误投滋腻，更滞枢机，附、桂之刚，徒增肝横。予党参、白术、茯苓、泽泻、橘皮、半夏、竹茹、栀子、薏苡、蒺藜、兰叶、柿蒂之剂，培中泄木，行水蠲痰，旬日而愈。

《环溪草堂医案·上卷·咳喘门》

痰饮咳喘，脘中胀满，时或微痛。虽脾肾肺三经同病，而法当责重乎脾。以脾得运而气化通，则痰饮有行动之机也。

干姜（五味子同研，炙） 半夏 陈皮 茯苓 补骨脂 北沙参（元米炒） 杏仁 川朴 泽泻 胡桃肉

再诊：痰饮停于心下，上则喘咳，下则脘胀。多由清阳失旷，痰浊内阻。转胸中之阳以安肺，运脾中之阳以和胃，咳喘与胀满当松。

瓜蒌皮 枳实 干姜 川朴 半夏 陈皮 薤白头 茯苓 泽泻

治按：此证咳胀两证并重，故治法亦脾肺兼顾。

《凌临灵方·三焦咳》

许左（八月），脾虚留湿，湿痰阻肺，久咳不已，则三焦受之，三焦咳状，咳而浮肿，脉象弦数，治宜降气豁痰。

炙桑皮 带皮茯苓 薄橘红 瓜瓤（四两，代水） 地骨皮 葶苈子 象贝 冬瓜皮 莱菔子 路路通

如水饮者或用小青龙汤原方。

2. 饮食积滞医案

《明医杂著·卷之二·咳嗽》

愚按：前症若胃中热甚为患者，宜用本方泄之；若胃中微热为患者，当用竹叶石膏汤清之；若胃中虚热所致者，须用补中益气汤补之；俱少佐以治痰之剂。其五更咳嗽者，当作脾虚宿食为痰治之。

若痰积、食积作咳嗽者，用香附、瓜蒌仁、贝母、海石、青黛、半夏曲、软石膏、山楂、枳实、黄连（姜炒），为末，蜜调，噙化。

因咳而有痰者，咳为重，主治在肺；因痰而致咳者，痰为重，主治在脾。但是食积成痰，痰气上升以致咳嗽，只治其痰、消其积而咳自止，不必用肺药以治咳也。

《明医杂著·卷之五·伤风流涕》

史少参季子，喘嗽，胸腹膨胀，泄泻不食，此饮食伤脾土而不能生肺金也，用六君子汤，一剂诸症悉愈。

《续名医类案·卷三十·疡症》

一小儿伤食咳嗽，头面瘙痒微肿，先用消风散一剂，又用栀子清肝散而痊。

3. 肺脾气虚医案

《明医杂著·卷之二·咳嗽》

嘉兴周上舍，每至夏，患咳嗽，服降火化痰之剂，咳嗽益甚，脾肺肾脉皆浮而洪，按之微细。余曰：此脾土虚不能生肺金，肺金不能生肾水，而虚火上炎也。朝用补中益气汤，夕用六味地黄丸而痊。后至夏，遂不再发。

一儒者，咳嗽，用二陈、芩、连、枳壳，胸满气喘，清晨吐痰，加苏子、杏仁，口出痰涎，口干作渴。余曰：清晨吐痰，脾虚不能消化饮食也，胸满气喘，脾虚不能生肺金也，涎沫自出，脾虚不能收摄也；口干作渴，脾虚不能生津液也。用六君子加炮姜、肉果，温补脾胃，更用八味丸，以补土母而安。

若咳嗽久肺虚，滋气补血，加人参、黄芪、阿胶、当归、生姜、天门冬、款冬花、马兜铃、芍药（酒炒）之类；肺热喘咳去人参，用沙参，此兼补气血也。

愚按：肺属金，生于脾土。凡肺金受邪，由脾土虚弱不能生肺，乃所生受病，治者审之！

司厅陈国华，素阴虚，患咳嗽，自谓知医，用发表、化痰之剂不应，用清热、化痰等药愈甚。余以为脾肺虚。不信，用牛黄清心丸，反加胸腹作胀，饮食少思。遂朝用六君、桔梗、升麻、麦门、五味，补脾土以生肺金；夕用八味丸，补命门火以生脾土，诸症渐愈。

一妇人，不得于姑，患咳，胸膈不利，饮食无味，此脾肺俱伤，痰郁于中。先用归脾汤加山栀、抚芎、贝母、桔梗，诸症渐愈。

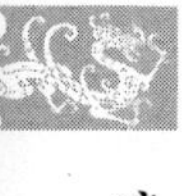

《明医杂著·卷之五·拟定诸方》

一小儿，伤风，咳嗽，发热，服解表之剂，更加喘促出汗。余以为肺脾气虚，欲用补中益气汤加五味子补之。不信，乃服二陈、桑皮、杏仁、枳壳、桔梗之剂，前症益甚，又加发搐、痰壅。余仍用前药更加钩藤钩而痊。盖小儿脏腑脆嫩，气血易虚，所用之药虽为平和，亦有偏胜之味，须审察病气、形气虚实，在表在里之不同而治之可也。

《石山医案·卷之中·吐血（咳血）》

一人年逾三十，形色清癯，病咳嗽，吐痰或时带红。饮食无味，易感风寒，行步喘促，夜梦纷纭，又有癞疝。医用芩、连、二陈，或用四物降火，或用清肺，初服俱效，久则不应。邀予诊之。脉皆浮濡无力而缓，右手脾部濡弱颇弦。

曰：此脾病也。脾属土，为肺之母，虚则肺子失养，故发为咳嗽；又肺主皮毛，失养则皮毛疏豁，而风寒易入；又脾为心之子，子虚则窃母气以自养，而母亦虚，故夜梦不安。脾属湿，湿喜下流，故入肝为癞疝，且癞疝不痛而属湿。宜用参、术、茯苓补脾为君，归身、麦门冬、黄芩清肺养心为臣，川芎、陈皮、山楂散郁去湿为佐，煎服累效。后以参四钱，芪三钱，术钱半，茯苓一钱，桂枝一钱，尝服而安。

《石山医案·卷之下·咳嗽》

一妇年三十，质脆弱，产后咳嗽，痰臭，或作肺痈治，愈剧。延及两脚渐肿至膝，大便溏，小腹胀痛，午后发热，面红气促，不能向右卧。予诊，脉虚小而数。

予曰：凡咳嗽左右向不得眠者，上气促下泻泄者，发热不为泻减者，此皆病之反也。按：此皆原于脾。经曰：脾主诸臭，入肺腥臭，入心焦臭，入肝腐臭，自入为秽臭。盖脾不能运行其湿，湿郁为热，酿成痰而臭矣。经曰：左右者，阴阳之道路也。脾虚则肺金失养。气劣行迟，壅遏道路，故咳嗽气促不能右卧也；脾虚必夺母气以自养，故心虚发热而见于午也；脾主湿，湿胜则内渗于肠胃为溏泄，外渗于皮肤为浮肿。

令用参、芪、甘草补脾为君，白术、茯苓渗湿为臣，麦门冬以保肺气，酸枣仁以安心神为佐，陈皮、前胡以消痰下气为使，用东壁土（以受阳光最多用之）以为引用。盖土能解诸臭，用以补土，亦易为力矣。此窃取钱氏黄土汤之义也。服一帖，前症略减，病者甚喜。予曰：未也，数帖后无反复，方是佳兆，否则所谓过时失治，后发寒热，真阳脱矣。泄而脚肿，脾气绝矣，何能收救。

予侄文焕妻亦患此，医作肺痈治，而用百合煎汤煮粥，食之反剧。予诊，其脉细弱而缓，治以参、芪甘温等剂，二三帖而愈，此由治之早也。

《内科摘要·卷上·脾肺亏损咳嗽痰喘等症》

侍御谭希曾，咳嗽吐痰，手足时冷。余以为脾肺虚寒，用补中益气加炮姜而愈。

佥宪阮君聘，咳嗽面白，鼻流清涕。此脾肺虚而兼外邪，用补中益气加茯苓、半夏、五味，治之而愈，又用六君、芎、归之类而安。

中书鲍希伏，素阴虚，患咳嗽，服清气化痰丸及二陈、芩、连之类，痰益甚；用四物、黄柏、知母、玄参之类，腹胀咽哑，右关脉浮弦，左尺脉洪大。余曰：脾土既不能生肺金，阴火又从而克之，当滋化源。朝用补中益气加山茱、麦门、五味，夕用六味地黄加五味子，三月余，喜其慎疾，得愈。

儒者张克明，咳嗽，用二陈、芩、连、枳壳，胸满气喘，侵晨吐痰；加苏子、杏仁，口出痰涎，口干作渴。余曰：侵晨吐痰，脾虚不能消化饮食；胸满气喘，脾虚不能生肺金；涎沫自出，脾虚不能收摄；口干作渴，脾虚不能生津液。遂用六君加炮姜、肉果，温补脾胃。更用八味丸，以补土母而愈。

表弟妇，咳嗽发热，呕吐痰涎，日夜约五六碗，喘咳不宁，胸痞躁渴，饮食不进，崩血如涌，此命门火衰，脾土虚寒，用八味丸及附子理中汤加减治之而愈。详见妇人血崩。

一妇人，不得于姑，患咳，胸膈不利，饮食无味，此脾肺俱伤，痰郁于中，先用归脾汤加山栀、抚芎、贝母、桔梗，诸症渐愈，后以六君加芎、归、桔梗，间服而愈。

一妇人，咳嗽，早间吐痰甚多，夜间喘急不寐。余谓：早间痰，乃脾虚饮食所化；夜间喘急，乃肺虚阴火上冲。遂用补中益气加麦门、五味而愈。

上舍陈道复长子，亏损肾经，久患咳嗽，午后益甚。余曰：当补脾土，滋化源，使金水自能相生。时孟春，不信，乃服黄柏、知母之类，至夏吐痰引饮，小便频数，面目如绯。余以白术、当归、茯苓、陈皮、麦门、五味、丹皮、泽泻四剂，乃以参、芪、熟地、山茱为丸，俾服之，诸症顿退。复请视，余以为信，遂用前药，如常与之，彼仍泥不服，卒致不起。

《慎斋遗书·咳嗽·验案》

一人咳嗽，粪黑，医以为火，予投桂附温其下焦而愈。盖病有阳有阴，阴者粪虽软，落水而沉；阳者粪虽极燥，落水而浮。此证中气虚寒，火浮于上，故咳嗽；三阴在下，纯阴无阳，故粪黑也。温暖下焦，阳气归原，则咳止而黑自除，若以火论之，不明之甚也。

一人咳嗽，喉咙紧急，渐渐吐红，又兼肠风，已半年矣。予看得久病伤脾，脾脏润泽之气不升于肺，肺气不降而成火，故咳嗽喉紧；脾不统血，故吐血、肠风。用白术二钱、甘草一钱补脾，陈皮一钱理气，煨姜二钱散火，服五帖，病减半；次升提之，用补中益气汤十帖，次调气血消痰，用八珍汤加半夏、陈皮二帖而痊。

《医权初编·卷下·孙伯魁咳嗽一案第四十五》

圬者孙伯魁，岁廿余，体素健，伤风咳嗽将一月，忽痰喘，卧床不食，脉微数而弱，予舍脉从症，治以消风驱痰之品。二帖，呕痰甚多，然余症不减，脉亦如前，予思风邪宿痰俱去，脉当出而症当减，今仍如前者，真虚症也。遂以六君子汤加归、芍、龙眼肉与之。喘嗽渐止而思食，四帖痊愈。问其平日，过饥则汗出而颤，其中虚可知。勿谓少年藜藿之人，无外感虚症也。

《东皋草堂医案·咳嗽》

浙江周翁，每逢盛暑背重如有所压，发嗽作泻者十年余矣。切其右寸无脉，右关浮数。余曰：此庚金见土而伏之义也。投以生脉散加升麻，二剂而瘳。周翁来谢，曰：公之术神矣。余奔走江湖，足迹几半天下，数载求医，从未有用生脉散者，公何见之确而用之当也？余告之曰：翁之恙本属肺虚，时当夏令，烈火烁金，金畏火而下伏土中，窃母气以自救，犹婴孩之受惊而投入母怀也。假令中气旺者，自能保抱携持，泰然无恙。苟中土一虚，母气先已尪弱，又怜其子之受惊而欲救之，鲜有不子母俱病者。翁当暑辄病，病而不能静摄，日跋涉于道途，是犹三伏中鼓铸，其金之销耗自倍于平时也。肺金虚，则橐籥坏而机缄穷，周身之气俱随之而滞，为嗽为泻，所必致也。肺俞在背，如有所压者，肺伏之征也，关脉数中带浮者，浮为肺之本脉，金伏土中，故见于右关也。生脉散中人参补元泻热，麦冬清金消暑，五味酸敛，泻丙丁，补庚辛，加升麻以升提肺气，使之复还本位，譬之金风动而玉露降，则炎歊自失矣。周翁叹服不置。

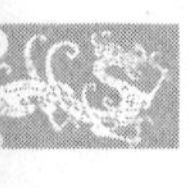

《静香楼医案·上卷·咳喘门》

咳嗽，食后则减。此中气虚馁所致。治宜培中下气法。

人参　半夏　粳米　南枣　麦冬　炙草　枇杷叶

诒按：此证不甚多见，学者须记之。

久嗽便溏，脉虚而数。脾肺俱病，培补中气为要。恐后泄不食，则瘦削日增也。

人参　白芍　扁豆　薏仁　广皮　茯苓　炙草　山药　蜜炙炮姜炭

诒按：此亦脾肺两治之法，较前数方为切实。亦以此证中气虚寒，无咽干、溺涩等虚热亢炎之证，故用药稍可着力耳。然欲求效难矣。

久咳，便溏腹满。脾肺同病，已属难治。况脉数口干潮热，肝肾之阴，亦不足耶。

白芍　薏仁　茯苓　莲肉　炙草　广皮　扁豆

诒按：病重药轻，恐难奏效。且于肝肾，亦未顾到。拟加用水泛六味丸一两，绢包入煎。

《续名医类案·卷十五·咳嗽》

沈明生治金斐文，夏患咳嗽，清痰续续不已。时风热嗽甚多，金谓所投之剂，非疏风化痰即清金涤热。及诊曰：是非温补不痊。金骇愕问故。曰：君以外感盛行之际，必无内因者耶？初得之症，必无属虚者耶？是则时有一定之方，症有一定之药，人皆可以为医矣。夫嗽属外因，必肺气胀满，咳嗽相属。或兼头疼鼻塞，涕唾稠厚，声壮气壅，脉浮数有力，或人迎脉大，此为外因。今脉不浮而沉，非风也；不数而缓，非热也；按之不鼓，非有余也。嗽虽频而气短不续，痰虽多而清薄不厚，若疏解则徒耗肺家之金，清凉则转瘠中州之土，是欲去病而反重病也。宜用补中益气与六君子，参合复方，借参、苓、术以补肺之母，使痰无由生，借橘、半、升、柴以升清降浊，则嗽可不作。一二剂嗽微减，再服浃旬而愈。

《续名医类案·卷二十七·咳嗽》

一痘后咳嗽连声不续，痰鸣欲绝，嗽罢吐白沫，面唇白，饮食少，不得卧，此虚而攻肺，下痰过剂也。小异功散加藿、半、蒌、粉、冬，又用人参清肺饮而愈。此救子益母之法也。

《南雅堂医案·卷一·咳嗽门》

咳嗽日久未痊，前医历用补肾滋阴之品，反觉饮食少思，吐痰不已，诊得两关沉细，是脾胃虚寒，土不能生金，其邪留于中脘，因而作嗽。盖脾胃为肺之母，母气既衰，子何以生？今不补母以益金，反泻子以损土，邪虽外散，恐肺气亦难免受耗，况邪尚留于中脘而未散乎，久嗽不愈者，邪留故也，治法不可仅散其邪，必当先补肺气，尤当先补脾胃之土，然土生于火，益其母而子自生，生生之机，化源不绝，自然正可胜邪，不治嗽而嗽自平。此即君子道长，小人道消之理也，质诸高明，以为然否？拟立一方如下。

白术（五钱，黄土微炒） 白茯苓（三钱） 麦门冬（三钱，不去心） 陈皮（一钱） 人参（五分） 肉桂（五分） 紫苏子（八分） 法半夏（一钱） 桔梗（一钱） 紫菀（一钱） 炙甘草（八分）

水同煎服。

《类证治裁·卷之二·咳嗽论治·咳嗽脉案》

毛，衰年久嗽，自秋入冬，憎寒食减，口不知味，脉虚少力，为脾肺俱伤，中气不足之候。宜扶脾阳以生肺金，潞参、茯神、炙草、山药、黄芪、炮姜、五味、红枣、湖莲。数服渐愈。

《得心集医案·卷二·内伤门·咳嗽喘促》

欧生，石匠，夏间咳嗽，秋初益甚，但云胸紧气促，似属伤寒感冒之症，然无寒热舌苔之据，且声音面色，俱属不足。此劳伤中气，土不生金，金气衰馁，气耗咳嗽无疑。惟胸紧气促，参、术难以骤进，姑先与建中汤，三服稍安。再加参、芪、当归、薏苡，数剂而痊。

《时病论·卷之七·临证治案·痰嗽补脾取效》

城南程某，患嗽月余，交冬未愈，始延丰诊。诊得脉形沉弱而滑，舌体无荣，苔根白腻，神气疲倦，饮食并废。丰曰：此赋禀素弱，湿袭于脾，脾不运化，酿痰入肺所致。以脾湿为病本，肺痰为病标，即先哲云：脾为生痰之源，肺为贮痰之器。治当补脾为主。程曰：风痰在肺，补之恐增其闭。即出曾服十余方，皆是荆、防、枳、桔、杏、贝、苏、前等品。丰曰：此新感作嗽之药，与之伏气，理当枘凿。即用六君加玉苏子，生米仁治之，服五剂神气稍振，痰嗽渐疏，继进十余剂，方得痊愈。

《张聿青医案·卷五·咳嗽》

卫右，上则咳嗽气逆，喉有痰声，不时眩晕，下则大便不实，甚则带泄。脾为生痰之源，主健运而司磨化。古人治痰八法，理脾原属首务，特王道无近功耳。

奎党参（三钱） 白茯苓（三钱） 白蒺藜（去刺，炒，三钱） 制半夏（一钱五分） 炒于术（二钱） 炙黑草（二分） 缩砂仁（四分，研，后入） 生熟谷麦芽（各一钱） 广橘红（一钱五分） 老生姜（八分）

以后二味用白蜜一钱，化水同煎至干存性。

《医验随笔》

蒋右，肺主气，脾主运，肝主疏泄，客冬感受寒邪，以致咳嗽，今已久嗽伤阴矣。金伤不能制木，两胁撑痛，疏泄不利则大便艰结，木乘土位则脾阳不振，湿痰所由生也。若用养阴以肃肺，恐碍脾胃，用温燥以平木又恐劫阴，愚见先行培土生金，金胜则木能制矣。怀山药、北沙参、当归身、橘络、茯苓、光杏仁、神曲、谷芽、白蔻仁、萸肉、香附。

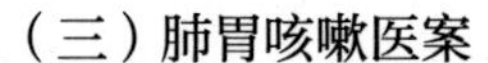

（三）肺胃咳嗽医案

《明医杂著·卷之二·咳嗽》

上半日咳者，胃中有火，加贝母、石膏、黄连；五更咳者，同上。

《临证指南医案·卷二·咳嗽·胃阴虚》

吴，久嗽因劳乏致伤，络血易瘀，长夜热灼。议养胃阴。

北沙参　黄芪皮　炒麦冬　生甘草　炒粳米　南枣

某（二六），病后咳呛，当清养肺胃之阴。

生扁豆　麦冬　玉竹　炒黄川贝　川斛

白粳米汤煎。

张（十七），入夏嗽缓，神倦食减，渴饮。此温邪延久，津液受伤，夏令暴暖泄气，胃汁暗亏，筋骨不束，两足酸痛。法以甘缓，益胃中之阴，仿《金匮》麦门冬汤制膏。

参须（二两） 北沙参（一两） 生甘草（五钱） 生扁豆（二两） 麦冬（二两） 南枣（二两）

熬膏。

（四）肺肾咳嗽医案

1. 肾虚医案

《沈氏医案·肾虚·气不归原·嗽喘》

下沙王敬哉，血症之后，肾水不足，虚火上炎烁肺气，不能纳藏于下，上升而咳。因肾纳气，肺布气，肾虚气不归原，故稍有动作言语，则气上升而咳嗽，脉息虚大，两尺尤甚，乃肾虚气不归源也，理宜补肾纳气之丸治之。

熟地　萸肉　丹皮　山药　茯苓　泽泻　五味子　枸杞　菟丝　磁石　砂仁　玉竹　麦冬　白芍　莲肉　砂仁

《临证指南医案·卷二·咳嗽·劳嗽》

某（二七），气冲咳逆，行动头胀，下体自汗。

都气丸。

《临证指南医案·卷二·吐血·阴虚》

某（四七），失血后，咳嗽，咽痛音哑。少阴已亏耗，药不易治。

糯稻根须（一两）　生扁豆（五钱）　麦冬（三钱）　川斛（一钱半）　北沙参（一钱半）　茯神（一钱半）

早服都气丸，淡盐汤下。

《临证指南医案·卷七·便血·肾阴虚》

汪，肾虚，当春阳升动咳嗽，嗽止。声音未震，粪有血。阴难充复，不肯上承。用阴药固摄。

熟地　白芍　茯神　黑稆豆皮　炒焦乌梅肉

《续名医类案·卷二十七·咳嗽》

一痘久嗽不已，腰背痛，此肾咳也，地黄汤加麦冬、五味子而愈。

《续名医类案·卷三十·嗽》

曾芸塘子，九岁，病咳，半夜甚，乃胎禀不足，肾虚嗽也。用人参固本丸加阿胶、桑皮，尽剂而安。又，汪元津子，病肾虚嗽，与上症同，亦用人参固本丸加茯苓、知母、贝母、山药各等分，为丸，服之而安。

《南雅堂医案·卷一·咳嗽门》

高年阳虚，咳嗽经年未愈，痰作黄色，结成顽块，常阻滞胸膈间，尽力始得吐出，此虚阳上冲，煎熬津液，故结为黄浊老痰。今索阅诸方，前医徒用消痰清肺之品，安能奏效？岂知年老孤阳用事，元气多虚，气虚则痰盛，痰盛则气愈闭，若治痰而不兼理其气，非法也，宜补阳调气，佐以化痰之剂，庶合方法，用六君加减治之。

人参（五分）　炒白术（三钱）　白茯苓（二钱）　炙甘草（八分）　陈皮（八分）　柴胡（五分）　炒白芍（三钱）　川贝母（八分）

《类证治裁·卷之二·咳嗽论治·咳嗽脉案》

巫氏女甥，年十四，干咳脉数，颊红，夜热无汗，此虚阳升动，肺金受烁，若不滋化源，阴日涸，损根伏矣。据述天癸未至，白带频下，始信真元不固。乃以潞参、山药、茯神扶脾元，白芍、丹皮泻阴火，甜杏仁、百合止咳，五味、诃子敛肺，炙草、红枣和中调营。一服嗽轻。加熟地、石斛而蒸热退。即用前药去百合、诃子、石斛，加芡实、莲子，蜜丸。常服效。

《王氏医案续编·卷二》

张与之令堂，久患痰嗽碍卧，素不投补药。孟英偶持其脉，曰：非补不可。与大剂熟地药，一饮而睡。与之曰：吾母有十七载不能服熟地矣，君何所见而重用颇投？孟英曰：脉细痰咸，阴虚水泛，非此不为功。从前服之增病者，想必杂以参术之助气。昔人云：勿执一药以论方，故处方者贵于用药之恰当病情，而取舍得宜也。

《王氏医案续编·卷四》

王汇涵室，年逾六旬，久患痰嗽，食减形消，夜不能眠，寝汗舌绛，广服补剂，病日以增。孟英视之曰：固虚证之当补者，想未分经辨证，而囫囵颟顸，翻与证悖，是以无功。投以熟地、苁蓉、坎板、胡桃、百合、石英、茯苓、冬虫夏草等药，一剂知，旬日愈。以其左脉弦细而虚，右尺寸皆数，为阴亏气不潜纳之候，及阅前服方，果杂用芪、术以助气，二陈、故纸、附、桂等以劫阴也，宜乎愈补而愈剧矣。

《王氏医案续编·卷八》

室女多抑郁，干嗽为火郁，夫人而知之者。王杞庭之姊，年逾摽梅，陡患干嗽，无一息之停，目不交睫，服药无功，求孟英诊焉。两脉上溢，左兼弦细，口渴无苔，乃真阴久虚，风阳上僭，冲嗽不已，厥脱堪虞。授牡蛎、龟板、鳖甲、石英、苁蓉、茯苓、熟地、归身、牛膝、冬虫夏草、胡桃肉之方，药甫煎，果欲厥，亟灌之即寐。次日黄昏，犹发寒痉，仍灌前药至第三夜，仅有寝汗而已。四剂后诸恙不作，眠食就安。设此等潜阳镇逆之方，迟投一二日，变恐不可知矣，况作郁治，而再用开泄之品耶？故辨证为医家第一要务也。

《环溪草堂医案·上卷·咳喘门》

病将一载，咳嗽内热，行动喘促，少腹牵痛。此肾气虚而不纳也。仿都气法。

生地　萸肉　茯苓　丹皮　山药　五味子　泽泻　麦冬　川贝　沉香

诒按：立方精当。

再诊：壮水生金，补子益母。

前方：加党参、胡桃肉。

咳嗽四年，曾经失血。今已音哑，脉形细弱，真阴元气皆亏，劳损根深，药难见效。犹幸胃气尚可，大便未溏。姑拟甘润养阴，希图苟安而已。

北沙参　麦冬　杏仁　川贝　玉竹　扁豆　生甘草　茯苓　橘饼　枇杷叶

再诊：咳嗽止而失血音哑，津液枯槁，劳损成矣。脉形细弱，精气两亏，《内经》于针药所不及者，调以甘药。《金匮》遵之，而用黄芪建中汤，急建其中气，脾得饮食增而津液旺，冀其精血渐充，复其真阴之不足，盖舍此别无良法也。

黄芪（秋石水炒）　白芍（桂炒，去桂）　北沙参　生炙甘草　玉竹　麦冬　川贝　茯苓　橘饼

诒按：此与前方看似无聊应酬之作，其实精到熨帖，所谓舍此无良法也。

《环溪草堂医案·上卷·虚损门》

失血后咳嗽音哑，气升则欲咳，乃肾虚不纳也。

熟地　阿胶　麦冬　沙参　川贝　紫石英　元参　藕

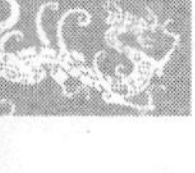

再诊：肾气稍纳，上气稍平，但咳尚未止，四肢无力，真阴与元气虚而不复，时当炎暑，暑湿热三气交蒸。虚体最易幻变。保养为上，用景岳保阴煎。

生地　熟地　天冬　麦冬　沙参　玉竹　川贝　五味子　紫石英　阿胶　东白芍　百合

煎汤代水。

诒按：前方用紫石英以镇纳肾气。此方用百合以清保肺金。此用药谛当处。学者宜留意焉。

《沈菊人医案·卷上·温邪》

顾，夏秋痃疟，延及半年，真阴被劫，而又封藏不固，精摇乎寐，阴精日夺。古人云：冬不藏精，春必病温。吸感温邪，遂为咳嗽。胁痛，身热，自汗，热解不尽，风阳上烁，阴气重伤，致虚焰之火升腾于上，口糜滋腐，妨谷，神疲，脉虚数，两尺空。此根本先拔之兆，难免虚脱之虞。既承相招，勉拟泄化救阴，以冀挽回于万一。

西洋参　淡秋石　桑叶　元参　连翘　天冬　鲜生地　川贝母　丹皮　甘草　藿斛

另用西瓜霜一钱，月石一钱，生草三分，人中白七分，冰片一分，研细，吹患处，又泡薄荷、硼砂汤漱口。

2. 肺肾亏虚医案

《明医杂著·卷之二·咳嗽》

一儒者，每至春咳嗽，用参苏饮之类乃愈，后复发，仍用前药，反喉喑，左尺洪数而无力。余以为肾经阴火刑克肺金，以六味丸料加麦门、五味、炒山栀及补中益气汤而愈。

《内科摘要·卷上·脾肺亏损咳嗽痰喘等症》

一男子，夏月吐痰或嗽，用胃火药不应，余以为火乘肺金，用麦门冬汤而愈。后因劳复嗽，用补中益气加桔梗、山栀、片芩、麦门、五味而愈。但口干体倦，小便赤涩，日用生脉散而痊。若咳而属胃火有痰，宜竹叶石膏汤。胃气虚，宜补中益气加贝母、桔梗。若阴火上冲，宜生脉散送地黄丸，以保肺气生肾水。此乃真脏之患，非滋化源决不能愈。

《张氏医通·卷四·诸气门下·咳嗽》

石顽疗吴江邑侯华野郭公，仲秋喘嗽气逆。诊之两尺左关弦数，两寸右关涩数。弦者肾之虚，涩者肺之燥。夏暑内伏肺络，遇秋燥收之令，而发为咳嗽也。诊后公详述病情，言每岁交秋则咳，连发四载，屡咳痰不得出则喘，至夜坐不得卧，咳剧则大便枯燥有血。先曾服令高徒施元倩越婢汤，嗽即稍可。数日间堂事劳，复咳如前。时元倩归苕，松陵诸医治之罔效。因求洞垣之鉴，起我沉疴。答曰：公本东鲁，肾气素强。因水亏火旺，阴火上烁肺金，金燥不能生水。所以至秋则咳，咳剧则便燥有血，肺移热于大肠之明验也。合用千金麦门冬汤，除去半夏、生姜之辛燥，易以葳蕤、白蜜之甘润。借麻黄以鼓舞麦冬、生地之力。与越婢汤中麻黄、石膏分解互结之燥热同一义也。郭公曰：松陵诸医咸诋麻黄为发汗之重剂，不可轻试，仅用杏仁、苏子、甘、桔、前胡等药。服之其咳转甚何也？答言：麻黄虽云主表，今在麦门冬汤中，不过借以开发肺气，原非发汗之谓。麻黄在大青龙汤、麻黄汤、麻杏甘石汤方，其力便峻，以其中皆有杏仁也。杏仁虽举世视为治嗽之通药，不问虚实浑用，然辛温走肺，最不纯良，气动血莫此为甚。熬黑入大陷胸丸，佐甘遂等搜逐结垢，性味可知。公首肯以为然，连进二剂，是夜便得安寝。次早复诊，其脉之弦虽未退，而按之稍耎，气口则虚濡乏力。因与六味、生脉，加葳蕤、白蜜作汤四服。其嗽顿减。郭公复云：向闻元倩有言，六味、八味丸中，不可杂用参、术，而先生居之不疑，用之辄应，其义云何？答曰：六味为填补真阴药，与人参同用，原非正理，此兼麦冬、五味，缘合肺肾金水相生，当无留中恋膈之虑。善后之策，即以此方制丸，三时恒服不彻，至秋庶无复嗽之虞。先是公子柔痉，予用桂枝汤及六味作汤，咸加蝎尾，服之而瘥。其后夫人素有败痰失道，左右两胁俱有结块，大如覆杯，发则咳嗽喘逆，腹胁掣痛，六脉止促而按之少力。余用六君子加胆星、枳实、香附、沉香二剂，服之，大吐稠痰结垢一二升。因呕势太甚，甲夜渡湖速往，黎明至署候之，呕止嗽宁，脉息调匀，不必更进他药矣。

《东皋草堂医案·咳嗽》

一人患嗽，右胁刺痛。六脉俱虚，两尺尤甚，决其肾虚作咳也。用熟地五钱，山药五钱，丹皮一钱五分，五味八分，茯苓一钱，山萸一钱五分，橘红一钱，饴糖二钱，两剂咳顿止，刺痛亦减，仍前方加肉桂四钱而愈。愚按：肾咳犹子之逆母也，治法须寓正名辨分之意，然后贼子惧而母得安，如培土以生金，生金即护母也。培土以克水，克水即治子也。或问曰：肾邪上逆，多属于虚，又从而克之，毋乃犯虚虚之禁乎？余曰：土能克水，然土能生金，金能生水，名虽为克，实与虚则补其母之旨正相合，正名辨分之中仍不失调停骨肉之义也。

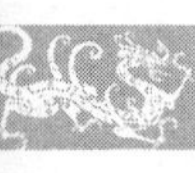

《静香楼医案·上卷·咳喘门》

阴虚于下，阳浮于上。咳呛火升，甚于暮夜。治肺无益，法当补肾。

熟地　杞子　天冬　白芍　茯苓　山药　丹皮　龟板

诒按：此方即胡桃、五味，均可加入。

脉数减，咳亦缓。但浮气不得全归根本。宜补益下焦。以为吸受之地。

六味丸加五味子、菟丝子。

又丸方：六味丸加五味子、杜仲、芡实、莲须、菟丝子、杞子、蜜丸，每服五钱。

诒按：议论稳实，方亦妥帖。

《沈氏医案·水衰火亢咳嗽》

新场程君灿，先天肾水不足，相火妄动，上烁肺金，外邪乘虚袭肺，发为咳嗽。已服过疏散之剂，外邪已去，惟有火气上炎而干咳嗽，脉息弦数。此乃水衰火亢，理宜滋阴降火清肺之药为治。

生地、丹皮、麦冬、杏仁、川贝、苏子、瓜蒌仁、黄芩、山栀、地骨皮，加莲肉。

程君灿后案：服滋阴清肺之药，咳嗽稍减，夜可安寝，脉息不数，此渐愈之佳兆也。但必得煎丸并进，并静养调摄，可免劳瘵之疾也。

煎方：生地、丹皮、麦冬、瓜蒌霜、玉竹、地骨皮、川贝、苡仁、知母、川柏，加莲肉。

丸方：熟地、天冬、麦冬、茯神、枣仁、黄柏、知母、丹皮、骨皮、川贝。

嘉定西门朱圣希，先天肾水不足，相火上炎，销烁肺金而咳嗽，午后发热，脉息虚大带数。此水衰火亢也，理宜滋阴降火保肺之药为治，并宜绝嗜欲，戒恼怒，静养调摄，不至酿成劳瘵也。

生地、丹皮、麦冬、白茯苓、地骨皮、葳蕤、川贝、沙参、枸杞、白芍药、川黄柏、莲肉。

《临证指南医案·卷二·咳嗽·劳嗽》

某（二七），脉数，冲气咳逆。当用摄纳肾阴，滋养柔金，为金水同治之法。

熟地（四钱） 白扁豆（五钱） 北沙参（三钱） 麦冬（二钱） 川斛（三钱） 茯神（三钱）

《南雅堂医案·卷一·咳嗽门》

久嗽不止，时见喘促，是肺肾两虚，天水不交之症，但咳嗽之作，虽为肺病，然肺为标，肾为本，故咳嗽者必夹有饮邪，宜先利其水道，则上焦之水饮亦必下行，源流俱清，咳嗽自平，惟肾具有水火两脏，水虚者宜滋，火虚者宜温，今诊得右尺细濡，真火不足之象，先用真武汤加减治法。

炒白术（三钱） 炮附子（五分） 白茯苓（三钱） 炒白芍（三钱） 五味子（八分） 细辛（五分） 干姜（八分）

水同煎。

《簳山草堂医案·上卷·咳嗽》

水亏火旺，不时上炎，面赤耳鸣，时欲咳呛，脉细数而两尺大。真阴不足以制虚阳也。盛暑宜加意调养，否则防失血。

西洋参 北沙参 肥知母 蛤粉 枇杷叶 川斛 炙龟板 麦冬肉 天花粉 橘白 人中白

《类证治裁·卷之二·咳嗽论治·咳嗽脉案》

族某，干咳无痰，卧觉气自丹田冲逆而上，则连咳不已，必起坐稍定，是气海失纳矣。诊脉右尺偏大，肾阳易旺，寐后肺气不敢下交于肾，延久即喘之萌，速固其根蒂为要。三才固本丸服效。按肺主气而气根于丹田（肾部），故肺肾为子母之脏，必水能制火，而后火不刑金也。二冬清肺热，二地益肾水，人参补元气，气者水之母也。

《问斋医案·肺部第三·咳嗽》

肺金清肃，为水之母，咳起于渐，日以益甚，夜热喉干。子盗母气，不宜辛散，气液耗伤，则为涸辙之鲋。

大熟地 当归身 赤茯苓 粉丹皮 福泽泻 怀山药 川贝母 五味子 北沙参 大麦冬 胡桃肉

脉来弦数无神，久咳音声不振，咽喉肿痛。阴分本亏，水不济火，清肃不行。清金保肺，引益肾水。

大生地 天门冬 北沙参 紫菀茸 大麦冬 川贝母 甜桔梗 生甘草 炒牛子

清金保肺，引益肾水，已服六剂，结喉肿痛全消，弦数之脉亦缓，每早咳嗽痰多，音声未振，午后心烦，总属金水俱亏，依方进步。

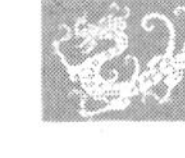

大生地　大麦冬　北沙参　甜杏仁　甜桔梗　黄芩　白知母　大贝母　天花粉

依方进步，又服六剂，痰嗽虽减未平，音声稍振。脉仍弦数，口干唇燥，反觉胸中逆气上冲，咽喉又复肿痛。值暑湿司令，暂从清养肺胃。

北沙参　大麦冬　象贝母　肥桔梗　炒牛子　甜杏仁　白知母　薏仁米　生甘草　陈仓米　新荷叶

《环溪草堂医案·上卷·咳喘门》

多年咳喘，逢寒遇劳辄发。汗多气升，肺伤及肾，肾气虚而不纳矣。法当补肾以纳气。

熟地　怀牛膝　北沙参　半夏　陈皮　茯苓　麦冬　五味子　紫石英　蛤壳　沉香

再诊：寒入肺底，久而化热。同一痰喘，先后不同也，初病在肺，久必及肾。同一咳逆，虚实不同也，补肾以纳气，清肺以化痰，须两层兼顾为稳。

北沙参　五味子　麦冬　川贝　杏仁　蛤壳　怀牛膝　地骨皮　熟地　梨皮　枇杷叶

诒按：前方用药切当，此方案语圆融。

咳嗽痰多气急，其标在肺，其本在肾。历年既久，自浅及深，自肺及肾，法当治其本矣。

熟地　怀山药　怀牛膝　半夏　陈皮　茯苓　蛤壳　五味子　紫石英　沙苑　胡桃肉

再诊：补肾纳气。水不泛而痰自化；培土运湿，湿不停而痰可降矣。

怀牛膝　怀山药　半夏　陈皮　茯苓　熟地　紫石英　银杏肉　杞子　五味子　胡桃肉

诒按：两方案语清简，用药切实。方中再加于术，于培土较似有力。

《沈菊人医案·卷下·咳嗽》

张，肺肾两亏，咳嗽失血，甚于夜分木火升动之时，脉数虚弦，素有遗精之病，精遗则阴空，阴空则木失涵养，木火于是扣金。治宜益水之源，以养肝木。

大熟地　湘莲　女贞子　川贝　杏仁　北沙参　玉竹　旱莲草　山药　炙草

李，久咳，肺肾阴亏，咳呛气逆，肾阴虚不能上交心阳，心神恍惚，语言呆钝，似乎健忘，脉细虚弦。治从肺心肾，盖五脏六腑皆能令人咳也。

砂仁末（拌熟地）海浮石　炙草　茯苓　沉香汁　橘红　炒当归身　紫石英　牡蛎　半夏　炒远志　银杏

《张聿青医案·卷五·咳嗽》

宋媪，冬藏不固，感召风邪，肺合皮毛，邪袭于外，肺应于内，咳嗽咽燥。宜清肃太阴，俟咳止再商调理。

川贝母（二钱）桔梗（一钱）杏仁泥（三钱）花粉（二钱）茯苓（三钱）桑叶（一钱）冬瓜子（三钱）前胡（一钱）川石斛（四钱）菊花（一钱五分）枇杷叶（去毛，四片）

二诊：清肃太阴，咳仍不减，夜重日轻，舌干咽燥。肺肾阴虚，虚多实少。宜兼治本。

北沙参（三钱）川贝母（二钱）甜杏仁（三钱）川石斛（四钱）青蛤散（四钱）茯苓（三钱）前胡（一钱）桔梗（八分）枇杷叶（去毛，四片）琼玉膏（四钱，二次冲服）

（五）肝肺咳嗽医案

1. 肝火犯肺医案

《明医杂著·卷之二·咳嗽》

一妇人，咳嗽胁痛，发热日晡益甚，用加味逍遥散加熟地治之而愈。后因劳役多怒，前症仍作。又少阳寒热往来，或咳嗽遗尿，皆属肝虚火旺，阴挺、痿痹，用前散及地黄丸而痊。

《临证指南医案·卷二·咳嗽·肝犯胃肺》

范（妪），久咳涎沫，欲呕，长夏反加寒热，不思食。病起嗔怒，气塞上冲，不能着枕，显然肝逆犯胃冲肺。此皆疏泄失司，为郁劳之症，故滋腻甘药下咽欲呕矣。

小青龙去麻、辛、甘，加石膏。

《临证指南医案·卷三·木乘土·肝胃》

某（氏），久有痛经，气血不甚流畅，骤加暴怒伤肝，少腹冲气上犯，逆行于肺为咳。寒热声嘎，胁中拘急，不饥不纳。乃左升右降，不司转旋，致失胃气下行为顺之旨。故肝用宜泄，胃腑宜通，为定例矣。

钩藤　丹皮　桑叶　半夏曲　茯苓　广皮白

《续名医类案·卷二十七·失血》

一痘收靥身热，咳嗽血痰，声哑鼻衄，此火刑肺金，黄连解毒汤加麦冬、犀角、丹皮、知母、牛蒡而愈。

《续名医类案·卷三十·嗽》

万密斋治胡元溪子，五岁，春病嗽。医用葶苈丸，乍止乍作，至夏转作。又一医用五物汤不效。或以葶苈，或以三拗，发表攻里，其嗽益加，至百十声不止，面青气促，口鼻出血，势急矣。曰：自春至秋，病已半年，治之不易。乃用二冬、二母、栀、芩、甘、桔、苏子、茯苓、陈皮去白，连进三剂，咳只二三十声。一医以二陈加防风、百部、杏仁、紫菀、桑皮。万曰：肝气已逆，吾方降之，其咳稍罢，防风、百部升发之品，似不可用。彼云：防风、百部，乃咳嗽圣药也。服之，气上逆而咳，百十声不止，口鼻血复来。再求治，仍用前方，取生茅根捣自然汁，和药与之，五日而血止。去茅根，或加款冬、杏仁以止其咳。或去黄芩、栀子，加人参、白术以补其脾。或加阿胶以补其肺。调理二旬而安。盖方春时，多上升之气，肺感风寒，当与发散；葶苈丸乃攻里之剂，肺金本虚，而反泻之，此一逆也。夏天火旺，肺金受克，当用清金泻火之剂；三拗汤乃发散药也，用热犯热，此二逆也。一汗一下，肺金大虚矣；方秋时，气应降而不降，反用升发之剂，此三逆也。今用收敛清降之药，以平其浮游之火，火衰于戌，时值九月，故病易已。

《凌临灵方·木火刑金》

邱左（鸿桥，八月），木火刑金，肺失清肃，咳逆痰稠，脘闷肢倦，脉弦数右浮，治宜清肃上中。

南沙参　真川贝　地骨皮　炒白蒺　梨汁（一杯，冲）　炒苏子　旋覆花　赤苓　玫瑰花

杏仁　生蛤壳（五钱）　青黛（五分，拌打）　通草　鲜竹茹

《沈菊人医案·卷下·咳嗽》

支，诊脉右部弦数，甚于左部，咳嗽年余，甚于晨昏，肝阴肝阳用事之时，乃木火上扣金鸣，金虚反受木侮，即《内经》所谓反侮其所不胜，木人金乡之证也。宜清金平木。

蛤粉（青黛拌）　米仁　枇杷叶　蒌皮　川贝　杏仁　冬瓜子　山栀

又，右脉依然弦数，咳嗽，寅卯为甚，此木火上扣金鸣，金无制木之权，木反为金所侮，故一载不愈。欲制其木，必先清金；欲涵其木，必先壮水。姑与煎丸分治。

蛤粉（青黛拌）　川贝　通草　姜皮　麦冬　丹皮　知母　山栀

另服八仙长寿丸。

仲，黄昏气火浮与肺，咳呛突甚，脉弦数，肝木上犯肺金也。

蛤粉　枇杷叶　川贝　杏仁　青黛（包）　海浮石　蒌皮　橘红

唐，肺脉弦数，咳呛甚于天明，气逆无痰，舌黄溲赤，木火上逆扣金，木入金乡之候。经曰：五脏六腑皆令人咳，非独肺也。

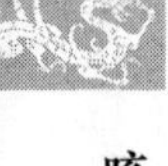

蛤粉（青黛拌）　杏仁　黑山栀　桑叶　肥玉竹　芦根　枇杷叶　川贝　石决明　丹皮　冬瓜子

2. 肝气犯肺医案

《静香楼医案·上卷·咳喘门》

干咳无痰，是肝气冲肺，非肺本病。仍宜治肝，兼滋肺气可也。

黄连　白芍　乌梅　甘草　归身　牡蛎　茯苓

诒按：方中少润肺之品。拟加北沙参、桑白皮。再肝之犯肺，必夹木火，栀、丹亦应用之药也。

《环溪草堂医案·上卷·咳喘门》

烦劳罢极则伤肝，肝伤则气逆而上迫，为胁痛，为咳嗽，秦氏所谓先胁痛而后咳者，肝伤肺也。治法不在肺而在肝，夏令将临，恐有失血之虞。

旋覆花　桃仁炭　杏仁　川贝　苏子　冬瓜子　黑山栀　丹皮　郁金　薏仁　枇杷叶

诒按：审症清切，立方谛当。愚意再加归须、桑白皮、白芍。

《静香楼医案·上卷·痰饮门》

干咳无痰，是肝气冲肺，非肺本病。仍宜治肝，兼滋肺气可也。

黄芩　白芍　乌梅　甘草　归身　牡蛎　茯苓

诒按：方中少润肺之品，拟加北沙参、桑白皮，再肝之犯肺必夹木火，栀丹亦应用之药也。

（六）胆火犯肺医案

《临证指南医案·卷二·咳嗽·胆火犯肺》

范（氏），两寸脉大，咳甚，脘闷头胀，耳鼻窍闭。此少阳郁热，上逆犯肺，肺燥喉痒。先

拟解木火之郁。

羚羊角　连翘　栀皮　薄荷梗　苦丁茶　杏仁　蒌皮　菊花叶

（七）肝肾阴亏医案

《静香楼医案·上卷·咳喘门》

脉虚数，颧红声低，咳甚吐食。晡时热升，多烦躁。此肝肾阴亏，阳浮于上，精液变化痰沫。病已三年，是为内损，非消痰治嗽可愈。固摄下焦，必须绝欲。以饮食如故，经年可望其愈。

《续名医类案·卷十二·衄血》

郭氏儿七岁，病咳嗽夜热，时时鼻衄，衄之盛，常在半夜。儿医耑与疏散凉解，食减则又与香燥消运，日益就惫。延诊，见其面目略肿，年寿环口隐起青气，按其乳旁期门、虚里之间，突突跳筑，谓此禀赋薄弱，顽耍过劳，伤其肝肾，木上侮金，故其衄多出于左鼻孔。乃内伤，非外感也，与养青汤数帖少减。再加熟地、地骨皮、蒌仁，四帖痊愈。

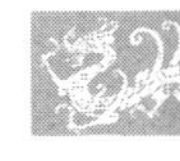

（八）大肠嗽医案

《临证指南医案·卷二·咳嗽·大肠嗽》

某，脉弦右甚，嗽，午潮热，便溏，畏风。以大肠嗽治之。

生于术（一钱半）　茯苓（三钱）　赤石脂（一钱）　禹粮石（二钱）　姜汁（四分）　大枣（三枚）

又，照数方加白芍、炙甘草。

又，脉数，右长左弦，上咳下溏。

生于术（一钱半）　茯苓（三钱）　炙草（五分）　木瓜（一钱）　姜汁（四分）　大枣肉（四钱）

（九）五脏咳医案

《明医杂著·卷之二·咳嗽》

中翰鲍羲伏，患阴虚咳嗽，服清气化痰丸，及二陈、芩、连之类，痰益甚。用四物、黄柏、知母之类，腹胀咽哑，右关脉浮弦，左尺洪大。余朝用补中益气汤加山茱、麦门、五味，夕用六味地黄丸加五味子，三月余，喜其慎疾得愈。

一武职，素不慎起居，吐痰，自汗，咳嗽，发热，服二陈、芩、连、山栀之类，前症不减，饮食少思；用四物、二陈、芩、连之类，前症愈甚，反添胸膈不利，食少，晡热；加桑皮、杏仁、紫苏之类，胸膈膨胀，小便短少，用四苓、枳壳之类，小便不通，饮食不进。余视之，六脉洪数，肺、肾二部尤甚。余曰：脾土既不能生肺金，而心火乘之，必变肺痈之症也。不信，仍服前药，后吐痰唾脓，复求治。余曰：胸膈痞满，脾土败也。已而果殁。

《静香楼医案·上卷·咳喘门》

久咳喘不得卧，颧赤足冷，胸满上气，饥不能食。此肺实于上，肾虚于下，脾困于中之候也。然而实不可攻，姑治其虚，中不可燥，姑温其下。且肾为胃关，火为土母，或有小补，未可知也。

金匮肾气丸。

诒按：拟再用旋覆代赭汤送下，则上中两层，亦可关会矣。

《南雅堂医案·卷一·咳嗽门》

六旬之年，肾元必亏，今咳嗽气升，食少倦怠，偶食油腻，大便即溏，若论此证形，原属于肺脾两经，自宜从肺脾求治。然探本求之，其气之所以升者，由肾水虚而不能藏纳肺气也；食油腻即大便见溏者，由肾阳衰而不能上连脾土也，宜先补其肾，则肺脾不治而自治矣，方列于下。

人参（一钱） 五味子（八分） 淮山药（三钱） 补骨脂（二钱） 白茯苓（三钱） 陈萸肉（一钱） 紫石英（一钱） 胡桃肉（二钱）

水煎服。

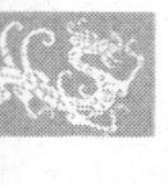

《类证治裁·卷之二·咳嗽论治·咳嗽脉案》

郦，冬阳不潜，龙焰上扰灼肺，呛嗽带红，剧在宵分。少年气促，脉虚数，懔寒夜热，损怯已成。想诵读阳升，寐中必有遗泄，心肾不交，精关失固，且口不甘味，食减于前，下损及脾，无清嗽治痰之理。燕窝清补，希冀嗽止痰消，恐初春气已交，懔寒必憎，安望嗽减。益脾肺，交心肾，调理如法，寒热可止，呛嗽可平。潞参、山药、茯神、生黄芪皮、桑皮（蜜炙）、甜杏仁、五味、枇杷叶、莲子、枣仁、阿胶、龙骨，数服嗽减寒止，痰血若失。去枇杷叶、龙骨、阿胶，加炒熟地、丹皮，热渐退。嗣用潞参、熟地、山药、茯神、远志、黄芪（蜜炙）、龙骨、白芍、枣仁、五味、龙眼肉熬膏。二料痊愈。

《问斋医案·肺部第三·咳嗽》

连进真武虽效，亦非常法。第三焦不治，脾肺肾俱伤，从乎中治可也。崇土既能渗湿，亦可生金。脾为生化之源，补脾即是补肾。再以归脾、六君合为偶方，为丸，缓缓图痊，可也。

人参　黄芪　冬白术　炙甘草　云茯苓　当归身　酸枣仁　远志肉　广木香　制半夏　新会皮

生姜、大枣、龙眼肉煎水，叠丸。早晚各服三钱。

《环溪草堂医案·上卷·咳喘门》

年过花甲，肾气必亏。即使善自调摄，亦不过少病耳。及至既病，则各随其见症而施治焉。今咳嗽气升，食少倦怠，症形在于肺脾，自宜从肺脾求治。然气之所以升者，即肾水虚而不能藏纳肺气也。食荤油则大便溏者，即肾阳衰而不能蒸运脾土也。然则补肾尤为吃紧。虽不治脾肺，而脾肺得荫矣。

党参　五味　山药　紫石英　补骨脂　萸肉　胡桃肉　茯苓

另，金匮肾气丸（三钱）。

诒按：立论颇能探入深处，用药亦亲切不浮。

四、产科咳嗽医案

《医权初编·卷下·朱笠荞大令爱三令爱产后咳嗽合案第三十四》

朱笠荞大令爱，向年冬月生产，产难之极，遂咳嗽不食，商之于予。予谓产难气血大虚，虚火炎上，故令咳嗽不止，非温补不可。笠荞少进参、芪，觉效，遂大温补而愈。从此气血亏损，至今十载未孕。今岁三令爱，仲秋发疟，以常山截住，愈一日即产，产后觉热，肩手露睡一夜，小腹微痛，服导瘀药一帖，痛止，三日即起行，动作如故，饮食频进，至六七朝，忽身大热，思饮，咳吐胶痰，寒热往来，渐至耳聋谵语，时笠荞在海陵，延予诊视。左脉浮数无力，右脉沉细，似乎孤阳上僭之脉，然气势不馁，面不红，醒睡皆无汗，胃胀欲呕，明系疟邪未清，兼以复感微寒，仍入少阳，又兼饮食频进，虽产后，实阳疟也。热则揭去衣被，故无汗而加重。左脉浮数者，症本少阳也。重按无力，并右脉沉细者。为痰滞所伏也。咳吐胶痰者，肝胃二经实火，上冲于肺也。当以清脾饮加枳、桔、熟军治之。伊翁、夫、伯皆知医道，闻予言愕然，另请江有声视之。有声与予同见，然所用亦甘寒之品，不效。予云："若先生避议，则瞑眩之剂，终无人用矣。"遂立加减小柴胡汤而去。午后脸忽微红，乃柴胡之力，伊等以为孤阳将越，惊慌怨怒。自是疟门之药，毫不敢用。越数日，舌苔干黑，擦去旋生，方悟予言不谬，复延予治。予以小承气汤熟军用二钱，加枳、桔、蒌仁、贝母、麦冬，二帖去结粪宿垢甚多，继以四物汤，加贝母、麦冬、桔梗、橘红二帖，熟睡大汗而解。后饮食不禁，舌苔仍黑，时已满月，伊夫以前方加玄明粉五分下之而愈。又食复，时笠荞已回，又以熟军下之而愈。二症俱系产后咳嗽，虚实天壤矣。

《类证治裁·卷之二·咳嗽论治·咳嗽脉案》

张氏，产后感风咳嗽，用辛散轻剂不效。改用阿胶、五味、当归、潞参、茯苓、甘草、甜杏仁（炒研），一啜而安。可知橘、桔、芎、苏，虚体慎用。

《诊余集·产后咳痢》

常熟胡少田先生之妻。素未生育，至三十九岁始有娠，怀孕七月，始则咳嗽，继则下痢。初不以为意，临产颇难，产下未育，心中悒郁，肝木乘脾，咳嗽下痢更甚，邀余诊之。余曰：虽云新产，年近四旬，气血本弱，况产前咳嗽，本属土不生金，子反盗母气，脾胃反虚，清气下陷，转而为痢，咳痢已有三月，又兼新产，名曰重虚。若多服益母草等味，再破血伤阴，《内经》所谓损其不足，且有无虚虚无盛盛之戒。余进以十全大补汤去桂枝，加枸杞、菟丝、杜仲、饴糖等味。众曰：产后忌补，断断不可。余曰：放心服之，如有差失，余任其咎。服后当夜咳痢均减，明日再进。其姑曰：产后补剂，胜于鸩毒，必致殒命。余谓少田曰：既令堂不信，君可另请妇科开方，暗中仍服补剂，免得妇女多言，使产妇吃惊，同道董明刚曰，此计甚善。余即回城，托明刚依计而行，余回寓。使人赠少田人参二枝，曰：不服人参，下焦之气，不能固摄。少田即煎人参与服，其母知之，执持不可，后将《达生编》与众人阅看，产后并不忌补，其母始信。服后安然无恙，后再服数剂，咳痢均愈。此症若泥于产后忌补，或惑于妇人之言，冷眼旁观，以徇人情，免受人谤，将何以报少田之知己乎。然产后服人参败事者，亦复不少，惟药不论补泻，贵乎中病，斯言尽之矣。

五、合邪致病医案

（一）上盛下虚医案

《南雅堂医案·卷一·咳嗽门》

咳嗽火升，暮夜尤甚，阴虚于下，阳浮于上，治肺无益，法宜补肾为先。

大熟地（五钱） 枸杞子（二钱） 天门冬（二钱） 炒白芍（二钱） 白茯苓（三钱） 淮山药（三钱） 粉丹皮（二钱） 胡桃肉（二钱）

（二）寒热错杂医案

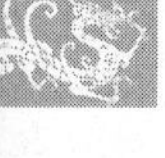

《续名医类案·卷十五·咳嗽》

冯楚瞻治李孝廉，患咳嗽甚频。视其身长肥白，颊色常红，知为表有余而里不足，上假热而下真寒，病必当剧，劝以重服药饵。时有通谱新贵，甚精医药，乃托其治，所用乃山栀、黄芩、花粉、橘红、贝母、苏子、杏仁之类。止之勿听，数剂后嗽转甚，烦躁喜冷倍常。益信寒凉为对症，倍用之转剧，再进，烦躁更甚，粒不下咽，饮水无度。更以为实热，以三黄丸下之，利行不多，渐加喘促。再剂，夜半喘大作，有出无入，遍身麻木，溃汗如雨，神昏目直，口噤不言，委顿极矣。亟招冯诊，两寸左关仅存。时当六月，欲与四逆、理中，主人畏惧，改以人参一两，麦冬二钱，五味六分，肉桂钱许，始允急煎服之。喘减片刻，奈病大药小，顷复大作，乃不咎寒凉之误，反以参、桂为罪矣。因思尽吾之力，尚可以活，若徇彼之见，必死而已，乃坚定一方，勒令服之。用炒白术三两，人参二两，炮姜三钱，五味子一钱五分，制附子三钱，煎浓汁灌之。下咽后，病人张口大声云：心中如火烙欲死（此不与冷服故）。傍观疑怨交起不为动。顷之又大声曰：脐间更疼更热，欲死矣。乃窃喜其阳能下达，未之绝也。果少焉，喘定汗收，手足温而神思清，语言反甚无力。此方术多参少者，因中宫久困寒冷，不先为理中，则阳气难下达也。

（三）虚实夹杂医案

《明医杂著·卷之二·咳嗽》

一男子，夏月唾痰或嗽，用清胃火药不应。余以为火乘肺金，用麦门冬汤而愈，后因劳复嗽，用补中益气汤加桔梗、山栀、片芩、麦门、五味而愈，但口干，体倦，小便赤涩，日用生脉散而痊。

《内科摘要·卷上·脾肺亏损咳嗽痰喘等症》

鸿胪苏龙溪，咳嗽气喘，鼻塞流涕，余用参苏饮一剂，以散寒邪，更用补中益气汤以实腠理而愈。后因劳怒仍作，用前饮益甚，加黄连、枳实，腹胀不食，小便短少，服二陈、四苓前症愈剧，小便不通。余曰：腹胀不食，脾胃虚也；小便短少，肺肾虚也。悉因攻伐所致。投以六君加黄芪、炮姜、五味二剂，诸症顿退。再用补中益气加炮姜、五味，数剂痊愈。

《环溪草堂医案·上卷·咳喘门》

五脏皆有咳，总不离乎肺。肺为娇脏，不耐邪侵，感寒则咳，受热则咳。初起微有寒热，必夹表邪，邪恋肺虚，脉形空大，前方降气化痰，保肺涤饮，俱无少效。据云得汗则身体轻快，想由肺气虽虚，留邪未净，补虚而兼化邪，亦一法也。用钱氏法。

牛蒡子（元米炒） 马兜铃 杏仁 阿胶（蛤粉炒） 苏子 桑白皮 款冬花 炙甘草 茯苓 枇杷叶 桑叶

诒按：此肺虚受邪，虚实兼顾之法。

寒嗽交冬则发，兼患颈项强急。

熟地（六钱，麻黄一钱煎汁浸炒松） 茯苓（三钱，细辛五分，煎汁浸炒） 胡桃肉（四钱） 五味子（八分，干姜一钱，同炒） 陈皮（二钱，盐水炒） 半夏（一钱五分） 川贝（三钱） 款冬花（三钱） 薏仁（四钱） 杏仁霜（三钱） 归身（三钱，酒炒） 党参（三钱，米炒）

上药为末，炼蜜为丸，每晨开水送下三钱。

诒按：此阴虚而夹痰饮者，故用药如此。再增桂枝一味，则颈项强急亦在治中矣。

阴虚而兼痰浊，致为咳嗽。用金水六君煎。

半夏 陈皮 茯苓 炙草 当归 川贝 杏仁 紫菀 熟地（砂仁拌炒松后入，略煎，一两沸）

原注：仿饮子煎法，浊药清投，取其益阴而不腻滞痰浊也。

诒按：阴虚而夹湿痰，最难用药，此亦无法中之一法。

痰饮咳嗽，饱则安，饥则咳，乃胃虚也。

黄芪 甘草 冬术 陈皮 白芍 玉竹 茯苓 杏仁 桔梗

诒按：再加党参、薏仁何如?

《张聿青医案·卷五·咳嗽》

魏左，肺有伏寒，稍一感冒，咳嗽即甚。兹当天气渐寒，更涉重洋，咳嗽因而尤甚，动辄气逆。脉沉弦重按少力，舌红苔薄白，并不厚腻。此风寒痰饮有余于上，而肾本空虚于下。用雷氏上下分治法。

炒苏子（三钱） 制半夏（一钱五分） 川朴（八分） 橘红（一钱） 白茯苓（三钱） 熟地炭（四钱） 嫩前胡（一钱五分） 当归（炒透，一钱五分） 老生姜（三片）

二诊：上下兼治，喘嗽稍减。的是上实下虚，前法扩充。

制半夏（一钱五分） 菟丝子（盐水炒，三钱） 巴戟肉（三钱） 白茯苓（三钱） 广橘红（一钱） 怀牛膝（盐水炒，三钱） 紫蛤壳（四钱） 炒于术（二钱） 炒苏子（三钱） 附子都气丸（三钱，晨服）

《柳宝诒医案·卷三·咳嗽》

施，时邪之后，余热留恋，郁于肺络。咳逆缠绵，肺病及胃，兼作呕逆。脉象虚数。内热痰黄。热久阴烁则津枯，咳久肺伤则浊壅。病在虚实之间，当清肺胃，佐以养阴。

南北沙参（各） 旋覆花 桑白皮 蛤壳 川贝 生苡仁 冬瓜仁 瓜蒌仁 白薇 丹皮 生地 竹二青

二诊：咳逆两减，脉象虚细而数。肺络之热未清，而阴气先虚，余热留恋，最易伤及肺金。用养阴清热，束肺和络之法。

北沙参 生地 丹皮 白薇 鲜南沙参 川贝 桑叶皮 旋覆花 冬瓜仁 橘红 蛤壳 枇杷叶 茅根

郑，春间外感咳嗽，经夏不愈，痰色黄稀。病由外感与痰涎蒸结于肺，久而不化，熬炼熏烁，肺液被伤。刻当秋金司令，宜清泄郁伏之邪。望其肺气得清，可以乘时调复，乃为至美。

南沙参 冬瓜子 苡仁 旋覆花 蛤壳 桑叶皮（各） 茯苓 瓜蒌皮（蜜炙） 海浮石（打） 丝瓜络（姜汁炒） 嫩芦根（去节） 枇杷叶（刷毛，烘）

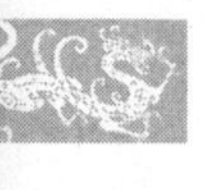

《雪雅堂医案·卷下》

邵，咳而有声无痰，肺受火烁之征，然进清润之剂无效意者，龙雷离其穴，则游行无制。且时当阳气升腾，所以头面之虚阳转甚，法宜于清润中佐以静镇咸寒之品，以引归窟宅，方合润下之旨。

东沙参（四钱） 紫石英（五钱） 生白芍（二钱） 寸麦冬（三钱） 净淡菜（四钱） 白茯神（三钱） 淮山药（三钱） 元武版（四钱） 天门冬（二钱） 真青铅（四钱）

《费绳甫先生医案·咳哮喘》

淮安任守谦，咳嗽痰多，脘懑作吐，举发无常，进辛温发散，病益剧。肺俞穴畏寒，必须棉裹，诊脉沉细而弦。前因发散太过，肺胃气液皆虚，湿痰阻气，肃降无权。治必培养气液，兼化湿痰，方能奏效。用吉林参须五分、北沙参四钱、燕窝根钱半、川贝母三钱、紫菀一钱、橘红一钱、枳壳一钱、海浮石三钱、杏仁三钱、冬瓜子四钱、红枣五枚，服两剂，颇效。连服十剂，遂愈。

《费绳甫先生医案·奇病》

太仓徐室女得奇症，每日早起梳妆，必呛咳千余声，入夜卸妆亦然，此外一声不咳。半年来理肺治咳无功，时医束无策，就予治之。予思五脏六腑皆有咳嗽，不独肺也。岐伯论之最详。此病不在肺而在胃，胃属土而主信，右关脉来沉细，胃虚已著，以甘淡养胃治之。

大玉竹（三钱） 川石斛（二钱） 北沙参（四钱） 大麦冬（二钱） 生白芍（钱半） 生甘草（五分） 白莲子（十粒）

服二十剂而痊愈。呛咳本是寻常之症，何足为奇？所奇者平时一声不咳，惟有梳妆、卸妆乃咳耳。

《阮氏医案·卷三》

滕，湿食伤于脾肺，咳嗽多痰，不思纳食，四肢倦息。法当以利肺气，肺气利则湿自化，何虑痰嗽之不清乎！又当调脾胃，脾胃和则食自进，何患四肢之无力乎！

白蔻仁（八分） 白茯苓（二钱） 水法夏（钱半） 藿香梗（一钱） 苦杏仁（一钱半） 佛手柑（一钱） 广陈皮（一钱） 炙甘草（八分） 薏苡仁（三钱） 炒谷芽（二钱）

郑，时值季秋，燥伤肺阴，湿困脾阳。今痰湿愈多，则肺液愈燥，是故咳嗽声嘶，痰滞而不滑矣。从手足太阴合治法。

京杏仁（二钱） 炙蒌皮（二钱） 炙冬花（二钱） 宋公夏（钱半） 川贝母（钱半） 生竹茹（二钱） 广橘络（一钱） 白茯苓（二钱） 炙甘草（八分）

（四）内外合邪医案

《陆氏三世医验·卷三·咳嗽胁痛消解》

吴逊斋，是年十月间，患咳嗽、身热、胁痛，即来邀予，予适往吴江，比至已六日矣。日轻夜重，寝食俱废，逊斋以年高病骤为虑。及诊其脉，左手浮弦，右手弦滑，予谓之曰：此内有食积痰饮，外感风邪所致也，少为消导而疏散之，即愈矣。因用苏叶、柴胡以解其表，青皮、白芥以治其胁，桑皮、前胡、杏仁以治其嗽，陈皮、半夏以清其痰，山楂、枳实以消其食，二剂而减，四剂脱然。逊斋曰：病到君乎，如摧枯拉朽，何也？予曰：病原轻，特不使之重耳。逊斋以为朴而谦，更加敬服。

陆闇生曰：晚世医家，病轻而危其言以惊之，稍愈则侈其功以居之。先生病重而慰之以轻，术神而居之以谦，当以古人中求之矣。

《静香楼医案·上卷·咳喘门》

风热不解，袭入肺中，为咳为喘，日晡发热，食少体倦，渐成虚损，颇难调治。勉拟钱氏阿胶散，冀其肺宁喘平，方可再商他治。

阿胶 茯苓 马兜铃 薏米 杏仁 炙草 糯米 芡实

再诊：青蒿 丹皮 鳖甲 茯苓 石斛 甘草 归身 广皮 白芍

诒按：此正虚而兼感外邪之证，乃内伤夹外感病也。

六、久咳嗽医案

《医权初编·卷下·贲大成久嗽继案第四十六》

大成贲世兄，咳嗽二年，时发时止，发时气道阻塞，喘急不堪，服散风降气下痰润肺药数帖，咳去痰五六粉盒，方气平渐愈。今发未经一昼夜，服前药八帖，间有加参、芪者，毫不见效，伊父鹤岑先生，医技已穷，商之于予。予诊左脉甚弱，右脉沉而有神，非死症，然手足冰冷，汗时出，痰只出一盒，余不能出，满腹痞塞，予思脾胃强，则五脏之气皆强，脾胃弱，则五脏之气皆弱，况脾为肺母，未有胃气充足旋转，而肺气终不行者，以香砂六君子汤，木香易沉香，砂仁易白蔻与之。服下果效，即减去白蔻，恐肺中伏火继出，仍加以旋花、桔梗、贝母、蒌仁、杏仁等，再以他药转换收功。须知此症，胃气虽不大实，亦不大虚，但不充足，不能激发肺窍之壅塞耳。故一帖肺气少输，前方即为之加减矣。

《续名医类案·卷三十·嗽》

万石泉女，病久嗽不止，胸高气急，曰：此龟胸病也。胸者，肺之府也，肺胀则胸骨高起，而状如龟壳。吾闻其病，未曾治之，故无方也。或者不可治乎？石泉曰：气胀者，肺实也，当服葶苈丸。曰：病有新久，症有虚实，（知为虚，何不投补？）再服葶苈泻肺之剂，恐有虚脱之祸。不听，竟以是卒。

七、咳血医案

《明医杂著·卷之二·咳嗽》

若劳嗽见血，加阿胶、当归、芍药、天门冬、知母、贝母、桑白皮。亦于前肺虚、阴虚二条择用。大抵咳嗽见血，多是肺受热邪，气得热而变为火，火盛而阴血不宁，从火上升，故治宜泻火滋阴，忌用人参等甘温之药。然亦有气虚而咳血者，则宜用人参、黄芪、款冬花等药，但此等症不多耳。

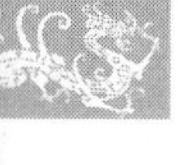

《陆氏三世医验·咳嗽痰红清上补下》

陈曙仓尊正，咳嗽吐痰有血，有时纯血，有时纯痰，有时痰血相半，夜热头眩，胸膈不舒，脚膝无力，医用滋阴降火之药已半年矣。饮食渐少，精神渐羸。予诊其脉，两寸关沉数而有力，两尺涩弱而反微浮，曰：此上盛下虚之症也。上盛者，心肺间有留饮、瘀血也，下虚者，肝肾之气不足也。用人参固本丸，令空腹时服之；日中用贝母、苏子、山楂、牡丹皮、桃仁、红花、小蓟，以茅根煎汤代水煎药，服之十帖，痰清血止。后以清气养荣汤与固本丸间服，三月后，病痊而受孕。

卢绍庵曰：上盛下虚之症比比，治之见效者寥寥，先生乃令空服吞固本丸，二冬、二地、人参，以固其本；食远，用清火行瘀之品，以治其标。下虚则培之，上盛则抑之，上下攻补，并行不悖。先生其有仙风道骨，乃能随施随效耳？

《张氏医通·卷四·诸气门下·咳嗽》

江右督学何涵斋媳，内翰范秋涛女。素常咳嗽不已，痰中间有血点，恒服童真丸不彻。秋涛殁后，哀痛迫切，咳逆倍常，而痰中杂见鲜血。因与瑞金丹四服，仍以童真丸、乌骨鸡丸调补而安。

《静香楼医案·上卷·咳喘门》

咳而衄。阴不足，火内动也。恶心不食，宜先治胃。

竹茹　粳米　广皮　石斛　贝母　杏仁

诒按：既有火动而衄见证，宜兼清降。

《环溪草堂医案·上卷·失血门》

久咳失血，精气互伤。连进滋培，颇获小效。但血去过多，骤难充复。从来血症，肺肾两虚者，宜冬不宜夏。盖酷暑炎蒸，有水涸金消之虑耳。今虽炎暑未临，而已交仲夏，宜与生精益气，大滋金水之虚，兼扶胃气，则金有所恃，且精气生成于水谷，又久病以胃气为要也。

洋参　麦冬　五味　熟地　生地　党参　黄芪　山药　炙草　陈皮　茯神　扁豆

诒按：层层照顾，可谓虑周藻密，方中拟再加百合、沙参。

再诊：血止胃稍醒。仍以原法为主。

前方加蜜炙粟壳。另用白及一味为丸，每朝盐花汤送下三钱。

始由寒饮咳嗽，继而化火动血。一二年来，血症屡止屡发，而咳嗽不已。脉弦形瘦，饮邪未去，阴血已亏。安静则咳甚，劳动则气升。盖静则属阴，饮邪由阴生也；动则属阳，气升由火动也。阴虚痰饮四字显然。拟金水六君同都气丸法，补肾之阴以纳气，化胃之痰以蠲饮。饮去则咳自减，气纳则火不升也。

生地（海浮石拌炒）　半夏（青盐制）　麦冬（元米炒）　五味子（炒）　诃子　紫石英　丹皮炭　牛膝（盐水炒）　怀山药（炒）　蛤壳（打）　茯苓　青铅　枇杷叶（蜜炙）

诒按：阴虚而兼痰饮，用药最难，须看其两不碍手处。

去秋咳嗽，些微带血，已经调治而痊。交春吐血甚多，咳嗽至今不止，更兼寒热，朝轻暮重，饮食少纳，头汗不休。真阴大亏，虚阳上亢，肺金受烁，脾胃伤戕，津液日耗，元气日损，脉沉细涩，口腻而干。虚极成劳，难为力矣。姑拟生脉六君子汤，保肺清金，调元益气。扶过夏令再议。

洋参　沙参　麦冬　五味子　扁豆　制半夏　茯神　陈皮　炙甘草

另枇杷叶露、野蔷薇露各一杯冲服。

原注：生脉散保肺清金，六君子去术嫌其燥，加扁豆培养脾阴，土旺自能生金也。不用养阴退热之药，一恐滋则滑肠，一恐凉则妨胃耳，从来久病以胃气为本，经云有胃则生，此其道也。

诒按：此平正通达调补方之久服无弊者。

八、嗽医案

《明医杂著·卷之二·咳嗽》

若午后嗽者，属阴虚，即劳嗽也，宜补阴降火，加川芎、当归、芍药、熟地、黄柏、知母、竹沥、姜汁、天门冬、瓜蒌仁、贝母，此专补阴血也。

若火郁嗽，为痰郁火邪在中，宜开郁消痰，用诃子皮、香附（童便浸）、瓜蒌仁、半夏曲、海石、青黛、黄芩，为末，蜜调为丸，噙化，仍服前补阴降火药，失治则成劳。

《叶天士晚年方案真本·杂症》

陈（六十四岁），据述三年前因怒，寒热卧床，继而痰嗽，至今饮食如常，嗽病不愈。思人左升太过，则右降不及，况花甲以外，下元必虚，龙相上窜，嗽焉得愈？古人谓：老年久嗽，皆从肝肾主议，不当消痰清燥，议用都气丸，加角沉香、紫衣胡桃肉。

《临证指南医案·卷二·咳嗽·中气虚》

李（三四），久嗽经年，背寒，足跗常冷，汗多，色白，嗽甚不得卧。此阳微卫薄，外邪易触，而浊阴夹饮上犯。议和营卫，兼护其阳。

黄芪建中汤去饴糖，加附子、茯苓。

郑（二七），脉来虚弱，久嗽，形瘦食减，汗出吸短。久虚不复谓之损，宗《内经》形不足，温养其气。

黄芪建中汤去姜，加人参、五味。

《临证指南医案·卷二·吐血·胃阴虚》

某，着右卧眠，喘咳更甚。遇劳动阳，痰必带血。经年久嗽，三焦皆病。

麦门冬汤

《续名医类案·卷二十七·咳嗽》

一痘痰嗽，诸药不效，用黑散子而愈。

《续名医类案·卷三十·嗽》

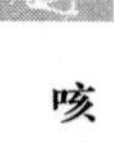

许氏子病嗽，痰中带血，或用茅根汤治之不效，延万治。因问先生治胡元溪子用茅根，此亦用茅根，然不愈何也？曰：彼病于秋，肺旺肝燥，此病于冬，血衰时也。且彼乃口鼻出血，属阳明胃；此是痰中有血，属太阴肺。病既不同，治亦有别，乃用阿胶为君，杏仁霜、瓜蒌霜、贝母为臣，苏叶、桔梗、甘草为佐，炼蜜为丸，薄荷煎汤化服而愈。

《类证治裁·卷之二·咳嗽论治·咳嗽脉案》

毛，久嗽夜甚，晨吐宿痰酸沫，脉右虚濡，左浮长。已似木气贯膈犯肺，乃因臂痛，服桂枝、川乌等药酒。肺为娇脏，不受燥烈，呛咳益加，喘急上气，此为治病添病。当主以辛润，佐以酸收，经所谓肺苦气上逆，以酸补以辛泄也。清肺饮去桔梗，加白芍、苏子、桑皮（蜜炙）。数服痰咳稀，喘亦定，但纳谷少。用培土生金法，去桑皮、五味，加山药、苡米（俱炒）、潞参、茯神、莲子、炙草、南枣、粳米煎汤，数服而食进。

钟，中年肝肾阴虚，尺脉偏旺，夜热咳嗽。医药数月，或以咳为肺有蓄水，或以嗽为外感寒邪，浸至头晕眩口干，下元乏力，近又憎寒减食，面色萎悴，足心如烙。据脉论症，必由梦泄伤精，渐成劳嗽无疑。今懔懔怯寒，食不甘味，毋使阴伤及阳，延及下损及中之咎。六味汤熟地炒用，加参、五味、贝、莲。七服热减嗽轻。又照六味汤去萸、泻，加石斛、麦冬、贝母、五味、潞参、莲子。煎服数剂，接服丸方，用前药加鱼鳔、淡菜等，蜜丸而愈。

《问斋医案·肺部第三·咳嗽》

久嗽不已，三焦受之。每咳痰涎白沫盈碗，食减形羸，苔白厚，脉双弦。中虚，水湿浸淫于脾肺肾之间，三焦不治，为可虑耳。真武汤主之。

赤茯苓　冬白术　大白芍　制附子　生姜

《王氏医案续编·卷七》

董哲卿贰尹令正，胎前患嗽，娩后不痊，渐至寝汗减餐，头疼口燥，奄奄而卧，略难起坐。

孟英诊脉虚弦软数，视舌光赤无苔，曰：此头疼口燥，乃阳升无液使然，岂可从外感治？是冲气上逆之嗽，初非伤风之证也。与苁蓉、石英、龟板、茯苓、冬虫夏草、牡蛎、穞豆衣、甘草、小麦、红枣、藕。数帖嗽减餐加，头疼不作，加以熟地，服之遂愈。

九、他病引发医案

（一）肺痿肺痈医案

《明医杂著·卷之二·咳嗽》

一武职，因饮食起居失宜，咳嗽吐痰，用化痰止嗽之药。时仲夏，左尺洪数而无力，胸满，面赤，唾痰腥臭，自汗。余曰：肾虚水泛为痰，而反重亡津液，得非肺痈乎？不信，仍服前药，翌日吐脓，脉数，右寸为甚。用桔梗汤，一剂，数脉与脓顿减，又二剂，将愈，佐以六味丸而痊。

《石山医案·卷之中·吐血（咳血）》

村庄一妇，年五十余。久嗽，咯脓血，日轻夜重。诣予诊视，脉皆细濡而滑。曰："此肺痿也，曾服何药？"出示其方，非人参清肺散，乃知母茯苓汤也。二药皆犯人参、半夏，一助肺中伏火，一燥肺之津润，故病益加。为处一方：天麦门冬、阿胶、贝母为君，知母、生地、紫菀、山栀为臣，桑白皮、马兜铃为佐，款冬花、归身、甜葶苈、桔梗、甘草为使。煎服五帖遂安。

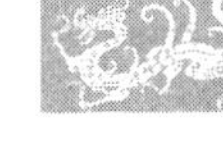

《内科摘要·卷上·脾肺亏损咳嗽痰喘等症》

武选汪用之，饮食起居失宜，咳嗽吐痰，用化痰发散之药，时仲夏，脉洪数而无力，胸满面赤，吐痰腥臭，汗出不止。余曰：水泛为痰之症，而用前剂，是谓重亡津液，得非肺痈乎？不信，仍服前药，翌日果吐脓，脉数左三右寸为甚。始信，用桔梗汤一剂，脓、数顿止，再剂全止，面色顿白，仍于忧惶。余曰：此症面白脉涩，不治自愈。又用前药一剂，佐以六味丸治之而痊。

锦衣李大用，素不慎起居，吐痰，自汗，咳嗽，发热，服二陈、芩、连、枳壳、山栀之类，前症不减，饮食少思。用四物、二陈、芩、连、黄柏、知母、玄参之类，前症愈甚，更加胸腹不利，饮食益少，内热晡热；加桑皮、紫苏、杏仁、紫菀、桔梗之类，胸膈膨胀，小便短少；用猪苓、泽泻、白术、茯苓、枳壳、青皮、半夏、黄连、苏子，胸膈痞满，胁肋膨胀，小便不通；加茵陈、葶苈，喘促不卧，饮食不进，余诊之，六脉洪数，肺、肾二部尤甚。余曰：脾土既不能生肺金，而心火又乘之，此肺痈之作也。当滋化源，缓则不救。不信，后唾脓痰，复求治。余曰：胸膈痞满，脾土败也；喘促不卧，肺金败也；小便不通，肾水败也；胁肋膨胀，肝木败也；饮食不化，心火败也；此化源既绝，五脏已败，然药岂能生耶？已而果然。

《临证指南医案·卷二·吐血·寒热郁伤肺》

孙（二六），用力，气逆血乱，咳出腥痰浊血。用《千金》苇茎汤。

《临证指南医案·卷二·肺痿·肺气不降》

汤，肺气不降，咳痰呕逆。

鲜芦根　桃仁　丝瓜子　苡仁

《续名医类案·卷二十七·咳嗽》

一痘后咳嗽，吐脓腥臭，胸中隐隐作痛，右脉数滑，乃余毒在胸，作内痈也。用橘、贝、甘、桔、芩，合翘、蒡、知、蒌、防己，并蒸百合服愈。

一痘十二朝，咳嗽，旬余不止，服发表化痰药多，反吐脓血。此脾肺虚，重伤真气，成肝痈也，用桔梗汤而愈。

《类证治裁·卷之二·肺痿肺痈论治·肺痈肺痿脉案》

本，老年嗜饮热火酒，致热毒熏肺，发疮主痈，咳吐秽脓，胸右痛，不利转侧，脉左大。初用桔梗汤去芪、姜，加连翘、山栀，四服咳稀痛止。仍宜排脓解毒，用桔梗、银花（各一钱）、贝母（钱半）、生薏苡（五钱）、当归、甘草节、广皮（各一钱二分）、白及、生芪（各一钱）、甜葶苈（炒七分）。数服脓稀疮痈皆平。

韦，嗽重痰腥，胸背隐痛，脉数有力，已成肺痈。此肺受风寒，蕴邪壅热，宜疏痰导热，则呼吸自利，不至胀痛喘急，而腥痰渐少。桔梗汤三服，兼用陈腌芥卤汁一杯温服，愈。

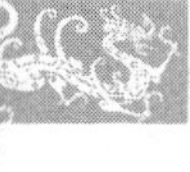

戴氏，元气久削，痰嗽肺痿，寸脉虚数少神，难治之症。紫菀汤三服，阿胶水煨冲服。后去桔梗、知母，加山药、莲子、黄芪，取补土以生金，嗽热渐减。

《环溪草堂医案·上卷·咳喘门》

咳嗽月余，痰腥带血，气升呛逆，脉弦滑数。风温久恋，化火蒸痰，灼金耗液。证属肺痈，非轻候也。

冬瓜子　淡芩　薏仁　紫菀　川贝　桑皮　甜杏仁　苏梗　沙参　芦根尖

再诊：咳热痰腥带血，脉形弦硬，面色暗晦。肺气失降，木火上逆，防加喘急。

羚羊角　鲜生地　川贝　甜杏仁　蛤壳　石决明　桑白皮　紫菀　枇杷叶　芦尖

咳吐臭痰如脓血，此属肺痈。舌苔浊厚，痰浊胶黏，仿仲景法。

葶苈子　冬瓜子　桃仁　桔梗　桑皮　瓜蒌仁　旋覆花　苏子　川贝　芦尖

诒按：此治肺痈初溃之主方。

（二）肺胀肺疳医案

《明医杂著·卷之五·拟定诸方》

若鼻外生疮，咽喉不利，颈肿，齿痛，咳嗽，寒热，皮肤皱错，欠伸少气，鼻痒出涕，鼻衄，目黄，小便频数，此肺经内外疳也，用地黄清肺饮主之。

《临证指南医案·卷十·疳·内伤夹滞虫积》

陈（五岁），官人自汗，短气咳嗽，风温见症。肌腠有痤疿之形，与疹瘖腑病不同。但幼稚生阳充沛，春深入夏，形质日减，色脉是虚，而补脾辛甘不应。腹满，按之自耎，二便原得通利，腹痛时发时止，痛已即能饮食。考幼科五疳，与大方五劳相类。疳必因郁热为积为虫，此饮食不充肌肤也。病来非暴，攻之由渐。再论疳热虫积，古人治肝治胃恒多。而洁古、东垣，于内伤夹滞，每制丸剂以缓治，取义乎渣质有形，与汤饮异歧。刻下温邪扰攘之余，聊以甘凉之属，清养胃阴，以化肺热，其辛气泄表不宜进。

甜杏仁　麦冬　地骨皮　生甘草　冬桑叶　玉竹

和入青甘蔗汁一酒杯。

仿治疳热羸瘦，从阳明、厥阴疏通消补兼施。

丸方：人参　黄连　芦荟　川楝子　使君子　茯苓　白芍　广皮　胡黄连　南山楂

《续名医类案·卷三十·疳疮》

一小儿咳嗽喘逆，壮热恶寒，皮肤如粟，鼻痒流涕，咽喉不利，颐烂吐红，气胀毛焦，是名曰肺疳，以地黄清肺饮，及化虫丸治之而愈。

（三）肺痨虚劳医案

《明医杂著·卷之二·咳嗽》

若咳嗽久肺虚，滋气补血，加人参、黄芪、阿胶、当归、生姜、天门冬、款冬花、马兜铃、芍药（酒炒）之类；肺热喘咳，去人参，用沙参，此兼补血气也。

《医宗必读·卷之九·咳嗽·医案》

张远公三年久嗽，服药无功，委命待尽，一日以他事造予居，自谓必不可治，姑乞诊之。余曰：饥时胸中痛否？远公曰：大痛。视其上唇，白点如糟者十余处，此虫啮其肺，用百部膏一味，加乌梅、槟榔与服，不十日而痛若失，咳顿止矣。令其家人从净桶中觅之，有寸白虫四十余条，自此永不复发。

《静香楼医案·上卷·咳喘门》

脉细数促，是肝肾精血内耗，咳嗽必吐呕清涎浊沫。此冲脉气逆，自下及上，气不收纳，喘而汗出，根本先拔，药难奏功。医若见血为热，见嗽治肺，是速其凶矣。

人参（秋石制）　熟地　五味子　紫衣胡桃

诒按：此难治之证，在咳嗽门中，亦别是一种也。

《临证指南医案·卷二·咳嗽·中气虚》

徐（四八），色萎脉濡，心悸，呛痰咳逆。劳心经营，气馁阳虚，中年向衰病加，治法中宫理胃，下固肾真，务以加谷为安，缕治非宜。煎药用大半夏汤，早服附都气丸。

某，内损虚症，经年不复。色消夺，畏风怯冷。营卫二气已乏，纳谷不肯充长肌肉。法当建立中宫，大忌清寒理肺。希冀止嗽，嗽不能止，必致胃败减食致剧。

黄芪建中汤去姜。

《南雅堂医案·卷一·咳嗽门》

诊得脉左细右虚，咳嗽日久，吸短如喘，肌表微热，形容渐至憔悴，虑成内损怯症，奈胃纳渐见减少，便亦带溏，若投以寒凉滋润之品，恐嗽疾未必能治，而脾胃先受损伤，岂云妥全？

昔贤谓上损过脾，下损及胃，均称难治。自述近来背寒忽热，似应先理营卫为主，宗仲师元气受损，甘药调之之例，用建中加减法。

桂枝（一钱） 白芍药（三钱） 炙甘草（八分） 炙黄芪（一钱） 饴糖（二钱）

加大枣三枚，同煎服。

《类证治裁·卷之二·咳嗽论治·咳嗽脉案》

服侄，劳倦内伤嗽，用桔、苏、旋覆等剂，病加。诊脉小数。右尺稍大，乃阴虚致嗽，忌服表散。以五味、甜杏仁、白芍、贝母、潞参、杞子、茯苓、莲、枣，二服嗽减。又三服，加熟地、山药等，尺脉乃敛。

《王氏医案三编·卷二》

钱氏妇患嗽数月，多医莫治，渐至废寝忘餐，凛寒乍热，经停形瘦，心悸耳鸣，滋补填阴，转兼便泄。孟英视脉虚弦缓大，而气短懒言，卧榻不支，动即自汗。曰：固虚也，然非滋阴药所宜。予参、芪、龙、牡、桂、苓、甘、芍、冬虫夏草、饴糖，大剂，服旬日而安。继去龙、牡，加归、杞。服二十剂，汛至而康。病者欲常服补药，孟英止之曰：病痊体健，何以药为？吾先慈尝云：人如欹器，虚则欹，中则正，满则覆。世之过服补剂，致招盈满之灾者，比比焉，可不鉴哉！

《王氏医案三编·卷三》

吴氏妇，陡患咳嗽，痰不甚多，不能着枕者旬日矣，神极委顿。孟英察脉虚数，授枸杞、苁蓉、归身、石英、龟板、牡蛎、冬虫夏草、麦冬、牛膝、胡桃肉之剂，覆杯而病若失。

《归砚录·卷四》

八月初，余游虎林归，二女定宜患感旬余，热虽退而干咳无痰，不眠，不食，不便，胸腹无所苦，汤饮亦不思，五热形瘦，佥虑成劳。余按脉弦细，是痰阻而气不通也。以紫菀、白前、蒌仁、薤白、橘红、半夏、菖蒲、竹茹、枳壳、桔梗，服数帖渐愈。

《得心集医案·卷二·内伤门·咳嗽喘促》

杨明质，三载劳损，咳嗽多痰，大便常滞，呼吸急促，卧不着席。买舟访治于余，诊得右脉数急，左脉迟软，系阴液虚也。仿古救阴液须投复脉，因与炙甘草汤，令服百剂。逾年来寓谢，曰：贱躯微命，自分必死，幸叨再造，感德不朽矣。

傅孔翁，于忧怒后旬日，鼻塞声重，咳嗽多痰，来寓索方。余知其元阳素亏，拟是肺胃虚寒，因与金水六君煎一剂，咳嗽更盛，卧不安枕，气喘痰鸣。专人请诊，余思日间所服之药，其不疑陈皮之散，必疑熟地之滞。再诊之，脉得尺部浮大而空，气促面赤，喉中痰响，元海无根，真阳上脱，急与黑锡丸，服后气略平，痰亦少止。随进大补元煎加桂、附一方。众曰：熟地滞痰，万不可用。余曰：下部之痰，非此不可。令服之，遂安卧，气亦归源，犹然鼻塞咳嗽，以原方加故纸而痊。

《环溪草堂医案·上卷·咳喘门》

脉虚软而似数，内伤虚弱奚疑。夫邪之所凑，其气必虚，虚处受邪，其病则实。咳嗽虽由外感，而实则因于气虚，以为风寒固不可，以为虚损亦未必可。玉竹饮子主之。

玉竹　杏仁　苏子　桑白皮　款冬花　象贝　橘红　沙参（元米炒）旋覆花　枇杷叶

诒按：将虚实二字，说得六通四辟。此玉竹饮子加减，润肺疏邪，虚实兼到。

《环溪草堂医案·上卷·虚损门》

先吐血，而后咳逆喘急，延及半载，寒热无序，营卫两亏；舌色光红，阴精消涸。不能右卧为肺伤，大便不实为脾伤。水落石出之时，难免致剧。

北沙参　茯苓　扁豆　玉竹　五味子　金石斛　川贝　百合　麦冬　功劳叶

诒按：上两案均属阴损已成之候，调治不易奏效。而此证大便不实。难进清滋，较前证更剧。然用药亦不过如此。少年自爱者，当慎之于早也。

《医验随笔》

水警厅第一队长合肥刘姓媳，年十七岁，容貌雅秀，躯干不长，自结缡后，日渐瘦削，寒热咳嗽，饮食稀少，言语音低，经事不利，已五月矣。他医用肃肺之药不效。先生以为破瓜太早，有伤正元，此虚咳也。用黄芪、党参、归身、首乌、桂枝、白芍、鸡血藤、续断、甜杏仁，气血并补等品，出入两服而寒热退，咳嗽减，形容亦转丰腴。覆方加细生地、丹参、藏红花、月季花、阿胶、蜜炙马兜铃等，以通其月事。

《醉花窗医案·痰火郁肺》

邻人郭某之女，再醮于邻村，归宁恒数月不返。一日忽患咳嗽，初略不为意，久而增盛，延人治之，则曰：此虚劳也。始而补气，继而行瘀，又转而理脾疏肝。药屡易而病不减。一日其母偕之来，倩余治。因问曰：嗽时作时止乎？抑咳则面赤气急声声接续乎？曰急甚。观其面色红润，知非虚证。乃诊其脉，则右寸浮滑而数，余则平平。告曰：此痰火郁在肺经，常苦胸膈满闷，发则痰嗽俱出，不但非虚劳，且大实热证也。进以芩连二陈丸加桑皮，木通以疏之，三日而嗽减。再请余治，则数象减而滑则依然。余曰：热退而痰仍在，不去之，恐复作。因用平陈汤加枳实、大黄下之。凡二进，下顽痰数碗，胸膈顿宽，而嗽亦止矣。

《丛桂草堂医案·卷一》

龙耀南君夫人，咳嗽多日，时发寒热，舌光无苔，脉息濡缓，与生脉散，加青蒿、黄芩、苡仁、百合、贝母、枇杷叶，接服两剂，寒热退，咳嗽亦减，惟目光不足，视物昏花，原方去青蒿、黄芩、苡仁，加干地黄、女贞子，三剂而痊。

（四）疟疾咳嗽医案

《临证指南医案·卷六·疟·肺疟》

某（四三），舌白渴饮，咳嗽，寒从背起。此属肺疟。

桂枝白虎汤加杏仁。

十、误治失治医案

《吴氏医验录·初集·下卷·虚劳》

壬戌夏月，过石桥肆中，一仆妇年二十余，咳嗽四个月，月事两月不通，痰中有血，服药愈甚，群目为痨证，不治矣。余诊之，右寸沉紧，左关弦洪。余曰：此由受寒起，寒闭入肺，不得宣通，辄以为痨而滋之、润之，寒愈不得出，则嗽愈甚。今本非痨，久之嗽虚，则成真痨矣，此痨之由医而成者也。其经闭者，由嗽久气从上提，故不下行，与血枯经闭者不同。余为定方，用细辛、苏梗、前胡、半夏曲、茯苓、橘红、甘草、桔梗、苏子、丹皮、牛膝、桃仁。嘱服四剂，四剂未服毕而嗽全止，经亦通矣。

《吴氏医验录·初集·下卷·久嗽》

演戏五子班中，扮末脚张禹应，于甲子年二月伤风咳嗽起，至本年冬月，经历十余医，服药二百余剂。嗽日增剧，昼夜无停声，痰中带出血，喉尽失音，登台不能唱一字，虑成痨证矣。十一月间，就余诊之。脉沉微缓弱，右寸更无力。出前诸方数十纸阅之，尽皆麦冬、天冬、丹皮、地骨皮、花粉、黑参、黄芩、贝母、枇杷叶、旋覆花、白前、桑皮、苏子等项。而名医于前诸药内，更加马兜铃以寒肺。余曰：如此沉微缓弱之脉，肺中毫无火气，奈何犹寒凉不休？肺脉更加无力，嗽久肺气已不足，奈何犹降气泻肺不已？推子受病之初，不过风入肺窍，开手不用疏利肺气之药，遽用寒润之味以锢住风邪使不得出，是以愈服药愈增嗽。且肺为娇脏，畏热尤畏寒，久服黄芩、马兜铃等寒肺之药，直使金寒水冷，致肺成死金而音失矣。况金之为物，虚则鸣。今以寒药锢其外，使寒痰凝结，填塞肺窍，肺中虚灵之孔俱被塞实，又何能出音？今先以宣通肺窍之药服之，使窍开风出而嗽止。再用温养肺气之法，庶几肺金复生而音复出也。若云痨证，万万无虑。遂用前胡、杏仁、橘红、细辛、苏梗、桔梗、甘草、半夏、茯苓、生姜三片。予药二剂携归，方服一剂，是夜到天明遂一声不嗽。次日恣意饮酒，又复微嗽，复为诊之。照前药再与四剂，而嗽痊愈。然后用温肺汤合六君子汤，用参数分，温养肺气，而音亦渐出。

《时病论·卷之一·临证治案·风温入肺胃误作阴虚腻补增剧》

云岫孙某，平素清癯，吸烟弱质，患咳嗽热渴，计半月矣。前医皆以为阴虚肺损，所服之药，非地、味、阿胶，即沙参、款、麦，愈治愈剧，始来求治于丰，按其脉，搏大有力，重取滑数，舌绛苔黄，热渴咳嗽，此明是风温之邪，盘踞肺胃。前方尽是滋腻，益使气机闭塞，致邪不能达解，当畅其肺，清其胃，用辛凉解表法，加芦根、花粉治之。服二剂，胸次略宽，咳亦畅快，气分似获稍开，复诊其脉稍缓，但沉分依然，舌苔化燥而灰，身热如火，口渴不寐，此温邪之势未衰，津液被其所劫也。姑守旧法，减去薄荷，加入石膏、知母。服至第三剂，则肌肤微微汗润，体热退清，舌上津回，脉转缓怠，继以调补，日渐而安。

《时病论·卷之一·临证治案·风温误补致死》

里人范某，患风温时病，药石杂投，久延未愈。请丰诊视，视其形容憔悴，舌苔尖白根黄，

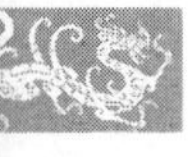

脉来左弱右强，发热缠绵不已，咳嗽勤甚，痰中偶有鲜血，此乃赋禀素亏，风温时气未罄，久化为火，刑金劫络，理当先治其标，缓治其本，遂以银翘散，去荆芥、桔、豉，加川贝、兜、蝉，此虽治标，实不碍本，倘见血治血，难免不入虚途。病者信补不服，复请原医，仍用滋阴凉血补肺之方，另服人参、燕窝。不知温邪得补，益不能解，日累日深，竟成不起。呜呼！医不明标本缓急，误人性命，固所不免矣。

《时病论·卷之一·临证治案·风温夹湿》

南乡梅某，望七之年，素来康健，微热咳嗽患有数朝，时逢农事方兴，犹是勤耕绿野，加冒春雨，则发热忽炽，咳嗽频频，口渴不甚引饮，身痛便泻。有谓春温时感，有言漏底伤寒，所进之方，佥未应手。延丰诊治，按其脉，濡数之形，舌苔黄而且腻，前恙未除，尤加胸闷溺赤，此系风温夹湿之证，上宜清畅其肺，中宜温化其脾，以辛凉解表法，去蒌壳，加葛根、苍术、神曲、陈皮治之。服二剂，身痛已除，便泻亦止，惟发热咳嗽，口渴喜凉，似乎客湿已解，温热未清，当步原章，除去苍术、神曲，加入绍贝、蒌根、芦根、甘草。叠进三剂，则咳嗽渐疏，身热退净。复诊数次，诸恙若失矣。

《时病论·卷之一·临证治案·温毒发疹》

古越胡某之郎，年方舞象，忽患热渴咳闭，甫半月矣，前医罔效，病势日加沉重。遣人延丰诊治，诣其寓所，先看服过三方，皆是沙参、麦冬、桑皮、地骨，清金止咳等药。审其得病之时，始则发热咳嗽，今更加之胸闭矣。诊其脉，两寸俱盛，此明系温热之毒，盘踞于上，初失宣气透邪之法，顿使心火内炽，肺金受刑，盖肺主皮毛，恐温毒外聚肤腠而发为疹，遂令解衣阅之，果见淡红隐隐，乘此将发未透之际，恰好轻清透剂以治之，宜以辛凉解表法，去蒌壳，加荷叶、绿豆衣、西河柳叶。服下遂鲜红起粒，再服渐淡渐疏，而热亦减，咳亦平。继以清肃肺金之方，未及一旬，遂全瘥耳。

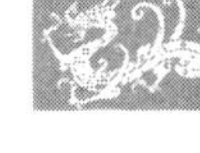

第二节

医话

《友渔斋医话·第四种·肘后偶钞上卷·咳》

唐（四八），发热咳嗽多汗，脉弦细。经云：形寒饮冷则伤肺。肺虚则脾气亦弱，诸症从此而生。治当调摄营卫，若作外感而投表散，失其本矣。

党参（二钱） 黄芪（二钱炒） 归身（一钱五分） 于术（一钱五分） 茯苓（一钱五分） 半夏（一钱五分） 橘红（一钱） 白芍（一钱五分） 苡仁（二钱，炒） 苏子（一钱五分，炒研） 炙草（三分） 老姜（二片） 大枣（三个）

又，前方只服三剂，热止、嗽减、汗无。此培植中气，肺疾亦痊，所谓虚补其母之法。

万（三七），脉软咳嗽，法当补土。

党参　于术　黄芪　归身　橘红　茯苓　扁豆　苡仁　炙草

四服如失。

屠妪（六三），咳呛半年，六脉微细，每至夜卧，犹苦气上逆，难以着枕。是虚火上炎，都气汤加肉桂、甜梨皮。

王（二十），身热干咳，夜不思寐，自汗淋漓，两脉虚数无绪，一息八九至，当此病后，脉唯细数，是假实。确系营卫大虚，守护失宜，浪用疏肺，能免重虚之戒乎？

党参（二钱） 生地（四钱） 归身（一钱五分） 萸肉（一钱五分） 黄芪（二钱） 枣仁（一钱五分） 茯神（一钱五分） 白芍（一钱五分） 炙草（四分） 龙眼肉（二钱） 淮麦（一钱五分）

两服汗止、热退、嗽减，加五味子十粒，麦冬二钱，去白芍、萸肉、小麦、龙眼。十服痊愈。

周（三七），卧着安然，坐起即欲呕吐，畏寒咳嗽，脉来弦细。按脉证确非中气不足，补药壅滞，难以遽投，实缘外感肺郁有火，疏利清理，万全之策。

杏仁　通草　橘红　半夏　苏叶　茯苓　连翘　川斛　老姜皮

钟（四八），老劳咳嗽多痰，不能倒卧，侧右尤觉气逆不安。此由水亏火升，胃虚不降，投都气丸加青铅，气急略减。自述气不上逆，可以伏枕安卧足矣，彻夜转侧，已经一月。人借安息以养营血，其病至此，实属难当，即思一方。以左司升，右司降，是属东方肝木，西方肺金所主，气逆不降，责在肺不清肃，秋令不行。

苡仁（二钱） 茯神（二钱） 通草（六分） 橘皮（六分，秋石水炒） 粉草（二钱。以上五味色白行降令，兼和肺气） 钩藤（三钱） 菊花炭（和肝阳，缓气上逆。）

立方在命意好，不在药之轻重，一服即效。病者喜出过望，酬予重值古玩。因彼家贫不受，回言尊恙非旦晚可愈，可售价，病中调理。后因酒色不戒，仍归不起。

鲁（十七），发热咳嗽，舌苔干黄，脉来细数而动。此因外感风热，内受惊恐，痰气结于中焦，治宜疏肌开郁。

杏仁　薄荷　连翘　橘红　川连　枳实　瓜蒌皮　郁金

朱妪，内热烦渴，频喜凉饮，嗽咸痰。此肾水不足，虚火上泛，六味地黄汤，加麦冬、五味子。

毛（五一），咳嗽八阅月，从前吐红，近日吐痰，消瘦失音，夜热脉数，积劳成损。

炒熟地　党参　归身　半夏　怀山药　橘皮　茯神　苡仁　丹皮

六服，其病如失。

蒋氏（二五），脉来细数，频年咳嗽，不时寒热。治宜补土以止嗽，养营以除热。六君子加归、地、五味子、麦冬、苡仁。

四服病减，再服十剂可愈。

倪氏（四六），咳呛有年，每到春时发作，入夏渐愈。今已小暑，其病反增，内热口苦，呕痰多汗，声喘背痛，两脉虚数微弦。此久嗽肺伤，必夺母气。治法宜补胃清金。

党参　白术　茯苓　半夏　橘红　杏仁　连翘　北沙参　炙草　茅草根

又，四帖，病减其半。前方去连翘，再服四剂，照方制丸料，用茅根与大枣、葱汤泛丸，可冀来春不发。

《友渔斋医话·第四种·肘后偶钞下卷·吐血》

陈女（二十），春末起咳呛，长夏吐红，恶风潮热，脉数。盖由肺受风热，气不外泄，致血妄行，非阴虚火升之比，可以勿忧，但轻疏太阴，弹指奏功。

杏仁（二钱，研） 防风（一钱） 薄荷（一钱） 桑叶（一钱五分，蜜水炒） 丹皮（一钱五分） 前胡（一钱五分） 连翘（一钱五分） 甘草（四分）

又，前方理表降气，热退嗽宁。可见吐红一症，屡有外感，昧者不察，润补杂投，竟有弄假成真。治病求本，医门要诀，今但清养肺胃。

麦冬（二钱） 茯苓（二钱） 苡仁（三钱） 橘红（八分） 杏仁（二钱研） 北沙参（二钱） 连翘（一钱五分） 甘草（四分）

《友渔斋医话·第四种·肘后偶钞下卷·咳嗽吐血》

陈（四三），咳嗽吐血，或稠或稀，时觉左腹气升，卧着尤甚，形淡畏风，脉软微数。前医先用杏仁、薄荷，疏降肺气，其咳更频。或以燥火刑金，投洋参、麦冬之类，并纳大减。逆予诊治，此土虚不能生金，金虚不能制木，致肝气上逆，胃受木侮，传导失宜，饮食不化精微，而成痰涎，一派浊气熏蒸，凝行上腾，肺为华盖，焉得不为之病乎？所以疏散则愈耗其金，凉润则虚其母，治法必滋化源，平其所胜，方可奏效。

党参（三钱，本应用人参，因价极贵，姑以代之） 于术（二钱） 茯苓（一钱五分） 炙草（四分） 橘皮（一钱） 半夏（一钱五分） 牛膝（一钱五分） 通草（七分） 丹皮（一钱五分） 桑叶（一钱）

十帖病去大半，继进人参生脉散三服，仍用前方，去桑、丹，加肉桂、黄芪、苡仁而痊愈。

按：此症治之不当，必致肌肉日削，痰涎日多，不消数月，危境立至。所以详论病情，俾业斯道者，得其涯涘焉。

曹（五五），形寒咳嗽吐红，两脉弦软，是为劳倦伤脾，积寒伤肺。治当温补手足太阴肺脾，略佐疏理客邪。

党参　蒸于术　茯苓　橘皮　前胡　归身　薏仁　桂枝木　紫苏　炙草　煨姜　大枣

两帖血止嗽减。

赵（二十），夜热盗汗，咳嗽红痰，脉弦而数。证属劳怯，自宜保护，兼助药物，以冀延龄。

北沙参　麦冬　茯神　苡仁　牛膝　白芍　桑叶　钩藤　茅根

前投清金和肝之法，夜热盗汗愈。今但治其咳嗽，究其源，因劳而得。宜益土生金法，而培化源之意。

党参　蒸于术　茯苓　半夏　五味子　麦冬　苡仁　橘皮　炙草　茅根

古称嗽症用异功散收功者，可不复发，所谓补土以生金也。

姚氏（二四），旧冬起咳嗽，延至二月，复吐红痰而臭，脉来细数异常，自汗。屡次更医，皆谓阴虚，投四物、六味之类。后一医以为肺痈，令往专科诊治，病家有亲，知予能治难病，相邀诊治。观其脉症，若为阴虚必燥，焉得有汗？内痈胁上必痛，脉必洪大，今皆无有。以予观之，属肺受外邪，此脏最娇，久嗽必伤其膜，红痰因此而出；更土生金，子夺母气，臭痰属脾虚，试观世间腥秽浊物，土掩一宿，其气立解。治法必须从标及本，先用疏散肺邪。

杏仁　薄荷　防风　橘红　桔梗　桑皮　连翘　甘草

两服咳嗽大减，改用培土生金法，稍佐利肺，六君子加苡仁、扁豆、山药、杏仁、前胡，四服痰少而腥气无矣，嗽痊愈。原方去后五品，加麦冬、归、地，调补复元。

《冷庐医话·卷一·用药》

陈曙仓室人咳嗽吐痰有血，夜热头眩，胸膈不舒，脚膝无力，医用滋阴降火药已半年，饮食渐少，精神渐羸，诊其脉，两寸关沉数有力，两尺涩弱而反微浮，曰："此上盛下虚之症。上盛者，心肺间有留热瘀血。下虚者，肝肾之气不足也。"用人参固本丸，令空腹时服之，日中用贝母、苏子、山楂、丹皮、桃仁、红花、小蓟，以茅根煎汤代水煎药，服之十帖，痰清血上，后以清气养营汤（茯苓、白芍、归身、川芎、木香、白豆蔻、陈皮、黄连）、与固本丸间服，三月后病瘥而受孕。此上清下补之治法也。

【评述】

一、伤寒咳嗽医案

伤寒咳嗽医案将风袭肺卫医案、外感风寒医案、风热犯肺医案及特殊的寒包火医案、外寒内饮医案收入其中。

其一，风袭肺卫医案。此型以风邪致咳为主证，所谓“风为百病之长”，多发生感冒伤风、感风流涕、秋凉伤风、春令伤风等情况，病机多属风袭肺卫，伤及卫阳，导致肺卫宣发肃降失职而发生咳嗽。此部分医案多见于《临证指南医案》《类证治裁》《问斋医案》等。本证型咳嗽医案在临床中十分多见，常与感冒一并发生，临床认为病情较轻，时有忽视或失治误治，由普通咳嗽感冒发展为重症心肌炎、重症肾炎，由太阳伤寒发展到厥阴、少阴伤寒等危症已非个案。因此，对咳嗽需要认真诊断，详加鉴别。

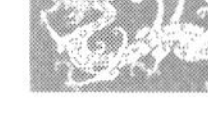

其二，外感风寒医案。此型或为感寒伤风，或为体虚感寒，导致寒伤卫阳或风寒袭肺，肺失宣降，发生咳嗽。编者分析所获得医案，得知医家往往遵循仲景大旨，以麻黄汤、桂枝汤为临证首选，再根据临床实际加减杏仁、薏苡仁等药物予以治疗。此部分医案多载于《临证指南医案》《续名医类案》等。尤其值得关注的是，名医叶天士针对风寒咳嗽的诊疗经验对现代临床具有启发作用。叶氏对麻桂剂的临床择用中就减白芍一味思路独特。如从《临证指南医案》所载“五三”“四四”“五十”“三一”几则医案中，可见叶氏处方严谨，对是否使用白芍思路独特。“五三”案乃外感风寒咳嗽，病机为寒伤卫阳，卫阳不足，叶氏以桂枝汤减芍药，加薏苡仁、杏仁治疗。而“四四”案见咳嗽、恶寒、发热，“五十”案见咳嗽、形寒、头痛，“三一”案见咳嗽、形寒、脉沉细，病机乃劳伤阳气，非卫表阳气不足，是里寒或阳虚而见咳嗽，伴见形寒。《伤寒论》第 21 条载：“脉促胸满者，桂枝去芍药汤主之。”第 22 条载：“若微恶寒者，桂枝去芍药加附子汤主之。”“五三”案与仲景脉促、胸满、微恶寒病机一致，即卫阳不足或卫阳郁滞。《本经》记载芍药“除血痹，破坚积”，为攻下之品，非补养之物，故去之。由此可见，叶氏使用经方法度之严谨。

其三，风热犯肺医案。此型主症见咳嗽伴脉数、咽膈不利、发热等，当以疏散风热为治，医家多以桑叶、薄荷、连翘等物辛凉清解，稍佐滋阴理气之品。如《龙砂八家医案》载有一案：“筑塘叶彩生左脉细弱，右寸滑大，向患腰痛，近因风热客邪，袭伤肺络，先议清凉清上。桔梗、杏仁、半夏、薄荷、桑叶、沙参、橘红、茯苓、甘草。”

其四，寒包火医案。此型为体内有郁热又外感风寒而致。因虚者，如《石山医案・卷之上・咳嗽》曾载一案，患者年逾五十，表现为咳嗽，兼见咳痰气喘、自汗体倦、卧不安席，脉皆浮缓而濡，每年冬寒则病发。汪机治疗多圆机活法，用参、芪、麦冬、白术、黄芩、归身、陈皮、甘草、五味子等扶正解表。若实为主者，一般以仲景麻杏石甘汤解寒清热，如《临证指南医案·卷二·咳嗽》载有一案："吴（四一），咳嗽，声音渐窒，诊脉右寸独坚，此寒热客气包裹肺俞，郁则热，先以麻杏石甘汤。"

其五，外寒内饮医案。所谓"形寒饮冷则伤肺"，寒邪直中肺里，而非肺表，病情更为深入，兼见痰饮。对此型病证，医家多遵循仲景之说，以"病痰饮者，当以温药和之"为治，常用方即解表蠲饮之小青龙汤，属于外寒引动内饮，临床可见于哮喘等发作的情况。

二、温病咳嗽医案

其一，风温咳嗽医案。风温乃是风温袭于太阴，肺失清肃之证。与外感风热不同的是，其多发于冬春季，如《温病条辨》曰："风温者，初春阳气始开，厥阴行令，风夹温也。"同理，风温咳嗽医案中，有"某素有寒嗽，时发时止。上年岁底发时，寒热六七日方止。至春初，喉痛三日，声音遂哑，而咳嗽作""李女，四岁，己丑二月初十日。风温夹痰饮喘咳……"等表述。其临证表现多为呛咳，兼有咽痛、失音等上呼吸道症状，如《类证治裁·咳嗽》言："风温嗽，风温上侵，头胀咽痛，呛咳失音。"在相关医案中有"喉中介介如梗状，甚则咽肿喉痹""喉痛三日，声音遂哑，而咳嗽作""风温呛咳"等表述。治疗多疏风宣肺清肺，阴虚者则滋阴。如《簳山草堂医案》所载咳嗽案以疏风为主;《吴鞠通医案》所载咳嗽案以清肺为主。

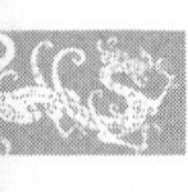

其二，春温咳嗽医案。春温咳嗽比风温咳嗽的症状更严重，一般起病急，可见高热、面红目赤、烦渴欲饮冷水，甚至热扰心神，出现热烦神志、昏厥错乱等症。在春温咳嗽医案中，记载有"喉痛声哑，舌如煤熏""燥渴热烦""灼热咳嗽"等，明显较风温咳嗽甚。同时，多数案例均记载有心神被扰症状，如《类证治裁》载一温症脉案言："房师午园张公，高年上盛下虚，案牍劳神，冬春不寐，感温呛咳，晕仆……因春温伤肺，逆传心包，神明俱为震动……"再一咳嗽脉案载："李。春温痰火壅肺，宵咳上气，卧不着枕，心神恍惚……"《类证治裁》谓："夫伤寒传足经，温邪犯手经，原不同治，况温邪忌汗，表散即是劫津……"由此可见，虽二者均多发生于春季，但春温咳嗽以里热证为主，后期可导致肝肾阴伤，而风温咳嗽属新感温热病之类，多以表热证为主，疾病后期多损伤肺胃阴液。临床可据此对春温与风温予以鉴别。

其三，湿温咳嗽及暑邪咳嗽医案。湿温咳嗽患者一般具有特征性舌象，如"舌红，苔白""苔白腻而边红"，且亦由于湿困心神而出现神志症状，如"神志乍昏，呓语""寐则谵语"等。从卫气营血辨证来看，或为营卫不和，或为病在气营之交，当以和法或清法治疗。暑邪咳嗽则具有显著季节性，出现于夏季。临床诊疗需辨暑风、暑温、暑湿，还是伏暑，根据不同情况予以治疗。

其四，秋燥咳嗽医案。秋燥咳嗽为外感温燥，或为秋感风燥，或为伏燥化火等致咳，所谓"肺为娇脏，喜润不喜燥"，燥气最易伤及肺阴，医家根据邪气不同予以疏风清肺、润燥止咳等治疗。秋燥咳嗽医案在《临证指南医案》《类证治裁》《时病论》中出现较多。《时病论》作者雷丰在临床中十分注重时病，秋燥咳嗽即属病发于秋的一种咳嗽。清代著名医家喻嘉言曾提出"秋伤于燥”之说，叶天士也提出：“燥气上受，先干于肺，令人咳嗽。”典型案例出现在《临证指南医案》重，如：“陈，秋燥，痰嗽气促。桑叶、玉竹、沙参、嘉定花粉、苡仁、甘草、蔗浆。”此案是时令邪气即燥邪为患而致伤肺咳嗽，叶氏以温病之秋燥命名，症见咳嗽、咳痰、气促等肺气上逆表现。同时，叶氏提出“薄滋味”“当用轻药，以清上焦”的治则，常以辛凉甘寒法养阴宣透为主，如桑叶、玉竹、沙参、花粉、蔗浆之类，辅以清热，加苡仁。又一案：“陆女，燥风外侵，肺卫不宣，咳嗽痰多，不时身热。当用轻药，以清上焦。桑叶、杏仁、花粉、大沙参、川贝、绿豆皮。”本案为燥风外侵、肺卫不宣，即风燥伤肺咳嗽。叶氏取喻嘉言润肺治燥思想，主张轻宣温燥，润肺化痰，以桑杏汤加减治疗。再一案：“又，风邪郁蒸化燥。发热后，咳嗽口干，喉痒。先进清肺。杏仁、花粉、苏子、象贝、山栀、橘红。”本案乃燥热郁肺证。综合以上，叶氏案例将燥咳常见症状的加减用药予以展示，实为临床诊疗提供了规范。

其五，温热咳嗽医案伴皮肤症状者。如“发痧”“发疹”等，可根据不同情况或泄热、肃肺或滋阴治疗。

其六，伏邪咳嗽医案。部分医案与饮食积滞，伤及肠胃有关。兼见呕吐、泄泻、食不下咽等，病机涉及肺胃阴伤，叶天士称之为“胃咳”。如《评选环溪草堂医案·三卷·下卷·小儿门》载：“幼稚伏邪夹积，阻滞肠胃，蒸痰化热，肺气窒痹，是以先泻而后咳，更继之以发热也……法当先治其肺。盖恐肺胀，则生惊发搐，其变端莫测耳。葶苈子三钱，莱菔子三钱，六一散三钱，枇杷叶三片。”

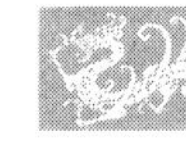

三、内科杂病咳嗽医案

内科杂病咳嗽医案，涵盖了肺本脏咳医案（肺咳）、肺脾咳嗽医案（脾咳）、肺胃咳嗽医案（胃咳）、肺肾咳嗽医案（肾咳）、肝肺咳嗽医案（肝咳）、胆火犯肺医案（胆咳）、大肠嗽及五脏咳医案（三脏以上发生病变）等。

其一，肺本脏咳医案。在肺本脏咳的医案中，痰为主要因素。痰可与热结，亦可与寒合，与气相应，随气升降无处不到，故此类医案主要以祛痰除痰为主。与痰相关的致病因素中，湿和饮次之。典型医案如肺热壅盛咳嗽，治疗当以清金降火，如《明医杂著·卷之二·咳嗽》载有一案：“夏多火热炎上，最重，宜清金降火，加桑白皮、知母、黄芩（炒）、麦门冬、石膏各一钱。”痰饮阻肺咳嗽多从肺脾肾论治，或从心论治，由于三者皆与水液代谢相关，代表医案如《静香楼医案·上卷·痰饮门》一案：“秋冬咳嗽，春暖自安，是肾气收纳失司，阳不潜藏，致水液变化痰沫，随气射肺扰喉，喘咳不能卧息，入夜更重，清晨稍安。盖痰饮乃水寒阴浊之邪，夜为阴时，阳不用事，故重也。仲景云：饮病当以温药和之。《金匮》饮门，短气倚息一条，分外饮治脾，内饮治肾，二脏阴阳含蓄，自然潜藏固摄。当以肾气丸方，减牛膝、肉桂，加骨脂以敛精气。若以他药发越阳气，恐有暴厥之虑矣。”

其二，肺脾咳嗽医案。脾胃虚弱所致咳嗽，治疗常以补脾胃，消痰涎，常用方如小建中汤、黄芪建中汤、补中益气汤等。饮食积滞于胃致食积成痰，甚至积滞生热，痰积、食积或胃热伤及脾土，发生伤食咳嗽。若胃中微热，用竹叶石膏汤清之；若胃中虚热，用补中益气汤补之；饮食伤脾土，而脾不生金，用六君子汤；痰积、食积者，用香附、瓜蒌仁、贝母、海石、青黛、半夏、石膏、山楂、枳实、黄连等理气化痰、消食清热。肺脾气虚咳嗽，治以培土生金法，异功散、补中益气汤、小建中汤、六君子汤皆有医家用之。

其三，肺胃咳嗽医案。肺胃咳嗽即胃中有火，火灼肺胃而咳，常以麦门冬汤、沙参麦冬汤等为底方治疗。

其四，肺肾咳嗽医案。由于“肺主气，肾主纳气，肾为气之根”，故单纯肾虚或肺肾两虚，皆可导致咳嗽。肾元亏虚，则气不归根，理宜肾气丸、都气丸等补肾纳气；命火下亏，则生阳不布，法当以六味丸、生脉散、沙参麦门冬汤等益火之本；风阳上僭，则拟养阴潜阳之剂，常以牡蛎、紫石英、白石英等镇摄。而肺肾两虚当以金水相生之法，虚则补其母。若是肺肾阴虚咳嗽，常用熟地黄、沙参、麦冬、川石斛、枸杞子、玉竹、白芍等，加味清火之贝母、枇杷叶、炒牛蒡子、生地黄、地骨皮、黄芩、栀子等。若是肺肾气虚，常用都气丸、肾气丸、四君子汤、六味丸等，主要药物有五味子、杜仲、芡实、莲须、菟丝子、鹿茸等。

其五，肝肺咳嗽医案。肝肺咳嗽分为肝火犯肺与肝气犯肺咳嗽之不同。医家治疗肝火犯肺咳嗽，常用逍遥散、黛蛤散，代表医家如沈菊人。其在《沈菊人医案》中载一案：“支。诊脉右部弦数，甚于左部，咳嗽年余，甚于晨昏，肝阴肝阳用事之时，乃木火上扣金鸣，金虚反受木侮，即《内经》所谓反侮其所不胜，木入金乡之证也。宜清金平木。蛤粉（青黛拌）、米仁、枇杷叶、蒌皮、川贝、杏仁、冬瓜子、山栀。”“又，右脉依然弦数，咳嗽，寅卯为甚，此木火上扣金鸣，金无制木之权，木反为金所侮，故一载不愈。欲制其木，必先清金；欲涵其木，必先壮水。姑与煎丸分治。蛤粉（青黛拌）、川贝、通草、姜皮、麦冬、丹皮、知母、山栀。另服八仙长寿丸。”又一案：“仲。黄昏气火浮与肺，咳呛突甚，脉弦数，肝木上犯肺金也。蛤粉、枇杷叶、川贝、杏仁、青黛（包）、海浮石、蒌皮、橘红。”再一案：“唐。肺脉弦数，咳呛甚于天明，气逆无痰，舌黄溲赤，木火上逆扣金，木入金乡之候。经曰：五脏六腑皆令人咳，非独肺也。蛤粉（青黛拌）、杏仁、黑山栀、桑叶、肥玉竹、芦根、枇杷叶、川贝、石决明、丹皮、冬瓜子。”肝气犯肺咳嗽，常见干咳无痰，是肝气冲肺，非肺本病，仍宜治肝兼滋肺气。此外，胆火犯肺咳嗽与大肠嗽，仅分别在《临证指南医案》各收录一例。五脏咳医案此处不再讨论。

四、产科咳嗽医案

产科咳嗽，多因产后体虚感风而咳。由于“产后多虚”，医家喜以四物、十全大补、阿胶、五味、当归、潞参等扶正，加味行气理肺之品疗咳。典型医案如《类证治裁·卷之二·咳嗽论治·咳嗽医案》曾载：“张氏，产后感风咳嗽，用辛散轻剂不效。改用阿胶、五味、当归、潞参、茯苓、甘草、甜杏仁炒研，一啜而安。可知橘、桔、芎、苏，虚体慎用。”

五、其他咳嗽医案

其他咳嗽医案，包括合邪致咳案（上盛下虚医案、寒热错杂医案、虚实夹杂医案及内外合邪医案）、久咳嗽医案、咳血医案、嗽医案、他病引发咳嗽案（肺痿肺痈医案、肺胀肺疳医案、肺痨虚劳医案及疟疾咳嗽医案），以及误治失治案。咳血医案，《续名医类案·卷三十·嗽》解释："且彼乃口鼻出血，属阳明胃；此是痰中有血，属太阴肺。"嗽医案有劳嗽、火郁嗽、痰嗽、久嗽、嗽血、寒嗽及子嗽等。林珮琴认为嗽久吐血乃实水亏火炎，金畏火灼重症；蒋宝素认为久嗽与脾、肺、肾相关；叶天士认为老年久嗽，皆从肝肾主议，用六味丸，或脾胃虚弱，用麦门冬汤、黄芪建中汤；寒嗽可用麻黄附子细辛汤。至于肺痿、肺痈、肺胀、肺疳、肺痨医案，以肺痈多见，载于《明医杂著》《类证治裁》《评选环溪草堂医案》等医籍。咳嗽作为肺痈临证四大表现之一，常用桔梗汤、《千金》苇茎汤等。误治失治案多发生在温病咳嗽医案中，如风温入肺胃误作阴虚腻补增剧案、风温误补致死案、风温夹湿案及温毒发疹案等，出自《时病论》者较多，临床当仔细辨别审视。

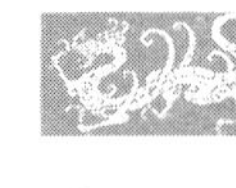

六、咳嗽医话

其一，重用补土法，多用六君子汤、异功散等化裁。对于外感兼发热汗出者，病机乃肺虚脾弱，采用调摄营卫，培植中气。用药多以党参、白术、薏苡仁、大枣等补其母，"若作外感而投表散，失其本矣"。如《友渔斋医话》中载："蒋氏（二五），脉来细数，频年咳嗽，不时寒热。治宜补土以止嗽，养营以除热。六君子加归、地、五味子、麦冬、苡仁。四服病减，再服十剂可愈。"再如《友渔斋医话》"万（三七）"医话中"脉软咳嗽"者，亦用补土法。另有久嗽肺伤，夺母气者，宜补胃清金，见于《友渔斋医话》："倪氏（四六），咳呛有年，每到春时发作，入夏渐愈。今已小暑，其病反增，内热口苦，呕痰多汗，声喘背痛，两脉虚数微弦。此久嗽肺伤，必夺母气。治法宜补胃清金。"

其二，对于外感，肺郁有火而咳者，予以疏利清理，不可过用补药。如《友渔斋医话》"周（三七）"医话载："周（三七），卧着安然，坐起即欲呕吐，畏寒咳嗽，脉来弦细。按脉证确非中气不足，补药壅滞，难以遽投，实缘外感，肺郁有火，疏利清理，万全之策。"

其三，虚火咳嗽多予以都气汤、六味地黄汤加减。如《友渔斋医话》"朱妪"医话载："朱妪，内热烦渴，频喜凉饮，嗽咸痰。此肾水不足，虚火上泛，六味地黄汤，加麦冬、五味子。"另有"假实"咳嗽，系营卫大虚，守护失宜，不可妄用疏肺，防止更虚。另水亏火升，胃虚不降者，"投都气丸加青铅"。

其四，土金两虚，肝气上逆者，治法必滋化源，平其所胜。《友渔斋医话》载："陈（四三），咳嗽吐血，或稠或稀，时觉左腹气升，卧着尤甚，形淡畏风，脉软微数。前医先用杏仁、薄荷，疏降肺气，其咳更频；或以燥火刑金，投洋参、麦冬之类，并纳大减。逆予诊治，此土虚不能生金，金虚不能制木，致肝气上逆，胃受木侮，传导失宜，饮食不化精微，而成痰涎，一派浊气熏蒸，凝行上腾，肺为华盖，焉得不为之病乎？所以疏散则愈耗其金，凉润则虚其母，治法必滋化源，平其所胜，方可奏效。”

其五，上盛下虚之症，治以上清下补之治法，如先用人参固本丸，后以清气养营汤。《冷庐医话・卷一・用药》载：“陈曙仓室人咳嗽吐痰有血，夜热头眩，胸膈不舒，脚膝无力，医用滋阴降火药已半年，饮食渐少，精神渐羸，诊其脉，两寸关沉数有力，两尺涩弱而反微浮，曰：此上盛下虚之症。上盛者，心肺间有留热瘀血。下虚者，肝肾之气不足也。用人参固本丸，令空腹时服之，日中用贝母、苏子、山楂、丹皮、桃仁、红花、小蓟，以茅根煎汤代水煎药，服之十帖，痰清血上，后以清气养营汤（茯苓、白芍、归身、川芎、木香、白豆蔻、陈皮、黄连），与固本丸间服，三月后病瘥而受孕。此上清下补之治法也。”

七、小结

医案医话是中医临床文献的重要组成部分，也是医家临床实践的真实写照，是医家进行辨证论治的全过程诊疗记录。咳嗽作为临床常见病、多发病，从秦汉至明清，积累了大量诊疗咳嗽的医案医话，明清时期，医案专著尤盛，以清代叶天士《临证指南医案》、魏之琇《续名医类案》为代表。咳嗽作为临床难治病之一，当代医生若想提升中医疗效，参详历代医案医话中的诊疗经验、用药特色、预防调护等系统内容，必有启迪。

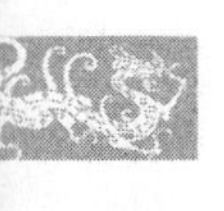

第九章

其他杂录

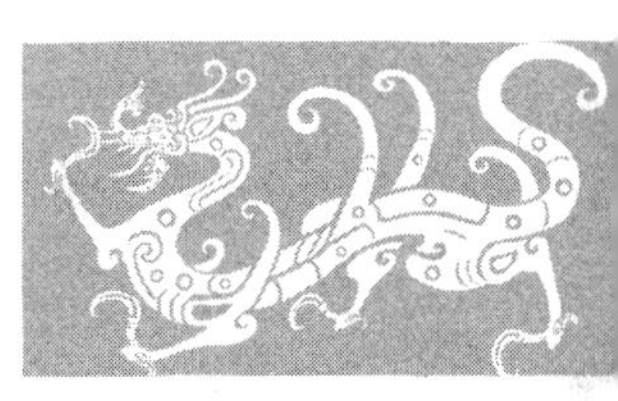

咳嗽杂录

《素问·卷第二十·气交变大论篇第六十九》：岁火太过，炎暑流行，肺金受邪。民病疟，少气咳喘，血溢，血泄，注下，嗌燥，耳聋，中热，肩背热，上应荧惑星。甚则胸中痛，胁支满胁痛，膺背肩胛间痛，两臂内痛，身热骨痛而为浸淫。收气不行，长气独明，雨冰霜寒，上应辰星。上临少阴少阳，火燔焫，水泉涸，物焦槁。病反谵妄狂越，咳喘息鸣，下甚，血溢泄不已，太渊绝者，死不治。上应荧惑星。

岁金太过，燥气流行，肝木受邪。民病两胁下，少腹痛，目赤痛，眦疡，耳无所闻。肃杀而甚，则体重烦冤，胸痛引背，两胁满且痛引少腹，上应太白星。甚则喘咳逆气，肩背痛，尻、阴、股、膝、髀、腨、䯒、足皆病。上应荧惑星。收气峻，生气下，草木敛，苍干雕陨，病反暴痛，胠胁不可反侧，咳逆甚而血溢。太冲绝者死不治，上应太白星。

岁水太过，寒气流行，邪害心火。民病身热烦心，躁悸，阴厥，上下中寒，谵妄，心痛。寒气早至，上应辰星。甚则腹大胫肿，喘咳，寝汗出，憎风。大雨至，埃雾朦郁，上应镇星。上临太阳，则雨冰雪霜不时降，湿气变物。病反腹满，肠鸣溏泄，食不化，渴而妄冒。神门绝者，死不治。上应荧惑、辰星。

帝曰：善。其不及何如？岐伯曰：悉乎哉问也！岁木不及，燥乃大行，生气失应，草木晚荣，肃杀而甚，则刚木辟着，柔萎苍干，上应太白星。民病中清，胠胁痛，少腹痛，肠鸣溏泄。凉雨时至，上应太白星，其谷苍。上临阳明，生气失政，草木再荣，化气乃急，上应太白、镇星，其主苍早。复则炎暑流火，湿性燥，柔脆草木焦槁，下体再生，华实齐化，病寒热，疮疡，疿疹，痈痤。上应荧惑、太白，其谷白坚。白露早降，收杀气行，寒雨害物，虫食甘黄。脾土受邪，赤气后化，心气晚治，上胜肺金，白气乃屈，其谷不成，咳而鼽，上应荧惑、太白星。

《素问·卷第二十·五常政大论篇第七十》：审平之纪，收而不争，杀而无犯，五化宣明。其气洁，其性刚，其用散落，其化坚敛，其类金，其政劲肃，其候清切，其令燥，其脏肺；肺其畏热，其主鼻，其谷稻，其果桃，其实壳，其应秋，其虫介，其畜鸡，其色白，其养皮毛，其病咳，其味辛，其音商，其物外坚，其数九。

其岁有不病，而脏气不应不用者何也？岐伯曰：天气制之，气有所从也。帝曰：愿卒闻之。岐伯曰：少阳司天，火气下临，肺气上从，白起金用，草木眚，火见燔焫，革金且耗，大暑以行，咳嚏鼽衄，鼻窒口疡，寒热胕肿；风行于地，尘沙飞扬，心痛，胃脘痛，厥逆，膈不通，其主暴速。

《素问·卷第二十一·六元正纪大论篇第七十一》：凡此阳明司天之政，气化运行后天，天气急，地气明，阳专其令，炎暑大行，物燥以坚，淳风乃治。风燥横运，流于气交，多阳少阴，云趋雨府，湿化乃敷，燥极而泽，其谷白丹，间谷命太者，其耗白甲品羽，金火合德，上应太白、荧惑。其政切，其令暴，蛰虫乃见，流水不冰，民病咳，嗌塞，寒热发，暴振栗，癃闭。清先而劲，毛虫乃死，热后而暴，介虫乃殃，其发躁，胜复之作，扰而大乱，清热之气，持于气交。

凡此少阳司天之政，气化运行先天，天气正，地气扰，风乃暴举，木偃沙飞，炎火乃流，阴行阳化，雨乃时应，火木同德，上应荧惑、岁星。其谷丹苍，其政严，其令扰。故风热参布，云物沸腾，太阴横流，寒乃时至，凉雨并起。民病寒中，外发疮疡，内为泄满。故圣人遇之，和而不争。往复之作，民病寒热，疟，泄，聋，瞑，呕吐，上怫肿色变。初之气，地气迁，风胜乃摇，寒乃去，候乃大温，草木早荣，寒来不杀，温病乃起。其病气怫于上，血溢，目赤，咳逆，头痛，血崩，胁满，肤腠中疮。二之气，火反郁，白埃四起，云趋雨府，风不胜湿，雨乃零，民乃康。其病热郁于上，咳逆呕吐，疮发于中，胸嗌不利，头痛身热，昏愦脓疮。三之气，天政布，炎暑至，少阳临上，雨乃涯。民病热中，聋瞑，血溢，脓疮，咳，呕，鼽衄，渴，嚏欠，喉痹，目赤，善暴死。四之气，凉乃至，炎暑间化，白露降，民气和平。其病满，身重。五之气，阳乃去，寒乃来，雨乃降，气门乃闭，刚木早凋，民避寒邪，君子周密。终之气，地气正，风乃至，万物反生，霿雾以行。其病关闭不禁，心痛，阳气不藏而咳。抑其运气，赞所不胜，必折其郁气，先取化源，暴过不生，苛疾不起。故岁宜咸、宜辛、宜酸，渗之、泄之、渍之、发之，观气寒温以调其过。同风热者多寒化，异风热者少寒化。用热远热，用温远温，用寒远寒，用凉远凉，食宜同法。此其道也。有假者反之，反是者病之阶也。

凡此少阴司天之政，气化运行先天，地气肃，天气明，寒交暑，热加燥，云驰雨府，湿化乃行，时雨乃降，金火合德，上应荧惑、太白。其政明，其令切，其谷丹白。水火寒热持于气交而为病始也，热病生于上，清病生于下，寒热凌犯而争于中，民病咳喘，血溢血泄，鼽嚏，目赤，眦疡，寒厥入胃，心痛，腰痛，腹大，嗌干肿上。初之气，地气迁，暑将去，寒乃始，蛰复藏，水乃冰，霜复降，风乃至，阳气郁，民反周密。关节禁固，腰脽痛，炎暑将起，中外疮疡。二之气，阳气布，风乃行，春气以正，万物应荣，寒气时至，民乃和。其病淋，目瞑，目赤，气郁于上而热。三之气，天政布，大火行，庶类蕃鲜，寒气时至。民病气厥心痛，寒热更作，咳喘，目赤。四之气，溽暑至，大雨时行，寒热互至。民病寒热，嗌干，黄瘅，鼽衄，饮发。五之气，畏火临，暑反至，阳乃化，万物乃生，乃长荣，民乃康，其病温。终之气，燥令行。余火内格，肿于上，咳喘，甚则血溢。寒气数举，则霧雾翳，病生皮腠，内舍于胁，下连少腹而作寒中，地将易也。

必抑其运气，资其岁胜，折其郁发，先取化源，无使暴过而生其病也。食岁谷以全真气，食间谷以辟虚邪。岁宜咸以耎之，而调其上；甚则以苦发之，以酸收之，而安其下；甚则以苦泄之。适气同异而多少之，同天气者以寒清化，同地气者以温热化。用热远热，用凉远凉，用温远温，用寒远寒，食宜同法。有假则反，此其道也，反是者病作矣。

帝曰：善。五运之气，亦复岁乎？岐伯曰：郁极乃发，待时而作也。帝曰：请问其所谓也？岐伯曰：五常之气，太过不及，其发异也。帝曰：愿卒闻之。岐伯曰：太过者暴，不及者徐；暴者为病甚，徐者为病持。帝曰：太过不及，其数何如？岐伯曰：太过者其数成，不及者其数生，土常以生也。帝曰：其发也何如……金郁之发，天洁地明，风清气切，大凉乃举，草树浮烟，燥气以行，霧雾数起，杀气来至，草木苍干，金乃有声。故民病咳逆，心胁满引少腹，善暴痛，不可反侧，嗌干，面尘色恶。山泽焦枯，土凝霜卤，怫乃发也。其气五，夜零白露，林莽声凄，怫之兆也。

《素问·卷第二十二·至真要大论篇第七十四》：少阴司天，热淫所胜，怫热至，火行其政。民病胸中烦热，嗌干，右胠满，皮肤痛，寒热咳喘，大雨且至，唾血血泄，鼽衄嚏呕，溺色变，甚则疮疡胕肿，肩背臂臑及缺盆中痛，心痛肺䐜，腹大满，膨膨而喘咳，病本于肺。尺泽绝，死不治。

太阴司天，湿淫所胜，则沉阴且布，雨变枯槁。胕肿骨痛阴痹，阴痹者按之不得，腰脊头项痛，时眩，大便难，阴气不用，饥不欲食，咳唾则有血，心如悬，病本于肾。太溪绝，死不治。

少阳司天，火淫所胜，则温气流行，金政不平。民病头痛发热恶寒而疟，热上皮肤痛，色变黄赤，传而为水，身面胕肿，腹满仰息，泄注赤白，疮疡，咳唾血，烦心，胸中热，甚则鼽衄，病本于肺。天府绝，死不治。

阳明司天，燥淫所胜，则木乃晚荣，草乃晚生，筋骨内变，民病左胠胁痛，寒清于中感而疟，大凉革候，咳，腹中鸣，注泄鹜溏，名木敛，生菀于下，草焦上首，心胁暴痛，不可反侧，嗌干面尘，腰痛，丈夫㿗疝，妇人少腹痛，目昧，眦疡，疮痤痈，病本于肝。太冲绝，死不治。

帝曰：六气之复何如？岐伯曰：悉乎哉问也！厥阴之复，少腹坚满，里急暴痛，偃木飞沙，倮虫不荣，厥心痛，汗发呕吐，饮食不入，入而复出，筋骨掉眩清厥，甚则入脾，食痹而吐。冲阳绝，死不治。

少阴之复，燠热内作，烦躁，鼽嚏，少腹绞痛；火见燔焫，嗌燥，分注时止，气动于左，上行于右，咳，皮肤痛，暴喑，心痛，郁冒不知人，乃洒淅恶寒，振栗，谵妄，寒已而热，渴而欲饮，少气，骨痿，隔肠不便，外为浮肿，哕噫；赤气后化，流水不冰，热气大行，介虫不复，病疿疹疮疡，痈疽痤痔，甚则入肺，咳而鼻渊。天府绝，死不治。

太阴之复，湿变乃举，体重中满，食饮不化，阴气上厥，胸中不便，饮发于中，咳喘有声；

大雨时行，鳞见于陆，头项痛重，而掉瘛尤甚，呕而密默，唾吐清液，甚则入肾，窍泻无度。太溪绝，死不治。

少阳之复，大热将至，枯燥燔热，介虫乃耗。惊瘛咳衄，心热烦躁，便数，憎风，厥气上行，面如浮埃，目乃瞤瘛，火气内发，上为口糜，呕逆，血溢血泄，发而为疟，恶寒鼓栗，寒极反热，嗌络焦槁，渴引水浆，色变黄赤，少气脉萎，化而为水，传为胕肿，甚则入肺，咳而血泄。尺泽绝，死不治。

阳明之复，清气大举，森木苍干，毛虫乃厉。病生胠胁，气归于左，善太息，甚则心痛痞满，腹胀而泄，呕苦，咳，哕，烦心，病在膈中，头痛，甚则入肝，惊骇，筋挛。太冲绝，死不治。

厥阴司天，客胜则耳鸣掉眩，甚则咳；主胜则胸胁痛，舌难以言。少阴司天，客胜则鼽嚏，颈项强，肩背瞀热，头痛少气，发热，耳聋目瞑，甚则胕肿，血溢，疮疡，咳喘；主胜则心热烦躁，甚则胁痛支满。太阴司天，客胜则首面胕肿，呼吸气喘；主胜则胸腹满，食已而瞀。少阳司天，客胜则丹疹外发，及为丹熛疮疡，呕逆，喉痹，头痛，嗌肿，耳聋，血溢，内为瘛疭，主胜则胸满，咳仰息，甚而有血，手热。阳明司天，清复内余，则咳衄，嗌塞，心膈中热，咳不止，而白血出者死。太阳司天，客胜则胸中不利，出清涕，感寒则咳；主胜则喉嗌中鸣。

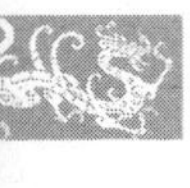

《素问·卷第二十三·示从容论篇第七十六》：咳嗽烦冤者，是肾气之逆也。

《圣济总录·卷第一·运气·甲子岁图》：岁土太过，气化运行先天。天地之气，上见少阴，左间太阴，右间厥阴，故天政所布其气明；下见阳明，左间太阳，右间少阳，故地气肃而其令切。交司之气寒交暑，天地之气热加燥。云驰雨府，湿化乃行，时雨乃降，金火合德，上应荧惑、太白，其谷丹白，水火寒热，持于气交，而为病始。热病生于上，清病生于下，寒热互作而争于中。民病咳喘，血溢，血泄，鼽嚏，目赤，眦疡，寒厥入胃，心痛，腰痛，腹大，嗌干肿上。是乃岁化之常，须候其气之至与不至，然后可名其病。是岁火为天气，金为地气，火能胜金，天气盈，地气虚。然中见土运，天气生运，运生地气，三气相得，地气虽虚，邪胜亦微，天气既盈，化源为实。当于年前大寒初，先取化源，使之适平。取化源者，平火气也。岁宜食白丹之谷，以全真气；食间气之谷，以辟虚邪。咸以软之而调其上，甚则以苦发之，以酸收之，而安其下，甚则以苦泄之。运同地气，当以温热化。岁半之前，天气少阴主之。少阴之化，本热而标阴。当是时本标之化，应寒热相半，无或偏胜者，天政之平也。或热淫所胜，怫热至，火行其政。民病胸中烦热，嗌干，右胠满，皮肤痛，寒热咳喘，大雨且至，唾血，血泄，鼽衄，嚏呕，溺色变，甚则疮疡，胕肿，肩背臂臑及缺盆中痛，心痛肺膜，腹大满膨膨而喘咳，病本于肺。诊其尺泽脉绝者，死不治。其法平以咸寒，佐以苦甘，以酸收之。

三之气，自小满日亥初，至大暑日酉初，凡六十日有奇。主位少徵火，客气少阴火，中见土运，天政之所布也。时令至此，大火行，庶类蕃鲜，寒气时至。民病气厥心痛，寒热更作，咳喘目赤。宜治少阴之客，以咸补之，以甘泻之，以酸收之。食丹谷以全真气，食豆以辟虚邪，虽有热邪，不能为害。

《圣济总录·卷第一·运气·乙丑岁》：阴痹者，按之不得，腰脊头项痛，时眩，大便难，阴气不用，饥不欲食，咳唾则有血，心如悬，病本于肾。诊其足太溪脉绝者，死不治。其法平以苦热，佐以酸辛，以苦燥之，以淡泄之。岁半之后，地气太阳主之，其化从本从标。当是之时，寒温适中者，本标之化皆应也。

《圣济总录·卷第一·运气·丙寅岁》：然水运在中，火气自抑，不必取也，唯宜抑其运水，则暴过不生，苛疾不起。岁宜以咸寒调上，以辛温调下，以咸温调中，渗之、泄之、渍之、发之。观气寒温，以调其过。运异风热，少用寒化，食宜同法。岁半之前，相火主之。相火之气，其化从本。若火淫所胜，则温气流行，金政不平。民病头痛，发热恶寒而疟，热上皮肤痛，色变黄赤，传而为水，身面胕肿，腹满仰息，泄注赤白，疮疡，咳唾血，烦心，胸中热，甚则鼽衄，病本于肺，诊在手天府之脉。其法平以咸冷，佐以苦甘，以酸收之，以苦发之，以酸复之。岁半之后，厥阴主之。厥阴之气，不从标本，而从乎少阳之中气。当其时，风从火化，二气得中，其化和也。若风淫于内，地气不明，平野昧，草乃早秀。民病洒洒振寒，善伸数欠，心痛支满，两胁里急，饮食不下，膈咽不通，食则呕，腹胀善噫，得后与气则快然如衰，身体皆重。其法宜治以辛凉，佐以苦，以甘缓之，以辛散之。气交之中，水运统之。太过之水，纪日流衍，寒气流行，邪害心火。民病身热烦心躁悸，阴厥上下中寒，谵妄心痛。寒气早至，上应辰星。甚则腹大胫肿，喘咳，寝汗出憎风。大雨至，埃雾朦郁，齐土化也。诊在手神门之脉。其法调以咸温。

初之气，自乙丑年大寒日申初，至是岁春分日午初，凡六十日八十七刻半。主位太角木，客气少阴火，中见水运。木火相加，以奉司天少阳而行春令。地气迁，风胜乃摇，寒乃去，候乃大温，草木早荣，寒来不杀，温病乃起。其病气怫于上，血溢目赤，咳逆头痛，血伤，胁满，肤腠中疮。其法宜治少阴之客，以咸补之，以甘泻之，以酸收之。岁谷宜丹，间谷宜豆。

二之气，自春分日午正，至小满日辰正，凡六十日有奇。主位少徵火，客气太阴土，中见水运。火土相加，上见少阳。火反郁，白埃四起，云趋雨府，风不胜湿，雨乃零，民乃康。其病热郁于上，咳逆呕吐，疮发于中，胸嗌不利，头痛身热，昏愦脓疮。其法宜治太阴之客，以甘补之，以苦泻之，以甘缓之。岁谷宜丹，间谷宜麻。

三之气，自小满日巳初，至大暑日卯初，凡六十日有奇。主位少徵火，客气少阳火，中见水运。火居火位，夏气乃正。天政布，炎暑至，少阳临上，雨乃涯。民病热中聋瞑，血溢脓疮，咳呕鼽衄，嚏欠，喉痹目赤，善暴死。其法宜治少阳之客，以咸补之，以甘泻之，以咸软之。岁谷宜丹，间谷宜豆。

四之气，自大暑日卯正，至秋分日丑正，凡六十日有奇。主位太宫土，客气阳明金，中见水运。土金水相得，以行秋令。秋气正，凉乃至，炎暑间化，白露降，民气和平。其病满，身重，宜治阳明之客，以酸补之，以辛泻之，以苦泄之，岁谷宜苍，间谷宜黍。

五之气，自秋分日寅初，至小雪日子初，凡六十日有奇。主位少商金，客气太阳水，中见水运。水金相和，又气与运同，岁之司气，是为元化。时令至此，阳乃去，寒乃来，雨乃降，气门乃闭，刚木早凋。民避寒邪，君子周密。其法宜治太阳之客，以苦补之，以咸泻之，以苦坚之，以辛润之。岁谷宜苍，间谷宜稷。是气也，司气既寒，慎无犯寒，所谓用寒远寒也。

终之气，自小雪日子正，至大寒日戌正，凡六十日有奇。主位太羽水，客气厥阴木，中见水运。水当其位，与木相得，以行顺化。地气正，风乃至，万物反生，霿雾以行。其病关闭不禁，心痛，阳气不藏而咳，其法宜治厥阴之客，以辛补之，以酸泻之，以甘缓之。岁谷宜苍，间谷宜稻。

此六气之大常也。岁气火木同德，其气专，其化淳，胜气自微，不必纪其复。

《圣济总录·卷第一·运气·丁卯岁》：阳明燥金司天，少阴君火在泉，中见少角木运。岁运不及，气化运行后天。木运临卯，是谓岁会，气之平也。平气之岁，气化运行同天，命曰敷和之纪。木德周行，阳舒阴布，五化宣平，其气端，其性随，其用曲直，其化生荣，其政发散，其候温和，其令风，其类草木，其应春，其谷麻，其果李，其实核，其虫毛，其畜犬，其色苍，其味酸，其音角，其数八，其物中坚。其在人也，其脏肝，其主目，其养筋，其病里急支满。此岁运之化也。天地之气，上见阳明，左间太阳，右间少阳，故天气急而其政切；下见少阴，左间太阴，右间厥阴，故地气明而其令暴。阳专其令，炎暑盛行，物燥以坚，淳风乃治，风燥横运，流于气交，多阳少阴，云趋雨府，湿化乃敷，燥极而泽，清先而劲，毛虫乃死，热后而暴，介虫乃殃。金火合德，上应太白、荧惑，其谷白丹，间谷命太徵者，其耗白甲品羽，蛰虫出见，流水不冰，清热之气，持于气交。民病咳，嗌塞，寒热发，暴振栗，癃闭。然阳明燥金在上，少阴君火在下，火能胜金，天气虚，地气盈，天气不足，当资化源，以助金气，运木既平，天气上商与正商同，不必资也。岁宜食白丹之谷，以安其气；食间气之谷，以去其邪。以苦、辛温调上，以咸寒调下，以辛和调中，汗之、清之、散之，运同热气，宜多天化。

《圣济总录·卷第一·运气·戊辰岁》：岁火太过，炎暑流行，金肺受邪，民病疟，少气咳喘，血溢，血泄，注下，嗌燥，耳聋，中热，肩背热，甚则胸中痛，胁支满，胁痛，膺背肩胛间痛，两臂内痛，身热骨痛，而为浸淫。

少阴君火司天，阳明燥金在泉，中见太商金运。岁金太过，气化运行先天。坚成之纪，曰上徵与正商同。又，经言太商下加阳明，太过而加同天符。盖天符为执法，平金之化也，命曰审平之纪。收而不争，杀而无犯，五化宣明，其气洁，其性刚，其用散落，其化坚敛，其政劲肃，其候清切，其令燥，其类金，其应秋，其谷稻，其果桃，其实壳，其虫介，其畜鸡，其物外坚，其色白，其味辛，其音商，其数九。其在人也，在脏为肺，在窍为鼻，在体为皮毛，在病为咳。此岁运所主也。天地之气，上见少阴，左间太阴，右间厥阴，是以天政所布其气明；下见阳明，左间太阳，右间少阳，是以地气肃而其令切。二岁交司之气，以寒交暑，是岁天地之气，以热加燥。云驰雨府，湿化乃行，时雨乃降，金火合德，上应荧惑、太白，其谷丹白。水火寒热，持于气交，而为病始。热病生于上，清病生于下，寒热争于中，民病咳喘，血溢血泄，鼽嚏，目赤，眦疡，寒厥入胃……三之气，自小满日巳初，至大暑日卯初，凡六十日有奇。主位太徵火，客气少阴火，中见金运，天政之所布也。火居火位，大火行，庶类蕃鲜，寒气时至。民病气厥心痛，寒热更作，咳喘目赤，宜治少阴之客，以咸补之，以甘泻之，以酸收之；岁谷用丹，间谷用豆，乃无热邪之害。

《圣济总录·卷第一·运气·壬申岁》：初之气，自丁丑年大寒日申初，至是岁春分日午初，六十日八十七刻半。主位少角木，客气少阴火，中见火运，气与运同。地气迁，风胜乃摇，寒乃去，候乃大温，草木早荣，寒来不杀。温病乃起，其病气怫于上，血溢目赤，咳逆头痛，血伤，胁满，肤腠中疮。宜治少阴之客，以咸补之，以甘泻之，以酸收之。岁谷宜丹，间谷宜豆，则热不为邪。

二之气，自春分日子正，至小满日辰正，凡六十日有奇。主位少徵火，客气太阴土，中见木运。风湿之气，奉畏火之政，以行舒荣之化。火反郁，白埃四起，云趋雨府，风不胜湿，雨乃零。民乃康，其病热郁于上，咳逆呕吐，疮发于中，胸嗌不利，头痛身热，昏愦脓疮。宜治太阴之客，以甘补之，以苦泻之，以甘缓之；岁谷宜丹，间谷宜麻，则湿不为邪。

三之气，自小满日亥初，至大暑日酉初，凡六十日有奇。主位少徵火，客气少阳火，中见木运。火当其位，与木运之气相得。天政布，炎暑至，少阳临上。雨乃涯，民病热中，聋瞑，血溢，脓疮，咳呕，鼽衄，渴，嚏欠，喉痹，目赤，善暴死。宜治少阳之客以咸补之，以甘泻之，以咸软之；岁谷宜丹，间谷宜豆，则火不为邪。是岁木气适平，不至横暴……

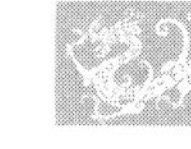

终之气，自小雪日午正，至大寒日辰正，凡六十日有奇。主位太羽水，客气厥阴木，中见木运。太角下加厥阴之时，运与气符，其化和平，又居水位，水木相得，其化乃顺。地气正，风乃至，万物反生，霿雾以行。其病关闭不禁，心痛，阳气不藏而咳。气有所承，不能无侮，所谓邪中执法也。经曰：中执法者，其病速而危。宜治厥阴之客，以辛补之，以酸泻之，以甘缓之；岁谷宜苍，间谷宜稻，则风不为邪。此一气，司气以温，用温无犯，是谓至治。

《圣济总录·卷第一·运气·癸酉岁》：阳明燥金司天，少阴君火在泉，中见少徵火运。岁火不及，气化运行后天。伏明之纪，曰上商与正商同，言天气平也。《六元正纪》曰：少徵下加少阴，不及而加同岁会。言岁运平也。诸同正岁，气化运行同天。上见天气平，下见运火平，火气之平，命曰升明之纪。正阳而治，德施周普，五化均衡，其气高，其性速，其用燔灼，其化蕃茂，其政明曜，其候炎暑，其类火，其应夏，其谷麦，其果杏，其实络，其虫羽，其畜马，其色赤，其味苦，其物脉，其音徵，其数七。其在人也，其藏心，其主舌，其养血，其病瞤瘛，此岁运所主也，天地之气，上见阳明，左间太阳，右间少阳，故天气急而其政切；下见少阴，左间太阴，右间厥阴，故地气明而其令暴。阳专其令，炎暑盛行，物燥以坚，淳风乃治，风燥横运，流于气交，多阳少阴，云趋雨府，湿化乃敷，燥极而泽，其谷白丹，间谷命太者，其耗白甲品羽，金火合德，上应太白、荧惑。清热之气，持于气交。民病咳，嗌塞，寒热发，暴振栗，癃闭。清先而劲，毛虫乃死，热后而暴，介虫乃殃。岁运之化热，寒雨胜复同，所谓邪气化日也。

《圣济总录·卷第一·运气·丙子岁》：少阴君火司天，阳明燥金在泉，中见太羽水运。岁水太过，气化运行先天，水运临子，是谓岁会，气之平也。平水之岁，命曰静顺之纪。藏而勿害，治而善下，五化咸整，其气明，其性下，其用沃衍，其化凝坚，其政流演，其候凝肃，其令寒，其类水，其应冬，其谷豆，其果栗，其实濡，其虫鳞，其畜彘，其色黑，其味咸，其物濡，其音羽，其数六。其在人也，其脏肾，其主二阴，其养骨髓，其病厥。此岁运之化也。天地之气，上见少阴，左间太阴，右间厥阴，故天政所布其气明；下见阳明，左间太阳，右间少阳，故地气肃而其令切。交司之气以寒交暑，天地之气以热加燥。云驰雨府，湿化乃行，时雨乃降，金火合德，上应荧惑、太白，其谷丹白。水火寒热，持于气交，而为病始，热病生于上，清病生于下，寒热相犯而争于中。民病咳喘，血溢，血泄，鼽嚏，目赤，眦疡，寒厥入胃，心痛，腰痛，腹大，嗌干肿上。盖火为天气，金为地气，水运在中。热化二，寒化六，清化四，正化度也……三之气，自小满日亥初，至大暑日酉初，凡六十日有奇。主位少徵火，客气少阴火，中见水运。火居火位，岁水间之。天政布，大火行，庶类蕃鲜，寒气时至。民病气厥心痛，寒热更作，咳喘目赤。宜治少阴之客，以咸补之，以甘泻之，以酸收之；岁谷食丹，间谷食豆，则热不为邪……五之气，自秋分日申初，至小雪日午初，凡六十日有奇。主位少商金，客气少阳火，中见水运，畏火临。暑反至，阳乃化，万物乃生、乃长荣，民乃康，其病温。岁水制之，其病乃微。宜治少阳之客，以咸补之，以甘泻之，以咸软之；岁谷食白，间谷食豆，则火不为邪。终之气，自小雪日午正，至大寒日辰正，凡六十日有奇。主位太羽水，客气阳明金，中间水运。水当其位，与金相和。燥令行，余火内格，肿于上，咳喘，甚则血溢，寒气数举，则雾霿翳。病生皮腠，内舍于胁，下连少腹而作寒中，地将易也。宜治阳明之客，以酸补之，以辛泻之，以苦泄之；岁谷食白，间谷食黍，则燥不为邪。

《圣济总录·卷第一·运气·丁丑岁》：岁半之前，天气太阴主之，太阴所至其令湿。若湿淫所胜，则沉阴且布，雨变枯槁。民病胕肿，骨痛，阴痹，阴痹者，按之不得，腰脊头项痛，时眩。大便难，阴气不用，饥不欲食，咳唾则有血，心如悬，病本于肾，诊在足太溪之脉。法宜平以苦温，佐以甘辛，以汗为故而止。所谓丁丑岁，其化上苦温也。

《圣济总录·卷第一·运气·甲申岁》：初之气，自癸未年大寒日寅初，至是岁春分日子初，凡六十日八十七刻半。主位太角木，客气少阴火，中见土运。木生火，地气迁，风胜乃摇，寒乃去，候乃大温，草木早荣，寒来不杀，温病乃起。其病气拂于上，血溢，目赤，咳逆，头痛，血伤，胁满，肤腠中疮。宜调少阴之客，以咸补之，以甘泻之，以酸收之。岁谷宜丹，间谷宜豆。二之气，自春分日午正，至小满日辰正，凡六十日有奇。主位少徵火，客气太阴土，中见火运，气与运同，火反郁，白埃四起，云趋雨府，风不胜湿，雨乃零，民乃康。其病热郁于上，咳逆呕吐，疮发于中，胸嗌不利，头痛身热，昏愦脓疮。宜治太阴之客，以甘补之，以苦泻之，以甘缓之。岁谷宜丹，间谷宜麻。是气也，用凉远凉，无犯司气之凉。三之气，自小满日亥初，至大暑日酉初，凡六十日有奇。主位少徵火，客气少阳火，中见土运，火当其位，天政布，炎暑至，少阳临上，雨乃涯。民病热中，聋瞑，血溢，脓疮，咳呕，鼽衄，渴，嚏欠，喉痹，目赤，善暴死。宜治少阳之客，以咸补之，以甘泻之，以咸软之。岁谷宜丹，间谷宜豆。

《圣济总录·卷第一·运气·己卯岁》：阳明燥金司天，少阴君火在泉，中见少宫土运。岁土不及，气化运行后天。岁之气化，上见阳明，左间太阳，右间少阳，故天气急而其政切；下见少阴，左间太阴，右间厥阴，故地气明而其令暴。阳专其令，炎暑盛行，物燥以坚，淳风乃治，风燥横运，流于气交，多阳少阴，云趋雨府，湿化乃敷，燥极而泽。其为气也，清热之气，持于气交。风化清化胜复同，是谓邪气化度也。清化九，雨化五，热化七，是谓正化度也。金火合德，其在天也，上应太白、荧惑；其在物也，岁谷白丹，间谷命太徵者。岁物所宜则羽虫育，地气所制则介虫耗，寒毒不生，其耗白甲品羽，蛰虫乃见，流水不冰，民病咳，嗌塞，寒热发，暴振栗，癃闭。清先而劲，毛虫乃死，热后而暴，介虫乃殃。然金为天气，火为地气，火能胜金，土运间之，其邪乃微。天气微虚，宜资其化源，以助金气，兼安其运土，无使受邪。食白丹之谷，以安其气；食间气之谷，以去其邪。岁宜以咸、以苦、以辛，汗之、清之、散之。运同清气，宜多地化，治之常也。岁半之前，天气阳明主之。燥淫所胜，则木乃晚荣，草乃晚生。筋骨内变，民病左胠胁痛，寒清于中，感而疟，大凉革候，咳，腹中鸣，注泄鹜溏。

《圣济总录·卷第一·运气·庚辰岁》：岁运之化，金太过者，纪曰坚成，是谓收引。天气洁，地气明，阳气随，阴治化，燥行其政，物以司成，收气繁布，化洽不终，其化成，其气削，其政肃，其令锐切，其德雾露萧飋，其动暴折疡疰，其变肃杀凋零，其病喘喝，胸凭仰息，其化兼其所胜。故曰岁金太过，燥气流行，肝木受邪，民病两胁下、少腹痛，目赤痛、眦疡，耳无所闻，肃杀而甚，则体重烦冤，胸痛引背，两胁满，且痛引少腹，甚则喘咳逆气，肩背痛，下连股、膝、髀、腨、胻、足皆病，收气峻则病暴痛，胠胁不可反侧，咳逆，甚而血溢，诊在足太冲之脉。其治悉以辛温调中。初之气，自己卯年大寒日寅初，至是岁春分日子初，凡六十日八十七刻半。主位少角木，客气少阳火，中见金运，客气胜运。地气迁，气乃大温，草乃早荣，民乃厉，温病乃作，身热，头痛呕吐，肌腠疮疡。宜治少阳之客，以咸补之，以甘泻之，以咸软之。岁谷宜玄，间谷宜豆。虽有火邪，不能为害。

《圣济总录·卷第一·运气·壬午岁》：少阴君火司天，阳明燥金在泉，中见太角木运，岁木太过，气化运行先天。热化为天气，柔化为左间，苍化为司气，故天政所布其气明；辛化为地气，藏化为左间，明化为右间，故地气肃而其令切。寒交暑，热加燥，云驰雨府，湿化乃行，时雨乃降，金火合德，上应荧惑、太白，其谷丹白。水火寒热，持于气交，而为病始。热病生于上，清病生于下，寒热相犯而争于中。民病咳喘，血溢，血泄，鼽嚏，目赤，眦疡，寒厥入胃，心痛，腰痛，腹大，嗌干肿上。其为化也，热化二，风化八，清化四，是为正化度也。

岁半之前，少阴主之。热淫所胜，则怫热至，火行其政。民病胸中烦热。嗌干，右胠满，皮肤痛，寒热咳喘，大雨且至，唾血，血泄，鼽衄，嚏呕，溺色变，甚则疮疡，胕肿，肩背臂臑及缺盆中痛，心痛肺䐜，腹大满膨膨而喘咳，病本于肺，诊在手尺泽脉。法宜平以咸寒，佐以苦甘，以酸收之。岁半之后，阳明主之。燥淫于内，则霿雾清暝。民病喜呕，呕有苦，善太息，心胁痛不能反侧，甚则嗌干，面尘，身无膏泽，足外反热。法宜治以苦温，佐以甘辛，以苦下之。岁运之化，木太过，纪曰发生，是谓启陈。土疏泄，苍气达，阳和布化，阴气乃随，生气淳化，万物以荣，其化生，其气美，其政散，其令条舒，其动掉眩颠疾，其德鸣靡启坼，其变振拉摧拔，其病怒，其化兼其所胜。故曰岁木太过，风气流行，脾土受邪，民病飧泄食减，体重烦冤，肠鸣，腹支满，甚则忽忽善怒，眩冒颠疾，化气不政，生气独治，云物飞动，草木不宁，甚而摇

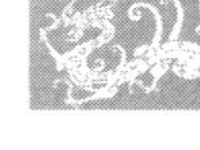

落，反胁痛而吐甚，诊在足冲阳之脉。其治宜以酸凉。

《圣济总录·卷第一·运气·癸未岁》：岁半之前，太阴主之，湿淫所胜，则沉阴且布，雨变枯槁。民病胕肿，骨痛，阴痹，阴痹者，按之不得，腰脊头项痛，时眩，大便难，阴气不用，饥不欲食，咳唾则有血，心如悬，病本于肾，诊在足太溪之脉。法当平以苦热，其湿上甚而热，治以苦温，佐以甘辛，以汗为故而止。岁半之后，太阳主之，寒淫于内，则凝肃惨栗。民病少腹控睾，引腰脊，上冲心痛，血见，嗌痛颔肿。法宜治以甘热，佐以苦辛，以咸泻之，以辛润之，以苦坚之。岁运之化，火不及，纪曰伏明，是谓胜长。长气不宣，藏气反布，收气自政，化令乃衡，寒清数举，暑令乃薄，承化物生，生而不长，成实而稚，遇化已老，阳气屈伏，蛰虫早藏，其气郁，其用暴，其动彰伏变易。其发痛，其病昏惑悲忘。其化兼所不胜，夏有炳明光显之化，则冬有严肃霜寒之政；若夏有惨凄凝冽之胜，则不时有埃昏大雨之复。其眚南，其脏心，其病内舍膺胁，外在经络。故曰岁火不及，寒乃盛行，长政不用，物荣而下，凝惨而甚，则阳气不化，乃折荣美。民病胸中痛，胁支满，两胁痛，膺背肩胛间及两臂内痛，甚则屈不能伸，髋髀如别，复则大雨且至，民病鹜溏腹满，食饮不下，寒中肠鸣，泄注腹痛，暴挛痿痹，足不任身。其法悉以咸温调中。初之气，自壬午年大寒日亥初，至是岁春分日酉初，凡六十日八十七刻半。主位太角木，客气厥阴木，中见火运。风木得位，地气迁，寒乃去，春气正，风乃来，生布，万物以荣，民气条舒，风湿相搏，雨乃后。民病血溢，筋络拘强，关节不利，身重筋痿。宜调厥阴之客，以辛补之，以酸泻之，以甘缓之。岁谷宜黅，间谷宜稻，虽有风化，不能为邪。

《圣济总录·卷第一·运气·甲申岁》：二之气，自春分日子正，至小满日戌正，凡六十日有奇。主位少徵火，客气太阴土，中见土运，气与运同。火反郁，白埃四起，云趋雨府，风不胜湿，雨乃零，民乃康。其病热郁于上，咳逆呕吐，疮发于中，胸嗌不利，头痛身热，昏愦脓疮。宜治太阴之客，以甘补之，以苦泻之，以甘缓之。岁谷宜丹，间谷宜麻。是气也，三之气，自小满日亥初，至大暑日酉初，凡六十日有奇。主位少徵火，客气少阳火，中见土运，火当其位，天政布，炎暑至，少阳临上，雨乃涯。民病热中，聋瞑，血溢，脓疮，咳呕，鼽衄，渴，嚏欠，喉痹，目赤，善暴死。宜治少阳之客，以咸补之，以甘泻之，以咸软之，岁谷宜丹，间谷宜豆……终之气，自小雪日午正，至大寒日辰正，凡六十日有奇。主位太羽水，客气厥阴木。地气正，风乃至，万物反生，霿雾以行。其病关闭不禁，心痛，阳气不藏而咳。宜治厥阴之客，以辛补之，以酸泻之，以甘缓之。岁谷宜苍，间谷宜稻。

《圣济总录·卷第一·运气·乙酉岁》：是以清热之气，持于气交，清先而劲，毛虫乃死，热后而暴，介虫乃殃，其发躁。民病咳，嗌塞，寒热发，暴振栗，癃闭。岁半之前，阳明主之，其化燥者，天之政也；岁半之后，少阴主之，其令热者，地之化也。金为天气，火为地气，火能胜金，遇太一天符，金气自平。不资化源，惟安其运金，无使受邪。

《圣济总录·卷第一·运气·戊子岁》：热病生于上，清病生于下，寒热相犯而争于中。民病咳喘，血溢，血泄，鼽嚏，目赤，眦疡，寒厥入胃，心痛，腰痛，腹大，嗌干肿上。是岁火在上，金在下，火在中，火胜金，天气盈，地气虚，天气虽平，热甚于上。宜于年前，先取化源，

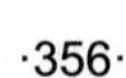

平其火气，必抑其运火，资其岁胜，折其金之郁气，无使暴过而生其病。食丹白之谷，以全真气；食间气之谷，以辟虚邪。岁宜以咸软之而调其上，以酸收之，而安其下。运同天气，以寒清化。故曰其化上咸寒，中甘寒，下酸温，药食宜也……三之气，自小满日亥初，至大暑日酉初，凡六十日有奇。主位太徵火，客气少阴火，中见火运，气与运符。天政布，大火行，庶类蕃鲜，寒气时至。民病气厥心痛，寒热更作，咳喘目赤。宜调少阴之客，以咸补之，以甘泻之，以酸收之；岁谷宜丹，间谷宜豆，则热不为邪。

《圣济总录·卷第一·运气·庚寅岁》：候其气者，岁半之前，少阳主之，若火淫所胜，则温气流行，金政不平，民病头痛，发热恶寒而疟，热上皮肤痛，色变黄赤，传而为水，身面胕肿，腹满仰息，泄注赤白，疮疡，咳唾血，烦心，胸中热，甚则鼽衄，病本于肺，诊在手天府之脉。法宜平以咸冷，佐以苦甘，以酸收之，以苦发之，以酸复之。岁半之后，厥阴主之。若风淫于内，则地气不明，平野昧，草乃早秀。民病洒洒振寒，善伸数欠，心痛支满，两胁里急，饮食不下，膈咽不通，食则呕，腹胀善噫，得后与气，则快然如衰，身体皆重。法宜治以辛凉，佐以苦，以甘缓之，以辛散之。岁运之化，金太过，纪曰坚成，是谓收引。天气洁，地气明，阳气随，阴治化，燥行其政，物以司成，收气繁布，化洽不终。其化成，其气削，其政肃，其令锐切，其动暴折疡疰，其德雾露萧飔，其变肃杀凋零，其化兼其所胜。其病喘喝，胸凭仰息。上徵与正商同，其生齐，其病咳。故曰岁金太过，燥气流行，肝木受邪，民病两胁下、少腹痛，目赤痛，眦疡，耳无所闻，甚则喘咳逆气，肩背痛，下连股、膝、髀、腨、胻、足皆病。其治宜以辛温。初之气，自己丑年大寒日申初，至是岁春分日午初，凡六十日八十七刻半。主位少角木，客气少阴火，中见金运。火胜金，地气迁，风胜乃摇，寒乃去，候乃大温，草木早荣，寒来不杀。温病乃起，其病气怫于上，血溢，目赤，咳逆，头痛，血伤，胁满，肤腠中疮。宜治少阴之客，以咸补之，以甘泻之，以酸收之。岁谷宜丹，间谷宜豆。二之气，自春分日午正，至小满日辰正，凡六十日有奇。主位太徵火，客气太阴土，中见金运。火生土，火反郁，白埃四起，云趋雨府，风不胜湿，雨乃零，民乃康。其病热郁于上，咳逆呕吐，疮发于中，胸嗌不利，头痛身热，昏愦脓疮。宜治太阴之客，以甘补之，以苦泻之，以甘缓之。岁谷宜丹，间谷宜麻。三之气，自小满日巳初，至大暑日卯初，凡六十日有奇。主位太徵火，客气少阳火，中见金运，火当其位，天政布，炎暑至，少阳临上，雨乃涯。民病热中，聋瞑，血溢，脓疮，咳呕，鼽衄，渴，嚏欠，喉痹，目赤，善暴死。宜调少阳之客，以咸补之，以甘泻之，以咸软之，岁谷宜丹，间谷宜豆……终之气，自小雪日子正，至大寒日戌正，凡六十日有奇。主位少羽水，客气厥阴木，中见金运。金生水，水生木，地气正，风乃至，万物反生，霿雾以行。其病关闭不禁，心痛，阳气不藏而咳。宜治厥阴之客，以辛补之，以酸泻之，以甘缓之，岁谷宜苍，间谷宜稻。岁气之化，胜复更作，当佐以所利，和以所宜，安其主客，适其寒温，同者逆之，异者从之，是其法也。

《圣济总录·卷第一·运气·辛卯岁》：介虫静，羽虫育，是乃岁物之宜；介虫耗，寒毒不生，是皆地气所制。蛰虫乃见，流水不冰，清热之气，持于气交。民病咳，嗌塞，寒热发，暴振栗，癃闭。清先而劲，毛虫乃死，热后而暴，介虫乃殃，其发躁。是岁金在上，火在下，水运在

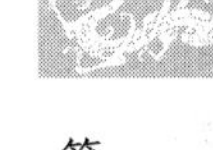

中，水脏火，火胜金，天气虚，水能制火而生金，金又生运，其邪乃微。宜资其化源，以助金气，安其运水，无使受邪，折其火气之郁。食白丹之谷，以安其气；食间气之谷，以去其邪。岁宜以咸、以苦、以辛，汗之、清之、散之。运化同清，宜多地化。其化上苦、小温，中苦和，下咸寒，药食宜也。候其气者，岁半之前，阳明主之。若燥淫所胜，则木乃晚荣，草乃晚生。筋骨内变，民病左胀胁痛，寒清于中，感而疟，大凉革候，咳，腹中鸣，注泄鹜溏，名木敛，生菀于下，草焦上首，心胁暴痛，不可反侧，嗌干，面尘，腰痛，目昧，眦疡，疮痤痈，病本于肝，诊在足太冲之脉。法宜平以苦温，佐以酸辛，以苦下之。岁半之后，少阴主之。若热淫于内，则焰浮川泽，阴处反明。民病腹中常鸣，气上冲胸，喘不能久立，寒热，皮肤痛，目瞑齿痛颇肿，恶寒发热如疟，少腹中痛，腹大。法宜治以咸寒，佐以甘苦，以酸收之，以苦发之。

《圣济总录·卷第二·运气·甲午岁》：寒热持于气交而为病始，热病生于上，清病生于下，寒热相犯而争于中。民病咳喘，血溢，血泄，鼽嚏，目赤，眦疡，寒厥入胃，心痛，腰痛，腹大，嗌干肿上。是岁火为天气，金为地气，火胜金，天气盈。宜于年前，先取化源，以平火气。土运在中，天气生运，运生地气，三气相得而行顺化。其邪乃微，必抑其运土，资其岁胜，无使暴过而生其病。食丹白之谷，以全真气；食间气之谷，以辟虚邪。岁宜以咸软之，而调其上，甚则以苦发之，以酸收之，而安其下，甚则以苦泄之，适气异同而多少之。运同地气，以温热化。其化上咸寒，中苦热，下酸热，药食宜也。岁半之前，少阴主之，少阴之化热。若热淫所胜，即怫热至，火行其政。民病胸中烦热，嗌干，右胠满，皮肤痛，寒热咳喘，大雨且至，唾血，血泄，鼽衄，嚏呕，溺色变，甚则疮疡胕肿，肩背臂臑及缺盆中痛，心痛肺䐜，腹大满膨膨而喘咳，病本于肺，诊在手尺泽之脉。其法平以咸寒，佐以苦甘，以酸收之。岁半之后，阳明主之。阳明之气燥，若燥淫于内，即霿雾清瞑，民病喜呕，呕有苦，善太息，心胁痛不能反侧，甚则嗌干，面尘，身无膏泽，足外反热。其法治以苦温，佐以甘辛，以苦下之。气交之中，土运主之，敦阜之纪，是谓广化。厚德清静，顺长以盈，至阴内实，物化充成，烟埃朦郁，见于厚土，大雨时行，湿气乃用，燥政乃辟，其化圆，其气丰，其政静，其令周备，其动濡积并稸，其德柔润重淖，其变震惊飘骤，其化兼其所胜，其病腹满，四肢不举。故曰岁土太过，雨湿流行，肾水受邪，民病腹满，清厥，意不乐，体重烦冤，甚则肌肉萎，足痿不收，行善瘛，脚下痛，饮发，中满食减，四肢不举。变生得位，藏气伏，化气独治之，泉涌河衍，涸泽生鱼，风雨大至，土溃，鳞见于陆。病腹满溏泄，肠鸣，反下甚，而太溪绝者，死不治……三之气，自小满日巳初，至大暑日卯初，凡六十日有奇。主位少徵火，客气少阴火，中见土运。二火相加。天政布，大火行，庶类蕃鲜，寒气时至。民病气厥心痛，寒热更作，咳喘目赤。宜治少阴之客，以酸补之，以甘泻之，以酸收之。岁谷宜丹，间谷宜豆，虽有热邪，不能为害……终之气，自小雪日子正，至大寒日戌正，凡六十日有奇。主位太羽水，客气阳明金，中见土运。土生金，燥令行，余火内格，肿于上，咳喘，甚则血溢，寒气数举则雾霿翳，病生皮腠，内舍于胁，下连少腹而作寒中，地将易也。

《圣济总录·卷第二·运气·乙未岁》：岁半以前，太阴主之。若湿淫所胜，则沉阴且布，雨变枯槁，胕肿骨痛阴痹，阴痹者，按之不得，腰脊头项痛，时眩，大便难，阴气不用，饥不欲食，咳唾则有血，心如悬，病本于肾，诊在足太溪之脉。其法平以苦热，佐以酸辛，以苦燥之，以淡泄之。岁半以后，太阳主之。若寒淫于内，则凝肃惨栗，民病少腹控睾，引腰脊，上冲心痛，血见，嗌痛颔肿。其法治以甘热，佐以苦辛，以咸泻之，以辛润之，以苦坚之。岁运之化，金不及，纪曰从革，是谓折收。收气乃后，生气乃扬，长化合德，火政乃宣，庶类以蕃，其气扬，其用躁切，其动铿禁瞀厥，其发咳喘，其化兼所不胜，其病嚏咳，鼽衄。候其气者，夏有光显郁蒸之令，则冬有严凝整肃之应；若夏有炎烁燔燎之变，则秋有冰雹霜雪之复。其眚西，其脏肺，其病内舍膺胁肩背，外在皮毛。所谓岁金不及，民病肩背瞀重，鼽嚏，血便注下，收气乃后，复则寒雨暴至，乃零冰雹，霜雪杀物，阴厥且格，阳反上行，头脑户痛，延及囟顶，发热口疮，甚则心痛。

《圣济总录·卷第二·运气·丙申岁》：岁半之前，少阳相火主之，若火淫所胜，则温气流行，金政不平。民病头痛，发热恶寒而疟，热上皮肤痛，色变黄赤，传而为水，身面胕肿，腹满仰息，泄注赤白，疮疡，咳唾血，烦心，胸中热，甚则鼽衄，病本于肺，诊在手天府之脉。其法平以咸冷，佐以苦甘，以酸收之，以苦发之，以酸复之。岁半之后，厥阴风木主之。若风淫于内，则地气不明，平野昧，草乃早秀。民病洒洒振寒，善伸数欠，心痛支满，两胁里急，饮食不下，膈咽不通，食则呕，腹胀，善噫，得后与气，则快然如衰，身体皆重。其法治以辛凉，佐以苦，以甘缓之，以辛散之。岁运之化，水运太过，纪曰流衍，是谓封藏。寒司物化，天地严凝，藏政以布，长令不扬，其化凛，其气坚，其政谧，其令流注，其动漂泄沃涌，其德凝惨寒雰，其变冰雪霜雹，其病胀，其化兼其所胜。故曰岁水太过，寒气流行，邪害心火，民病身热烦心躁悸，阴厥上下中寒，谵妄心痛，甚则腹大胫肿，喘咳，寝汗出憎风，诊在手神门之脉。其法治以咸温。初之气，自乙未年大寒日寅初，至是岁春分日子初，凡六十日八十七刻半。主位太角木，客气少阴火，中见水运。木生火，水运承之。地气迁，风胜乃摇，寒乃去，候乃大温，草木早荣，寒来不杀。温病乃起，其病气怫于上，血溢目赤，咳逆头痛，血伤，胁满，肤腠中疮。宜治少阴之客，以咸补之，以甘泻之，以酸收之。岁谷宜丹，间谷宜豆。二之气，自春分日子正，至小满日戌正，凡六十日有奇。主位少徵火，客气太阴土，中见水运。土胜水，火乃反郁，白埃四起，云趋雨府，风不胜湿，雨乃零，民乃康。其病热郁于上，咳逆呕吐，疮发于中，胸嗌不利，头痛身热，昏愦脓疮。宜治太阴之客，以甘补之，以苦泻之，以甘缓之。岁谷宜丹，间谷宜麻。三之气，自小满日亥初，至大暑日酉初，凡六十日有奇。主位少徵火，客气少阳火，中见水运。火居其位，水运承之。天政布，炎暑至，少阳临上，雨乃涯。民病热中，聋瞑，血溢，脓疮，咳呕，鼽衄，渴，嚏欠，喉痹，目赤，善暴死。宜调少阳之客，以咸补之，以甘泻之，以咸软之，岁谷宜丹，间谷宜豆……终之气，自小雪日午正，至大寒日辰正，凡六十日有奇。主位太羽水，客气厥阴木，中见水运。水生木，地气正，风乃至，万物反生，霿雾以行。其病关闭不禁，心痛，阳气不藏而咳。其法宜治厥阴之客，以辛补之，以酸泻之，以甘缓之。岁谷宜苍，间谷宜稻。

《圣济总录·卷第二·运气·丁酉岁》：清热之气，持于气交。民病咳，嗌塞，寒热发，暴振栗，癃闭。金为天气，火为地气，火胜金，天气虚。当资化源，以助金气，安其运木，无使受邪。食白丹之谷，以安其气；食间气之谷，以去其邪。岁宜以咸、以苦、以辛、汗之、清之、散之。运与热同，宜多天化，此其道也。其化上苦、小温，中辛和，下咸寒，所谓药食宜也。岁半之前，阳明主之。若燥淫所胜，则木乃晚荣，草乃晚生。筋骨内变，民病左胠胁痛，寒清于中，感而疟，大凉革候，咳，腹中鸣，注泄骛溏，名木敛，生菀于下，草焦上首，心胁暴痛，不可反侧，嗌干，面尘，腰痛，目昧，眦疡，疮痤痈，病本于肝，诊在足太冲脉。法宜平以苦温，佐以酸辛，以苦下之。岁半之后，少阴主之。若热淫于内，则焰浮川泽，阴处反明。民病腹中常鸣，气上冲胸，喘不能久立，寒热，皮肤痛，目瞑，齿痛，䪼肿，恶寒发热如疟，少腹中痛，腹大。法宜治以咸寒，佐以甘苦，以酸收之，以苦发之。

《圣济总录·卷第二·运气·庚子岁》：其在人也，在脏为肺，在窍为鼻，在体为皮毛，在病为咳。此岁运所主也。天地之气，热化在上，左柔化，右动化，故天政所布其气明；辛化在下，左藏化，右明化，故地气肃而其令切。二岁交司之气，寒交暑，天地相应之气，热加燥。云驰雨府，湿化乃行，时雨乃降，金火合德，上应荧惑、太白，其谷丹白。热化七，清化九，燥化九，所谓正化之日；羽虫静，介虫育，是谓岁物所宜。毛虫耗，湿毒不生，是谓地气所制。水火寒热，持于气交，而为病始。热病生于上，清病生于下，寒热相犯而争于中。民病咳喘，血溢，血泄，鼽嚏，目赤，眦疡，寒厥入胃，心痛，腰痛，腹大，嗌干肿上。岁半之前，少阴君火以司天气，少阴之化，有本标之异，寒热得中，其气乃和而无热淫之胜……三之气，自小满日亥初，至大暑日酉初，凡六十日有奇。主位太徵火，客气少阴火，中见金运。二火胜运，又为天政所布，故大火行，庶类蕃鲜，寒气时至。民病气厥心痛，寒热更作，咳喘目赤。宜治少阴之客，以咸补之，以甘泻之，以酸收之；岁谷用丹，间谷用豆，乃无热邪之害……终之气，自小雪日午正，至大寒日辰正，凡六十日有奇。主位少羽水，客气阳明金，中见金运。金气相符，水气生之，又为岁之司气，金气乃平。故燥令行，余火内格，民病肿于上，咳喘，甚则血溢，寒气数举则雾霿翳，病生皮腠，内舍于胁，下连少腹而作寒中。宜调阳明之客，以酸补之，以辛泻之，以苦泄之；岁谷用白，间谷用黍，乃无燥邪之害是气也，司气以凉。用凉无犯，是谓至治。

《圣济总录·卷第二·运气·壬寅岁》：初之气，自辛丑年大寒日申初，至是岁春分日午初，凡六十日八十七刻半。主位太角木，客气少阴火，中见木运。木火相得，运当其位，以奉少阳之政而行春令。地气迁，风胜乃摇，寒乃去，候乃大温，草木早荣，寒来不杀。温病乃起，其病气怫于上，血溢，目赤，咳逆，头痛，血伤，胁满，肤腠中疮。宜治少阴之客，以咸补之，以甘泻之，以酸收之；岁谷宜丹，间谷宜豆，则热不为邪。二之气，自春分日午正，至小满日辰正，凡六十日有奇。主位少徵火，客气太阴土，中见木运。风湿之气，奉畏火之政，以行舒荣之化。火反郁，白埃四起，云趋雨府，风不胜湿，雨乃零，民乃康。其病热郁于上，咳逆呕吐，疮发于中，胸嗌不利，头痛身热，昏愦脓疮。宜治太阴之客，以甘补之，以苦泻之，以甘缓之；岁谷宜丹，间谷宜麻，则湿不为邪。三之气，自小满日巳初，至大暑日卯初，凡六十日有奇。主位少徵火，客气少阳火，中见木运。火当其位，与木运之气相得。天政布，炎暑至，少阳临上，雨乃

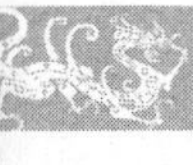

涯。民病热中，聋瞑，血溢，脓疮，咳呕，鼽衄，渴，嚏欠，喉痹，目赤，善暴死。宜治少阳之客，以咸补之，以甘泻之，以咸软之；岁谷宜丹，间谷宜豆，则火不为邪。是岁木气适平，自无暴死……终之气，自小雪日子正，至大寒日戌正，凡六十日有奇。主位太羽水，客气厥阴木，中见木运。太角下加厥阴之时，运与气符，其化和平。又居水位，水木相得，其化乃顺。地气正，风乃至，万物反生，霿雾以行。其病关闭不禁，心痛，阳气不藏而咳。气平之时，不应有疾。或有疾者，气有所承，不能无侮。所谓邪中执法也。

《圣济总录·卷第二·运气·癸卯岁》：天地之气，燥化在上，左藏化，右丹化，故天气急而其政切；苦化在下，左柔化，右动化，故地气明而其令暴。阳专其令，炎暑盛行，物燥以坚，淳风乃治，风燥横运，流于气交，多阳少阴，云趋雨府，湿化乃敷，燥极而泽，其谷白丹，间谷命太者，其耗白甲品羽，金火合德，上应太白、荧惑。清热之气，持于气交，民病咳，嗌塞，寒热发，暴振栗，癃闭，清先而劲，毛虫乃死，热后而暴，介虫乃殃。岁运热，寒化雨化胜复同，所谓邪气化日也。

《圣济总录·卷第二·运气·乙巳岁》：若风淫所胜，则太虚埃昏，云物以扰，寒生春气，流水不冰。民病胃脘当心而痛，上支两胁，膈咽不通，饮食不下，舌本强，食则呕，冷泄腹胀溏泄，瘕水闭，病本于脾，诊在足冲阳之脉。法宜平以辛凉，佐以苦甘，以甘缓之，以酸泻之，岁半之后，地气少阳主之，少阳之化从本。若火淫于内，即焰明郊野，寒热更至。民病注泄赤白，少腹痛，溺赤，甚则血便。法宜治以咸冷，佐以苦辛，以酸收之，以苦发之。岁运之化金不及，纪曰从革，是谓折收。收气乃后，生气乃扬，长化合德，火政乃宣，庶类以蕃，其气扬，其用躁切，其动铿禁瞀厥，其发咳喘，其病邪伤肺。其化兼所不胜，夏有光显郁蒸之令，则冬有严凝整肃之应；若夏有炎烁燔燎之变，则秋有冰雹霜雪之复。其眚西，其脏肺，其病内舍膺胁肩背，外在皮毛。复则寒雨暴至，乃零冰雹，霜雪杀物，阴厥且格，阳反上行，头脑户痛，延及囟顶发热，甚则心痛，治宜以酸和调中。

《圣济总录·卷第二·运气·丙午岁》：热化二，寒化六，清化四，正化度也；羽虫静，介虫育，是谓岁物之宜。毛虫耗，湿毒不生，是皆地气所制。水火寒热，持于气交，而为病始。热病生于上，清病生于下，寒热相犯而争于中。民病咳喘，血溢，血泄，鼽嚏，目赤，眦疡……岁半之前，少阴主之，其政热，若热淫所胜，则怫热至，火行其政。民病胸中烦热嗌干，右胠满，皮肤痛，寒热咳喘，大雨且至，唾血，血泄，鼽衄，嚏呕，溺色变，甚则疮疡胕肿，肩背臂臑及缺盆中痛，心痛肺䐜，腹大满膨膨而喘咳，病本于肺，诊在手尺泽之脉。法宜平以咸寒，佐以苦甘，以酸收之。岁半之后，阳明主之，其令燥。若燥淫于内，则霿雾清暝。民病喜呕，呕有苦，善太息，心胁痛不能反侧，甚则嗌干，面尘，身无膏泽，足外反热。法宜治以苦温，佐以甘辛，以苦下之。岁运之化，水太过，纪曰流衍，是谓封藏。寒司物化，天地严凝，藏政以布，长令不扬，其化凛，其气坚，其政谧，其令流注，其动漂泄沃涌，其德凝惨寒雰，其变冰雪霜雹，其化兼其所胜，其病胀。故曰岁水太过，寒气流行，大雨至，埃雾霿郁。邪害心火，民病身热烦心躁悸，阴厥上下中寒，谵妄心痛，寒气早至，甚则腹大胫肿，喘咳，寝汗出憎风。其治悉以咸

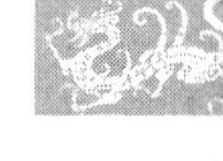

热……三之气，自小满日巳初，至大暑日卯初，凡六十日有奇。主位少徵火，客气少阴火，中见水运。二火相加，水运承之。天政布，大火行，庶类蕃鲜，寒气时至。民病气厥心痛，寒热更作，咳喘目赤。宜治少阴之客，以咸补之，以甘泻之，以酸收之。岁谷宜丹，间谷宜豆。虽有热邪，弗能为害。

《圣济总录·卷第二·运气·丁未岁》：岁半以前，天气太阴主之，太阴所至其令湿。若湿淫所胜，则沉阴且布，雨变枯槁，胕肿，骨痛，阴痹，阴痹者，按之不得，腰脊头项痛，时眩，大便难，阴气不用，饥不欲食，咳唾则有血，心如悬，病本于肾，诊在足太溪之脉。法宜平以苦热，佐以酸辛，以苦燥之，以淡泄之。

《圣济总录·卷第二·运气·戊申岁》：初之气，自丁未年大寒日寅初，至是岁春分日子初，凡六十日八十七刻半，主位少角木，客气少阴火，中见火运。气与运同，君火不司气化，地气迁，风胜乃摇，寒乃去，候乃大温，草木早荣，寒来不杀，温病乃起。其病气怫于上，血溢目赤，咳逆，头痛，胁满，肤腠中疮。宜调少阴之客，以咸补之，以甘泻之，以酸收之；岁谷宜丹，间谷宜豆，则热不为邪。二之气，自春分日子正，至小满日戌正，凡六十日有奇。主位太徵火，客气太阴土，中见火运。湿气所客，火反郁。白埃四起，云趋雨府，风不胜湿，雨乃零，民乃康。其病热郁于上，咳逆呕吐，疮发于中，胸嗌不利，头痛身热，昏愦脓疮。宜调太阴之客，以甘补之，以苦泻之，以甘缓之；岁谷宜丹，间谷宜麻，则湿不为邪。三之气，自小满日亥初，至大暑日酉初，凡六十日有奇。主位太徵火，客气少阳火，中见火运，气符于天而天政布。炎暑至，少阳临上，雨乃涯。民病热中，聋瞑，血溢，脓疮，咳呕，鼽衄，渴，嚏欠，喉痹，目赤，善暴死。岁火既平，其邪乃微。宜调少阳之客，以咸补之，以甘泻之，以咸软之；岁谷宜丹，间谷宜豆，则火不为邪……终之气，自小雪日午正，至大寒日辰正，凡六十日有奇。主位少羽水，客气厥阴木，中见火运。水生木，地气正，风乃至，万物反生，霿雾以行，其病关闭不禁，心痛，阳气不藏而咳。宜调厥阴之客，以辛补之，以酸泻之，以甘缓之；岁谷宜苍，间谷宜稻，则风不为邪。

《圣济总录·卷第二·运气·己酉岁》：金火合德，上应太白、荧惑，其谷白丹，间谷命太徵者，岁物所宜，则羽虫育；地气所制，则介虫耗。寒毒不生，其耗白甲品羽。蛰虫乃见，流水不冰。民病咳，嗌塞，寒热发，暴振栗，癃闭，清先而劲，毛虫乃死，热后而暴，介虫乃殃。然金为天气，火为地气，火能胜金，土运间之，其邪乃微，天气虚。宜资化源，以助金气，兼安其运土，无使受邪。食白丹之谷，以安其气；食间气之谷，以去其邪。岁宜以咸、以苦、以辛，汗之、清之、散之。运同清气，宜多地化。治之常也。岁半之前，天气阳明主之。若燥淫所胜，木乃晚荣，草乃晚生。民病左胠胁痛，寒清于中，感而疟，大凉革候，咳，腹中鸣，注泄鹜溏，心胁暴痛，嗌干，面尘，腰痛，目昧，眦疡，疮痤痈，病本于肝，诊在足太冲之脉。法宜平以苦温，佐以酸辛，以苦下之。岁半之后，地气少阴主之。热淫于内，则焰浮川泽，阴处反明，蛰虫不藏。民病腹中常鸣，气上冲胸，喘不能久立，寒热，皮肤痛，目瞑，齿痛，𩓐肿，恶寒发热如疟，少腹中痛，腹大。法宜治以咸寒，佐以甘苦，以酸收之，以苦发之。岁运之化，土不及，纪曰卑监，是谓减化。化气不令，生政独彰，长气整，雨乃愆，收气平，风寒并兴，草木荣美，秀而不实，成而秕也。

《圣济总录·卷第二·运气·庚戌岁》：淫胜之气，岁半之前，天气太阳主之。若寒淫所胜，则寒气反至，水且冰，血变于中，发为痈疡，民病厥心痛，呕血，血泄，鼽衄，善悲，时眩仆，运火炎烈，雨暴乃雹，胸腹满，手热，肘挛，腋肿，心澹澹大动，胸胁胃脘不安，面赤，目黄，善噫，嗌干，甚则色炱，渴而欲饮，病本于心，诊在手神门之脉。法宜平以辛热，佐以甘苦，以咸泻之。岁半之后，地气太阴主之。若湿淫于内，则埃昏岩谷，黄反见黑，至阴之交，民病饮积心痛，耳聋，嗌肿，喉痹，阴病血见，少腹痛肿，不得小便，病冲头痛，目、项、腰、髀、腘、腨皆痛。法宜治以苦热，佐以酸淡，以苦燥之，以淡泄之。岁运之化，金太过，纪曰坚成，是谓收引。天气洁，地气明，阳气随，阴治化，燥行其政，物以司成，收气繁布，化洽不终，其化成，其气削，其政肃，其令锐切，其德雾露萧飋，其动暴折疡疰，其病喘喝，胸凭仰息，其物兼其所胜。故经曰岁金太过，燥气流行，肝木受邪，民病两胁下、少腹痛，目赤痛眦疡，耳无所闻，肃杀而甚，则体重烦冤，胸痛引背，两胁满，且痛引少腹，甚则喘咳逆气，肩背痛，下连股、膝、髀、腨、胻、足皆病，收气峻，生气下，草木敛，苍干凋陨，心胁暴痛，不可反侧，咳逆，甚而血溢，诊在足太冲之脉。其治悉以辛温调中。

《圣济总录·卷第二·运气·壬子岁》：寒热之气，持于气交，而为病始。热病生于上，清病生于下，寒热相犯而争于中。民病咳喘，血溢，血泄，鼽嚏，目赤，眦疡，寒厥入胃，心痛，腰痛，腹大，嗌干肿上……岁半之前，热化主之。热淫所胜，则怫热至，火行其政。民病胸中烦热，嗌干，右胠满，皮肤痛，寒热咳喘，大雨且至，唾血，血泄，鼽衄，嚏呕，溺色变，甚则疮疡，胕肿，肩背臂臑及缺盆中痛，心痛肺䐜，腹大满膨膨而喘咳，病本于肺，诊在手尺泽之脉。法宜平以咸寒，佐以苦甘，以酸收之……三之气，自小满日亥初，至大暑日酉初，凡六十日有奇。主位少徵火，客气少阴火，中见木运。木生火，火当其位。天政布，大火行，庶类蕃鲜，寒气时至。民病气厥心痛，寒热更作，咳喘目赤。宜治少阴之客，以咸补之，以甘泻之，以酸收之；岁谷宜丹，间谷宜豆，则热邪不能为害……终之气，自小雪日午正，至大寒日辰正，凡六十日有奇。主位太羽水，客气阳明金，中见木运，金胜木，燥令行。余火内格，肿于上，咳喘，甚则血溢，寒气数举则雾霧翳，病生皮腠，内舍于胁，下连少腹而作寒中，地将易也。

《圣济总录·卷第二·运气·癸丑岁》：岁半之前，太阴主之。湿淫所胜，沉阴且布，雨变枯槁。民病胕肿，骨痛，阴痹，阴痹者，按之不得，腰脊头项痛，时眩，大便难，阴气不用，饥不欲食，咳唾则有血，心如悬，病本于肾，诊在足太溪。当平以苦热，佐以酸辛，以苦燥之，以淡泄之。岁半之后，太阳主之。寒淫于内，凝肃惨栗，民病少腹控睾，引腰脊，上冲心痛，血见，嗌痛颔肿。宜治以甘热，佐以苦辛，以咸泻之，以辛润之，以苦坚之。

《圣济总录·卷第二·运气·甲寅岁》：岁行土运，天气生运。岁半之前，天气主之。火淫所胜，则温气流行，金政不平。民病头痛，发热恶寒而疟，热上皮肤痛，色变黄赤，传而为水，身面胕肿，腹满仰息，泄注赤白，疮疡，咳唾血，烦心胸中热，甚则鼽衄，病本于肺，诊在手天府之脉。其法平以咸冷，佐以苦甘，以酸收之，以苦发之，以酸复之。

初之气，自癸丑年大寒日申初，至是岁春分日午初，凡六十日八十七刻半。主位太角木，客气少阴火，中见土运。木生火，地气迁，风胜乃摇，寒乃去，候乃大温，草木早荣，寒来不杀。温病乃起，其病气怫于上，血溢，目赤，咳逆，头痛，胁满，肤腠中疮。宜治少阴之客，以咸补之，以甘泻之，以酸收之。岁谷宜丹，间谷宜豆。虽有热邪，不能为害。二之气，自春分日午正，至小满日辰正，凡六十日有奇。主位少徵火，客气太阴土，中见土运。气与运同，司气为黅化。火反郁，白埃四起，云趋雨府，风不胜湿，雨乃零，民乃康。其病热郁于上，咳逆呕吐，疮发于中，胸嗌不利，头痛身热，昏愦脓疮。宜治太阴之客，以甘补之，以苦泻之，以甘缓之。岁谷宜丹，间谷宜麻。虽有湿邪，不能为害。是气也，无犯司气。三之气，自小满日巳初，至大暑日卯初，凡六十日有奇。主位少徵火，客气少阳火，中见土运，火居其位。天政布，炎暑至，少阳临上，雨乃涯。民病热中，聋瞑，血溢，脓疮，咳呕，鼽衄，渴，嚏欠，喉痹，目赤，善暴死。宜调少阳之客，以咸补之，以甘泻之，以咸软之。岁谷宜丹，间谷宜豆。虽有火化，不能为邪……终之气，自小雪日子正，至大寒日戌正，凡六十日有奇。主位太羽水，客气厥阴木，中见土运。木制土。地气正，风乃至，万物反生，霧雾以行。其病关闭不禁，心痛，阳气不藏而咳。宜治厥阴之客，以辛补之，以酸泻之，以甘缓之。岁谷宜苍，间谷宜稻。虽有风邪，不能为害。

《圣济总录·卷第二·运气·戊午岁》：水火寒热，持于气交，而为病始。热病生于上，清病生于下，寒热争于中。民病咳喘，血溢，血泄，鼽嚏，目赤，眦疡，寒厥入胃，心痛，腰痛，腹大，嗌干肿上。是岁火在上，金在下，火在中，火胜金，天气盈，天气虽平，热甚于上。宜于年前十二月，先取化源，平其火气，必抑其运火，资其岁胜，折其金之郁气，无使暴过而生其病。食丹白之谷，以全真气；食间气之谷，以辟虚邪。岁宜咸以耎之而调其上，以酸收之而安其下。运同天气，以寒清化。故曰其化上咸寒，中甘寒，下酸温，药食宜也……三之气，自小满日巳初，至大暑日卯初，凡六十日有奇。主位太徵火，客气少阴火，中见火运，气与运符。天政布，大火行，庶类蕃鲜，寒气时至。民病气厥心痛，寒热更作，咳喘目赤。宜调少阴之客，以咸补之，以甘泻之，以酸收之；岁谷宜丹，间谷宜豆，则热不为邪。

《圣济总录·卷第二·运气·庚申岁》：候其气者，岁半之前，其主少阳。若火淫所胜，则温气流行，金政不平，民病头痛，发热恶寒而疟，热上皮肤痛，色变黄赤，传而为水，身面胕肿，腹满仰息，泄注赤白，疮疡，咳唾血，烦心胸中热，甚则鼽衄，病本于肺，诊在手天府之脉。法宜平以咸冷，佐以苦甘，以酸收之，以苦发之，以酸复之……岁运之金太过，其纪曰坚成，是谓收引。天气洁，地气明，阳气随，阴治化，燥行其政，物以司成，收气繁布，化洽不终，其化成，其气削，其政肃，其令锐切，其动暴折疡疰，其德雾露萧飋，其变肃杀凋零，其化兼其所胜，其病喘喝，胸凭仰息，上徵与正商同，其生齐，其病咳。故曰岁金太过，燥气流行，肝木受邪，民病两胁下、少腹痛，目赤痛，眦疡，耳无所闻，甚则喘咳逆气，肩背痛，下连股、膝、髀、腨、胻、足皆病。其治宜以辛温，所以调其运也。初之气，自己未年大寒日寅初，至是岁春分日子初，凡六十日八十七刻半，主位少角木，客气少阴火，金运统之，火能胜金。地气迁，风胜乃摇，寒乃去，候乃大温，草木早荣，寒来不杀。温病乃起，其病气怫于上，血溢目赤，咳逆头痛，血伤，胁满，肤腠中疮，宜治少阴之客，以咸补之，以甘泻之，以酸收之。岁谷宜丹，间谷宜豆。二之气，自春分日子正，至小满日戌正，凡六十日有奇。主位太徵火，客气太阴土，金运统之。火生土，土盛郁火。白埃四起，云趋雨府，风不胜湿，雨乃零，民乃康。其病热郁于上，咳逆呕吐，疮发于中，胸嗌不利，头痛，身热，昏愦，脓疮，宜治太阴之客，以甘补之，以苦泻之，以甘缓之。岁谷宜丹，间谷宜麻。三之气，自小满日亥初，至大暑日酉初，凡六十日有奇。主位太徵火，客气少阳火，金运统之，火当其位。天政布，炎暑至，少阳临上，雨乃涯。民病热中，聋瞑，血溢，脓疮，咳呕，鼽衄，渴，嚏欠，喉痹，目赤，善暴死。宜治少阳之客，以咸补之，以甘泻之，以咸软之。岁谷宜丹，间谷宜豆……终之气，自小雪日午正，至大寒日辰正，凡六十日有奇。主位少羽水，客气厥阴木，金运统之。金本刑木，水反生之。地气正，风乃至，万物反生，雾霿以行。其病关闭不禁，心痛，阳气不藏而咳。宜治厥阴之客，以辛补之，以酸泻之，以甘缓之。岁谷宜苍，间谷宜稻。岁气之交，天气火胜，即太阳来复；地气木胜，即阳明来复。观其气至，治以胜复之法，寒者热之，清者温之，无翼其胜，无赞其复。是谓至治。

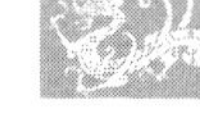

《圣济总录·卷第二·运气·辛酉岁》：介虫静，羽虫育，是乃岁物之宜；介虫耗，寒毒不生，是皆地气所制。蛰虫出见，流水不冰，清热之气，持于气交。民病咳，嗌塞，寒热发，暴振栗，癃闭。清先而劲，毛虫乃死，热后而暴，介虫乃殃，其发躁。是岁金在上，火在下，水运在中，水胜火，火胜金，天气虚，水能制火而生金，其邪乃微。宜资其化源，以助金气，安其运水，无使受邪，折其火气之郁。食白丹之谷，以安其气；食间气之谷，以去其邪。岁宜以咸、以苦、以辛，汗之、清之、散之。运化同清，宜多地化。其化上苦、小温，中苦和，下咸寒，药食宜也。候其气者，岁半之前，阳明主之。燥淫所胜，则木乃晚荣，草乃晚生，筋骨内变，民病左胠胁痛，寒清于中，感而疟，大凉革候，咳，腹中鸣，注泄鹜溏，名木敛，生菀于下，草焦上首，心胁暴痛，不可反侧，嗌干，面尘，腰痛，目昧眦疡，疮痤痈，病本于肝，诊在足太冲之脉。法宜平以苦温，佐以酸辛，以苦下之。岁半之后，少阴主之。热淫于内，则焰浮川泽，阴处反明，民病腹中常鸣，气上冲胸，喘不能久立，寒热，皮肤痛，目瞑，齿痛，顑肿，恶寒发热如疟，少腹中痛，腹大。法宜治以咸寒，佐以甘苦，以酸收之，以苦发之。气交之间，水运统之，涸流之纪，是谓反阳。岁令不举，化气乃昌，长气宣布，蛰虫不藏，土润，水泉减，草木条茂，荣秀满盛，其气滞，其用渗泄，其动坚止，其发燥槁，其脏肾，其化兼所不胜，其病癃闭，邪伤肾也。

《医学碎金·卷之三·五郁之发》：金郁之发，天洁地明，风清气切，大凉乃举，草树浮烟，燥气以行，霿雾数起，杀气来至，草木苍干，金乃有声。故民病咳逆，心胁满引少腹，善暴痛，不可反侧，嗌干，面陈色恶。山泽焦枯，土凝霜卤，怫乃发也。其气五（谓秋分后至立冬后五十四日内也），夜零白露，林莽声凄，怫之兆也。

《医学碎金·卷之三·五运太过不及平气歌并为病法》：金运原来属乙庚，太商太过是坚成

（燥气流行），少商从革须为记（痰气流行），平气原来载审平。（太过：寸为气口，此为气壅。伤食，胸满不利，中满短气，痰壅喘急，咳嗽喘满，郁塞不通，涕唾稠黏，鼻塞。若见形证瘦弱，状似劳疾，肺脉大旺，火克于金。痰涕脓血，大肠不利，睡则一边骨热，鼻中出瘀血。不及：此为阳部中见阴，亦名气损。气者，本也；本者，足也，里也。既气口部中见不及脉焉，为气实。《脉诀》云：一朝肺绝脉沉沉，染病卧床思此语。金不及，吐咯血，短气咳嗽，有冷痰，有寒有热，鼻流清涕。）

丙辛水运应须记，太羽太过属流行（寒气流行）；少羽不及涸流纪（湿气乃行），平气静顺不用评。（太过：一名阳乘之脉，又名实邪之脉，又名风邪入肾经。主脾肾风劳攻疰腰膝疼，下疰生疮，耳鸣目昏，阴囊湿痒，头目眩重，背髀痛兼有寒邪，邪风入于肺经，头目昏眩，肾经邪热也。不及：一名阴盛之脉，二名脱精之脉，三名阳衰，四名七伤所管。主见偃刀涩脉。主梦遗，阳事衰弱，小腹痛，小便多，目昏耳鸣，腰重背髀痛，五心热，口干津液枯少，痰嗽，怯寒，足冷，腰膝疼痛。）

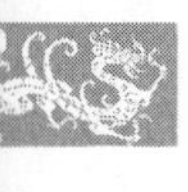

《运气易览·卷之一·论五天五运之气》：人旅寓北方，夏秋久雨，天行咳嗽、头痛，用益元散（滑石六两，甘草一两），姜葱汤调服，应手效。日发数十斤。此盖甲己土运，湿令痰壅肺气上窍，但泄膀胱下窍而已，不在咳嗽例也。

《运气易览·卷之二·论六病》：又，经曰：冬伤寒，春病温；春伤风，夏飧泄；夏伤暑，秋痎疟；秋伤湿，冬咳嗽。伤四时之气，皆能为病。又有四方之气不同，为病各异，故经有《异法方宜》之论，以得病之情者是也。又或当岁有病，而非岁气者，亦须原其所感，形症脉候未必尽为运气所作，在工以明之，庶免拘于气运也。

《运气易览·卷之三·五运主病治例》：凡遇六戊年，赫曦之纪，岁火太过，炎暑流行，肺金受邪，民病疟，少气咳喘，血溢，泄泻，嗌燥，耳聋，中热，肩背热，甚胸中痛，胁支满，背髀并两臂痛，身热骨痛，而为浸淫。为水所复，则反谵妄狂越，喘鸣，血溢，泄泻不已，甚则太渊绝者死。凡遇六庚年，坚成之纪，岁金太过，燥气流行，肝木受邪，民病胁，小腹痛，目赤，背痒，耳无闻，体重，烦冤，胸痛引背，胁满引小腹，甚则喘咳逆气，背、肩、痛，尻、阴股、膝、髀、腨、胻、足痛。为火所复，则暴痛，胠胁不可反侧，咳逆，甚而血溢，太冲绝者死。

凡遇六丙年，流衍之纪，岁水太过，寒气流行，邪害心火，民病身热烦心，躁悸，上下中寒，谵妄，心痛，甚则腹大胫肿，喘咳，寝汗，憎风。为土所复，则反胀满，肠鸣溏泄，食不化，渴而妄冒，甚则神门绝者死。

《运气易览·卷之三·六气时行民病证治》：寅申之岁，少阳相火司天，厥阴风木在泉，气化运行先天。初之气，少阴君加厥阴风木，民病温，气拂于上，血溢，目赤，咳逆，头痛，血崩，胁满，肤腠生疮。二之气，太阴湿土加少阴君火，民病热郁，咳逆，呕吐，胸臆不利，头痛，身热昏愦，脓疮。三之气，少阳相火加临少阳相火，民病热中，聋瞑，血溢，脓疮，咳，衄，嚏欠，喉痹，目赤，善暴死。四之气，阳明燥金加太阴湿土，民病满，身重。五之气，太阳寒水，民病关闭不禁，心痛，阳气不藏而咳。治法宜咸寒平其上，甘温治其下，腹而作寒中。

升明汤治寅申之岁，少阳相火司天，厥阴风木在泉，病者气郁热，血赤咳逆，头痛，胁满呕吐，胸臆不利，聋瞑，渴，身重，心痛，阳气不藏，疮疡，烦躁。

《运气易览·卷之三·序次运气诸说参并为一例·甲子年》：少阴君火司天，阳明燥金在泉。中见太宫土运。岁土太过，气化运行先天，天地之气，上见南面少阴，左间太阴，右间厥阴，故天政所布其气明。下见阳明北面，左间太阳，右间少阳，故地气肃而其令切，交司之气，寒交暑（谓前岁终之气少阳，今岁初之气太阳，太阳寒交前岁少阳暑也），热加燥（少阴在上，阳明在下也）。云驰雨府，湿化乃行，时雨乃降。金火合德，上应荧惑（火星）、太白（金星，见而明大），其谷丹白，水火寒热持于气交而为病始也，热病生于上，清（冷）病生于下，寒热互作而争于中，民病咳喘，血溢，血泄，鼽嚏，目赤，眦疡，寒厥入胃，心痛，腰痛，腹大，嗌干肿上（出《六元正纪论》），是乃气化之常，须候其气之至与不至，然后可名其病。

岁半之前，天气少阴主之，少阴之化本热而标阴，当是时，本标之化应，寒热相半，无或偏胜者，天政之平也。或热淫所胜，怫热至，火行其政，民病胸中烦热，嗌干，右胠满，皮肤痛，寒热咳喘，大雨且至，唾血，血泄，鼽衄，嚏呕，溺色变，甚则疮疡附肿，肩背臂臑及缺盆中痛，心痛肺䐜，腹大满膨而喘咳，病本于肺。诊其尺泽，脉绝者死不治（出《至真要大论》）。其法平以咸寒，佐以苦甘，以酸收之。

《运气易览·卷之三·序次运气诸说参并为一例·丁卯年》：天地之气，上见阳明，左间太阳，右间少阳，故天气急而其政切。下见少阴，左间太阴，右间厥阴，故地气明而其令暴（出《五运行论》）。阳专其令，炎暑盛行，物躁以坚，淳风乃治，风燥横运，流于气交，多阳少阴，云趋雨府，湿化乃敷，燥极而泽，清先而劲，毛虫乃死，热后而暴，介虫乃殃。金火合德，上应太白、荧惑，其谷白丹，间谷命太徵者，其耗白甲品羽（白色中虫，多品羽类，有羽翼者）。蛰虫出见，流水不冰，清热之气，持于气交。民病咳，嗌塞，寒热发，暴振栗，癃必。

《医贯·卷之一·玄元肤论·阴阳论》：或问：冬至一阳生，当渐向暖和，何为腊月大寒，冰雪反盛？夏至一阴生，当渐向清凉，何为三伏溽暑，酷热反炽？亦有说乎？曰：此将来者进，成功者退，隐微之际，未易以明也。盖阳伏于下，逼阴于上。井水气蒸，而坚冰至也；阴盛于下，逼阳于上。井水寒，而雷电合也。今人病面红、口渴、烦燥、喘咳者，谁不曰火盛之极，抑孰知其为肾中阴寒所逼乎？以寒凉之药进而毙者，吾不知其几矣。

《医贯·卷之一·玄元肤论·五行论》：世人皆曰水克火，而余独曰水养火；世人皆曰金生水，而余独曰水生金；世人皆曰土克水，而余独于水中补土，世人皆曰木克土，而余独升木以培土。若此之论，颠倒拂常，谁则信之。讵知君相二火，以肾为宫。水克火者，后天有形之水火也；水养火者，先天无形之水火也。海中之金，未出沙土，不经锻炼，不畏火，不克木，此黄钟根本。人之声音，出自肺金，清浊轻重，丹田所系。不求其原，徒事于肺，抑末也。今之言补肺者，人参、黄芪；清肺者，黄芩、麦冬；敛肺者，五味、诃子；泻肺者，葶苈、枳壳。病之轻者，岂无一效？若本源亏损，毫不相干。盖人肺金之气，夜卧则归藏于肾水之中，丹家谓之母藏子宫，子隐母胎。此一脏名曰娇脏，畏热畏寒。肾中有火，则金畏火刑而不敢归；肾中无火，则水冷金寒而不敢归。或为喘胀，或为咳唠，或为不寐，或为不食，如丧家之狗。斯时也，欲补土母以益子，喘胀愈甚；清之泻之，肺气日消，死期迫矣；惟收敛者，仅似有理，然不得其门，从何而入？《仁斋直指》云：肺出气也，肾纳气也。肺为气之主，肾为气之本。凡气从脐下逆奔而上者，此肾虚不能纳气归元也。毋徒从事于肺，或壮水之主，或益火之原，火向水中生矣。

《医碥·卷之一·杂症·气》：气为坎中之阳，同根于肾，无歧出也。气根于肾，亦归于肾，故曰肾纳气，其息深深。（气不归元，则喘咳不得卧。）

《读医随笔·卷六·评释类·秋伤于湿冬生咳嗽》：喻嘉言改秋伤于湿为伤燥，在喻氏不过借证秋燥之义，而擅改经文，则谬矣。夫湿非燥之讹也。《素问·水热穴论》曰：秋者，金始治，肺将收杀，阴气初胜，湿气及体。盖四时五行之递嬗也，惟土湿与金清相递太急，湿令未衰，而清敛之令已至，故其始湿虽盛而气外散也，及秋而湿乃敛入体中矣，及冬而阳气又入矣。阳湿相激，故咳嗽也。若是伤燥，秋即当嗽，不待冬矣。其所制清燥救肺汤，亦治秋燥，非治冬咳之燥也。燥为次寒，其气属金，其象为干，为坚，为降，为清晰，为锋利，皆金之正令也。若热燥，是夹火在内，与寒燥相对待，不专于金也。喻专以热言燥，则水泽腹坚，又何以说之？

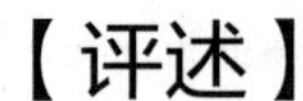

【评述】

杂录部分主要概括了与咳嗽相关的运气内容，以《素问》和《圣济总录》内容为主体。刘完素从五运六气的角度提出“亢害承制”“标本逆从”“六气兼化”等理论，并以此分析病因、遣方用药。张元素在《医学启源》中提出：“运气不齐，古今异轨，古方新病，不相能也。”五运六气学说指导临床治疗咳嗽至今仍有应用，而在古代文献中也有诸多资料记载。

《素问·卷第二十·气交变大论篇第六十九》记载了“岁火太过，炎暑流行，肺金受邪。民病疟，少气咳喘”“岁金太过，燥气流行……甚则喘咳逆气”；《素问·卷第二十一·六元正纪大论篇第七十一》记载了“凡此阳明司天之政……民病咳嗌塞……”；《素问·卷第二十二·至真要大论篇第七十四》记载了“太阴司天……咳唾则有血”等，均从运气角度对咳嗽发病进行论述。

《圣济总录》又名《政和圣济总录》，为宋徽宗时由朝廷组织人员编纂，成书于政和年间，后在金大定年间、元大德年间两次重刊。内容系采辑历代医籍并征集民间验方和医家献方整理汇编而成。前两卷讨论内容为运气，依据六十花甲子顺序对每岁发病证候和相应的治疗大法予以详尽论述，其中有大量涉及咳嗽的记录，如“卷第一·甲子岁图”记载“岁土太过……民病咳喘”；“丙寅岁图”记载“阳明燥金司天之年……民病咳，嗌塞”等。

《医学碎金》是由清代汪启贤、汪启圣编次，后由汪大年增补的一部医案医话著作，在其“卷之三”编著有“五运太过不及平气歌”，可作为运气入门之参考。其中记载“少羽不及”则可能产生“痰嗽”之症。

《运气易览》是明代汪机对于运气学说系统认识和理论总结的医籍，取《素问》五运六气之说，通过论说以明其理。该医籍不仅记载了运气引起人体生理病理变化，还记载了相应疾病症状的治疗方药，反映了汪氏将运气学说融入临证的经验总结，例如“卷之一·论五天五运之气”记载“天行咳嗽，头痛，用益元散……此盖甲己土运”。

《读医随笔》是清代周学海所编著的一部笔记性著作。该书在“卷六·评释类·秋伤于湿冬生咳嗽”虽未直接论述运气，但对咳嗽病因探讨中可见周氏运气思维，如：“盖四时五行之递嬗也，惟土湿与金清相递太急，湿令未衰，而清敛之令已至，故其始湿虽盛而气外散也……”即是将四时五行与病因相联系，认为“及秋而湿乃敛入体中矣，及冬而阳气又入矣。阳湿相激”，则导致咳嗽。

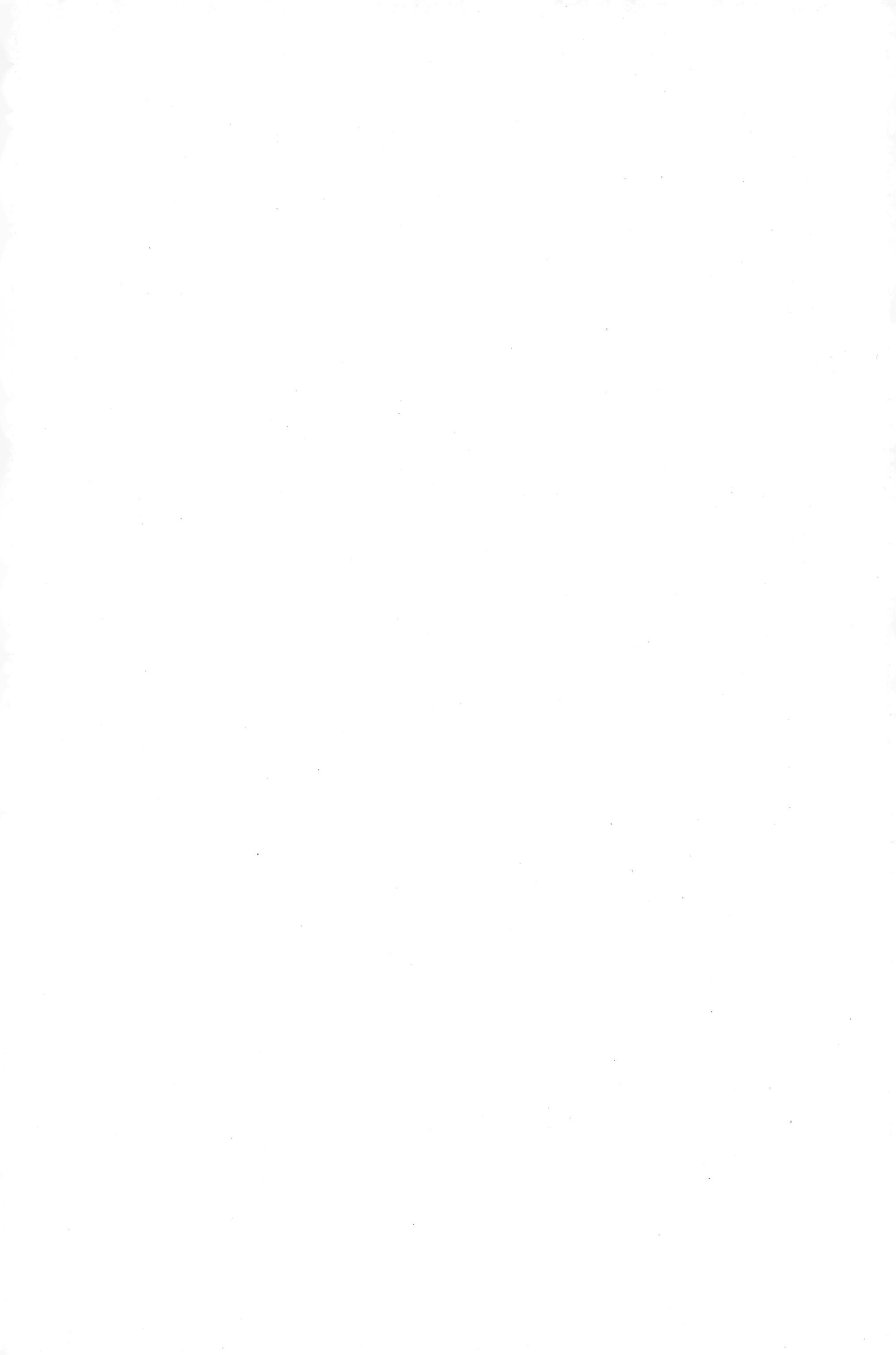